Ulf Wendler
Pest, Fleckfieber, Ruhr und Typhus

VERÖFFENTLICHUNGEN
DER HISTORISCHEN KOMMISSION FÜR NIEDERSACHSEN
UND BREMEN

321

Ulf Wendler

Pest, Fleckfieber, Ruhr und Typhus

Epidemien auf dem Land und ihre Deutung im Fürstentum Lüneburg 1565–1666

WALLSTEIN VERLAG

Gefördert mit Hilfe von Forschungsmitteln des Landes Niedersachsen

Bibliografische Information der Deutschen Nationalbibliothek
Die Deutsche Nationalbibliothek verzeichnet diese Publikation in der Deutschen Nationalbibliografie; detaillierte bibliografische Daten sind im Internet über http://dnb.d-nb.de abrufbar.

www.wallstein-verlag.de
Vom Verlag gesetzt aus der Stempel Garamond
Umschlaggestaltung: Susanne Gerhards, SG-Images, Düsseldorf
Umschlagbild: Die Pest war die am meisten gefürchtete Krankheit der frühen Neuzeit (Kupferstich von Christoph Weigel aus SANCTA CLARA, Huy, S. 566); Privatbesitz
Druck und Verarbeitung: Hubert & Co, Göttingen

ISBN 978-3-8353-5464-7

Inhalt

Vorwort

Diese Studie ist Teil eines seit mehr als einem Vierteljahrhundert vorangetriebenen privaten Forschungsprojekts zur Gesellschafts-, Bevölkerungs- und Seuchengeschichte des Fürstentums Lüneburg. Im Verlauf der Jahre sind neben einigen Aufsätzen mehrere Bücher erschienen. Am Anfang stand die Geschichte des Kirchspiels Suderburg in der Vormoderne (1999), dann folgte eine Bevölkerungsgeschichte des Fürstentums Lüneburg in der frühen Neuzeit (2008), eine Seuchengeschichte der nördlichen Lüneburger Heide bzw. des Südens von Hamburg 1657-1716 (2012) und die Biografie eines Heidepastors mit der Edition seiner chronikalischen Aufzeichnungen 1680-1724 (2017).[1] Diese Vorarbeiten beschrieben und analysierten den allgemeinen Kontext, in welchem die vorliegende Studie konkrete Problembereiche vertieft untersucht. Ein Buch zur absolutistischen Pestbekämpfung in Dörfern während der Epidemie 1712-1714 wird das Forschungsprojekt abschließen.

Ohne tatkräftige Unterstützung von vielen Seiten wäre ein solches Unternehmen nicht möglich. Stellvertretend für viele andere möchte ich die Förderung meiner Untersuchungen durch den leider verstorbenen Genealogen und Heimatforscher Rolf Hillmer (1923-2011) nennen, der mir seine Materialien zum Kirchspiel Suderburg großzügig zur Verfügung stellte. Allen Mitarbeitenden des Museumsdorfs Hösseringen unter der Leitung von Dr. Horst Löbert und Dr. Ulrich Brohm sowie Prof. Dr. Thomas Vogtherr bin ich für Ermutigung und Unterstützung zu Dank verpflichtet. Die kompetenten und freundlichen Mitarbeiterinnen und Mitarbeiter der Archive und Bibliotheken ermöglichten mir den Zugang zu den Quellen.

Für die historische Forschung ist eine Publikation der Ergebnisse unverzichtbar. Ich danke der Historischen Kommission für Niedersachsen und Bremen mit ihrem Vorsitzenden Dr. Henning Steinführer für die Aufnahme dieser Arbeit in die Schriftenreihe. Besonders verpflichtet bin ich Dr. Jörg Voigt, dem Geschäftsführer der Historischen Kommission, der sich große Verdienste um die Erarbeitung einer druckfähigen Fassung erworben hat. Dr. Jan Philipp Bothe und vor allem Anna-Theresa Kölczer vom Wallstein Verlag haben das Buch während der Drucklegung kompetent begleitet. Dr. Peter Bock hat das Manuskript Korrektur gelesen, wofür ich in seiner Schuld stehe. Wertvolle Hinweise gab Dr. Sabine Herrmann. Vor allem danke ich meiner Frau Simone Mühlemann für ihre Geduld, Hilfe und konstruktiven Vorschläge.

1 Wendler, Gesellschaft; ders., Pest und Pocken; ders., Pestilentz; ders., Toppius.

Gewidmet ist dieses Buch dem Andenken meines verstorbenen Vaters Klaus Wendler (1934-2013) und meiner Mutter Gertrud Wendler, geb. Wille (1938-2023), die während der Drucklegung verschied.

Ulf Wendler

1. Einleitung

Epidemien beeinflussen menschliche Geschichte. Durch Infektionskrankheiten der Gegenwart wie SARS, Vogelgrippe (H5N1), Schweinegrippe (H1N1), MERS, Ebola und Covid-19 wächst in der Gegenwart das Verständnis für die Herausforderungen vormoderner Gesellschaften durch Seuchen. Diese mussten Krankheiten ohne mikrobiologische Forschung, epidemiologische Kenntnisse, Impfungen und eine ausgebaute medizinische Infrastruktur bewältigen. In der europäischen Moderne traten schwere Seuchen wie die Cholera und die Spanische Grippe nur in großen zeitlichen Abständen bzw. als einmalige Ereignisse auf. Doch in der Vergangenheit konnten zahlreiche Epidemien in kurzen Abständen aufeinanderfolgen.

Im Mittelalter und in der frühen Neuzeit sind Epidemien mit der Pest als dem großen Sinnbild für verheerende Seuchen verbunden. Durch das Auftreten des Schwarzen Todes 1347 begann in West- und Mitteleuropa eine langandauernde Zeit von Seuchenzügen. Zwar sind die spätmittelalterlichen Epidemien berüchtigt, doch gibt es wenige verlässliche Quellen, sodass sich daraus kaum detaillierte Aufschlüsse über die tatsächlichen Geschehnisse und ihre Wirkungen gewinnen lassen.[2] Vermutlich war die zweite Hälfte des 14. Jahrhunderts eine Zeit schwerer Pest- bzw. Seuchenzüge, die im 15. Jahrhundert an Intensität verloren.[3] Im ausgehenden 15. und in der ersten Hälfte des 16. Jahrhunderts gab es anscheinend nur wenige starke Epidemien, doch in den 1560er Jahren änderte sich dies grundlegend. Von den 1560er bis in die 1660er Jahre trat die Pest (oder Krankheiten, die mit diesem Begriff bezeichnet wurden) in weiten Teilen Europas außergewöhnlich häufig auf. Epidemien prägten diese Epoche, die deshalb als ein »Jahrhundert der großen Seuchenzüge« bezeichnet werden kann. Aus dieser Zeit gibt es mehr Quellen als aus der zweiten Hälfte des 14. Jahrhunderts, sodass Epidemien besser untersucht werden können. Nach den 1660er Jahren wurden Seuchenzüge seltener, auch wenn sie in bestimmten Regionen noch viele Opfer forderten.

Die letzten Pestepidemien kamen in West- und Mitteleuropa zu Beginn des 18. Jahrhunderts vor. Die Krankheit war jahrhundertelang der Schrecken Europas – und der Schrecken ist heute noch spürbar. Die Seuche ist zwar in der entwickelten Welt der Gegenwart keine Gefahr mehr, doch die Furcht oder

2 Vgl. die in weiten Teilen spekulativen Ausführungen von Benedictow, in der permanent die Quellen »berichtigt« werden, damit sie zur Darstellung passen. Benedictow, Black Death.

3 Livi-Bacci, Europa, S. 98-100.

zumindest das wohlige Gruseln davor zeigt sich in zahlreichen Fach- und Sachbüchern, historischen Romanen und Filmen. Aufgrund ihrer Bedeutung ist und bleibt die Pest im Mittelpunkt der historischen Forschung, doch sollte darüber die Bedeutung anderer Krankheiten nicht vernachlässigt werden.

Epidemien stellen Gesellschaften vor besondere Herausforderungen, denn sie müssen mit dem Tod vieler ihrer Mitglieder innerhalb kurzer Zeit umgehen und das Grauen der Krankheit bewältigen. Bei einer Kette von Seuchenzügen verschärfen sich die Probleme. In der allgemeinen historischen Forschung wird die Bedeutung der Seuchen von der Mitte des 16. bis zur Mitte des 17. Jahrhunderts oft entweder ganz übersehen oder nur beiläufig abgehandelt. Denn nach den Umbrüchen der Reformationszeit geriet die politische, wirtschaftliche und konfessionelle Entwicklung in Deutschland oberflächlich gesehen in ein ruhigeres Fahrwasser, bevor die untergründigen Spannungen im Dreißigjährigen Krieg (1618-1648) aufbrachen. Aber aus Sicht der historischen Demografie erscheint der Krieg als Fortsetzung und Höhepunkt einer Reihe von Bevölkerungskrisen, die mit den Seuchen in den 1560er Jahren begannen und durch die militärisch-politischen Auseinandersetzungen dann in einem unvorstellbaren Ausmaß gefördert und verstärkt wurden. Aufgrund von Epidemien und nicht durch direkte Folgen militärischer Auseinandersetzungen erlitt die Bevölkerung in Deutschland im Dreißigjährigen Krieg schwere Verluste. Seuchen waren ein wichtiges Element im krisengeschüttelten 17. Jahrhundert.

Die Kette von vielen Epidemien innerhalb nur eines Jahrhunderts stellte eine Belastungsprobe für die frühneuzeitlichen Gesellschaften dar, die aber eine bemerkenswerte Widerstandskraft zeigten. Wie ist das zu erklären? Dieser Frage soll an Beispielen aus dem Fürstentum Lüneburg im Nordosten des heutigen Bundeslandes Niedersachsen nachgegangen werden, wo zwischen 1565 und 1666 schwere Epidemien grassierten. Die vorliegende Arbeit untersucht, wie die Seuchensterblichkeit dieser Zeit aussah und wie die Menschen damit umgingen bzw. umgehen sollten. In diesem Zusammenhang verspricht diese Studie neue Erkenntnisse zu Seuchen auf dem Land sowie zur Deutung epidemischer Krankheiten durch die Zeitgenossen und ihre Hintergründe. Bei beiden Themen ist der Wissensstand unzureichend.

Es werden neue Forschungswege eingeschlagen. Um die Wirkung von Epidemien auf die ländliche Gesellschaft zu untersuchen, bleibt die Analyse nicht auf einen Seuchenzug begrenzt, wie es üblicherweise geschieht. Stattdessen wird ein Zyklus von Epidemien anhand eines lokalen Beispiels akribisch erforscht. Ebenso beschränkt sich die Analyse der Deutung von Krankheiten anhand von Seuchenschriften nicht auf einen einzelnen Text bzw. die Schriften eines Autors, sondern es werden alle einschlägigen Texte eines Territoriums sowohl von Geistlichen wie auch von Ärzten untersucht. Dabei geht es nicht nur um die Inhalte. Mittels der Schilderungen der Lebensläufe der Verfasser soll soweit möglich untersucht werden, welche Rolle diese Texte in ihrem Oeuvre spielten und wie sie überhaupt dazu kamen, solche Schriften zu veröffentlichen.

Es ist nicht das Ziel, lediglich lokal bedeutsame Entwicklungen herauszuarbeiten, sondern am lokalen Beispiel sollen grundlegende Muster aufgezeigt werden, die in anderen Teilen Mitteleuropas dieser Zeit ihre Entsprechungen fanden. Die hier gewonnenen Ergebnisse können dann künftige Forschungen verifizieren, modifizieren oder falsifizieren.

Forschungsfeld Seuchen und Dorf

Zur Geschichte der Pest existieren gute Überblicksdarstellungen zu Europa, zu Ländern und zu einzelnen Regionen.[4] Auf lokaler Ebene gibt es ausgezeichnete Studien zu einzelnen Städten[5] – gerade für die frühe Neuzeit.[6] Doch große Orte sind komplexe Gebilde, in denen das Seuchengeschehen schnell chaotische Züge annimmt und trotz eventuell guter Quellenlage häufig kaum nachvollziehbar ist. Diese Tatsache sollte eigentlich den Fokus der historischen Seuchenforschung auf die Untersuchung kleinerer Orte und Dörfer lenken, deren überschaubare Situation eine detaillierte Analyse erleichtert. Zudem lebte im Mittelalter und in der frühen Neuzeit die überwiegende Mehrheit der Bevölkerung in Dörfern und Weilern. Solange wenig über die Landbewohner bekannt ist, sind viele allgemeine Aussagen zu den Auswirkungen von Epidemien ohne fundierte Grundlage.[7] Wer die Auswirkungen von Seuchen in der frühen Neuzeit verstehen will, muss sich mit Dörfern beschäftigen.

Die Pest und andere verheerende Seuchen auf dem Land sind auffallenderweise bislang kaum untersucht worden, was besonders angesichts der teilweise durchaus vorhandenen Quellen aus der frühen Neuzeit erklärungsbedürftig ist.[8] Die Ursache ist weniger in der Überlieferung von Dokumenten als in

4 Hier nur eine Auswahl der in den letzten Jahren erschienen bzw. wieder aufgelegten Werke: Bergdolt, Schwarze Tod; Vasold, Pest; Naphy/Spicer, Schwarze Tod; Meier (Hrsg.), Pest; Byrne, Daily Life; Bergdolt, Pest; Signoli u.a., Peste; Slack, Plague; Byrne, Encyclopedia; Pest!; Reinhardt, Macht.

5 Für Niedersachsen vgl. beispielsweise aus jüngerer Zeit Höhl, Pest.

6 Ulbricht, Einleitung, S. 27; Schlenkrich, Gevatter, S. 34.

7 Schubert, Einführung, S. 13.

8 Dinges, Pest, S. 298, 301. Im Gegensatz zur Annahme von Dinges gibt es Quellen zu den ländlichen Verhältnissen, auch wenn die Überlieferung nicht so breit ist wie in den Städten.

den Traditionen und Mechanismen der Historiografie zu suchen. Bestimmte Trends führen dazu, dass vor allem dort geforscht wird, wo schon andere Untersuchungen angestellt haben bzw. das allgemeine Interesse am größten zu sein scheint. Dies trifft im besonderen Maße für die historische Seuchenforschung zu. Sie konzentriert sich auf das Mittelalter und vorzugsweise auf die spektakulären Geschehnisse im Zusammenhang mit der Pestepidemie 1347-1353.[9] Das Mittelalter ist eine quellenarme Epoche, vor allem in Bezug auf die Zustände auf dem Land, sodass für diese Zeit auch in Zukunft zu Seuchen in den Dörfern nur wenige ertragreiche Untersuchungen zu erwarten sind.[10]

Es ist nicht nur so, dass es über die ländlichen Verhältnisse kaum Forschungen gibt, sondern es wurde sogar bestritten, dass Dörfer überhaupt von der Pest betroffen waren.[11] Allerdings gibt es in der Forschung auch die Meinung, dass generell gerade kleine Orte besonders stark unter der Pest litten.[12] Die Behauptung, dass Dörfer und Weiler nicht von der Pest erfasst wurden, lässt sich nicht halten, wie schon ein Blick auf das vorhandene Schrifttum zeigt (Kapitel 5.1). Doch über Art, Intensität und Auswirkungen der Seuche auf die ländliche Gesellschaft herrscht Unwissen und Uneinigkeit.

Zwar ist der Verlauf der Pest- und Seuchenzüge zwischen 1565 und 1666 in großen Zügen bekannt, doch bleibt die detaillierte Erforschung der Bevölkerungskrisen vor Ort aufgrund der Quellenlage schwierig. Um nachzuvollziehen, wie sich Epidemien auf lokaler Ebene auswirkten, sind Kirchenbücher (vor allem Begräbnisregister) als die wichtigsten Quellen zur frühmodernen Bevölkerungsgeschichte zentral. Doch bis zur Mitte des 17. Jahrhunderts sind sie nicht sehr zahlreich vorhanden. Entweder waren sie vielerorts noch nicht eingeführt worden oder sie wurden im Laufe der Zeit zerstört.

Für das Fürstentum Lüneburg konnte der Historiker Erich Woehlkens bereits 1954 am Beispiel der Stadt Uelzen zeigen, wie ertragreich eine Studie zu Bevölkerungskrisen durch Pest und Ruhr in der zweiten Hälfte des 16. Jahrhunderts aufgrund von kirchenbuchähnlichen Aufzeichnungen ist.[13] Diese wichtige Untersuchung wird in der Forschung immer wieder als beispielhaft

9 Schlenkrich, Gevatter, S. 14; Wahrmann, Kommunikation, S. 15; Sturm, Leben, S. 14; Ulbricht, Einleitung, S. 25. Vgl. den aktuellen Forschungsüberblick bei Jankrift, Angesicht, S. 42-54.

10 Vgl. die anregende, wenn auch umstrittene Untersuchung von Benedictow, Plague.

11 Scott/Duncan, Return, S. 119. In dieser Hinsicht soll nur der Schwarze Tod von 1348-1350 eine Ausnahme gebildet haben. Dies., Biology, S. 103, 359, 366. Vgl. Porzelt, Pest, S. 146.

12 Benedictow, Plague, S. 178-180; ders., Black Death, S. 31-34.

13 Woehlkens, Pest.

für den Verlauf von Seuchenzügen herangezogen. Woehlkens griff auf Quellen zurück, die ähnliche Informationen enthalten wie Kirchenbücher, weil diese in Uelzen erst im 18. Jahrhundert einsetzen.[14] Auch in den anderen Städten des Fürstentums ist die Überlieferung in dieser Beziehung nicht viel besser. Zwar sind im Herzogtum als einem Kernland lutherischer Reformation teilweise seit dem ausgehenden 16. Jahrhundert Kirchenbücher und auch Begräbnisregister in guter Qualität erhalten, doch nicht in den Städten. Die Begräbnisregister beginnen in Gifhorn 1627, Celle 1638 (Stadtgemeinde), Dannenberg 1643, Lüchow 1645, Winsen an der Luhe 1673, Hitzacker 1703, Lüneburg 1728 (St. Michaelis), Burgdorf 1749 usw.[15]

Das Kirchspiel Suderburg

Es ist ein besonderer Glücksfall der Überlieferung, dass das nur wenige Kilometer von Uelzen entfernt liegende Kirchspiel Suderburg (Landkreis Uelzen, Karte 1.1) über ein schon 1575 einsetzendes und recht vollständiges Kirchenbuch mit Tauf-, Heirats- und Begräbnisregistern verfügt, auf das schon Woehlkens hinwies.[16] Wie außergewöhnlich dieser Zufall ist, zeigt sich im Vergleich mit den übrigen Kirchenbüchern der rund 1.400 Gemeinden (2002) im Bereich der heutigen Evangelisch-lutherischen Landeskirche Hannover, welche mit ihren Sprengeln Hannover, Hildesheim-Göttingen, Lüneburg, Osnabrück, Stade und Ostfriesland-Ems den größten Teil Niedersachsens abdeckt. Für eine detaillierte Untersuchung mittels Familienrekonstitutionen[17], wie sie in dieser Studie vorgenommen werden, kommen nur Kirchenbücher einer bestimmten Qualität infrage (vgl. zur Methodik Kapitel 5.3.1). Die Tauf-, Heirats- und Begräbnisregister müssen 1590 oder früher beginnen und zumindest bis 1650 ohne größere Lücken überliefert sein, dürfen also insgesamt nicht mehr als je zehn Fehljahre bei Taufen, Hochzeiten oder Begräbnissen aufweisen. Auf dem Gebiet des früheren Fürstentums Lüneburg verfügt nur Suderburg über Aufzeichnungen dieser Art. Im ganzen Bereich

14 Garbe, Kirchenbücher, S. 103.

15 Ebd., S. 23, 25, 27, 38, 55, 71-72, 110.

16 Woehlkens, Pest, S. 106-107, 112, Abb. 23 (nach S. 88), Abb. 29 (nach S. 88).

17 Bei der Familienrekonstitutionsmethode werden aus den Kirchenbucheinträgen die Angaben zu einzelnen (Ehe-)Paaren und ihren Nachkommen zusammengestellt. Wrigley, Family Reconstitution, S. 96-159; Imhof, Einführung, S. 101-106.

der Hannoverschen Landeskirche gibt es nur noch zwei städtische und zwei ländliche Gemeinden, in denen solche Kirchenbücher erhalten sind.[18]

Weite Teile Niedersachsens sind für die Seuchenforschung aufgrund der kirchlichen Organisation besonders interessant. Die ländlichen Kirchspiele waren (und sind) weitläufig, d.h., einer Kirche sind mehrere, teilweise recht weit entfernte Orte zugeordnet. Die einzelnen Dörfer unterschieden sich häufig in ihrer Größe und ihrer Verkehrsanbindung. So können mittels eines erhaltenen Kirchenbuchs verschiedene Orte untersucht werden.

Suderburg hat nicht nur den Vorteil, dass hier die demografisch auswertbaren Quellen früh einsetzen, sondern die sieben Dörfer des Kirchspiels sind von ihrer Größe und Lage her für eine Studie nahezu ideal verteilt: Es gibt große und kleine Orte sowohl an überregional bedeutenden Straßen als auch abseits davon. Die Bevölkerung dieser Dörfer litt in den 42 Jahren zwischen 1597 und 1639 unter fünf schweren Epidemien. Die Kette der Seuchen endete hier wie an vielen anderen Orten Norddeutschlands in der Mitte des 17. Jahrhunderts. Das Kirchspiel ist gut erforscht, u.a. ist eine Art Ortsfamilienbuch für die frühe Neuzeit vorhanden, in dem die Familienbeziehungen zusammengestellt wurden. In der Regel beschränken sich Auswertungen von Kirchenbuchdaten zur Seuchengeschichte auf die aggregativen Methoden der historischen Demografie, d.h. die einfache Auszählung der Opfer einer Epidemie. Nur wenige Untersuchungen bedienen sich der Methoden der Familienrekonstitution, wie es für das Kirchspiel Suderburg möglich ist.

Zudem lässt sich aufgrund der Gesellschaftsstruktur ohne das Vorhandensein von Volkszählungen bei den meisten Personen mit großer Wahrscheinlichkeit angeben, auf welchem Hof sie während der Seuchenzüge lebten. Auch die ungefähre Lage der Höfe innerhalb der Dörfer kann ermittelt werden. Obwohl nicht nur die familiären, sondern auch die räumlichen Beziehungen innerhalb der betroffenen Orte bei der Ausbreitung von Krankheiten von größter Bedeutung sind, wurde dieser Aspekt in der Forschung bisher eher vernachlässigt.[19] So lassen sich die unterschiedlichen Methoden der historischen Demografie und die Möglichkeiten zur räumlichen Darstel-

18 Es handelt sich um Hannover (St. Aegidien), Osterrode (St. Aegidien) sowie (Hannover-)Bothfeld und Hattorf am Harz (Landkreis Göttingen). GARBE, Kirchenbücher, 46-47, 51, 86, 101.

19 Neben WOEHLKENS, Pest, nutzten Karten zur Analyse von Seuchengeschehen u.a. WOZNIAK, Quedlinburg, S. 144, 154-155 (Quedlinburg 1567 und 1598); DIJKSTRA, Beschouwing, S. 64-69 (Stadtviertel Jordaan in Amsterdam 1617 und 1624); BUWALDA/BUWALDA-PREY, Gegevens, S. 269 (Gouda 1635); ZAPNIK, Pest, S. 299-330 (Stralsund 1710).

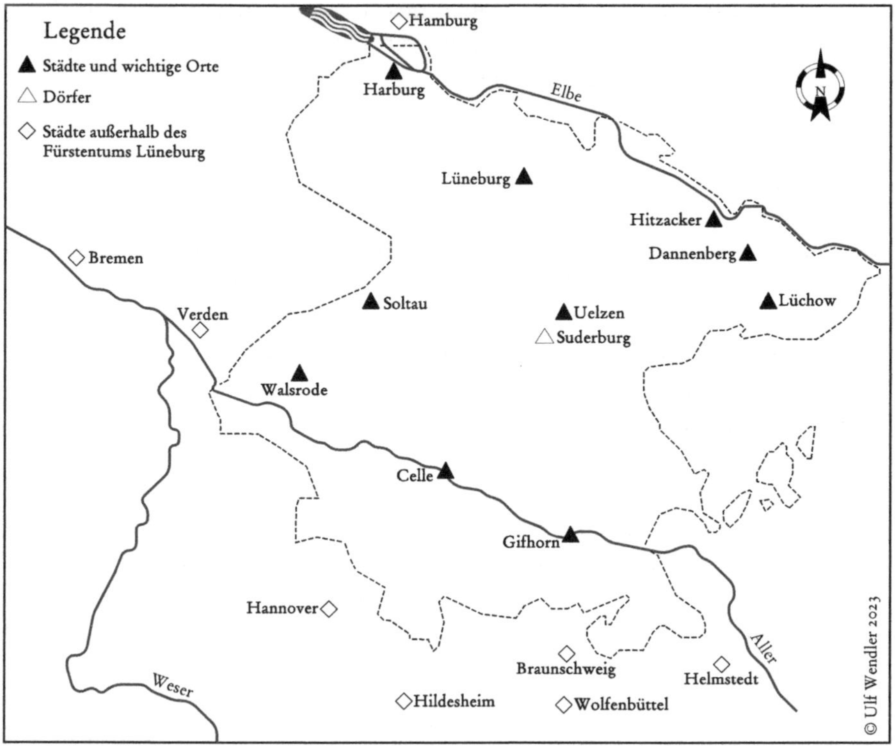

Karte 1.1: Die Lage des Kirchspiels Suderburg im Fürstentum Lüneburg

lung auf eine Art und Weise kombinieren, wie es für die Seuchengeschichte einer ländlichen Region neu ist.

Die Dörfer des Kirchspiels Suderburg wiesen keine Besonderheiten auf, die sie wesentlich von vielen anderen Orten im norddeutschen Tiefland unterschieden. Sie liegen auf der sogenannten hohen Geest, einem überwiegend flachen bzw. flachwelligen und trockenen Naturraum, der als Stader Geest und Lüneburger Heide weite Teile Niedersachsens umfasst.[20] Diese Gebiete unterlagen in der frühen Neuzeit dem Meierrecht und hatten eine ähnliche Grundherrschafts- und damit Gesellschaftsform.[21] Oft kommen hier Haufendörfer vor. Die Orte des Kirchspiels Suderburg waren in vieler Hinsicht typisch für Dörfer mit dieser Siedlungsform in der Region in der frühen Neuzeit. Dies bedeutet, dass die Suderburger Ergebnisse vermutlich

20 Mittelhäusser, Natur, S. 100-101, 138-145; Haversath, Deutschland, S. 28-35.
21 Saalfeld, Sozialgeschichte, S. 642-647, 654-659.

repräsentativ für weite Teile der hohen Geest Norddeutschlands sind.[22] Wie weit die herausgearbeiteten Seuchenmuster auch für andere Gebiete gelten, müssen weitere Forschungen zeigen.

Forschungsfeld Deutung der Seuchen in der frühen Neuzeit

Vorhandene gesellschaftliche Strukturen können sich gegenüber Epidemien als mehr oder minder stabil erweisen, aber vielleicht ebenso wichtig ist die geistige Widerstandskraft der Menschen. »Jede Bedrohung ist eine gefühlte Bedrohung. Nicht Seuchen – Stellvertreter und Platzhalter – sind die eigentlichen Angstgeneratoren, sondern die Krisen der jeweiligen Kultur, mithin die Krisen kultureller Sicherheitsversprechen«, wie es der Kulturhistoriker Olaf Briese ausdrückte.[23]

Angesichts der vielen Seuchen im 16. und 17. Jahrhundert mussten die Zeitgenossen dem Unbegreiflichen Sinn gegeben, um das Grauen zu bewältigen. Was die Landbevölkerung über die Epidemien und ihre Ursachen dachte, ist nicht bekannt. Aus dieser Zeit sind nur wenige einschlägige Äußerungen erhalten – und sie sind nicht besonders aufschlussreich (Kapitel 8.1). Doch andere Quellen in Form von deutschsprachigen theologischen und medizinischen Seuchenschriften fließen dafür umso reichlicher – auch im Fürstentum Lüneburg. Mit ihnen versuchten gebildete Theologen und Ärzte, ihre Sicht auf Epidemien einer breiteren Öffentlichkeit nahezubringen. Für Geistliche bot die Pest einen Anlass, religiöse Themen an einem wichtigen Beispiel zu behandeln. Mit ihren Deutungsmustern propagierten sie eine bestimmte Sicht auf die Welt bzw. auf das Verhältnis zwischen Gott und Mensch in Bezug auf Sünde und Krankheit. Neben theologischen Abhandlungen gab es medizinische Seuchenschriften. Diese Texte enthalten die Vorstellungen der Zeitgenossen über Ursprung, Symptome, Verlauf und Behandlung von epidemischen Krankheiten. Das Wissen der gelehrten Medizin wurde darin für den »Gemeinen Mann« aufbereitet, sodass die Seuchenschriften den Zeitgenossen als eine wichtige Informationsquelle dienen konnten. Die in ihnen formulierten Ansichten entsprachen den Vorstellungen der Obrigkeiten und die frühstaatlichen Maßnahmen beruhten auf der gleichen Grundlage. Es gab also sowohl theologische als auch medizinische Deutungsmuster, die der Be-

22 Die demografischen Verhältnisse in den Marschen unterschieden sich dagegen in vielerlei Hinsicht von denen der Geest. Vgl. Norden, Bevölkerung, S. 30-35, 299-304; Wendler, Pest und Pocken, S. 219-228.

23 Briese, Ansteckung, S. 290.

völkerung angeboten wurden, um die Gesellschaft in einer Krisenzeit zu stabilisieren.

Aufbau der Untersuchung

Im Fürstentum Lüneburg begann ein Jahrhundert großer Seuchenzüge mit einer Pestepidemie 1565 und endete mit jener von 1666. Die vorliegende Studie analysiert am Beispiel des Territoriums einerseits im Forschungsfeld Seuchen und Dorf die Verhältnisse im Kirchspiel Suderburg und andererseits im Forschungsfeld Deutung von Epidemien die Lüneburger Seuchenschriften. Es geht darum, welche Folgen eine Reihe schwerer Epidemien auf die norddeutsche Landbevölkerung hatte und was für Interpretationsmöglichkeiten der frühneuzeitlichen Gesellschaft bei der Bewältigung dieser Ereignisse zur Verfügung standen bzw. von Theologen und Medizinern angeboten wurden.

Der erste Teil der Untersuchung (Kapitel 2-4) thematisiert nach der Einleitung medizinische und historische Grundlagen. Zu Beginn werden die heutigen Krankheitskonzepte von Pest, Fleckfieber, Ruhr und Typhus als wichtige Infektionskrankheiten erläutert, deren Vorkommen schon im 16. und 17. Jahrhundert anzunehmen ist (Kapitel 2). Die Verhältnisse im Fürstentum Lüneburg waren in einen größeren europäischen Kontext eingebettet. Klimatische Veränderungen nach 1560 verschlechterten die Lebensbedingungen der Menschen und Umbrüche destabilisierten Gesellschaften, die um ein neues Gleichgewicht ringen mussten (Kapitel 3). Davon war das Herzogtum Lüneburg direkt betroffen, dessen politische, wirtschaftliche und demografische Entwicklung skizziert wird (Kapitel 4).

Daran schließt sich als zweiter Teil (Kapitel 5-7) eine detaillierte Untersuchung des Kirchspiels Suderburg an. Da nur Kirchenbücher als Quellen zur Verfügung stehen, sind die Erkenntnismöglichkeiten auf demografische Fragestellungen begrenzt. Im Kirchspiel Suderburg traten 1597, 1599, 1626, 1628 und 1639 starke Sterblichkeitskrisen auf. Es können hier exemplarisch einige zentrale Fragestellungen über die Wirkungen von Epidemien diskutiert werden. Welche Bevölkerungsgruppen waren besonders betroffen? Was für Folgen hatten Verluste auf die ländliche Gesellschaftsstruktur? Konnten die Bauernhöfe weiter bebaut werden oder kam es zum temporären oder dauerhaften Aufgeben (das »Wüst-Werden«) von Betrieben oder ganzen Dörfern? Welche Faktoren entschieden, ob ein Ort infiziert wurde? Gibt es Verbreitungsmuster innerhalb und zwischen den Dörfern? Was lässt sich über die Art der Seuchen aussagen?

Zu Beginn werden die Verhältnisse und die demografische Entwicklung im Kirchspiel Suderburg erläutert. In diesem Zusammenhang ist auf die Literatur zur ländlichen Seuchengeschichte sowie die angewandten Methoden der historischen Demografie einzugehen (Kapitel 5). Der Verlauf jeder Epidemie in allen betroffenen Dörfern und Höfen wird in Kapitel 6 akribisch nachgezeichnet. Die vorliegende Untersuchung ist so aufgebaut, dass bei jedem der fünf Seuchenjahre ein einleitendes Unterkapitel den Verlauf der Epidemien zusammenfasst und analysiert. Um die Vergleichbarkeit der Epidemien untereinander zu gewährleisten, sind diese Abschnitte immer gleich angeordnet. Die Kapitel 6.1.1 (1597), 6.2.1 (1599), 6.3.1 (1626), 6.4.1 (1628) und 6.5.1 (1639) sowie die zusammenfassenden und abschließenden Kapitel 6.6 und 7 vermitteln einen Überblick über das Seuchengeschehen.

Die anderen Unterkapitel gehen ins Detail. Sie sind für Leser gedacht, welche den Verlauf einer oder aller Epidemien in ihren Einzelheiten nachvollziehen wollen. Die gute Quellenlage erlaubt es, die Wirkung der Seuchen präzise aufzuzeigen – und diese seltene Chance soll genutzt werden. Hier wird jeder Todesfall genannt und seine Bedeutung für den jeweiligen Hof diskutiert. Für die Beurteilung der Wirkung einer Epidemie ist nicht nur die Zahl der Toten auf einem Anwesen bzw. in einem Dorf von Bedeutung, sondern es ist fast noch wichtiger, wer die verstorbenen Personen waren bzw. welche gesellschaftlichen Positionen sie einnahmen. Für die Leistungsfähigkeit und den Bestand der Höfe und damit des gesellschaftlichen Geflechts als Ganzem machte es einen Unterschied, ob beispielsweise ein kleines Kind, ein Althauswirt, der sich auf das Altenteil zurückgezogen hatte, ein Dienstbote oder etwa ein Hauswirtepaar oder ein erwachsener Hoferbe starb. Durch dieses Vorgehen behalten die Toten ihre Namen, weil allzu leicht bei den Zahlenreihen der historischen Demografie vergessen werden kann, dass es sich bei den Seuchenopfern um Menschen mit ihren persönlichen Schicksalen und Lebenszusammenhängen handelte. Zudem dienen diese Abschnitte dem Nachweis, auf welchen Grundlagen die Arbeit beruht, denn die Angaben des vorliegenden Ortsfamilienbuches werden vielfach korrigiert oder ergänzt. Starben fünf Personen oder mehr auf einem Anwesen, illustrieren Stammbäume die familiären Beziehungen. Karten der einzelnen Dörfer zeigen die räumliche Verteilung der betroffenen Höfe auf. Die vielfältigen Ergebnisse des zweiten Teils werden in einem abschließenden Abschnitt zusammengeführt (Kapitel 7).

Der dritte und letzte Teil (Kapitel 8-10) behandelt die theologischen und medizinischen Erklärungsmodelle, welche die Zeitgenossen im Fürstentum Lüneburg hatten bzw. welche ihnen nahegebracht wurden. Die Vorstellungen der großen Bevölkerungsmehrheit haben kaum Spuren in den Quellen hinterlassen. In der zweiten Hälfte des 16. und in der ersten Hälfte des 17. Jahrhunderts erschienen aber zahlreiche theologische und medizinische Seuchenschriften, welche die Geisteswelt der geistlichen und ärztlichen Eliten widerspiegeln. Sie stellen faszinierende Quellen für den Umgang einer von verheerenden Epidemien bedrohten Gesellschaft dar. Anhand dieser Texte sind die Konzepte zu bestimmen, wie die Bevölkerung in einem Jahrhundert großer Seuchenzüge mit Krankheiten und ihren Folgen umgehen bzw. sie bewältigen sollte. Untersucht werden deutschsprachige Schriften, die innerhalb des Fürstentums Lüneburg verlegt wurden bzw. einen engen Bezug zum Territorium hatten.

Dabei wird herausgearbeitet, welche Vorstellungen den theologischen und medizinischen Texten zugrunde lagen. Mit diesen hingen die Sinngebungen und Handlungsmöglichkeiten der Menschen zusammen. Wer waren die Autoren der Texte und welche Interessen leiteten sie? Wer waren die Adressaten? Was trugen die Texte zur gesellschaftlichen Verarbeitung von Epidemien bei? Welche Ursachen hatten die Seuchen in den Vorstellungen der Zeitgenossen? Was für Symptome kennzeichneten die frühneuzeitlichen epidemischen Krankheiten? Welche Möglichkeiten zur Vorbeugung und Behandlung wurden empfohlen?

Die theologischen Seuchenschriften sind Texte über die Pest. Darin wird eine bestimmte, wortreich in verschiedenen Literaturformen wiederholte, aber im Kern recht einfache und schlichte Botschaft vermittelt (Kapitel 8). Komplexer sind die medizinischen Seuchenschriften. Sie unterscheiden verschiedene Krankheiten (Pest, Fleckfieber, Ruhr, bestimmte Fieber) und berichten davon, wie sich die Ärzte die Ursachen und das Krankheitsbild sowie Prävention und Heilung vorstellten. Damit sind sie u.a. wertvolle Quellen dafür, wie Krankheiten unter den Bedingungen des 16. und 17. Jahrhunderts wirkten und welche Symptome sie bei den Menschen auslösten. Es lässt sich nachvollziehen, worauf die Mediziner in diesem Zusammenhang achteten und welche Beobachtungen sie als wichtig ansahen. Das alles geschah auf der Grundlage eines Weltbildes, in dem sich überlieferte Anschauungen, Erfahrungswissen und magische Vorstellungen mischten (Kapitel 9). Eine Zusammenfassung erläutert die Ergebnisse des dritten Teils (Kapitel 10).

Im Resümee werden am Ende die verschiedenen Ergebnisse der Untersuchung zusammengeführt, eingeordnet und weiterentwickelt. Durch die Untersuchung des Seuchenverlaufs in den Dörfern, der theologischen Deutungsmuster und der medizinischen Erklärungsmodelle lässt sich herausarbeiten, wie die frühneuzeitliche Gesellschaft einer ländlich geprägten Region dem Druck einer Kette von Seuchen standhalten konnte und welche Faktoren zu ihrer Stabilisierung beitrugen. Es geht um die Widerstandskraft einer Gesellschaft unter extremen Umständen (Kapitel 11).

I. Teil: Grundlagen und Voraussetzungen

2. Krankheits- und Seuchenvorstellungen heute[1]

2.1 Grenzen und Möglichkeiten retrospektiver Diagnosen

Die heutige Epidemiologie geht bei der Analyse von Krankheiten von Erregern aus. Symptome verweisen auf die durch Bakterien, Viren oder Pilze hervorgerufenen Krankheiten und ermöglichen eine Vermutungsdiagnose, doch erst der Nachweis des jeweiligen Erregers identifiziert eine Krankheit eindeutig. Jede Krankheit bildet aufgrund dessen für sich eine Einheit – unabhängig von Symptomen, die durch die Konstitution der einzelnen Menschen, ihre Lebensweise, Umwelteinflüsse usw. stark beeinflusst sein können. Diese Vorstellung bildete sich gegen Ende des 19. Jahrhunderts mit dem Aufstieg der Mikrobiologie heraus.[2] Bei der mikrobiologischen Auffassung von Krankheit handelt es sich um ein Konzept, wie es in der Geschichte der Medizin viele gab. Unbestritten sind die großen Erfolge, welche mit der Mikrobiologie bei der Bekämpfung vieler Krankheit erzielt werden konnten. Doch zukünftige Forschungen werden dieses Konzept vielleicht tiefgreifend modifizieren oder durch andere Vorstellungen ablösen.[3]

Ein Schwachpunkt der Mikrobiologie ist ihre geringe historische Reichweite. Sie konnte bisher nur wenige Erfahrungen mit der Entwicklung von Krankheitserregern über lange Zeiträume sammeln, weil ihre Auffassung von Krankheit keine zweihundert Jahre alt ist. Wie weit bleiben die Erreger weitgehend unverändert oder wie stark mutieren sie im Laufe der Zeit? Wenn sich die Wirkungen auf Menschen in Jahrhunderten durch Mutation stark verändern, wie sinnvoll ist es dann, noch von einer Krankheitseinheit auszugehen? Wie weit können Beobachtungen von heute auf Krankheiten der Vergangenheit projiziert werden? Welche Krankheiten der Vergangenheit existieren heute nicht mehr?

Über Auftreten und Veränderungen von Bakterien, Viren oder Pilzen kann die Paläogenetik Aufschluss geben, die sich u.a. mit dem Nachweis solcher

1 Eine frühere Fassung dieses Kapitels bei Wendler, Pestilentz, S. 45-51, 61-62, 66-67.
2 Leven, Geschichte, S. 9-10, 63-64; Eckart, Geschichte, S. 232-239.
3 Leven, Ratten, S. 31-32.

Erreger in vergangenen Jahrhunderten und Jahrtausenden beschäftigt. Diese Wissenschaft steckt noch in den Kinderschuhen, und viele ihrer Ergebnisse sind umstritten. Selbst wenn aber ein genetisch weitgehend unveränderter Erreger nachgewiesen wird, kann von dieser Wissenschaft keine Aussage getroffen werden, wie dieser unter den gesellschaftlichen und klimatischen Bedingungen früherer Zeiten auf die Menschen gewirkt hat bzw. wie weit die heutigen Übertragungswege auch in früheren Zeiten wirksam waren.[4]

Die Bestimmung einer Krankheit der Vergangenheit wird dadurch erschwert, dass vorbehaltlose Beobachtung den Menschen nicht möglich ist, d.h. zeitgenössische Einstellungen prägen die überlieferten Dokumente und Bilder früherer Jahrhunderte. Ob ein Arzt der frühen Neuzeit über eine Seuche schrieb oder ein heutiger Medizinhistoriker versucht, aus dieser Beschreibung Ursache, Verlauf und Wirkung einer vor Jahrhunderten grassierenden Krankheit zu erkennen – beide denken und analysieren in den Konzepten ihrer Zeit und Gesellschaft. Diese Konzepte beeinflussen, welche Dinge beobachtet und wie sie gewertet werden. Schon die Sprache ist unterschwellig so mit Bedeutungen und impliziten Annahmen besetzt, dass sich niemand von diesen unterlegten Konzepten lösen kann. Der Mensch wählt aus vielen Eindrücken das, was er für wichtig hält – d.h., was ihm gemäß den entsprechenden Ansichten seiner Zeit relevant erscheint. So geschieht es, dass Beobachtungen, die nach dem einem Konzept bedeutsam sind, von Menschen mit anderen Vorstellungen zwar festgestellt, aber als irrelevant nicht weiter beachtet werden.[5]

Verstärkt wird der Glaube an die eigenen Auffassungen durch verschiedene Umstände. Viele Konzepte sind einfach, logisch und in sich konsistent – was jedoch keineswegs bedeutet, dass sie richtig sind. So können völlig unterschiedliche Vorstellungen über bestimmte Erscheinungen durch ihre scheinbare Wirksamkeit bzw. ihre offensichtliche Erklärungskraft bestätigt werden. Beispielsweise waren Präventionsmaßnahmen (vor allem die Quarantäne) der frühneuzeitlichen Ärzte durchaus wirksam, wenn auch aus heutiger Sicht nicht aus den Gründen, durch die sie veranlasst wurden.[6] Andererseits hat ein moderner Medizinhistoriker keine Mühe zu erklären, warum die in der frühen Neuzeit angewandten Heilmittel die Sterblichkeit kaum senkten, wie die hohen Bevölkerungsverluste nahelegen. Die Überzeugungskraft von Konzepten

4 Vgl. dazu Leven, Geschichte, S. 13-14; ders., Krankheiten, S. 180-181; Sournia, Discipline, S. 59-61.

5 Cipolla, Fighting, S. 7-9. Cipolla bezieht diese Beobachtungen lediglich auf die Mediziner der frühen Neuzeit, ohne zu thematisieren, dass auch seine eigene Analyse bestimmten Konzepten folgt, von denen er sich nicht lösen kann. Vgl. dazu beispielsweise Trostle, Epidemiology, S. 2-3.

6 Cipolla, Fighting, S. 7-18.

ist häufig so groß, dass Menschen eher bereit sind, Fakten und Beobachtungen zu ignorieren oder umzudeuten, als ihre Theorien infrage zu stellen.[7]

Es liegen aus der frühen Neuzeit zwar zahlreiche Beschreibungen über Seuchenzüge vor, doch wurden sie auf der Grundlage eines im Vergleich zu heute völlig unterschiedlichen Weltbildes und Krankheitsverständnisses verfasst (vgl. Kapitel 9.2). So passen sie schlecht zu den gegenwärtigen Analysekategorien und machen eine retrospektive Diagnose schwierig.[8] Deshalb gingen zahlreiche Historiker und Medizinhistoriker mit vorgefassten Meinungen an die Quellen heran. Sie sahen die mittelalterlichen und frühneuzeitlichen Beschreibungen als unvollständig oder falsch an bzw. rezipierten nur jene Teile, die in ihr vorgefasstes Konzept passten, falls sie die zeitgenössischen Angaben nicht vollständig ignorierten.[9]

2.2 Pest

Retrospektive Diagnosen sind schwierig, doch sollten die Probleme auch nicht übertrieben werden. Nicht immer sind sie unmöglich, sondern häufig können begründete Vermutungen angestellt werden.[10] Epidemische Krankheiten der Vergangenheit werden in der Literatur häufig auf bestimmte, heute noch vorkommende Seuchen wie Pest, Fleckfieber oder Ruhr zurückgeführt. Die Pest früherer Jahrhunderte und der Gegenwart wird durch das Bakterium »Yersinia pestis« hervorgerufen. Es gibt beim Menschen verschiedene Formen dieser Krankheit. Bei der Beulenpest als der häufigsten Form gelangen die Erreger in die Blutbahn des Menschen, vermehren sich in den anschwellenden Lymphknoten (sodass charakteristische Pestbeulen entstehen) und durchbrechen schließlich die Lymphbarriere. Der Tod tritt binnen einer Woche nach Krankheitsbeginn durch Blutvergiftung ein. An der Beulenpest sterben ohne Behandlung mit modernen Medikamenten 25-50% der Patienten.

Bei der Lungenpest erreichen die Erreger die Lungen eines an der Beulenpest Erkrankten, bevor dieser stirbt. Der Patient verbreitet anschließend beim Husten oder Sprechen die Krankheit durch Tröpfcheninfektion. Die Opfer sterben an Lungenentzündung. Die zu fast 100% tödliche Pestform ist seltener als die Beulenpest und tritt vor allem in der kühleren Jahreszeit auf.

7 Ebd., S. 13-14.

8 Sournia, Discipline, S. 62-63.

9 Vgl. z.B. Sticker, Abhandlungen, Bd. 1, Teil 2, S. 6-7.

10 Ulbricht, Pest, S. 329-330.

Die fast immer tödliche Pestsepsis kann eine Komplikation im letzten Stadium von Beulen- und Lungenpest sein oder als eigene Krankheitsform auftreten. In diesem Fall sterben die Opfer rasch innerhalb von einem bis drei Tagen, manchmal innerhalb weniger Stunden, ohne dass die Lymphknoten auf den Pesterreger reagiert haben.

Nach dem Entstehen der Bakteriologie als Teilgebiet der Mikrobiologie am Ende des 19. Jahrhunderts konnte bei Seuchenzügen in Asien das Bakterium »Yersinia pestis« als Erreger isoliert werden.[11] Die Pest ist eine Krankheit der Nagetiere. Sie ist endemisch bei manchen wild lebenden Nagern und kann durch Flöhe auf die in der Nähe von Menschen lebenden Ratten übergehen. Pesterreger finden sich in großer Zahl im Blut der infizierten Tiere. Der von diesem Blut lebende Rattenfloh (»Xenopsylla cheopis«) saugt die Bakterien ein, welche sich in seinem Vormagen ansammeln und verklumpen. Diese Verklumpung führt dazu, dass ein Pfropf in Vormagen und Magen der Flöhe entsteht. Die Tiere stechen ihre Wirte, um an deren Blut heranzukommen. Doch sie können es nicht aufnehmen, denn der Pfropf versperrt den Zugang zu den Verdauungsorganen. So fließt das vom Floh angesaugte Blut des Wirts – vermischt mit den Pesterregern aus dem Vormagen – in diesen zurück, wodurch der Wirt mit der Krankheit infiziert wird. Da der Floh hungrig bleibt, sticht er seinen Wirt wieder und wieder, was die Verbreitung der Krankheit fördert.

Stirbt eine infizierte Ratte, springt der Floh auf das nächste Tier über. Verenden Ratten massenhaft durch die Pest, stehen den Flöhen nicht mehr genügend Wirtstiere zur Verfügung. Sie gehen dann auf andere Warmblüter über, z.B. auf Menschen, worauf die Krankheit sich unter diesen zu verbreiten beginnt.[12] Eine Übertragung der Pest von Mensch zu Mensch ist nach dieser »klassischen Theorie« nicht möglich, von der seltenen Lungenpest einmal abgesehen: Nur infizierte Rattenflöhe können die Krankheit weitergeben.

Während in China und Indien, an deren Seuchenzügen die »klassische Theorie« entwickelt wurde, der Rattenfloh bei der Verbreitung der Pest die entscheidende Rolle spielt, ist bei Epidemien in Nordafrika und im Nahen Osten

11 Zur Geschichte und Klassifikation von »Yersinia pestis« vgl. TSIAMIS, Plague, S. 9-11.

12 KUPFERSCHMIDT, Epidemiologie, S. 7-8, 80-86; FRANDSEN, Plague, S. 492; VASOLD, Pest, S. 75-76; BIRABEN, Hommes, Bd. 1, S. 7-18; BENEDICTOW, Black Death, S. 11-22. Die abortive Pest kann im Zusammenhang mit Seuchenzügen der Vergangenheit vernachlässigt werden, weil der Krankheitsverlauf so mild (lediglich leichtes Fieber für ein bis zwei Tage) und unauffällig (eine oder keine Pestbeule) ist, dass diese Pestform höchstens als leichte Grippe angesehen wird, wenn keine Blutuntersuchung den Nachweis von Pesterregern bringt. PSCHYREMBEL, S. 1287; POLLITZER, Plague, S. 419-453.

der Menschenfloh (»Pulex irritans«) anscheinend der wichtigste Überträger der Krankheit gewesen. Ausgangspunkt einer Epidemie ist ein pestbefallenes Nagetier, d.h. in der Regel eine Ratte, dessen Floh einen Menschen infiziert. Im menschlichen Blut vermehren sich die Erreger, welche der blutsaugende Menschenfloh aufnimmt. Dieser wiederum geht auf andere Personen über und verbreitet das Bakterium, obwohl er keinen Vormagen besitzt, in dem die Pesterreger einen Pfropf bilden könnten. Die Flöhe scheiden während des Saugens Kot aus, in dem »Yersinia pestis« enthalten ist. Durch Kratzen am Einstich oder durch die verunreinigten Rüssel der Tiere gelangt das Bakterium in die Blutbahn des Menschen.[13] »Pulex irritans« ist ein weitaus schlechterer Verbreiter der Pest als »Xenopsylla cheopis«. Dennoch nehmen viele Historiker an, dass bei den europäischen Pestepidemien neben Rattenflöhen auch Menschenflöhe die Krankheit übertrugen,[14] doch andere bestreiten dies vehement.[15]

Die heutige Pestforschung beruht auf Ergebnissen, die im Zusammenhang mit der Pandemie am Ende des 19. Jahrhunderts gewonnen wurden, von der vor allem Asien betroffen war (China, Indien). Während diese und die bis heute in den Tropen vorkommenden Pestausbrüche durch die Beulen- und Lungenpest zu erklären sind, passt die »klassische Theorie« des Pesterregers und seiner Übertragungswege schlecht zu den europäischen Seuchenzügen des 14. bis 18. Jahrhunderts. Deutlich sind die Unterschiede zwischen den beiden Seuchengeschehen. Die moderne Pest ist eine Krankheit der warmen Zonen,[16] wie es sie in Europa nur im Mittelmeerraum gibt. Doch im Spätmittelalter und in der frühen Neuzeit war der ganze Kontinent von der Pest betroffen. Obwohl seit der zweiten Hälfte des 19. Jahrhunderts von der Pest befallene Ratten dank verbesserter Verkehrsverbindungen schnell aus ihren asiatischen Ursprungsgebieten nach Europa gelangen, trat und tritt die Krankheit hier nicht mehr epidemisch auf, sondern bleibt auf Einzelfälle beschränkt. Während die Ausbreitungsgeschwindigkeit der Pest um 1900 gering war, konnte sie vom 14. bis zum 18. Jahrhundert erheblich sein.

13 Kupferschmidt, Epidemiologie, S. 7-8, 80-86; Vasold, Pest, S. 75-76; Biraben, Hommes, Bd. 1, S. 7-18; Benedictow, Black Death, S. 11-22; Tsiamis, Plague, S. 20.

14 Kupferschmidt, Epidemiologie, S. 109-117; Biraben, Hommes, Bd. 1, S. 13; Vasold, Ausbreitung, S. 292-293; Jankrift, Angesicht, S. 45. Vgl. die Diskussion bei Campbell, Transition, S. 233. Nach Reinhardt, Macht, S. 31-33, steht eine definitive Antwort in dieser Streitfrage noch aus.

15 Audoin-Rouzeau, Chemins, S. 288-295; Benedictow, Black Death, S. 17-19.

16 Vgl. die Aufzählung der Regionen, in denen »Yersinia pestis« heute endemisch ist, bei Tsiamis, Plague, S. 12-13.

Nicht nur bei der Geschwindigkeit, sondern auch bei den Opferzahlen sind die Unterschiede bemerkenswert. Die absoluten Todeszahlen waren in Asien um 1900 hoch, der Epidemie fiel aber nur ein geringer Teil der Bevölkerung zum Opfer. Selten starb mehr als eine Person pro Haushalt an der Pest. Im Europa des Mittelalters und der frühen Neuzeit kam dagegen oft ein großer Teil der Einwohnerschaft um. Europäische Pestzüge kennzeichnete es, dass häufig mehrere Menschen eines Haushalts der Krankheit zum Opfer fielen. Ein weiteres Argument gegen den Rattenfloh als entscheidenden Überträger und Verbreiter der Pest in Europa während des Mittelalters und der frühen Neuzeit ist, dass Zeitgenossen das unübersehbare zeitliche Zusammentreffen zwischen massenhaft sterbenden Ratten und dem Ausbruch der Epidemie nicht beschrieben. So fehlen beispielsweise bei den noch zu behandelnden Seuchenschriften (Kapitel 9.2.2) Hinweise auf tote Nagetiere fast völlig.[17]

Aus diesen Gründen wird die Anwendung der »klassischen Theorie« auf die europäischen Pestzüge in unterschiedlichem Grade modifiziert bzw. ganz abgelehnt. Einige Historiker gingen davon aus, dass das Pestbakterium im Laufe der Jahrhunderte von einer aggressiven in eine harmlosere, aber immer noch tödliche Form mutierte.[18] Andere Forscher vermuteten eine andere Art von Erreger – ein heute nicht mehr vorkommendes Virus oder sonstige Erreger.[19] Eine weitere Gruppe glaubte, dass viele angebliche Pestzüge tatsächlich Epidemien anderer Krankheiten wie Fleckfieber, Typhus oder Milzbrand waren.[20] Zusätzlich kompliziert wird die Situation durch die Möglichkeit des gleichzeitigen Auftretens anderer Infektionskrankheiten (z.B. Fleckfieber) mit der Pest.[21]

Dies war der Diskussionstand bis vor wenigen Jahren, doch hat sich durch Fortschritte in der Paläogenetik eine neue Situation ergeben.[22] In den letzten Jahren wurde es möglich, mit molekularbiologischen Methoden die DNA von Krankheitserregern potenzieller Pestopfer zu untersuchen. Michel Drancourt und Didier Raoult wiesen 1998 und 2000 »Yersinia pestis« in mittelalterlichen und frühneuzeitlichen Massengräbern Frankreichs nach. Sie suchten nach

17 Vgl. beispielsweise COHN, Black Death, S. 41-54, 247.

18 VASOLD, Pest, Not, S. 88; ders., Pest, S. 165; BERGDOLT, Pest, S. 16-18.

19 SCOTT/DUNCAN, Biology, S. 352-354, 384-389; dies., Return, S. 207-214; COHN, Black Death, S. 247.

20 TWIGG, Black Death, S. 217-222; WINKLE, Geißeln, S. 59-63, 67, 619. Vgl. SCHRETTER, Pest, S. 10

21 Vgl. BERGDOLT, Pest, S. 11-19; LEVEN, Ratten, S. 11-32.

22 Vgl. die Überblicke bei CAMPBELL, Transition, S. 289-294; KELLER, Seuchengeschichte, S. 30-47, sowie DRANCOURT/RAOULT, Molecular History, S. 911-915, mit einer Übersicht über die inzwischen erfolgten Untersuchungen zur Pest.

kleinen, aber für »Yersinia pestis« markanten Abschnitten in der alten DNA. Die analysierten Sequenzen entsprachen dem heute bekannten Pesterreger.[23] Die Ergebnisse erregten Aufsehen und ernteten auch Kritik,[24] obwohl Drancourt und Raoult sicher waren, die Streitfrage abschließend gelöst zu haben.[25] Nicht nur für das Mittelalter und die frühe Neuzeit, sondern auch für die Spätantike bzw. das Frühmittelalter konnte »Yersinia pestis« nachgewiesen werden.[26] Drancourt und Raoult meinten noch genauer belegen zu können, dass der heute noch existierende Biovar »Yersinia pestis orientalis« für die europäischen Pestzüge in der Spätantike, dem Mittelalter und der frühen Neuzeit verantwortlich war.[27]

Doch Zweifel blieben, unterschieden sich doch die Pestzüge der früheren Jahrhunderte zu deutlich von denen um 1900.[28] Die Molekularbiologie entwickelte sich rasch weiter.[29] 2010 stellten neue Untersuchungen klar, dass die europäischen Pestzüge vom 14. bis zum 18. Jahrhundert zwar auf »Yersinia pestis« zurückzuführen sind, sich der damalige Erreger aber von der bis heute vorkommenden Form unterschied.[30] Die Variante ging schätzungsweise auf die Zeit zwischen 1282 und 1343 zurück.[31] Etwas später konnte der Ursprung des einschlägigen Zweigs von »Yersinia pestis« im tibetischen Hochland verortet werden, wo dieser zwischen 1142 und 1339 entstand.[32]

Die Abweichungen der mittelalterlichen Form von »Yersinia pestis« im Vergleich zur heutigen erhöhte nicht die Gefährlichkeit: »Vergleiche mit modernen Genomen zeigen keine einzigartigen abgeleiteten Positionen im mittelalterlichen Organismus, was darauf hindeutet, dass die wahrgenommene erhöhte Virulenz der Krankheit während des Schwarzen Todes möglicherweise nicht auf den bakteriellen Phänotyp zurückzuführen ist. Diese Ergebnisse unter-

23 Drancourt u.a., Detection, S. 12637-12640; Raoult u.a., Molecular identification, S. 12800-12803.

24 Wood/DeWitte-Avina, Black Death, S. 327; Gilbert u.a., Absence, S. 341-354. Dagegen Drancourt/Raoult, Molecular detection, S. 263-264; Prentice u.a., Black Death, S. 72; Pusch u.a., Yersinial F 1, S. 484-485.

25 Drancourt/Raoult, Past Plague, S. 153.

26 Garrelt/Wiechmann, Detection, S. 247-254. Vgl. Bos u.a., Yersinia pestis, S. 1-3; Harbeck u.a., Yersinia pestis DNA, S. 1-8.

27 Drancourt u.a., Genotyping, S. 1585-1592; ders. u.a., Yersinia pestis Orientalis, S. 332-333; ders./Raoult, Past Plague, S. 154-156.

28 Welford/Bossak, Validation, S. 1-6; Drancourt/Raoult, Molecular History, S. 912.

29 Bos u.a., Draft Genome, S. 506.

30 Haensch u.a., Clones, S. 1-8.

31 Bos u.a., Draft Genome, S. 509.

32 Cui u.a., Variations, S. 577-582.

stützen den Gedanken, dass andere Faktoren als die mikrobielle Genetik, wie Umwelt, Vektordynamik und Anfälligkeit des Wirts, bei epidemiologischen Diskussionen über neu auftretende Y. pestis-Infektionen im Vordergrund stehen sollten.«[33]

Drancourt und Raoult waren früh der Meinung, dass – zumindest in Nordeuropa – die im Vergleich zur Gegenwart unterschiedlichen Muster der Pest in Mittelalter und früher Neuzeit auf einen anderen Übertragungsweg zurückzuführen seien.[34] So geriet auch von dieser Seite die Vorstellung ins Wanken, dass nur Ratten- oder allenfalls Menschenflöhe »Yersinia pestis« übertragen können.[35] Menschliche Kleider- oder Körperläuse (»Pediculus humanus humanus«) sind fähig, »Yersinia pestis« aufzunehmen, die sich vermehren und innerhalb von zwei bis drei Tagen ihre Wirte töten. Die Exkremente der Läuse enthalten das Bakterium. Es lässt sich zeigen, dass Läuse gesunde Hasen infizieren können, worauf die Pestbakterien wiederum von bislang nicht befallenen Läusen aufgenommen werden. Bei einem Menschen sind zehn infizierte Körperläuse ausreichend zur Übertragung von »Yersinia pestis«. Bei einer Zählung unter heutigen Obdachlosen wurden rund sechzig Tiere pro Mensch ermittelt. Körperläuse übertragen nicht nur »Yersinia pestis«: Da sie teilweise bis zu drei Tagen infiziert überleben, ist so lange auch ein menschliches Pestopfer nach seinem Tod indirekt ansteckend.[36]

33 »Comparisons against modern genomes reveal no unique derived positions in the medieval organism indicating that the perceived increased virulence of the disease during the Black Death may not have been due to bacterial phenotype. These findings support the notion that factors other than microbial genetics, such as environment, vector dynamics and host susceptibility, should be at the forefront of epidemiological discussions regarding emerging Y. pestis infections.« Bos u.a., Draft Genome, S. 506. Vgl. Drancourt/Raoult, Molecular History, S. 914.

34 »Moreover, transmission of plague in the Middle Ages may have been different from transmission now.« Raoult/Drancourt, Cause, S. 459. »Indeed, historical descriptions were suggestive of bubonic plague in medieval southern Europe; in northern Europe, historical data indicated that the Black Death had a different epidemiologic pattern. This finding may indicate that latter outbreaks in the north were not caused by transmission of Y. pestis by blocked rat fleas but rather by mechanical transmission of plague bacteria by another ectoparasite that used humans as their primary hosts.« Drancourt u.a., Genotyping, S. 1591. Vgl. Drancourt/Raoult, Molecular History, S. 914, und Becker, Katzen, S. 53-54: »Viel spricht dafür, dass im Fall der Pestepidemien im Mittelalter die Übertragung von Mensch zu Mensch und damit auch Parasiten des Menschen eine größere Rolle spielten als die Übertragung des Erregers durch Ratten und Rattenflöhe.« Vgl. Campbell, Transition, S. 233-234.

35 Vgl. die Aufzählung bei Tsiamis, Plague, S. 20.

36 Houhamdi u.a., Model, S. 1589-1596; Ayyadurai u.a., Body Lice, S. 892-893.

Diese These ist nicht neu, sondern wurde schon 1941 von Blanc und Baltazard anhand eines Pestausbruchs in Marokko entwickelt. Die beiden Forscher wiesen nach, dass sich Läuse an septikämischen Menschen anstecken und die Infektion weitergeben können.[37] Doch der Widerstand gegen diese Vorstellung war groß.[38] Neuere Untersuchung stützen nun die Möglichkeit der Pestübertragung durch menschliche Ektoparasiten im Allgemeinen[39] bzw. Körperläuse im Besonderen.[40] In einer Studie heißt es entsprechend: »Hier zeigen wir, dass menschliche Ektoparasiten während der zweiten Pandemie [von der Mitte des 14. bis zum frühen 19. Jahrhundert] offenbar der wichtigste Übertragungsweg für die Pest waren. Dieser alternative Übertragungsweg könnte viele der epidemiologischen Unterschiede zwischen der zweiten Pandemie und den durch Ratten verursachten Pestepidemien während der dritten Pandemie [von der Mitte des 19. bis zur Mitte des 20. Jahrhunderts] erklären.«[41]

Das Paradigma von der ausschließlichen Anwendung der »klassischen Theorie« der Krankheit auf die mittelalterlichen und frühneuzeitlichen Pestzüge in Europa ist gefallen. Doch sind noch viele Details für die Ausformung des neuen Paradigmas mit seiner besonderen Form von »Yersinia Pestis« und seiner Verbreitung zwischen Menschen durch Ektoparasiten wie Menschenflöhe oder Körperläuse unklar.

2.3 Fleckfieber

Das epidemische oder klassische Fleckfieber (auch Flecktyphus genannt) wird durch den Erreger »Rickettsia prowazekii« hervorgerufen. »Rickettsia prowazekii« führt beim Menschen zu hohem Fieber, Kopf- und Gliederschmerzen sowie einem Anschwellen der Milz. Zwischen dem vierten und sechsten Krankheitstag bilden sich petechiale Exantheme, d.h. kleinfleckige Hautrötungen (Roseolen) aus.[42]

37 Blanc/Baltazard, Recherches, S. 849-851.

38 Hirst, Conquest, S. 236-247, 464-466.

39 Dean u.a., Ectoparasites, S. 1304-1309.

40 Piarroux u.a., Plague Epidemics, S. 505-506; Dean, Modeling, S. 41-47.

41 »Here, we demonstrate that human ectoparasites appear to have been the dominant transmission mode for plague during the Second Pandemic. This alternative mode of transmission could account for many of the epidemiological differences between the Second Pandemic and those caused by rats during the Third Pandemic.« Dean u.a., Ectoparasites, S. 1309.

42 Pschyrembel, S. 532.

Die meisten Todesfälle kommen – bei einer breiten Streuung – in der zweiten oder dritten Krankheitswoche vor. Fleckfieber ist für ältere Menschen gefährlicher als für jüngere. Gemäß einer Untersuchung 1941/42 von erkrankten deutschen Soldaten verstarben 12,6% der bis zu 29-Jährigen, 17,5% der 30- bis 39-Jährigen, aber 33,3% der 40- bis 50-Jährigen. Bei Kindern bis 15 Jahren ist die Sterblichkeit gering. Die Opferzahlen beim Fleckfieber schwanken je nach Umständen stark. Bei guten äußeren Bedingungen beträgt die Todesrate bei einer Fleckfieberepidemie 5% und weniger. Doch in Kriegs- und Notzeiten steigt die Letalität auf über 20%, eventuell gar auf 50-60% an (vor allem durch vermehrt auftretende Komplikation wie Lungenentzündungen). Bei einer Epidemie nimmt die Tödlichkeit des Erregers mit der Zeit tendenziell ab. Eine überstandene Fleckfiebererkrankung führt zu einer dauerhaften Immunität.[43]

Die Infektkette beginnt mit einem Fleckfieberkranken, der von Kleiderläusen gestochen wird. Kleiderläuse leben vom Blut ihres Wirts und nehmen damit die Rickettsien auf. Die Bakterien nisten sich in Zellen des Magen-Darm-Trakts ein, vermehren sich und bringen die Zellen zum Aufplatzen. Dadurch konzentrieren sich zahlreiche Erreger im Kot der Kleiderlaus. Nach vier bis fünf Tagen wird eine Laus infektiös. Normalerweise liegt die Lebenserwartung einer Kleiderlaus bei etwa 40 Tagen, doch ist diese bei einem infizierten Tier verkürzt.

Beim Stich einer erkrankten Laus kann der Stechapparat durch Kot verschmutzt und infiziert sein. Oder die Laus setzt Kot ab. Durch Kratzen bzw. Scheuern des gestochenen Menschen kommen Kot und Erreger leicht in den Stichkanal oder andere kleine Hautwunden und damit in die menschliche Blutbahn. Wenn infizierte Läuse von Menschen gefangen und zerdrückt werden, gelangen die Erreger beispielsweise durch Reiben der Augen mit verschmutzten Fingern in den menschlichen Körper. Auch durch das Einatmen von zerstäubtem Läusekot in hoher Konzentration ist eine Infektion möglich. Da Kleiderläuse eine Temperatur von 27° bis 30° C bevorzugen, gehen sie gerne von Fieberkranken mit erhöhter Temperatur auf noch gesunde Menschen über.

Rickettsien sind im Läusekot (z.B. in Fellen und Kleidung) monate- oder jahrelang lebensfähig. Es ist ausschließlich die Kleiderlaus, die den Erreger von Mensch zu Mensch überträgt, während Kopfläuse dabei anscheinend keine Rolle spielen.[44]

43 Aschenbrenner/Baeyer, Fleckfieber, S. 97, 181-184; Pschyrembel, S. 532.
44 Aschenbrenner/Baeyer, Fleckfieber, S. 13-14.

2.4 Ruhr, Typhus und Paratyphus

Die Ruhr der Vergangenheit wird mit mehreren Krankheiten gleichgesetzt, deren Symptome sich ähneln: Bakterienruhr, Typhus und Paratyphus. Bei der Bakterienruhr (auch als Dysenterie oder Shigellose bezeichnet) dringen »Shigella«-Bakterien in die Schleimhaut des menschlichen Darms ein. Die Erreger kommen im Stuhl infizierter Personen vor. Durch verunreinigte Hände (Schmierinfektionen) oder durch Fliegen (Kotverschleppung auf Lebensmitteln) wird die Krankheit weiterverbreitet. Die Menschen infizieren sich häufig durch kontaminierte Nahrungsmittel oder Getränke (Wasser, Milch).[45]

Nach einer Inkubationszeit von zwei bis sieben Tagen bricht die Krankheit aus, wobei die Symptome mehr oder minder stark ausfallen können. Die Patienten bekommen plötzlich Fieber, fühlen sich abgeschlagen und verlieren ihren Appetit. Schwere Bauchschmerzen treten auf, Erbrechen ist häufig. Starker und schmerzhafter Durchfall kennzeichnet die Bakterienruhr. Oft kommt es zu qualvollen, aber vergeblichen Versuchen des Stuhlgangs. Es können – ähnlich wie beim Typhus – Kopfschmerzen, Krämpfe und Apathie auftreten. Die Patienten erleiden durch den schleimig-blutigen, zunehmend wässeriger werdenden Durchfall rasch einen Flüssigkeits- und Mineralienverlust, giftige Substanzen werden ins Blut eingeschwemmt. Dies kann – häufig nach ungefähr zwölf Tagen – zum Tod führen. Es sterben etwa 10% der von einer schweren Form der Ruhr betroffenen Patienten, wobei besonders Kinder und ältere Leute gefährdet sind. Wenn die Patienten nicht sterben, klingt die Krankheit nach ungefähr zwei Wochen ab. Zur Gesundung sind bis zu sechs Wochen notwendig.

Der Typhus, Bauchtyphus oder Unterleibstyphus (»Typhus abdominalis«) ähnelt der Ruhr. Der Erreger ist das Bakterium »Salmonella enterica Serovar Typhi«. Infizierte Menschen scheiden die Erreger mit dem Stuhl (selten mit dem Urin) aus, die Übertragung geschieht wie bei der Bakterienruhr. Das Bakterium gelangt durch Lebensmittel und Getränke in den menschlichen Körper. Die Inkubationszeit liegt zwischen drei und sechzig Tagen, wobei der Durchschnitt zehn Tage beträgt.

Bei Ausbruch der Krankheit fühlen sich die Patienten matt und bekommen Kopfschmerzen. Kleinfleckige Hautrötungen treten auf. Die Kranken haben Fieber, das während ungefähr einer Woche langsam ansteigt und dann lange (teilweise wochenlang) auf einem hohen Niveau von 40-41°C verharrt. Die Patienten sind in dieser Zeit wie benebelt und apathisch oder im Delirium

45 Pschyrembel, S. 170, 1537; Winkle, Geißeln, S. 339; Dictionary, S. 43-44.

(Verwechslungsgefahr mit Fleckfieber). Unbehandelt dauert die Erkrankung drei bis vier Wochen und tötet etwa 10% der Patienten. Typhus ist am gefährlichsten für Kinder. Die Rekonvaleszenz ist langwierig.[46]

Der Paratyphus ist leicht mit dem Unterleibstyphus zu verwechseln, doch ist sein Verlauf meist milder als bei letzterem. Er wird durch das Bakterium »Salmonella enterica Serovar Paratyphi« hervorgerufen.[47]

3. Der mitteleuropäische Kontext

3.1 Klima, Unterernährung, Seuchen und Bevölkerung

Äußere Umstände begünstigten die Ausbreitung von Pest, Fleckfieber und Ruhr zwischen den 1560er und 1660er Jahren. Eine Rolle spielten anscheinend die klimatischen Verhältnisse, die sich in Mitteleuropa veränderten. Unter dem Begriff »Kleine Eiszeit« wird die Kaltphase vom frühen 14. bis zum ausgehenden 19. Jahrhundert verstanden, welche eine relativ warme Klimaepoche ablöste. Auch in der »Kleinen Eiszeit« gab es wärmere und kühlere Perioden. Für vorliegende Untersuchung ist besonders die Ungunstperiode ab dem ausgehenden 16. Jahrhundert von Bedeutung, die zu einer deutlichen Verschlechterung der Lebensumstände der Menschen führte. Ab 1560 ist eine Abkühlung festzustellen, die mit einigen Schwankungen das ganze 17. Jahrhundert über anhielt. Während es im ausgehenden 16. Jahrhundert starke Veränderungen und zahlreiche Wetteranomalien gab, wurde die Witterung im 17. Jahrhundert zwar stabiler, blieb aber kühl.[48] In diese Zeit fällt auch das sogenannte Maunder-Minimum (1645-1715) mit dem Auftreten besonders weniger Sonnenflecken, was eine Ursache der klimatischen Ungunst in der zweiten Hälfte des 17. und des frühen 18. Jahrhunderts gewesen sein könnte. Erst im Verlaufe des 18. Jahrhunderts stiegen die Temperaturen wieder spürbar an.[49]

Aus den langfristigen Veränderungen beim Klima und den Wetterextremen resultierten weitreichende Folgen für Bevölkerung, Wirtschaft und Gesell-

46 Pschyrembel, S. 1709; Winkle, Geißeln, S. 339-341; Dictionary, S. 345-349. »Das Fleckfieber hat mit dem Typhus abdominalis ein wichtiges Symptom gemein, die starke Benommenheit des Kranken, den ›Typhus‹. Diese beiden Krankheiten wurden daher bis über die Mitte des 19. Jahrhunderts hinaus nicht klar voneinander getrennt.« Vasold, Grippe, S. 75.

47 Pschyrembel, S. 1259; Dictionary, S. 345.

48 Mauelshagen, Klimageschichte, S. 65-67; Behringer, Kulturgeschichte, S. 150.

49 Mauelshagen, Klimageschichte, S. 67, 78-81; Eddy, Maunder Minimum, S. 264-298.

schaft. Unmittelbare Auswirkungen hatten die sich verschlechternden Bedingungen auf die Landwirtschaft und damit auf die Lebensmittelproduktion. Das führte nicht nur zu wirtschaftlichen Verwerfungen und Teuerungen, sondern vor allem zu einer Verschlechterung der Ernährungssituation bzw. einer Zunahme von Hungersnöten. In der Literatur wird häufig ein enger Zusammenhang zwischen Sterblichkeitskrisen und Unterernährung hergestellt.[50]

Der Verlauf einer Subsistenzkrise war in der Regel folgender: Im Anschluss an eine Missernte stiegen die Preise jeweils stark an. Die Mangelernährung verstärkte sich im Verlauf des Winters, da nach und nach die wenigen vorhandenen Nahrungsmittel verzehrt wurden. Die Not erreichte ihren Höhepunkt im darauffolgenden Jahr vor dem Ernten der ersten neuen Früchte. Zu diesem Zeitpunkt konnten die Menschen aufgrund ihrer geschwächten Widerstandskraft manchen Krankheiten leichter zum Opfer fallen. Eine erhöhte Sterblichkeit lässt sich daher nicht in den eigentlichen Teuerungsjahren, sondern typischerweise im jeweiligen Frühjahr der Folgejahre nachweisen.[51]

Es gibt grundsätzliche Kritik an der einleuchtenden Argumentationskette von Missernten und Teuerungen, die zu einer schlechteren Ernährung bzw. Hunger führten, sodass sich aufgrund der geschwächten Widerstandskraft Seuchen in der Bevölkerung ausbreiten konnten.[52] Nach heutigem Kenntnisstand der Medizin werden Beulenpest, Enzephalitis, Gelbfieber, Malaria, Pocken, Tetanus und Typhus nicht durch Mangelernährung beeinflusst, während es bei Diphtherie, Fleckfieber, Helminthiasis, Influenza, Staphylokokken- und Streptokokkeninfektionen sowie Syphilis eine nicht ausreichend geklärte Beziehung und bei zahlreichen Darm- und Atemwegs- und weiteren Erkrankungen (Atemwegserkrankungen allgemein, Cholera, Darmerkrankungen durch Parasiten, Diarrhöe, Herpes, Keuchhusten, Lepra, Masern,

50 BEHRINGER, Kulturgeschichte, S. 148-151, 153-154; ders., Eiszeit, S. 443-448; ders., Krise, S. 52-54; MENOLFI, Untertanen, S. 222-253; PFISTER, Bevölkerungsgeschichte, S. 37-39; WENDLER, Pest, S. 100.

51 MENOLFI, Untertanen, S. 231, 241-244; NORDEN, Bevölkerung, S. 97-98.

52 LIVI-BACCI, Population, S. 36-39, 61-62; ausführlich diskutiert das Problem POST, Food Shortage, S. 271-279. Am Beispiel von Daten des Wiener Bürgerspitals kommt ein Historiker zu dem Ergebnis: »Die Frequenz der Epidemien weist ganz offensichtlich eine eigene Periodizität aus, die sich nur manchmal mit derjenigen der Erntekrisen deckt und ebenso, wenn nicht stärker, von exogenen wie von sozioökonomischen Faktoren determiniert ist.« LANDSTEINER, Brot, S. 113. Vgl. auch VASOLD, Pest, Not, S. 123.

Tuberkulose) einen deutlichen Zusammenhang gibt.[53] So ist eine unmittelbarer Verbindung zwischen Unterernährung und Sterblichkeitskrisen bei bestimmten Krankheiten möglicherweise gegeben, aber Epidemien können sich auch unabhängig von einer Mangelernährung von Menschen ausbreiten.

Doch das Sinken der Temperaturen hatte noch andere Folgen. Durch die nun vermehrt und länger getragene Kleidung bei nicht ausreichender Hygiene verbesserten sich die Lebensbedingungen von menschlichen Ektoparasiten wie Flöhen und Läusen als potenziellen Überträgern von Krankheiten.[54] Gerade die von Läusen übertragenen Krankheiten konnten sich unter diesen Umständen ausbreiten.[55] Und eine Theorie bringt die Verbreitung der Pest in der frühen Neuzeit mit diesen Insekten in Verbindung. Dagegen würde bei einer von Ratten bzw. Rattenflöhen übertragenen Pest die Ernährungssituation der betroffenen Menschen keine Rolle spielen.

Zudem müssen auch eventuelle Veränderungen bei den Krankheitserregern in Betracht gezogen werden, die – vielleicht begünstigt durch die tieferen Temperaturen – eine höhere Virulenz entwickelten. Über die Geschichte der Bakterien und Viren ist bislang nur wenig bekannt. Es ist absehbar, dass hier die sich entwickelnde Paläogenetik[56] zu neuen Einsichten gelangen wird.

Wie auch immer die Zusammenhänge im Einzelnen gewesen sein mögen: Zeitgleich mit dem Sinken der Temperaturen um 1560 begannen vermehrt Seuchen[57] aufzutreten. Dadurch änderten sich auch die demografischen Verhältnisse. In der frühen Neuzeit wuchs die Bevölkerung in Europa seit dem ausgehenden 15. und während des 16. Jahrhunderts erheblich, um im 17. Jahrhundert einen starken Rückgang durch Krieg, Hunger und Seuchen zu erleben. Im 18. Jahrhundert stiegen die Bevölkerungszahlen wieder an.[58]

Für Mitteleuropa lässt sich diese Bevölkerungsbewegung genauer fassen. In den ersten zwei Dritteln des 16. Jahrhunderts stieg die Bevölkerungszahl stark an, doch verlangsamte sich dieses Wachstum spürbar vom letzten Drittel des

53 Livi-Bacci, Population, S. 38; ders., Europa, S. 63; teilweise kritisch Post, Food Shortage, S. 272-279.

54 Behringer, Kulturgeschichte, S. 133-134; Post, Food Shortage, S. 270.

55 Post, Food Shortage, S. 274, 279.

56 Vgl. dazu den kurzen Abriss bei Keller, Seuchengeschichte, S. 34-37.

57 Kamen, Iron Century, S. 24-32. Die Pest grassierte fast jedes Jahr irgendwo in Europa. Vgl. Sticker, Abhandlungen, Bd. 1, Teil 1, S. 101-195; Biraben, Hommes, Bd. 1, S. 377-449, bes. 407-415; Eckert, Structure, S. 79, 88, 95, 101, 114, 133, bringt für den Verlauf der Seuchenzüge jeden Jahrzehnts von 1560 bis 1630 eine grobe Europakarte.

58 Weigl, Bevölkerungsgeschichte, S. 37-40; De Vries, Population, S. 13-14; Kamen, Iron Century, S. 18-24.

Jahrhunderts bis zum Vorabend des Dreißigjährigen Kriegs. Während des Kriegs sank die Zahl der Menschen deutlich und begann erst nach Ende der Kampfhandlungen Mitte des 17. Jahrhunderts wieder zu steigen.[59] Die Jahre zwischen 1620 und 1640 waren in Deutschland und weiten Teilen Europas (z.B. in Großbritannien, Frankreich, den Beneluxstaaten, der Schweiz und Italien) durch das Auftreten schwerer Epidemien gekennzeichnet. Zwar hatte in Mitteleuropa der Dreißigjährige Krieg seine Folgen, doch auch Gebiete ohne oder mit wenig kriegerischen Auseinandersetzungen waren betroffen.[60] Nicht der Krieg allein war maßgeblich, sondern offensichtlich auch außerhalb menschlichen Einflusses liegende Faktoren begünstigten Seuchen. Da weite Teile Europas von der Epidemie erfasst wurden, werden als Grund hierfür Witterungseinflüsse angeführt.[61] In den 1660er Jahren endeten die großen Pestzüge in weiten Teilen West- und Mitteleuropas (westlich der Elbe), wodurch der Anstieg der Bevölkerungszahl ermöglicht bzw. zumindest gefördert wurde. Kleinere, lokal begrenzte Seuchenausbrüche gab es aber in diesem Raum weiterhin. Im östlichen Mitteleuropa und in Osteuropa traten schwere Pestepidemien teilweise bis ins 18. Jahrhundert hinein auf.[62]

3.2 Eine allgemeine Krise des 17. Jahrhunderts?

Die sich am Ende des 16. und zu Beginn des 17. Jahrhunderts verschlechternden Lebensbedingungen der Menschen bildeten den Hintergrund für die negativen Entwicklungen des 17. Jahrhunderts. Ob dieses Jahrhundert als eine Zeit einer allgemeinen Krise bezeichnet werden kann, wird in der Forschung seit Mitte der 1950er Jahre intensiv debattiert. Verschiedene Autoren meinen, dass Schwierigkeiten in politischen, wirtschaftlichen und gesellschaftlichen Bereichen und deren dysfunktionales Verhältnis zueinander zu einer allge-

59 Pfister, Bevölkerungsgeschichte, S. 10-18.

60 Biraben, Hommes, Bd. 1, S. 386-388, 399, 405-406, 419-420; Mattmüller, Bevölkerungsgeschichte, Bd. 1, S. 232-234, 241; Bd. 2, S. 477. Zur Rolle der deutschen und französischen Heere bei der Einschleppung der Pest nach Italien vgl. Cipolla, Christofano, S. 15-17; Calvi, Histories, S. 32-49.

61 Pfister, Klimageschichte, Bd. 2, S. 94-95; Scott/Duncan, Biology, S. 383-384.

62 Vasold, Pest, Not, S. 162-164; Keyser, Deutschland, S. 90-94. Eckert, Structure, S. 1, 6-7, datiert diese Veränderung schon auf das Jahr 1640. Für Beispiele von Seuchenzügen in der zweiten Hälfte des 17. und im frühen 18. Jahrhundert im Fürstentum Lüneburg vgl. Wendler, Pestilentz, S. 91-211.

meinen Krise führten, wobei aber weder über die Dauer noch über die Ursachen Einigkeit besteht.[63]

In jüngerer Zeit sorgten die Ausführungen von Geoffrey Parker für Aufsehen, der die Vorstellung einer allgemeinen Krise des 17. Jahrhunderts auf dem ganzen Erdball vehement verteidigte. Nicht nur Europa, sondern auch der Nahe Osten, Indien und China litten unter der Krise, die er von etwa 1618 bis 1680/89 datierte. Die Ursache sah er in einer Verschlechterung des Klimas, die zahlreiche Gesellschaften in wirtschaftlicher, sozialer und politischer Hinsicht vor große Herausforderungen stellte, die sie teilweise nicht oder nur schwer bewältigten. Das führte zu zahlreichen Verwerfungen, die sich zu einer allgemeinen Krise verbanden.[64] Letztendlich bildeten für ihn politische Umstürze und Revolten sowie Kriege die entscheidenden Merkmale der umfassenden Eskalation. Seiner Meinung nach umfasste die allgemeine Krise zwei miteinander verbundene Elemente: einerseits eine starke Beeinträchtigung der demografischen und wirtschaftlichen Entwicklung, welche die Wahrscheinlichkeit eines Umschlagens von politischen Spannungen in Gewalt erhöhte, sowie andererseits eine Reihe politischer Krisen, aus denen sich teilweise Revolutionen entwickelten.[65]

Die Vorstellung einer allgemeinen Krise des 17. Jahrhunderts bleibt in der Forschung umstritten. Einige Forscher lehnen dieses Konzept weiterhin grundsätzlich ab, auch wenn es in diesem Jahrhundert in vielen Staaten und Regionen zu einzelnen Krisen kam.[66] Nicht nur besteht keine Einigkeit darüber, ob es überhaupt eine umfassende Notsituation gab, sondern es wird auch darüber diskutiert, wann sie begann und endete. Parker fokussierte sich ausschließlich auf das 17. Jahrhundert und stellte sich nicht die Frage, ob diese Entwicklungen nicht auch schon früher begonnen hatten. Verschiedene Forscher betonten dagegen, dass der negative Trend zum krisengeschüttelten 17. Jahrhundert bereits in der zweiten Hälfte des 16. Jahrhunderts[67] bzw. genauer gesagt in den 1560er Jahren[68] begann.

63 Die wichtigsten älteren Beiträge sind abgedruckt bei Aston, Crisis, und die Diskussion ist zusammengefasst bei Hroch/Petrán, 17. Jahrhundert, S. 11-60; Rabb, Struggle, S. 11-28.

64 Parker, Global Crisis, S. 1-109, 668-685.

65 Parker/Smith, Introduction, S. 6.

66 Sehr kritisch beispielsweise Kamen, Iron Century, S. 307-309. Ablehnend jüngst Greengrass, Paradies, S. 729-731.

67 Beispielsweise Kamen, Iron Century, der die Jahre von 1550 bis 1650 als eine Einheit sieht.

68 Behringer, Krise, S. 52.

Doch beim Verlauf der krisenhaften Entwicklungen gab es nicht nur regionale und nationale Unterschiede, sondern auch bei den einzelnen Bereichen verliefen die Entwicklungen nicht parallel. Beim Klima und der Bevölkerungsentwicklung sowie dem damit zusammenhängenden Auftreten von Seuchen ist festzuhalten, dass die Wende zum Schlechteren bereits in den 1560er Jahren erfolgte, auch wenn die Tiefpunkte erst im Verlauf des 17. Jahrhunderts erreicht wurden. Die demografische Lage besserte sich in Mitteleuropa zumindest westlich der Elbe und in Westeuropa bereits in den 1650er und 1660er Jahren, als das Ausbleiben großer Pestzüge ein neues Bevölkerungswachstum ermöglichte. Doch klimatisch trat erst zu Beginn des 18. Jahrhunderts eine Wende zu wärmeren Temperaturen ein.[69] So umstritten das Konzept einer allgemeinen Krise auch war und ist, so erwiesen sich die Diskussionen darüber für die Forschungen zur frühen Neuzeit als ungemein fruchtbar.

3.3 Das Ringen um Stabilität und die »gute Policey«

In Zusammenhang mit den Auseinandersetzungen zur allgemeinen Krise des 17. Jahrhunderts entwickelte Theodore K. Rabb seine Thesen von einem damaligen Ringen um Stabilität. Im Gegensatz zu den meisten anderen Historikern definierte er eine Krise nicht als eine mehr oder minder lang andauernde Periode von Schwierigkeiten, sondern als eine bestimmte Phase der Entscheidung, die der Lösung der zugrunde liegenden Probleme unmittelbar vorausgeht.[70] Nach seiner Ansicht begannen bzw. verstärkten sich um 1500 die demografischen, wirtschaftlichen, sozialen, außen- und innenpolitischen, religiösen, geistesgeschichtlichen und künstlerischen Entwicklungen, die zu einer der großen Transformationen in der europäischen Geschichte führten. In der Folge kennzeichneten Unübersichtlichkeit und Unordnung das 16. Jahrhundert.[71] Insbesondere das zweite und dritte Drittel des 16. und das erste Drittel des 17. Jahrhunderts waren von fast verzweifelten Versuchen geprägt, die neuen Kräfte und Ideen zu begreifen und einzubinden. In einer Welt, in der alle Sicherheiten schwanden, wurde nach einer neuen Ordnung gesucht. Die eigentliche Krise umfasste nach Rabbs Ansicht das zweite Drittel des 17. Jahrhunderts. Sie fand in den 1660er Jahren ihren Abschluss, als

69 Mauelshagen, Klimageschichte, S. 67.

70 Rabb, Struggle, S. 29-34.

71 Ebd., S. 35-37. Ähnlich sehen andere Autoren die Jahre von 1490 bis 1648 als eine Zeit der Krise an. Cunningham/Grell, Horsemen, S. 1-18, 319-323.

eine neue politische Situation sowie neue soziale Beziehungen und neue kulturelle Formen zu einer Stabilisierung führten. Damit endeten die Instabilitäten und grundsätzlichen Unsicherheiten in allen Bereichen, welche im ersten Drittel des 16. Jahrhunderts entstanden waren.[72]

Ausgehend von Rabb entwickelte Heinz Dieter Kittsteiner seine Vorstellung von einer »Stabilisierungsmoderne«. Aber der Historiker starb, bevor er dieses Konzept vollständig ausarbeiten konnte. Für ihn dauerte die Phase der »Stabilisierungsmoderne« von 1640 bis 1680 bzw. 1715. Damals ging es darum, in allen Bereichen Unordnung durch Ordnung zu ersetzen sowie Konflikte zu neutralisieren. Ihr Kern bildete der Wunsch nach Kontrolle.[73]

Die »Stabilisierungsmoderne« hatte ihre Entstehungsgeschichte. Sie war das Ergebnis einer Entwicklung, die um 1560 begann und in Mitteleuropa im Dreißigjährigen Krieg ihren Höhepunkt erlebte. Zum Beginn der großen Unsicherheit in der Gesellschaft schreibt Kittsteiner: »Wenn von einer ›Stabilisierungsmoderne‹ die Rede ist, so wird man fragen müssen, wann die Destabilisierung der frühen Neuzeit begonnen hat. Aus verschiedenen Gründen werden wir immer auf die Jahre um 1560 stoßen, in der eine aufsteigende Phase des ›langen sechzehnten Jahrhunderts‹ in Stagnation umschlägt. [...] Wir befinden uns in den Jahren um 1560 in einer Krisenphase, die vielfältige Ursachen hat.«[74]

Die sich verschlechternden Lebensbedingungen der Menschen riefen Angst hervor und verlangten nach einer Erklärung. Waren sie eine Strafe Gottes oder durch böse Mächte verursacht? Anknüpfend an frühere Untersuchungen[75] thematisierte Kittsteiner in diesem Zusammenhang ausführlich die Hexenverfolgungen. Er sah sie als Versuch, die Welt in Ordnung zu bringen, indem Zauberinnen und Zauberer als das Böse identifiziert und bekämpft wurden.[76]

Kittsteiner ging nicht auf die großen Seuchen ein, bei denen in der Regel nicht Hexen als Verursacherinnen galten, obwohl ihnen auch das teilweise unterstellt wurde.[77] Da in der frühen Neuzeit weniger als im 14. Jahrhundert

72 Rabb, Struggle, S. 49-59, 145, 149-151. Vgl. Hroch/Petrán, 17. Jahrhundert, S. 46. Die vielfältigen krisenhaften Tendenzen in der zweiten Hälfte des 16. und im frühen 17. Jahrhundert sind das Thema von Bouwsma, Herbst. Vgl. besonders ebd, S. 139-155. Nach Kittsteiner, Formprobleme, S. 35, dauerte die Krise laut Rabb von 1640 bis 1680. Dies ist nicht korrekt.

73 Kittsteiner, Formprobleme, S. 11-12, 34-35.

74 Kittsteiner, Stabilisierungsmoderne, S. 143. Vgl. ders., Entstehung, S. 50.

75 Behringer, Kulturgeschichte, S. 173-179; ders., Eiszeit, S. 452-453.

76 Kittsteiner, Stabilisierungsmoderne, S. 138-148.

77 Beispielsweise Dobbin, Regiment, S. B iij r.

nach Sündenböcken (damals den Juden) gesucht wurde,[78] stellt sich die Frage nach anderen Ursachen. Die Antwort gab der Historiker in einem früheren Buch, in dem er das Wirken Gottes als Grund für Unbilden aller Art (Wetterextreme, Missernten, Epidemien usw.) thematisierte.[79] Dieser Aspekt für die Stabilisierung der Gesellschaft kam besonders bei der Ergründung der Ursachen für Seuchen zum Tragen. Dabei ging es darum, dass die Menschen die Schuld an den Widrigkeiten nicht bei anderen, sondern bei sich selbst suchten: Es war ein zürnender Gott, der mittels Katastrophen die Sünden der Menschen bestrafte.[80] In der frühen Neuzeit wurde der Allmächtige als Ursprung aller Erscheinungen auf der Erde und damit auch der Seuchen gesehen. Die »Pest« war eine der Landplagen, die Gott als Strafe schickte. Die lutherischen Theologen stellten einen kausalen Zusammenhang zwischen dem Handeln der Menschen und ihrem Schicksal her. Nach dieser sogenannten Vergeltungstheologie hatten Übel ihre Ursache im sündigen Verhalten und nur Buße konnte das Böse wieder aus der Welt schaffen. Nicht nur Pastoren und Prediger riefen zur Umkehr auf, sondern Gott strafte in seinem Zorn durch Landplagen die Sünder direkt und forderte die Christen zur Umkehr und zu einem wahrhaft christlichen Lebenswandel auf. Alle Menschen sollten in sich gehen, ihre Sünden bekennen, bereuen und Buße tun. Daneben waren die Landplagen eine kollektive Züchtigung für die Sünden einer Gemeinschaft. Jeder Angehörige einer Gruppe war dabei mitverantwortlich für die Vergehen aller. So musste die Buße für die Sünden nicht nur für sich, sondern auch von allen gemeinsam verrichtet werden, um dem Zorn Gottes zu entgehen.[81]

Diese Gedanken konnten von Theologen auf der Kanzel, aber auch von der frühmodernen Obrigkeit im Rahmen einer »guten Policey« propagiert werden. Um mit ihren Mitteln Ordnung in eine aus den Fugen geratene Welt zu bringen, versuchten seit dem 13. Jahrhundert erst Städte und später Territorien sowie das Reich das Verhalten der Menschen auf bestimmte Art zu regeln. Dabei ging es vor allem um das Gemeinwohl, im Sprachgebrauch

78 Vgl. aber für Ausnahmen, welche die Regel bestätigen DINGES, Pest und Staat, S. 95-96; BULST, Pest, S. 158-159; COHN, Epidemics, S. 127–160; HENDERSON, Florence, S. 244-246.

79 KITTSTEINER, Entstehung, besonders S. 39-50.

80 BEHRINGER, Kulturgeschichte, S. 180-182; ders., Eiszeit, S. 464-468, spricht in diesem Zusammenhang von einer »Sündenökonomie«.

81 KITTSTEINER, Entstehung, S. 42-46; LEUBE, Reformideen, S. 148-152; HOLTZ, Theologie, S. 270-283; SCHMIDT, Gemeinde, S. 204-214; ESSER, Pest, S. 35-48, 56-59; STEGMANN, Arznei, S. 83-86.

der Zeit »Gemeiner Nutzen«[82] genannt. Mandate und Gesetze sollten eine gute Ordnung innerhalb eines Gemeinwesens gewährleisten.

Bei der Ausbildung einer »Medicinalpolicey« kam der Bekämpfung der Pest eine große Bedeutung zu. Es wurden Verordnungen erlassen, um der Krankheit vorzubeugen oder diese einzudämmen. Doch auch im Bereich der obrigkeitlichen Seuchenbekämpfung waren während der frühen Neuzeit ganz oder zumindest teilweise religiöse Edikte keine Seltenheit, die sich auf die Vergeltungstheologie bezogen. Aber zunehmend wurden im Bereich des Umgangs mit Epidemien von den Städten und entstehenden Staaten medizinische Aspekte berücksichtigt.[83]

Die Forschungen zur »guten Policey« fokussieren sich in der Regel ausschließlich auf obrigkeitliche Verordnungen.[84] Im östlichen Teil des heutigen Niedersachsen begann eine entsprechende Gesetzgebung der Territorien am Ende des 16. Jahrhunderts.[85] Im Fürstentum Lüneburg ist die Überlieferung solcher Verordnungen vor 1680 schlecht; nur einzelne Mandate blieben anscheinend zufällig erhalten (vgl. Kapitel 9.3). Doch wie noch zu zeigen sein wird, spielten auch andere Texte bei der sich entwickelnden obrigkeitlichen Medizinalpolizei eine Rolle.

4. Der regionale Kontext: Das Fürstentum Lüneburg

4.1 Geschichte, Gesellschaft und Wirtschaft[86]

Die sich verschlechternden Lebensbedingungen der Menschen und das wachsende Unsicherheitsgefühl innerhalb der Gesellschaft nach 1560 betrafen auch das Fürstentum Lüneburg. Dieses Territorium entstand als Teil des Herzogtums Braunschweig-Lüneburg im Hochmittelalter. Zu Beginn des 15. Jahrhunderts wurden die Fürstentümer Lüneburg und Braunschweig voneinander getrennt. Nach einem nochmaligen Besitztausch und Grenzkorrekturen 1428 veränderte sich der Umfang des Fürstentums kaum mehr. Zwar wurde das Herzogtum nach Lüneburg als der bedeutendsten Stadt des Territoriums benannt, aber die Residenzstadt war Celle.

82 Blickle, Kommunalismus, Bd. 2, S. 195-222.

83 Iseli, Policey, S. 8, 50, 54-55, 115, 125-131; Dehesselles, Policey, S. 13-15.

84 Vgl. beispielsweise Grumbach, Medicinalpolicey, S. 9-11; Dehesselles, Policey, S. 17-22.

85 Ribbentrop, Pest, S. 45-46; Christensen, Politics, S. 91-96.

86 Vgl. dazu ausführlicher Wendler, Geschichte, S. 33-46; ders., Gesellschaft, S. 31-91, und die dort angeführte Literatur.

Die Zentralmacht stärkte in der ersten Hälfte des 16. Jahrhunderts Herzog Ernst den Bekenner (reg. 1521-1546), der sich früh und entschieden der Reformation Martin Luthers anschloss. Im 16. und frühen 17. Jahrhundert vereinheitlichten die Lüneburger Herzöge die Verwaltung, und die Zentralbehörden wurden ausgebaut. Die neuen Strukturen bewährten sich während des Dreißigjährigen Kriegs, unter dem das Fürstentum stark zu leiden hatte. Da die welfischen Herzöge die Grenzen ihrer Gebiete nicht wirksam schützen konnten, zerstörten zahlreiche Durchzüge und Einquartierungen sowie Seuchen den Wohlstand der Region. Die zweite Hälfte des 17. Jahrhunderts wurde zu einer Aufbauzeit nach den Verheerungen des Kriegs. Mit dem Tod des letzten Lüneburger Herzogs Georg Wilhelm (reg. 1648/65-1705) fiel das Fürstentum 1705 an den welfischen Kurfürsten Georg Ludwig von Hannover (reg. 1698-1727) und verlor die staatliche Selbstständigkeit.[87]

Das Gebiet des Fürstentums war und ist eine ländliche Region mit nur wenigen bedeutenden Städten. Die traditionelle Landwirtschaft prägte eine Mischwirtschaft aus Ackerbau und Viehzucht. In der Lüneburger Heide gehörten Felder und Wiesen den einzelnen Bauern; Weide- und Ödlandflächen waren als sogenannte Gemeinheiten im Kollektiveigentum der berechtigten Dorfbewohner.[88]

Maßgebend für die ländliche Gesellschaft war die Grundherrschaft, denn die Bauern bestellten häufig nur als Besitzer den Boden, der Eigentum der Grundherren blieb. In Niedersachsen verfügten Territorialfürsten, Adlige, geistliche und weltliche Körperschaften sowie Bürger über grundherrschaftliche Rechte. Selten war ein Bauer Grundherr anderer Bauern.[89]

Im Spätmittelalter bildete sich in Nordwestdeutschland mit dem Meierrecht eine besondere Grundherrschaftsform heraus, welche bis zum 19. Jahrhundert die ländlichen Verhältnisse bestimmte. Die ursprünglich regional unterschiedliche Ausgestaltung des Meierrechts wurde im Laufe der frühen Neuzeit durch die niedersächsischen Territorialstaaten normiert und zwischen diesen angeglichen. Allerdings blieben Unterschiede zwischen den einzelnen Territorien bis zur Ablösung der Grundherrschaft bestehen.[90] Die Kennzeichen des Meierrechts waren die persönliche Freiheit der Meier, die Erbpacht, die Festsetzung des Pachtgeldes (Meierzinsen), die Bezahlung von

87 Schnath u.a., Geschichte, S. 23, 27-28, 34-36; Wendler, Geschichte, S. 33-38.

88 Wrase, Anfänge, S. 5-9.

89 Wittich, Grundherrschaft, S. 2.

90 Hauptmeyer, Wirtschafts- und Sozialgeschichte, S. 1123-1126.

Meierbriefen bei Hofübernahmen durch die Bauern und die Unteilbarkeit der Höfe.[91]

Die entstehenden Staaten schränkten die grundherrlichen Rechte durch das gesetzlich garantierte Meierrecht ein – vor allem die wirtschaftlichen Belastungen der Bauern aufgrund dieser Ansprüche –, um dafür die Bauern höher besteuern zu können.[92] Die frühneuzeitlichen Territorien erlangten eine Art Obergrundherrschaft über alle Höfe und schwächten den auf die Abgaben seiner Bauern angewiesenen Adel.[93] Der Verkauf von Land, das längere Zeit zu den Höfen gehört hatte, war generell untersagt. Die Festsetzung der oft in Geld zu leistenden Abgaben und eine Erbpacht, welche die Abmeierung de facto ausschloss, widersprachen den Interessen der Grundherren und stärkten die Stellung der Bauern auch ökonomisch. Durch die Inflation sank im Laufe der Zeit der reale Wert der Geldabgaben, und die Steigerungen der landwirtschaftlichen Produktion kamen nicht den Grundherren zugute.[94]

Mit der Agrarverfassung hing eng der Gesellschaftsaufbau auf dem Land zusammen. Neben einer schmalen Oberschicht von Adel und Geistlichen lassen sich drei große Bevölkerungsgruppen unterscheiden. Die Großbauern verfügten über einen landwirtschaftlichen Betrieb (Voll- oder Halbhof), der den Unterhalt einer Familie sicherstellte. Auch Kleinbauern hatten einen landwirtschaftlichen Betrieb (Viertelhof, Achtelhof, Kote oder Brinksitzerstelle), ihr Landbesitz reichte aber nicht aus, eine Familie zu ernähren. Neben der Arbeit auf dem eigenen Anwesen waren zusätzliche Einnahmequellen erforderlich, z.B. die Ausübung eines Handwerks. Außer den Hofbesitzern gab es die nichtbäuerlichen Unterschichten, die über keinerlei Grund und Boden verfügten. Im Zuge des Bevölkerungswachstums der frühen Neuzeit wuchs die Zahl der Landlosen, während der prozentuale Anteil der Groß- und Kleinbauern an der Gesamtbevölkerung sank.[95]

Die Bauernhöfe waren Familienbetriebe, denen ein »Ehe- und Arbeitspaar«[96] von Bäuerinnen/Hauswirtinnen bzw. Bauern/Hauswirten vorstand. Die Anwesen wurden nach dem Tod der Bauern ungeteilt an den ältesten Sohn bzw., wenn kein Sohn vorhanden war, an die älteste Tochter vererbt (Anerbenrecht). Diese zahlten ihre nichterbenden Geschwister aus. Die Hofübergabe erfolgte teilweise zu Lebzeiten von Vater und/oder Mutter an den ältesten Sohn nach seiner Hochzeit. Das alte Hauswirtepaar zog sich auf das

91 SAALFELD, Bauernwirtschaft, S. 15-20; FRANZ, Meierrecht, S. 725-726.

92 ACHILLES, Landwirtschaft, S. 37-40.

93 FRANZ, Meierrecht, S. 725-726.

94 WENDLER, Gesellschaft, S. 31-33.

95 Ebd., S. 33-62, 203-204.

96 Begriff nach WUNDER, Überlegungen, S. 22-23.

Altenteil zurück, womit ein neuer Familienzyklus begann. Die nicht erbenden Geschwister verließen den Hof, heirateten und erhielten ihre Aussteuer. Solange sie nicht anlässlich ihrer Hochzeit ausgezahlt waren, hatten sie Anrecht auf eine Versorgung auf dem Hof. Die Altenteiler und die Kinder des Hauswirtepaares arbeiteten zumindest bei kleineren Betrieben im Rahmen ihrer körperlichen Möglichkeiten mit. Fehlten Arbeitskräfte, wurden Mägde und Knechte angeworben[97] und Arbeitsspitzen durch Häusler und Tagelöhner abgedeckt. Mit zunehmendem Alter und wachsender Leistungsfähigkeit der Kinder benötigte der Hof weniger familienfremde Arbeitskräfte.[98]

Zum Zeitpunkt der Hofübergabe sollte der großbäuerliche Anerbe in der Regel um die 25 Jahre alt und verheiratet sein.[99] Die hohe Sterblichkeit führte dazu, dass viele Ehen nach kurzer Zeit durch den Tod eines Ehepartners endeten. Die Bewirtschaftung eines Großbauernhofs verlangte ein Ehe- und Arbeitspaar, sodass es in einem solchen Fall nur die Alternative zwischen einer Wiederverheiratung des überlebenden Partners oder der Hofübergabe an den männlichen oder weiblichen Anerben gab, der sich dann verehelichen konnte. Unter den demografischen Bedingungen der frühen Neuzeit waren Wiederverheiratungen so häufig, dass es nach den Worten eines Historikers einen »zweiten Weg der sozialen Reproduktion« gab, welcher »nicht weniger ›normal‹ war als der des Generationswechsels«.[100]

Die Regeln bei einer zweiten Hochzeit unterschieden sich von denen der ersten, weil häufig aus der ersten Ehe erbberechtigte Kinder hervorgegangen waren. Heiratete ein Mann in den Hof ein, so durfte er als sogenannter Interimshauswirt den Betrieb nur so lange führen, bis der Erbe oder die Erbin erwachsen war. Für die Kinder wurden Vormünder bestellt und ein Inventar vom Hof angefertigt, welches sicherstellen sollte, dass der Besitz des Erben durch den Interimshauswirt nicht geschmälert würde.[101]

97 Ein Beispiel für eine solche Situation zeigt Abbildung 6.15 (Hamerstorf 4 im Jahr 1626).

98 Vogtherr, Geschichte, S. 151-247. Ein Beispiel für einen Hof (Hamerstorf 5 im Jahr 1626) in einer solchen Situation zeigt Abbildung 6.14.

99 Ebd., S. 229; Schlumbohm, Lebensläufe, S. 452; Wendler, Gesellschaft, S. 34-35, 45. Nach der Lüneburger Kirchenordnung von 1643 war ein Sohn mit 24 Jahren (eine Tochter schon mit 20 Jahren) kein Kind mehr und konnte sich »ohne Vorwissen, Rath und Bewilligung der Vatern« verehelichen. Lüneburger Kirchenordnung vom 16.8.1643, in: Ebhardt (Hrsg.), Gesetze, Bd. 1, S. 182-335, hier S. 279.

100 Schlumbohm, Lebensläufe, S. 479.

101 Allgemeines Regierungs-Ausschreiben de 16. Aug. 1692, in: Landesordnungen, Bd. 2, S. 636-638; Hoch.-Fürstl. Edict de 22. Nov. 1692, in: ebd., S. 638-639.

Bei einem Anwesen unter dem Meierrecht ging es nicht in erster Linie darum, dass es in einer blutsverwandten Linie blieb. Der Besitz des Hofs war zwar nur durch Heirat und Vererbung zu erlangen, aber das Besitzrecht und die hohe Sterblichkeit sorgten dafür, dass immer neue Familien auf den Höfen lebten. Durch die (Erst-)Heirat mit einem Anerben oder einer Anerbin bekam der Heiratspartner das gleiche Recht auf den Hof wie die Erbin oder der Erbe selbst. Starb der Anerbe, musste der zurückbleibende Ehepartner ein zweites Mal heiraten, damit dem Hof wieder ein Ehe- und Arbeitspaar vorstand. Verschieden die Kinder aus erster Ehe jung oder war diese Verbindung kinderlos geblieben, so wurde der Hof an die Kinder aus zweiter Ehe vererbt. Wenn aus beiden Ehen keine Kinder erwachsen wurden, erbte der überlebende Ehepartner den Hof und gab ihn durch seine nächste Heirat weiter.[102] Das Erbrecht sicherte die Bewirtschaftung des Hofs zugunsten der Altenteiler und des Hauswirtepaares unter Beachtung der Rechte der von diesem Paar gezeugten Kinder. Dabei war es gleichgültig, in welcher verwandtschaftlichen Beziehung das neue zum alten Hauswirtepaar stand, das ursprünglich ausgelobte Altenteil musste von den neuen Besitzern geleistet werden. Auch das Auskommen des jungen Paares war gesichert, da es einen Anspruch auf eine Versorgung im Alter durch die Hoferben hatte.

Rechtlich entsprachen die Verhältnisse der Kleinbauernhöfe denen der Großbauernhöfe, aber durch den geringeren Landbesitz ergab sich für die Kleinbauernfamilien eine andere Lage als für die Angehörigen von Großbauern. Sie waren gezwungen, ihre Arbeitskraft außerhalb der eigenen Landwirtschaft einzusetzen. Dies geschah vielfach durch die Ausübung eines Handwerks, sodass fast alle in den Dörfern ansässigen Handwerker während der frühen Neuzeit Kleinbauern waren.[103]

Die Handwerker-Bauern hatten Anteil an der von der Landwirtschaft geprägten Lebensweise ihrer großbäuerlichen Nachbarn. Die Weitergabe der Koten und Brinksitzerstellen folgte den gleichen Gesetzen, sodass dieselben Bindungen der Familien an die Höfe über mehrere Generationen gegeben waren. Da auf den Kleinbauernhöfen teilweise die Grundlage dafür fehlte, zwei voll arbeitsfähige Männer mit ihren Frauen zu ernähren, verließen die männlichen Anerben häufig die Stelle. Sie wurden Knechte[104] oder Solda-

102 WENDLER, Gesellschaft, S. 35-38.

103 PRÖVE, Dorf, S. 38, 42, 44. Vgl. zu den ähnlichen Verhältnissen im Fürstentum Calenberg BEGEMANN, Lebensbedingungen, S. 69-70.

104 HILLMER/SIEBERT, Besitzerfolgen, S. 344, 405, 426, 427.

ten[105] und kehrten erst zur Hofübernahme zurück. Die Lebensmuster der Groß- und Kleinbauern unterschieden sich in dieser Beziehung.

Auf Kleinbauernhöfen war ebenso wie auf Großbauernhöfen eigentlich ein Ehe- und Arbeitspaar erforderlich. So kam es häufig zu einer Wiederverheiratung von Verwitweten. Doch gab es einen Zusammenhang zwischen der Kinderlosigkeit bzw. den vorhandenen kleinen Kindern und der Wiederverheiratung. Unter den schwierigen wirtschaftlichen Bedingungen der Kleinbauern konnte eine verwitwete Frau bzw. ein verwitweter Mann dieser Schicht sich nur dann ein zweites Mal verehelichen, wenn kein Anerbe vorhanden oder dieser noch sehr jung war.[106] Ansonsten war für eine zweite Ehe – im Gegensatz zu den Großbauern, bei denen teilweise auch Altenteiler noch einmal heirateten – keine Grundlage gegeben. Unter diesen Umständen konnten zahlreiche verwitwete Kleinbäuerinnen und -bauern keine neue Ehe eingehen.[107]

Die ländliche Gesellschaft bestand keineswegs nur aus Bauernfamilien. Die meisten nichtbäuerlichen Personen gehörten zu den Unterschichten der Gesellschaft, »die weder eine selbständige mittelständische Familienexistenz noch Aussicht auf eine solche hatten«.[108] Diese Menschen konnten während ihres ganzen Lebens keinen Landbesitz erwerben, sodass ihnen die damit verbundene Sicherheit und häufig ein fester Lebensmittelpunkt fehlten. In der dörflichen Gesellschaft des Fürstentums Lüneburg bildeten sie bis zur Mitte des 17. Jahrhunderts lediglich eine kleine Gruppe, die in der Regel aus nichterbenden Nachkommen von Bauernfamilien bestand.[109] Die nichtbäuerlichen Unterschichten setzten sich aus verschiedenartigen Gruppen zusammen[110] und bildeten einen deutlichen Kontrast zu den relativ einheitlichen Schichten der Groß- und Kleinbauern.

Konstituierendes Merkmal der Unterschichten war eine labile wirtschaftliche Situation, durch welche keine materiellen Rücklagen für Notfälle gebildet werden konnten. In der frühen Neuzeit unterschieden sich Unterschichtsangehörige und Arme nicht grundsätzlich voneinander. Knapp oberhalb des Existenzminimums lebend, ließen Krankheiten, Unfälle, Alter, Teuerungen, Missernten, viele Kinder usw. Unterschichtsangehörige zeitweise oder dauernd in die Armut absinken, sodass sie sich nicht durch Arbeit oder die Hilfe

105 Ebd., S. 422.
106 Familiendatei Kirchspiel Suderburg.
107 Zu den Kleinbauern siehe WENDLER, Gesellschaft, S. 41-49.
108 ZORN, Sozialgeschichte, S. 599.
109 WENDLER, Pest und Pocken, S. 238.
110 Vgl. HIPPEL, Armut, S. 4-6.

ihnen nahestehender Personen (Verwandte, Bekannte) ernähren konnten.[111] Daraus resultierte eine »Ökonomie der Armen mit ihren eigenen Erscheinungsformen, Konflikten, Kämpfen, Logiken und Loyalitäten«.[112]

Das Erbe, welches bei den bäuerlichen Höfen eine so große Rolle spielte, hatte für Landlosenfamilien keine Bedeutung. Diese mussten sich durch ihre Arbeitskraft eine Existenz aufbauen und sichern. Die Arbeitsfähigkeit der Heranwachsenden war für landlose Familien kaum zu nutzen, weil es noch keine Protoindustrie gab. Die Jungen und Mädchen verließen teilweise schon früh für längere Zeit ihre Eltern, um auf den großen Bauernhöfen meist Tiere zu hüten.[113] Waren die Kinder erwachsen, konnten sich die jungen Männer als Schäfer oder Knechte, die jungen Frauen als Mägde verdingen. Teilweise dienten die Männer bei den Bauern, bei welchen sie vorher als Hütejungen gearbeitet hatten.[114] Viele Mägde und Knechte blieben nur begrenzte Zeit bei einem Bauern. Das Fehlen bzw. erst relativ späte Erwerben eines festen Lebensmittelpunktes charakterisierte das Leben zahlreicher Angehöriger der landlosen Unterschichten. Sie bildeten keine homogene Schicht, jede Gruppe hatte ihre eigenen Lebensbedingungen. Die wichtigsten Gruppen werden im Folgenden vorgestellt.

Häuslinge oder Häusler besaßen weder ihr Wohnhaus noch das dazugehörige Land. Sie lebten auf dem Hof eines Bauern und stellten diesem für einen begrenzten Zeitraum ihre Arbeitskraft zur Verfügung. Den Häuslingen wurde als Entlohnung ein Gebäude zum Wohnen und etwas Land zum Wirtschaften überlassen. Bis ins 19. Jahrhundert hinein handelte es sich bei der Wohnung in der Regel nicht um ein für diesen Zweck gebautes Haus, sondern um ein umgenutztes Nebengebäude (Backhaus, Speicher, Scheune).[115] Die frühstaatlichen Beamten betrachteten die Häusler mit Misstrauen, weil diese teilweise ungeklärter Herkunft waren und sich angeblich durch häufige Umzüge der Steuerpflicht entzogen. Sie durften nur mit Zustimmung des Amtes und der Gemeinde im Dorf wohnen.[116]

Wenig trennte Tagelöhner von Häuslern. Tagelöhner mieteten Wohnungen oder Häuser mit etwas Land und verdienten ihren Lebensunterhalt durch

111 KÜTHER, Menschen, S. 8-27.

112 GROEBNER, Ökonomie, S. 267.

113 Allgemein dazu VOGTHERR, Geschichte, S. 222-226.

114 PfarrA Su, I.A., Nr. 112a, Kirchen- und Schulbericht 1812/13.

115 RIESENER, Arbeiter, S. 2; NLA HA, Hann. 74 Oldenstadt, Nr. 29, Verzeichnis des Amtes Bodenteich nach der Verordnung vom 21.7.1797, S. 3.

116 PINTSCHOVIUS, Leute, S. 101-104, 108; Herrn Hertzog Christians Policey-Ordnung, den 6. Octobr. Anno 1618 publiciret, in: LANDESORDNUNGEN, Bd. 3, S. 1-140, hier S. 120-121.

temporäre Arbeiten bei verschiedenen Bauern. Weil sie häufig in Häuslingshäusern wohnten und auch Häusler sich im Tagelohn verdingten, waren beide Gruppen in der Realität kaum zu unterscheiden.[117]

Eine besondere Funktion hatten im Kirchspiel Suderburg die Hirten als die einzigen Gemeindeangestellten der frühen Neuzeit. Es gab nur Kuh- und Schweinehirten, das Hüten der Heidschnucken war Sache der einzelnen Höfe.

Waren Häusler, Tagelöhner und Hirten in unterschiedlichem Maße selbstständig, so war dies beim Gesinde nicht der Fall. Der Gesindestatus ist zu definieren als eine »vertraglich vereinbarte, saisonunabhängige Beschäftigung (hauptsächlich) in der Landwirtschaft gegen Bar- und Naturalentlohnung, eingeschlossen die Aufnahme in den Familienverband des Dienstherrn«.[118] Entscheidend für den Bedarf an Gesinde waren die Größe eines Hofs und die Zahl der arbeitsfähigen Familienmitglieder, welche dort wohnten.[119] Es gab zwei Gruppen von Gesinde: Die eine bestand aus den Kindern oder Geschwistern des Bauern, die andere hatte kein engeres verwandtschaftliches Verhältnis zu ihrem Arbeitgeber. Im ersten Fall arbeiteten die Männer und Frauen bei ihren Vätern bzw. hatten bei der Übergabe des Anwesens an den Anerben den Hof nicht verlassen, sondern wurden als Knechte und Mägde vom neuen Bauern beschäftigt. Teilweise gingen sie eine Ehe ein. Einerseits konnten die unverheirateten oder verheirateten Geschwister des Bauern dauerhaft auf dem Hof und damit ihr Leben lang Knechte und Mägde bleiben, doch andererseits endete für viele dieses Dienstverhältnis mit der Hochzeit. Dann übernahmen sie oder ihre Ehepartner einen Hof oder sie wurden als Hirten, Tagelöhner oder Häusler Landarbeiter mit größerer Selbstständigkeit.[120]

4.2 Bevölkerungsgeschichte und Seuchenzüge[121]

Im Fürstentum Lüneburg beeinflussten Epidemien die demografische Entwicklung der frühen Neuzeit maßgeblich.[122] Von der Mitte des 16. bis zur Mitte des 17. Jahrhunderts traten in Abständen von wenigen Jahren oder Jahrzehnten meist die Pest (oder Krankheiten, die mit diesem Begriff bezeichnet wurden) auf. Zwischen 1500 und 1564 sind nur wenige Pestepidemien belegt. Es ist unklar, ob dies auf eine lückenhafte Quellenlage zurückzuführen

117 RIESENER, Arbeiter, S. 2-3; PINTSCHOVIUS, Leute, S. 102, 111.
118 HAGENAH, Gesellschaft, S. 165.
119 ACHILLES, Lage, S. 96-97.
120 RIESENER, Arbeiter, S. 6-7; VOGTHERR, Geschichte, S. 219-220.
121 Vgl. dazu ausführlich WENDLER, Pest und Pocken, S. 35-99.
122 Ebd., S. 237-240.

ist oder die Seuche tatsächlich weniger oft vorkam.[123] Ab 1565 trat die Pest häufiger auf. Zu schweren Seuchenzügen kam es im Fürstentum Lüneburg 1565-1568, 1596-1599, 1624-1629, 1636-1640 und 1664-1666. Die schlimmsten Epidemien erlebte die Region in den 1620er Jahren. Doch auch zwischen und nach diesen Seuchenzügen kam die Pest immer wieder vor. In den 1660er Jahren starb anscheinend zum letzten Mal eine größere Anzahl Menschen an der Krankheit. Während der Epidemie 1680-1682, die weite Teile Europas erfasste, blieb das Territorium Lüneburg fast ganz verschont. Ein letztes Mal forderte die Pest 1712-1716 in verschiedenen Orten im Herzogtum ihre Opfer, ohne sich aber zu einer verheerenden Epidemie auszuwachsen. Damit erlosch die Seuche im Fürstentum Lüneburg.[124] Neben der Pest lösten auch andere Infektionskrankheiten Epidemien aus. In der Literatur wird neben der Ruhr auch das Fleckfieber erwähnt.[125]

Die häufigen Seuchenzüge prägten die Bevölkerungsentwicklung. Der Historiker Markus Mattmüller hat ein Modell entwickelt, welches die Geschehnisse verstehen hilft. Er geht von einer aufgrund eines Geburtenüberschusses wachsenden Bevölkerung vor einem Pestzug aus. Beim Auftreten der Krankheit sinkt durch die Todesfälle die Anzahl der Menschen. Zahlreiche Geburten nach Beendigung der Epidemie, welche zu einem höheren Geburtenüberschuss als vor der Seuche führen, lassen die Bevölkerungszahl auf das frühere Niveau ansteigen. Die Einwohnerschaft wächst dann weiter bis zur nächsten Epidemie.[126]

Dieses einfache Modell erklärt auch das Geschehen im Fürstentum Lüneburg. Die Einwohnerzahl wuchs, bis eine Infektionskrankheit mit vielen Opfern diese reduzierte. Die Verluste wurden rasch ausgeglichen, und die Bevölkerungszahl stieg weiter an – bis zur nächsten Epidemie. Dabei übertraf

123 Kaufhold, Bevölkerungs- und Sozialgeschichte, S. 747; Bulst, Jahrhunderte, S. 258. Vgl. für die Seuchenjahre im benachbarten Holland Noordegraaf/Valk, Gave Gods, S. 226-227. Vgl. die Übersicht über die Pestausbrüche von niederländischen Städten 1450-1668 ebd., S. 230–232 und bei Cunningham/Grell, Horsemen, S. 276.

124 Schauermann, Pest, S. 10-14; Wendler, Pest und Pocken, S. 39-70, 88-99, 245-246; ders., Pestilentz, S. 71-98. Vgl. Kaufhold, Bevölkerungs- und Sozialgeschichte, S. 747-752. Die für Niedersachsen erwähnte Pestwelle von 1575 bis 1581 erfasste anscheinend nicht das Fürstentum Lüneburg. Bulst, Jahrhunderte, S. 257-258; Deichert, Geschichte, S. 215-222.

125 Wendler, Pest und Pocken, S. 52, 56-57, 88-99, 106-111, 245-246; Deichert, Geschichte, S. 248. In der Literatur zum Fürstentum Lüneburg wird meist nur die Epidemie von 1758 mit Fleckfieber in Verbindung gebracht, doch erwähnt Woehlkens, Pest, S. 44-45, für Uelzen 1580 das Auftreten dieser Krankheit. Für spätere Ruhrepidemien im Niedersächsischen vgl. Lindemann, Health, S. 243-250.

126 Mattmüller, Bevölkerungsgeschichte, Bd. 1, S. 249-251.

das Bevölkerungswachstum vor dem Dreißigjährigen Kriegs langfristig die Bevölkerungsverluste durch Seuchen.[127]

Die häufigen und schweren Epidemien ließen zwar nur ein langsames, von vielen Rückschlägen unterbrochenes Wachstum zu, doch Wirtschaft und Gesellschaft wurden dadurch gefördert. Die Großbauern profitierten davon, dass mit der lokalen Bevölkerung auch die Nachfrage nach Lebensmitteln langfristig wuchs, denn angesichts der Transportwege waren die meisten Agrarprodukte des Fürstentums Lüneburg außerhalb der Region nicht zu vermarkten. Unter anderem durch die positiven Folgen der größer werdenden Bevölkerung und einer sich diversifizierenden Wirtschaft war die Gründung neuer Kleinbauernhöfe möglich, da die Chancen der Kötner und Brinksitzer wuchsen, ein Zusatzeinkommen durch ein Handwerk zu erwirtschaften. Die wachsende Zahl von Kleinbauern vom Spätmittelalter bis zum Dreißigjährigen Krieg veränderte die ländliche Gesellschaft der Region.[128]

Demografische Verluste prägten dann die Zeit des Dreißigjährigen Kriegs. Diese waren weniger die Folge kriegerischer Auseinandersetzungen, denen vergleichsweise wenige Menschen zum Opfer fielen, als die schwerer Seuchenzüge.[129] Der demografische Einfluss der Soldaten und Heeresbewegungen beruhte auf mehreren Faktoren. Zum einen sorgten die Truppen durch ihre weiträumigen Aktionen, die von ihnen ausgelösten Fluchtbewegungen sowie die Zusammenballung von Menschen unter ungünstigen hygienischen Umständen hinter schützenden Stadtmauern für eine schnelle Verbreitung von Krankheiten. Zum anderen verschlechterten die Soldaten die Nahrungsmittelversorgung der Bevölkerung durch Requirieren, Plündern und Vernichten von Lebensmitteln und schwächten damit die Widerstandskraft der Menschen.[130] Außerdem beeinflussten die fortdauernden kriegerischen Auseinandersetzungen mit all ihren Auswirkungen die Möglichkeiten zur Erholung der Bevölkerung negativ. Während in Friedenszeiten auch schwerste Bevölkerungsverluste rasch durch steigende Geburtenzahlen ausgeglichen wurden, war dies im Dreißigjährigen Krieg nicht mehr möglich.[131]

Eine Quantifizierung der Verluste während des Dreißigjährigen Kriegs im Fürstentum Lüneburg ist nur ansatzweise für einige Städte möglich, denn für die Verhältnisse auf dem Land fehlen verlässliche Informationen fast vollständig. Trotzdem ist festzustellen, dass der Dreißigjährige Krieg eine Zeit

127 Wendler, Pest und Pocken, S. 71, 237-238.

128 Ebd., S. 238.

129 Vgl. allgemein Medick, Dreißigjährige Krieg, S. 164, 172, 181.

130 Pfister, Bevölkerungsgeschichte, S. 38-39, 98-99.

131 Wendler, Pest und Pocken, S. 71-72.

der Bevölkerungsverluste war, die aber kein katastrophales Ausmaß wie etwa in Württemberg erreichten. Ausgehend von den Städten kann die Abnahme mit aller Vorsicht auf wahrscheinlich 10, höchstens aber 20% der Bevölkerungszahl geschätzt werden. Damit bewegen sich die Verlustzahlen im heute als Durchschnittswert für ganz Deutschland angenommenen Rahmen.[132] Das Fürstentum gehörte damit weder zu den Regionen, die vom Krieg verschont blieben, noch zu den Gebieten, die besonders schwer zu leiden hatten.[133]

Nach dem Dreißigjährigen Krieg begann sich die Region von den Bevölkerungsverlusten der vorherigen Jahrzehnte zu erholen. Verheerende Epidemien traten nach 1666 nicht mehr auf – so sank die Sterblichkeit nachhaltig. Zwar kam es noch zu vereinzelten Ausbrüchen der Pest, die jedoch lokal beschränkt blieben und in ihren Folgen nicht mit früheren Seuchenzügen zu vergleichen waren. Da sich die Geburtenrate nicht entsprechend der Sterberate verringerte, erlebte das Fürstentum Lüneburg in der zweiten Hälfte des 17. und im frühen 18. Jahrhundert ein starkes Bevölkerungswachstum. Im Laufe von zwei bis drei Generationen wurden nicht nur die Verluste aus der Zeit des Dreißigjährigen Kriegs ausgeglichen, sondern die Bevölkerung wuchs wahrscheinlich über den Stand vor den schweren Epidemien der 1620er Jahre hinaus. Das Ende der in kurzen Abständen aufeinanderfolgenden starken Seuchenzüge ermöglichte ein langandauerndes Bevölkerungswachstum.[134]

4.3 Die Stadt Uelzen als Beispiel

Zur Seuchensituation in der zweiten Hälfte des 16. und zu Beginn des 17. Jahrhunderts gibt es eine wichtige Studie zur Stadt Uelzen von Erich Woehlkens aus dem Jahr 1954.[135] Die Pest war die gefährlichste, doch keineswegs die einzige tödliche Infektionskrankheit, welche das Leben der Menschen bedrohte. Zwischen 1560 und 1610 erlebte die Stadt verschiedene Epidemien, wobei die Beschreibungen an Grippe, Pocken, Fleckfieber, Ruhr und Pest denken lassen. Mehr als doppelt so viele Menschen als durchschnittlich[136] starben 1575 an »Borstsuke« (Erkrankung der Atemwege, Grippe?), 1583 an Pocken und Pest und 1609 an

132 PARKER, Krieg, S. 303-304; WEHLER, Gesellschaftsgeschichte, S. 53-54; WILSON, Krieg, S. 897-901. Vgl. VASOLD, Bevölkerungsverluste, S. 154-155, 160.

133 WENDLER, Pest und Pocken, S. 72, 238.

134 Ebd., S. 111, 239.

135 Die Zusammenfassung der Uelzener Geschehnisse folgt ebd., S. 56-61.

136 33 Personen starben durchschnittlich jährlich zwischen 1560 und 1610. Für 1587 und 1588 fehlen Angaben zur Sterblichkeit. Berechnet nach WOEHLKENS, Pest, Abb. 1 (nach S. 40).

der Pest (?). Zu schweren, teilweise katastrophalen Bevölkerungsverlusten kam es 1566 und 1597 durch die Pest sowie 1599 durch eine epidemisch auftretende, vielfach tödliche Durchfallerkrankung (Ruhr).[137] Es verschieden in den drei Seuchenjahren 1566, 1597 und 1599 mit 1.008 Menschen über ein Drittel (35,2 %) der insgesamt 2.865 zwischen 1560 und 1610 Begrabenen. Rund 30 % starben während der beiden Pestzüge, knapp 6 % im Verlauf der Ruhrepidemie.[138]

Die Pest suchte die Stadt erneut von 1626 bis 1628 heim. Es verschieden 378 Menschen, d.h. circa ein Viertel der Einwohner. Zu einem letzten, allerdings deutlich schwächeren Pestzug kam es einige Jahre später. Zwischen Anfang Dezember 1638 und Ende November 1639 mussten 124 Menschen zu Grabe getragen werden, von denen etwa 75 der Seuche zum Opfer fielen. Die Sterblichkeit war in diesem Jahr etwa zweieinhalb Mal so hoch wie üblich. Anschließend blieb Uelzen von der Pest verschont.[139]

Am Uelzener Beispiel besteht die Möglichkeit, die Beziehung zwischen Seuchen und Subsistenzkrisen zu überprüfen, denn seit der Mitte des 16. Jahrhunderts sind Roggenpreise aus Uelzen und Lüneburg überliefert. Roggen war in dieser Zeit das wichtigste Grundnahrungsmittel und das Rückgrat der Heidewirtschaft. Der Preis entwickelte sich im Wesentlichen in beiden Städten gleich (Abbildung 4.1).[140] Preisbildung ist ein komplexer Vorgang, aber es ist anzunehmen, dass der Wert des Grundnahrungsmittels Roggen wesentlich von den Ernten der Umgebung abhängig war.

Ein Vergleich zwischen den Uelzener und Lüneburger Hochpreisjahren mit den Zeiten großer Sterblichkeit in Uelzen zeigt, dass zwischen Krisen und Lebensmittelteuerungen nur teilweise ein Zusammenhang bestand. Hohe Preise bedeuteten nicht zwingend einen Anstieg der Sterblichkeit. In vielen Teuerungsjahren nahm die Zahl der Begräbnisse nur wenig oder gar nicht zu, wie es auch Sterblichkeitskrisen gab, welche in Zeiten billigen Getreides fielen. Jahre mit hoher Sterblichkeit gab es bei normaler Preisentwicklung 1566, 1583, 1597, 1609, 1627 und bei vorausgehenden Teuerungsjahren bzw. in den Teuerungsjahren selbst 1575, 1599 und 1626. Für 1638/39 fehlen ausreichende Daten zu den Roggenpreisen, um die Preisentwicklung beurteilen

137 Zur Ruhr von 1599 vgl. ECKERT, Structure, S. 53-54, und allgemein DEICHERT, Geschichte, S. 248-251.

138 Die Zahlen von WENDLER, Pest und Pocken, S. 56, beruhen auf einem Rechenfehler und sind zu korrigieren.

139 WOEHLKENS, Pest, S. 111.

140 Ebd., Abb. 16 und 17 (nach S. 72); GERHARD/KAUFHOLD, Preise, S. 176-177. Die Uelzener Preise können nicht direkt mit den Lüneburger verglichen werden, denn Woehlkens publizierte zwar zwei Abbildungen zur Preisentwicklung in Uelzen 1541-1620, ohne aber die Beträge anzugeben.

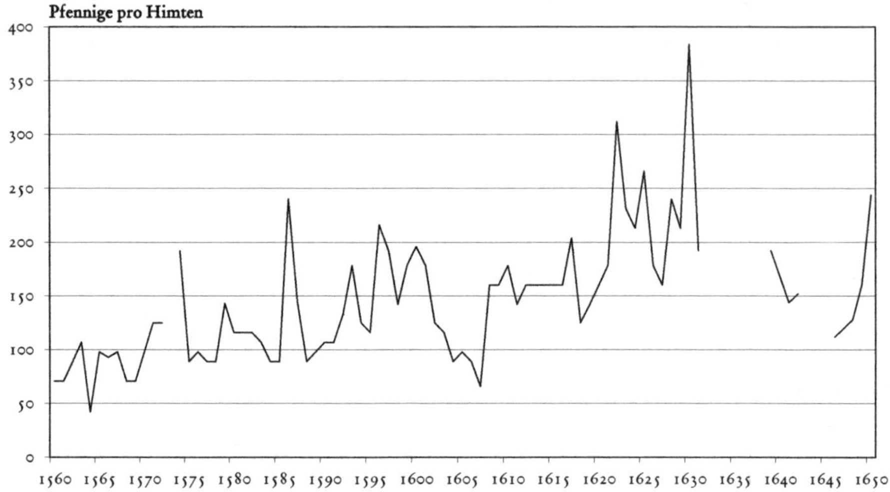

Abb. 4.1: Die durchschnittlichen Lüneburger Preise für einen Himten Roggen in Pfennigen 1560-1650; Quelle: GERHARD/KAUFHOLD, *Preise, S. 176-177*

zu können. In Zeiten normaler Preise herrschten angeblich Pest und Pocken, in Teuerungsjahren Grippe, Ruhr und Pest.

In Uelzen scheint es um 1600 nur eine einzige Subsistenzkrise mit einer erhöhten Sterblichkeit im Frühjahr nach einem Teuerungsjahr gegeben zu haben: 1575, als die Menschen ab März einer Infektionskrankheit zum Opfer fielen. Bei der epidemischen Durchfallerkrankung im Hochpreisjahr 1599 kann der Einfluss einer Mangelernährung nicht ausgeschlossen werden, ist aber nicht wahrscheinlich, da das große Sterben erst im Juli begann. Zusammenfassend lässt sich feststellen, dass Missernten in Uelzen nur selten Sterblichkeitskrisen auslösten. Epidemische Erkrankungen, bei denen hohe Lebensmittelpreise keine Rolle spielten, konnten in verschiedenen Monaten eines Jahres ausbrechen: im März (1597), im April (1566), im Mai (1583, 1627) oder im Oktober (1609).[141]

Nach einer Seuche wuchs die Bevölkerung in der Regel rasch wieder. In Krisenjahren wurden nur wenige Ehen geschlossen, während es in den darauffolgenden Jahren einen Hochzeitsboom gab. Dieser Mechanismus spielte in Uelzen bei stärkeren Epidemien, aber nicht bei den beiden schwächeren Krisen 1575 und 1583. Die große Zahl von Ehen ist ein Indiz dafür, dass die Bevölkerung auf dem Weg war, sich rasch von den starken Verlusten zu erholen.

141 WOEHLKENS, Pest, S. 45.

Nach den schweren Infektionskrankheiten von 1597 und 1599 wurden die Verluste bis 1605 im Wesentlichen wieder ausgeglichen. Um die Jahrhundertwende stiegen die Taufzahlen in der Stadt rasant. Die Geburten waren zu zwei Drittel, die Zuwanderung aus anderen Orten zu einem Drittel am starken Anstieg der Bevölkerungszahl in den ersten Jahren des 17. Jahrhunderts beteiligt.[142]

Woehlkens analysierte vor allem die zwei Pestzüge 1566 und 1597 detailliert aufgrund einer außergewöhnlich guten Quellenlage. Das erste Opfer von 1566 starb am 8. April, 1597 am 8. Februar (?). Die nächsten Seuchentoten folgten nach einer gewissen Inkubationszeit Mitte Mai 1566 bzw. Mitte März 1597.[143] In beiden Fällen dauerte die Seuche in der warmen Jahreshälfte etwa 200 Tage vom Frühling bis in den Herbst. 1566 starben mit 279 Menschen rund zwei Fünftel der Stadtbevölkerung und 1597 mit 510 Personen etwa die Hälfte aller Uelzener.[144] Die meisten Opfer wurden zu den »Kindern« gezählt und machten 1566 35,1 % und 1597 47,8 % der Toten aus. Einen nennenswerten Unterschied zwischen Frauen- und Männersterblichkeit gab es nicht.[145]

Bei der Pest von 1597 ließ sich die räumliche Verteilung der Opfer feststellen. Woehlkens konnte aufgrund von Karten aus der Mitte des 19. Jahrhunderts, eines Stichs von Merian und der Schatz- und Schoßregister die Lage der einzelnen Grundstücke und die Namen ihrer Bewohner 1597 bei 95 % der Haushalte angeben und mit den Begräbnisdaten in Verbindung setzen. Die Seuche drang über einige Tore und Türme als Kontaktstellen von außen in die Stadt ein (Karte 4.1). Sie brach im Westen der Stadt im Block 6 am 19. März unweit eines Turmes aus. Alle drei Seuchenopfer im März starben in diesem Bereich. Im April waren die benachbarten Blöcke 1, 2 und 7 im Westen und Nordwesten, die Blöcke 11 und 12 im Südwesten sowie der Block 20 ganz im Süden betroffen. Die Krankheit suchte im darauffolgenden Monat den Osten und Nordosten der Stadt mit den Blöcken 4, 5, 8, 9 sowie die südlichen Viertel mit den Blöcken 16 und 17 heim. Schließlich wurden im Juni die Blöcke 14, 15 und 19 im Südosten sowie schließlich im Juli Block 10 nahe der östlichen Stadtmauer betroffen. Damit erfasste die Seuche die ganze Stadt mit Ausnahme des kleinen und isoliert inmitten der Stadt gelegenen Blocks 13.[146]

142 Ebd., S. 90-95.

143 Da die Begräbnisse spätestens 24 Stunden nach Eintritt des Todes stattfanden, unterschied Woehlkens nicht zwischen beiden Ereignissen.

144 Woehlkens, Pest, S. 45, 48-50, 52-53, 57.

145 Ebd., S. 53.

146 Ebd., S. 65-70, Abb. 6 (nach S. 56). Woehlkens erwähnt in seinem Text nicht, wann die Blöcke 3, 10, 16, 18 und 21 infiziert wurden. Aufgrund von ebd., Abb. 5 und 5a (nach S. 40), lässt sich ermitteln, dass Block 16 im Mai und Block 10 im Juli durch die Krankheit erfasst wurden.

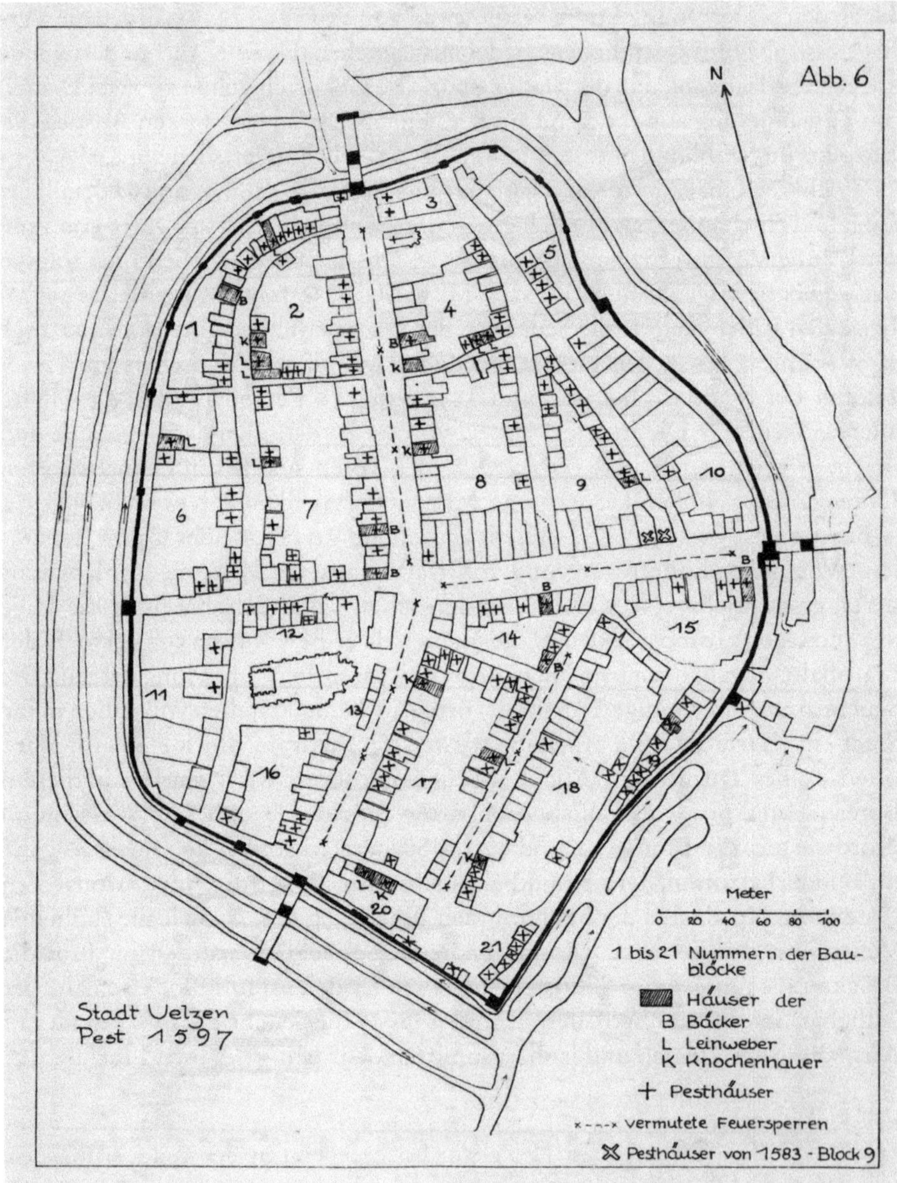

Karte 4.1: Die Pest in Uelzen 1597; Quelle: WOEHLKENS, *Pest, Abb. 6 (nach S. 56)*

II. Teil: Demografie – Die Opfer der Seuchen

5. Das Kirchspiel Suderburg 1575-1650

5.1 Forschungsüberblick: Strukturen der ländlichen Seuchengeschichte

Allgemeines

Im Spätmittelalter und der frühen Neuzeit lebte die überwiegende Mehrheit der Bevölkerung nicht nur im Fürstentum Lüneburg, sondern in ganz Europa auf dem Land. Entsprechend müsste sich die Seuchenforschung auf die ländlichen Regionen konzentrieren, um zu aussagekräftigen Ergebnissen zu gelangen. Zwar ist die Quellenlage für Städte in der Regel besser als für Dörfer, doch in der frühen Neuzeit gibt es auch für den ländlichen Bereich aufschlussreiche Dokumente zu Epidemien. Dass sie bislang von der Forschung eher selten genutzt wurden, hat weniger mit der Quellenlage als mit Forschungstraditionen zu tun.

Die historische Pestforschung konzentriert sich bis heute auf das Mittelalter und besonders auf die Geschehnisse im Zusammenhang mit der Pestepidemie 1347-1353.[1] Otto Ulbricht schrieb dazu: »In den Werken der Historiker verschwindet die Pest der Frühen Neuzeit oft ganz hinter dem Schwarzen Tod des Spätmittelalters«.[2] Wie schon ausgeführt, ist zudem bei der Seuchenforschung – gerade der frühen Neuzeit – eine Konzentration auf Städte zu beobachten.[3]

Doch gab es überhaupt Pest auf dem Land? Susan Scott und Christopher Duncan meinten – wohl hauptsächlich mit Blick auf Großbritannien: »In Dörfern und verstreuten Weilern ist [die Pest] niemals ausgebrochen. Die Infektion breitete sich nicht weit aus, obwohl ganze Familien ausgelöscht wurden, wenn sie sich in einem Haus festsetzte. Auch wenn die Seuche mehrere

1 Schlenkrich, Gevatter, S. 14; Wahrmann, Kommunikation, S. 15; Sturm, Leben, S. 14.

2 Ulbricht, Einleitung, S. 25.

3 Ebd., S. 27; Schlenkrich, Gevatter, S. 34.

Monate lang wütete, war die Sterblichkeit stets gering. Wahrscheinlich waren etwa 1.000 Einwohner notwendig, um eine kritische Masse zu erreichen.«[4] Weniger strikt, aber mit gleicher Tendenz schrieb Carolin Porzelt in Bezug auf Nürnberg und dessen umliegendes Territorium: »Die Probleme [durch Seuchen] in den Dörfern und kleinen Städten scheinen sich dagegen meistens in Grenzen gehalten zu haben. Spezifische Probleme einer großen Stadt [wie Nürnberg] – Tausende auf engstem Raum, wodurch Ausbreitung und Ansteckung befördert wurden, was wiederum zu Massenerkrankung und -tod führte und wodurch auf vielerlei Weise die öffentliche Ordnung bedroht wurde – waren auf dem Land nicht gegeben.«[5] Die Autorin betonte, dass das Land deutlich weniger als die Großstadt betroffen war.[6] Andere Forscher modifizierten diese Ansicht dahingehend, dass die Pest zwar in der zweiten Hälfte des 14. Jahrhunderts das Land verheerte, nach 1400 aber viel mehr Opfer in den Städten als in den Dörfern forderte.[7]

Diese Minderheitenpositionen wurden von anderen Autoren bestritten.[8] Martin Dinges meinte beispielsweise, dass Städte wie Dörfer von der Seuche erfasst werden konnten. Dabei bestand die Möglichkeit, falls kleinere Orte durch ihre isolierte Lage länger pestfrei geblieben waren, dass die Krankheit dann bei ihrem Auftreten besonders viele Opfer forderte.[9] Ole Benedictow erklärte sogar, dass die Pest sowohl im Spätmittelalter wie in der frühen Neuzeit anteilsmäßig umso mehr Opfer forderte, je kleiner die betroffenen Orte waren.[10] Die Behauptung, dass Dörfer nicht von der Pest betroffen wurden, lässt sich nicht halten, wie ein Blick auf die vorhandene Literatur zeigt (vgl. Kapitel 5.1). Doch scheint es regionale Unterschiede gegeben zu haben, denn

4 »[The plague] never took off in villages and scattered parishes. The infection never spread far, although whole families were wiped out if it got a toe-hold in a house. While the pestilence may have grumbled on for several months, mortality was always low. Probably about 1000 inhabitants were necessary for a critical mass.« SCOTT/DUNCAN, Return, S. 119. In dieser Hinsicht soll nur der Schwarze Tod von 1348-1350 eine Ausnahme gebildet haben. Dies., Biology, S. 103, 359, 366.

5 PORZELT, Pest, S. 146; ähnlich SCHUBERT, Einführung, S. 12-13.

6 Ebenso CUNNINGHAM/GRELL, Horsemen, S. 280. In Bezug auf den Schwarzen Tod REINHARDT, Macht, S. 39-40.

7 BYRNE, Daily Life, S. 233-234. »[…] over time plague seems to have become much more an urban disease than a rural one«, ebd., S. 233. Vgl. DOBSON, Contours, S. 483, 487-488.

8 Beispielsweise VASOLD, Pest, S. 159-163; SCHLENKRICH, Gevatter, S. 353; ECKERT, Structure, S. 32-34.

9 DINGES, Pest, S. 299.

10 BENEDICTOW, Plague, S. 178-180; ders., Black Death, S. 31-34.

zumindest in England wurden ländliche Regionen im Vergleich zu Städten weniger stark von der Pest heimgesucht als in Kontinentaleuropa.[11]

Die Literaturlage zur Seuchengeschichte in ländlichen Regionen ist schwierig zu überblicken, weil sie bislang nicht Thema einer systematischen Darstellung war. Hier kann daher nur eine Auswahl vorgestellt werden. Darüber hinaus gibt es vermutlich zahlreiche weitere große und kleine Aufsätze, Teile von Dorfmonografien usw., die in der überregionalen Forschungsliteratur nicht rezipiert wurden. Bei der Betrachtung werden im Folgenden nicht nur die wenigen norddeutschen Untersuchungen, sondern auch Studien aus ganz Westeuropa behandelt.

Bei der Literatur zu Seuchen auf dem Land gibt es zwei Ansätze. Einerseits werden ganze Regionen (Territorien, Täler, Ämter usw.) untersucht, andererseits stehen einzelne Orte bzw. Kirchspiele im Mittelpunkt. Zudem wird teilweise bei regionalen Überblicken oder auch bei Studien zu einzelnen Städten näher auf einige Dörfer eingegangen.

Regionale Verbreitung von Seuchen auf dem Land

Wichtige Untersuchungen beschäftigten sich mit der großräumigen Verbreitung von Epidemien auf dem Land. Bereits 1977 veröffentlichte Claude Bruneel seine umfangreiche Studie zur Sterblichkeit in Brabant im 17. und 18. Jahrhundert, die im Wesentlichen auf Begräbnisregistern beruht. Pestzüge in der Region gab es 1634-1636 und 1667-1669. Bruneel wies darauf hin, dass beim Seuchenzug 1635-1637 nicht nur die Pest, sondern auch andere Krankheiten wie Dysenterie und Typhus in der Region herrschten. Die Ausbreitung der Seuchen folgte häufig wichtigen Fernverkehrsstraßen und Wasserwegen. Die Epidemie forderte vor allem von Juli bis Oktober ihre Opfer. Sie dauerte sowohl in den einzelnen Städten wie in den Dörfern lange; 25 bis 35 Wochen waren keine Ausnahme. Die Krankheit breitete sich rasch aus, auf den ersten Toten eines Ortes folgte meist innerhalb von zwei Wochen oder weniger der nächste. Schnell, d.h. meist innerhalb einer Woche, wurden andere Haushalte infiziert. Zwar blieb es in rund 60% der Haushalte bei einem Toten, aber die verbleibenden 40% hatten bis zu neun Opfer zu beklagen. Innerhalb der Haushalte verbreitete sich die Krankheit rasch: In rund 30% der Fälle folgte innerhalb von weniger als 48 Stunden ein Opfer dem vorherigen, häufig am

11 ECKERT, Retreat, S. 4-5. Vgl. ders., Structure, S. 158; SLACK, Impact, S. 109-110; DOBSON, Contours, S. 483-488, mit Angaben zu Essex, Kent und Sussex im 17. Jahrhundert.

gleichen Tag. Bei den Epidemien starben mal mehr Frauen als Männer, mal war es umgekehrt. Immer waren es mehr Kinder als Erwachsene.[12]

1984 untersuchte Paul Müller die Pestzüge von 1611/12, 1628/29, 1634 und 1635/36 im überwiegend ländlich geprägten Kanton Solothurn (Schweiz). Er stellte fest, dass die Epidemien sich nicht wie eine Welle in einer gewissen zeitlichen Reihenfolge auf alle Orte ausdehnten. Viele Pfarreien wurden später als die infizierten benachbarten Orte oder auch gar nicht erfasst. Die Seuchen von 1628/29 und 1635/36 breiteten sich von Nord nach Süd bzw. umgekehrt aus, während die Pest von 1634 überall nahezu gleichzeitig auftrat.[13]

Einen umfassenden und anspruchsvollen Forschungsweg schlug 1996 Edward Eckert ein. Ihm ging es um die räumliche Verbreitung der Pest. Er analysierte die Begräbniszahlen von 850 Kirchengemeinden zwischen 1560 und 1640 in Zentraleuropa mit den Schwerpunkten Süddeutschland, Elsass und nördliche Schweiz. Er wollte den Zyklen auf die Spur kommen, welche der dauerhaften Präsenz der Pest in dieser Zeit zugrunde lagen. Die Kirchenbuchdaten ergänzte Eckert durch Angaben aus der Sekundärliteratur. In seiner Studie unterschied er nicht zwischen Städten und Dörfern, berücksichtigte aber offensichtlich ländliche Kirchengemeinden in großer Zahl.[14]

Eckerts Arbeit kann in verschiedenen Punkten kritisiert werden. Unklar ist, auf welcher Quellenbasis seine Untersuchung letztendlich beruht, da er darüber keine Angaben macht. Zudem war für ihn im Zweifelsfall alles Pest, beispielsweise die große Epidemie im zweiten Jahrzehnt des 17. Jahrhunderts. Doch die detaillierteste Untersuchung dazu kam zu dem Schluss, dass es sich dabei um eine Art Fleckfieber und nicht um die Pest handelte.[15] Damit wird klar, dass das von Eckert postulierte System der Zyklen von Pestzügen nicht existierte, sondern sich dieses allenfalls auf Seuchenzüge allgemein bezieht.

Obwohl Eckert offensichtlich unterschiedliche Krankheiten als Pest behandelte, ist seine Studie wertvoll, weil er herausgearbeitet hat, dass sich die Epidemien in dieser Zeit geografisch höchst ungleich verteilten. In der einen Kirchengemeinde konnte eine Seuche verheerend wirken und in der Nachbarschaft kaum Folgen haben. Er stellte fest, dass in Mittel- und Süddeutschland, dem Elsass und der Schweiz die schlimmsten Seuchenzüge Städte und Dörfer gleichermaßen erfassten. Interessanterweise konnte er eine Region in Bayern identifizieren, die von gar keinen Pestzügen betroffen war.[16]

12 BRUNEEL, Mortalité, Bd. 1, S. 480-497.

13 MÜLLER, Pestepidemien, S. 13-194. Vgl. für den Kanton Uri und die Pest 1629 ZURFLUH, Peste, S. 353-368; ders., Population, S. 86-106.

14 ECKERT, Structure. Vgl. ders., Boundary Formation, S. 49-80.

15 SCHRETTER, Pest, S. 584-591. Vgl. STURM, Leben, S. 45-46.

16 ECKERT, Structure, S. 98-99.

In einem anregenden Aufsatz untersuchten 2002 M. Manfredini, S. De Iasio und E. Lucchetti anhand von Kirchenbuchdaten eine Pestepidemie im Herzogtum Parma 1630. Der Bevölkerungsverlust in ganz Norditalien durch die Seuche und einen gleichzeitig herrschenden Krieg wurde auf etwa ein Viertel geschätzt. 1630 starben im Herzogtum die Menschen vor allem in den warmen Monaten Juni bis September. Die Epidemie kam aus dem Norden und erfasste zuerst die Ebene (Höhepunkt der Seuche im Juni/Juli), bevor sie sich entlang der Hauptverkehrsadern in Richtung der Hügel und Berge (Höhepunkt der Seuche im August) verbreitete. In den Bergen endete das Auftreten der Seuche zuerst, was vermutlich an einem frühen Kälteeinbruch lag. Als letzte Region des Herzogtums wurde das Gebiet der Familie Pallavicino betroffen (Höhepunkt der Seuche im September/Oktober), das eine Art Staat im Staate bildete. Die Kontakte zwischen diesem Gebiet in der nordwestlichen Ebene und dem übrigen Herzogtum waren schwächer als die zwischen den anderen Gegenden des Staates Parma. Die Pest konnte bei nahe beieinanderliegenden Pfarreien zu unterschiedlichen Zeitpunkten ausbrechen. Es starben vor allem Kinder und junge Erwachsene zwischen 5 und 24 Jahren, während relativ wenige kleinere Kinder und über 55 Jahre alte Personen betroffen waren.[17]

Die Autoren fassten ihre Erkenntnisse wie folgt zusammen: »Die Studie zeigt, dass sich die Auswirkungen der Pest auf dem Land nicht wesentlich von denen in den Städten und Großstädten unterschieden, obwohl die höhere Bevölkerungsdichte einen virulenteren und schnelleren Verlauf der Epidemie vermuten lassen können.«[18] Damit widersprachen sie Porzelts Ausführungen zum Stadt-Land-Verhältnis und illustrierten diese Aussage mit konkreten Beispielen. Im kleinen Dorf Cella di Palmia in den Apenninen lebten circa 135 Einwohner in 21 Haushalten. Als die Pest auftrat, verließen 15 Personen bzw. drei Haushalte den Ort. Mit gutem Grund, denn in dem Dorf starben innerhalb von dreieinhalb Monaten 98 Menschen, d.h. 75 % der ursprünglichen Bevölkerung. Auch die Pfarrei Madregolo (20 km von Parma entfernt) erlebte schwere Zeiten, denn nach Krieg und Hunger 1629 trat im darauffolgenden Jahr die Pest auf. Von den 315 Einwohnern (1629) starben 100, also rund ein Drittel. 1631 wurden nur noch 226 Bewohner der Pfarrei gezählt, doch erholte sich die Bevölkerung rasch wieder: 1635 lebten dort wieder 325 Menschen.[19]

17 Manfredini u.a., Plague, S. 41-51.

18 »The study shows that the effects of the plague in the countryside were not substantially different from those pointed out for cities and large towns, despite the higher density of people could let someone hypothesize a more virulent und rapid course of the epidemic.« Ebd., S. 56.

19 Ebd., S. 51-56.

Auch im schwedischen Schonen herrschte Krieg während der Pest 1710-1713, welche Bodil Persson in ihrer umfangreichen Dissertation 2004 untersuchte. Die Autorin stellte aufgrund der Kirchenbücher alle noch vorhandenen Begräbniszahlen zwischen 1704 und 1718 zusammen. Die Pest drang von drei Seiten in die Region ein: in Nordostschonen im November 1710, in Nordwestschonen im Winter 1710/11 und schließlich in Südostschonen im Juni 1711. Es grassierte nicht nur die Pest, sondern davor auch das Fleckfieber und die Pocken. Die am frühesten betroffenen Regionen hatten am stärksten zu leiden, teilweise starb in einzelnen Kirchspielen über die Hälfte der Einwohner. Die Verteilung der Krankheitsfälle auf die infizierten Regionen war zufällig. Es grenzten nicht betroffene Kirchspiele unmittelbar an besonders stark unter der Seuche leidende Pfarreien. Innerhalb der Kirchspiele gab es Orte ohne Krankheitsfälle nahe bei stark betroffenen Dörfern. Dabei hatte die Größe der Ansiedlung keinen Einfluss auf die Auswirkungen der Epidemie. Weite Teile Schonens blieben ganz verschont, so die wenig besiedelten bewaldeten Regionen im Norden und Südosten, wo es nur kleine Dörfer und keine Hauptverkehrsstraßen gab.

Die meisten Menschen starben im Sommer und frühen Herbst, die wenigsten im späten Winter. Die Pest zeichnete sich dadurch aus, dass die Infizierten rasch, d.h. innerhalb dreier Tage nach Krankheitsbeginn verschieden;[20] beim Fleckfieber starben die meisten zwischen dem 7. und 10. Krankheitstag. Betroffen waren besonders Kinder und junge Erwachsene zwischen fünf und zwanzig Jahren von der Pest sowie beim Fleckfieber vor allem kleine Kinder unter fünf sowie Erwachsene über vierzig Jahren.[21]

Nicht die Seuchenzüge im schwedischen Schonen, sondern im angrenzenden Dänemark behandelte Frandsen in seiner Studie von 2010 zur Pest im Ostseeraum 1709-1713. Neben Städten (in erster Linie Helsingør) untersuchte er verschiedene ländliche Kirchspiele, vor allem die 1711 betroffenen Gemeinden im nördlichen Teil Seelands sowie auf der Insel Amager. Dabei arbeitete Frandsen heraus, dass jeweils nur einzelne Dörfer und Höfe infiziert wurden, während andere Ansiedlungen verschont blieben. Die Epidemie verbreitete sich entlang der Hauptverkehrswege an Land sowie entlang der Küste auf dem Seeweg. Die Todesraten waren unterschiedlich: Während einige Dörfer kaum Verluste zu beklagen hatten, verloren andere kleine Orte

20 Ähnlich Schlenkrich, Gevatter, S. 55-56.
21 Persson, Boy, S. 172-204; dies., Pestens gåta, S. 439-448.

einen Großteil ihrer Einwohner. Beispielsweise fiel in Høsterkøb die Hälfte der schätzungsweise 200 Einwohner der Seuche zum Opfer.[22]

Einen anderen Ansatz als die bisher genannten Autoren wählte Elke Schlenkrich in ihrer Habilitation von 2013 über die Seuchenzüge in Sachsen, Schlesien und Böhmen, in welcher sie hauptsächlich den Seuchenzug um 1680 und am Rande jenen von 1713/14 behandelte. Ihre Untersuchung fußt nicht auf Kirchenbüchern, sondern die Autorin analysierte die frühstaatlichen Maßnahmen und Berichte.

Schlenkrich stellte fest, dass Epidemien Dörfer ebenso wie Städte erfassten. Bei den frühstaatlichen Seuchenordnungen der Regierung standen aber die Städte im Mittelpunkt, auf das Land wurde kaum eingegangen. Sowieso wurden die staatlichen Ressourcen auf die Krankheitsbekämpfung in den großen Orten konzentriert, sodass für die Dörfer kaum etwas übrigblieb.[23] 1680 erfasste die Pest nicht alle Dörfer gleichmäßig, sondern es kam zu »Infektionsinseln«, denn die Epidemie trat wiederholt nur isoliert in Orten und Anwesen auf, während benachbarte Ansiedlungen nicht betroffen waren.[24]

Auch andere Studien kamen zu dem Ergebnis, dass die Pest nicht alle Dörfer einer Region gleichmäßig verheerte.[25] Im Zusammenhang mit dem Bremer Umland 1712/13 stellte Klaus Schwarz fest: »War die Pest für das eine Dorf ein Verhängnis, konnte sie schon für das nächstliegende nur eine Randerscheinung bleiben. War freilich erst einmal ein Haus befallen, gab es für die Bewohner nur wenig Hoffnung.«[26]

Seuchen in einzelnen Kirchspielen und Orten

In der Forschung wurden und werden neben ganzen ländlichen Regionen einzelne Orte bzw. Kirchspiele untersucht. Auch hier sind die Begräbnisverzeichnisse der Kirchenbücher oder vergleichbare Unterlagen meist die wichtigsten Quellen.[27] Die erste gedruckte Schrift und vielleicht früheste historisch-statistische Beschreibung einer Pest auf dem Land veröffentlichte 1684

22 Frandsen, Plague, S. 247-319, 423-439, und besonders S. 291-298 zu den Geschehnissen im großen Kirchspiel Asminderød.

23 Schlenkrich, Gevatter, S. 353-357.

24 Ebd., S. 57.

25 Beispielsweise Rettinger, Umgebung, S. 154-155; Arndt, Pestepidemie, S. 68-69 (Gegend um Erfurt 1682/83).

26 Schwarz, Pest, S. 49-50; ähnlich Frandsen, Plague, S. 492.

27 Vgl. die allgemeinen Ausführungen bei Slack, Impact, S. 79-83, und Lehner, Taufe, S. 292-310.

der Hofmedikus Martin Ladey, der zur Bekämpfung der Krankheit in die Grafschaft Blankenburg im heutigen Sachsen-Anhalt kam. Er behandelte in seiner Schrift die Pest[28] von 1681/82 in den beiden Blankenburger Dörfern Börnecke, heute ein Ortsteil der Stadt Blankenburg (Landkreis Harz), und Benzingerode, heute ein Ortsteil der Stadt Wernigerode (Landkreis Harz).

In Börnecke starb das erste Seuchenopfer am 28. Juli 1681. Ladey erstellte monatliche Tabellen von August 1681 bis April 1682, in welcher er erkrankte, tote und genesene Ehemänner, Ehefrauen, Jugendliche, Mädchen, Jungen und kleine Kinder unterschied. Von den 132 Infizierten starben 97, während 35 genasen. Der Arzt vermutete, dass ihm nicht alle Erkrankten und Genesenen bekannt waren, da einige ihre Erkrankungen verheimlichten und wieder gesund wurden.[29] Die Seuche blieb nicht auf Börnecke beschränkt, sondern erfasste im Oktober 1681 auch Benzingerode. Für diesen Ort erstellte Ladey ebenfalls monatliche Tabellen, nach denen sich zwischen Oktober 1681 und Anfang April 1682 insgesamt 98 Menschen infizierten, von denen 63 starben und 35 wieder genasen (Tabelle 5.1).[30]

Die Darstellung von Ladey erscheint in vielem modern, doch blieb er bei der Beschreibung, ohne den Schritt zur Analyse zu machen. Zudem benutzte er für seine Zwecke frühneuzeitliche Kategorien (Ehemänner, Ehefrauen, Jugendliche, Jungen, Mädchen und Kinder), welche heutigen Ansprüchen an die Genauigkeit von Einteilungen nach Geschlecht und Alter nicht mehr genügen. Doch lässt sich aus seinen Angaben beispielsweise leicht eine Übersicht über den Verlauf der Epidemie in den beiden Dörfern erstellen (Tabelle 5.2, Abbildung 5.1).

28 Die Symptome der Krankheit beschrieb der Arzt als vielfältig: Zittern, Erschlaffung, starker Kopfschmerz, Leibschmerzen, Ekel, sehr starkes Erbrechen, Gliederschwere, Durst usw. Einige Patienten litten an Delirien, während andere bei klarem Verstand blieben. Einige Tage bevor die Krankheit ausbrach, wurde das Gesicht von Infizierten bleifarben. Auch schuppige Hautveränderungen traten auf. Die meisten Todkranken starben nach drei oder vier Tagen, doch andere erst am sechsten oder neunten Tag. Ladey, Trophaeum, S. 26-29; Leibrock, Chronik, S. 161.

29 Ladey, Trophaeum, S. 10-18, 33; Leibrock, Chronik, S. 155-159, 161.

30 Ladey, Trophaeum, S. 18-25, 33-35; Leibrock, Chronik, S. 159-162.

	Börnecke			Benzingerode		
	Infizierte	Begrabene	Genesene	Infizierte	Begrabene	Genesene
Ehemänner	24	18	6	14	9	5
Ehefrauen	16	10	6	22	10	12
Jugendliche	16	7	9	13	8	5
Mädchen	33	24	9	20	14	6
Jungen	26	23	3	19	14	5
Kinder	17	15	2	10	8	2
Summe	**132**	**97**	**32**	**98**	**63**	**35**

Tabelle 5.1: Infizierte, Begrabene und Genesene nach Ladey in Börnecke und Benzingerode 1681/82; Quelle: LADEY, *Trophaeum, S. 16, 25*

Monat	Börnecke	Benzingerode
August	13	keine Angaben
September	9	keine Angaben
Oktober	13	1
November	13	9
Dezember	15	27
Januar	17	14
Februar	7	5
März	8	6
April	2	1
Summe	**97**	**63**

Tabelle 5.2: Begrabene nach Ladey in Börnecke und Benzingerode 1681/82; Quelle: LADEY, *Trophaeum, S. 12-16, 22-25*

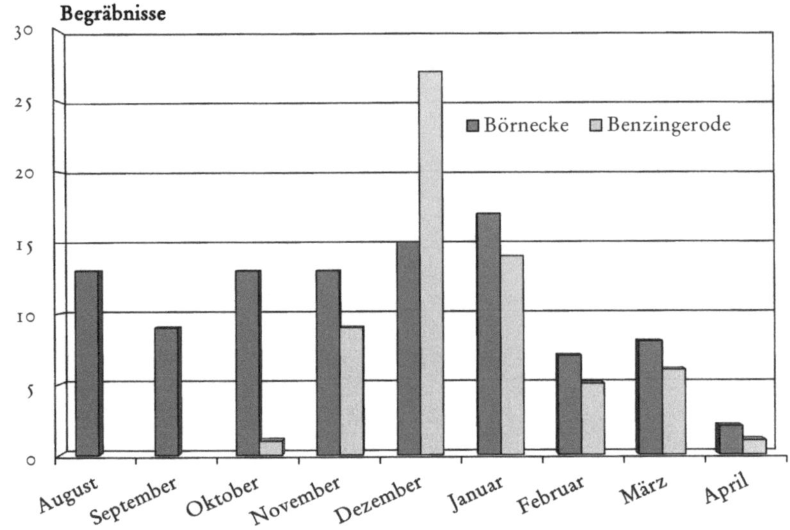

Abb. 5.1: Begrabene nach Ladey in Börnecke und Benzingerode 1681/82; Quelle: LADEY, *Trophaeum, S. 12-16, 22-25 (vgl. Tabelle 5.2)*

Einfache Auszählungen ähnlichen Zuschnitts dominierten auch nach Ladey die Untersuchungen von Pestzügen in einzelnen Dörfern oder Kirchspielen, wobei als jeweilige Grundlage vor allem oder ausschließlich Kirchenbücher dienten. Viele dieser Darstellungen sind in ihren Auswertungen relativ einfach: Sterbezahlen pro Monat, Geschlechterverhältnis und teilweise eine grobe Altersverteilung. Behandelt wird in der Regel nur ein Seuchenzug. Häufig wird darauf hingewiesen, dass mehrere Todesfälle in einer Familie bzw. einem Haus oder Hof vorkamen.[31] Wo vorhanden, werden auch Bevölkerungsverzeichnisse mit herangezogen.[32] Oft sind die Schilderungen Teil von Ortsgeschichten.

Der Informationsgehalt solcher Untersuchungen ist begrenzt, daher gab es verschiedentlich Versuche, sie durch eine Zuordnung der Seuchenopfer zu Familien zu ergänzen. Ein Beispiel dafür ist der neuere Beitrag von Karlheinz Gerhold von 2003 zum Dorf Achim (Landkreis Verden) unweit von Bremen. Dieser Ort mit 49 Höfen und schätzungsweise 300 Einwohnern gehörte zum

31 WILLOH, Pest, S. 268-272; MARTIN, Pest, S. 39-41; HOCH, Pest, S. 184-202; ZURFLUH, Peste, S. 353-368; ders., Population, S. 86-106; MAHR, Pest, S. 3-21; BRINGSKEN, Pesttod, S. 4-12.

32 SIGG, Pestzüge, S. 106-113; STÖCKLIN, Pest, S. 89-111.

Herzogtum Bremen und lag an der Fernstraße von Verden nach Bremen. In Achim grassierte 1712 die Pest. Gerhold wertete die Kirchenbücher aus, wobei es ihm zumindest teilweise gelang, Familienbeziehungen aufzuzeigen, ohne eine eigentliche Familienrekonstitution vorzunehmen. An der Seuche starben 51 Personen, d.h. rund ein Sechstel der Dorfbewohner. Es gab etwas mehr weibliche als männliche Opfer, wobei vor allem Kinder bis 10 Jahren und über 40 Jahre alte Personen beigesetzt werden mussten. Die Pest begann Ende Juli in der Familie eines Häuslers, die weitgehend ausgelöscht wurde. Die Seuche verbreitete sich rasch, im Juli gab es 1, im August 10, im September 14, im Oktober schließlich 19 Begräbnisse. Danach nahm die Zahl schnell ab: Im November waren es 4 und Dezember 3 Tote. Die umliegenden, zum Kirchspiel Achim gehörenden Dörfer blieben von der Krankheit verschont.[33]

Ähnlich, wenn auch etwas ausgefeilter, ging Ernest Menolfi 1980 im Rahmen einer umfassenden Studie zur frühneuzeitlichen Herrschaft Bürglen im Kanton Thurgau (Schweiz) auf den Pestzug 1629/30 in der Kirchengemeinde Sulgen ein. Auch er ordnete die Verstorbenen bestimmten Familien zu, ohne diese gesamthaft zu rekonstituieren. Im Frühjahr 1629 herrschte eine Teuerung und von Anfang Mai des Jahres bis Februar 1630 grassierte die Pest. An ihr starb mit 814 Menschen mehr als ein Drittel der Bevölkerung. Der Schrecken erreichte seinen Höhepunkt im September, als 332 Menschen begraben wurden. Menolfi untersuchte die Familienverhältnisse der Toten aus dem Dorf Bürglen, wo 29 Familien Opfer zu beklagen hatten: »Die aufgeführten Familien wurden ganz unterschiedlich heimgesucht; die einen hatten ein Opfer zu Beginn der Epidemie und dann erst wieder eines am Schluss zu beklagen, andere Familien starben innert weniger Tage beinahe aus; einige Familien blieben lange verschont, und die Seuche ergriff sie erst in ihrer Schlussphase.«[34] Die ersten Seuchenopfer innerhalb einer Familie waren in Bürglen Söhne (neunmal), Väter (siebenmal), Mütter und Töchter (je fünfmal) sowie ein Kind und ein Dienstbote. Im Dorf Sulgen sah die Reihenfolge etwas anders aus: Töchter (elfmal), Söhne (zehnmal), Mütter (achtmal), Väter (fünfmal), Dienstboten (viermal) und Kinder (zweimal). Weder beim Alter noch beim Geschlecht der Pestopfer ließen sich auffällige Unterschiede beobachten.[35]

Das Problem solcher Darstellungen liegt darin, dass eine größere Zahl von historischen Einzelheiten nicht zu mehr Klarheit führt. Die Untersuchungen lassen sich kaum miteinander vergleichen, denn die angewandten Methoden und Einteilungen sind zu unterschiedlich. Die daraus gewonnenen Angaben

33 GERHOLD, Narren, S. 142-161. Vgl. SCHWARZ, Pest, S. 50-56.

34 MENOLFI, Untertanen, S. 228.

35 Ebd., S. 226-231.

sind widersprüchlich, sodass sich daraus keine allgemeinen Aussagen zur Wirkung der Pest in der frühen Neuzeit ableiten lassen. Zudem ist die Kleinheit der Dörfer ein grundsätzliches Problem. Da die Zahl der Betroffenen häufig gering ist, sind vielfach detaillierte statistische Aussagen kaum möglich oder in ihren Aussagen sehr unsicher. Dies betrifft alle Dorfstudien unabhängig von der Untersuchungsmethode. Der Vorteil der Übersichtlichkeit der Verhältnisse auf dem Land wird um den Preis der statischen Auswertungsmöglichkeiten erkauft.

Die historische Demografie strebt mit einer ausgefeilten Methodik dahin, die Studien vergleichbar zu machen, um über das Anhäufen von Einzelheiten hinaus zu einer Analyse zu gelangen. Diese historische Teildisziplin liefert Methoden zur Untersuchung von Kirchenbuchdaten und beschäftigt sich insbesondere mit den Verhältnissen in den frühneuzeitlichen Dörfern. Sie entwickelte sich ab den 1950er Jahren in Frankreich und Großbritannien, wobei sie in Deutschland – nach früheren Ansätzen – erst in den 1970er Jahren rezipiert wurde.[36] In der historischen Demografie werden bei der nichtnamentlichen oder aggregativen Methode die Taufen, Hochzeiten und Begräbnisse ausgezählt,[37] bei der Familienrekonstitutionsmethode aus den Kirchenbucheinträgen die Angaben zu einzelnen (Ehe-)Paaren und ihren Nachkommen zusammengestellt.[38]

Als Beispiel für die Anwendung der aggregativen Methode soll hier kurz die 1979 von Roger Schofield veröffentlichte Untersuchung über das Kirchspiel Bräkne Hoby, 30 km westlich von Karlskrona in Südschweden, vorgestellt werden. Schofield verglich die Wirkung von drei Seuchen (Pest 1710/11, Dysenterie 1772 und Fieber 1808/09) miteinander und mit dem englischen Colyton 1645/46. Für die Pest in Bräkne Hoby, die rund zwei Drittel der Einwohner dahinraffte, ermittelte Schofield eine besonders hohe Sterblichkeit für die über 50-Jährigen, die 5- bis 19-Jährigen sowie in geringerem Maße für die unter 1-Jährigen und die 20- bis 49-Jährigen. Lediglich die 1- bis 4-Jährigen wiesen nur eine wenig erhöhte Sterblichkeit auf. Die Seuche war ungleichmäßig im Kirchspiel verbreitet, wobei die Ansiedlungen im Zentrum und im südlichen Teil besonders stark getroffen wurden, die Dörfer und Weiler am westlichen und östlichen Rand zumindest monatelang verschont blieben und jene an der Küste keine Bevölkerungsverluste erlitten.[39] Auch im deutschsprachigen Bereich entstanden entsprechende Forschungen über

36 Vgl. Imhof, Einführung, S. 12-35; Pfister, Bevölkerungsgeschichte, S. 59-63.

37 Eversley, Exploitation, S. 44-95; Imhof, Einführung, S. 97-101.

38 Wrigley, Family Reconstitution, S. 96-159; Imhof, Einführung, S. 101-106.

39 Schofield, Microdemography, S. 58-66.

ländliche Seuchenzüge mit der aggregativen Methode der historischen Demografie.[40]

In der historischen Demografie wird neben dieser Technik, die nur eine vergleichsweise grobe Analyse ermöglicht, für tiefere Einblicke die Methode der Familienrekonstitutionen genutzt. Dabei werden aufgrund der Kirchenbuchdaten die Angaben zu einzelnen (Ehe-)Paaren und ihren Nachkommen zusammengestellt. Dass Sterblichkeitskrisen, besonders sogenannte Pestzüge, einen Einfluss auf Familien und Haushalte haben, ist naheliegend, aber bislang selten untersucht worden. Selbst wenn die Quellenlage gut ist – die dafür notwendigen Familienrekonstitutionen sind für Dörfer und kleine Städte aufwendig, für mittelgroße und große Städte kaum noch durchführbar. So kommt diese Methode bislang selten zur Anwendung und wenn, dann bezieht sie sich stets auf ein bestimmtes Jahr und meist eine relativ späte Zeit. Es gibt inzwischen eine ansehnliche Zahl demografischer Dorfstudien auf der Grundlage von Familienrekonstitutionen, aber nur selten Untersuchungen, die bis in die Zeit vor dem Ende des 17. Jahrhunderts und damit die Epoche der Pest zurückreichen.[41]

In einem grundlegenden Aufsatz analysierte Leslie Bradley 1977 die Epidemie in Eyam. Dieser Ort ist wohl das berühmteste Pestdorf Europas, welches nicht nur in der englischsprachigen Welt durch seine besondere Geschichte[42] und ihre Vermarktung in Romanen und Filmen bekannt ist.[43] Der Ort im englischen Derbyshire wurde 1665/66 von der Pest erfasst, worauf sich die Einwohner freiwillig isolierten und lange Monate stark unter der Seuche litten. Bradley untersuchte die Epidemie sowohl mit der aggregativen Methode als auch mit der Familienrekonstitutionsmethode. Er konnte das Ausmaß und die geografische Verteilung der Sterblichkeit sowie die Alters- und Geschlechts-

40 Beispielsweise STÖCKLIN, Pest, S. 89-111; RETTINGER, Umgebung, S. 153-155; SEELBACH, Zeit, S. 408-419, 452-465; LETSCH, Aspects, S. 386-424.

41 PFISTER, Bevölkerungsgeschichte, S. 62. Dies führt beispielsweise dazu, dass in dem entsprechenden Standardwerk zur englischen Bevölkerung aufgrund von Familienrekonstitutionen die Pest kaum eine Rolle spielt. WRIGLEY u.a., Population History, S. 63-65, 132, 209, 266-268.

42 WOOD, History, S. 47-117; DANIEL, Story, S. 51-90; BATHO, Plague, S. 81-91; CLIFFORD, Eyam Plague. Das zugrunde liegende Kirchenbuch ist inzwischen ediert: EYAM PARISH REGISTER. Die Geschichte von Eyam fehlt in keiner Überblicksdarstellung zur Pest auf den britischen Inseln. CREIGHTON, History, S. 682-691; SHREWSBURY, History, S. 522-529; SLACK, Impact, S. 177-186, 268-269, 320. Die Seuche im Dorf diente auch als Grundlage für mathematische Modellrechnungen. RAGGETT, Modelling, S. 221-226; ders., Stochastic Model, S. 212-225; MASSAD u.a., Eyam Plague, S. 911-915.

43 WALLIS, Heritage, S. 31-56. Vgl. beispielsweise auch BROOKS, Pesttuch.

verteilung der Opfer feststellen. Besonders betroffen war beispielsweise die Gruppe der 5-19 Jahre alten Kinder und Jugendlichen.[44] Männer wie Frauen litten gleichermaßen unter der Sterblichkeit. Viele Familien hatten mehrere Opfer zu beklagen, wobei mindestens 17 der 89 infizierten Familien vollständig ausgelöscht wurden.[45] 1995 erschienen ein weiterer Aufsatz über Eyam von Philip Race sowie 2001 bzw. 2005 einige Ausführungen von Scott und Duncan, die aber Bradleys Untersuchung nichts Wesentliches hinzufügten.[46]

In neuerer Zeit wurde aus England eine weitere aufschlussreiche Studie veröffentlicht, deren methodisches Vorgehen aber nicht so ausgefeilt wie bei Bradley ist. Malcolm Noble untersuchte 2018 die Pest von 1604 in Bleasby, einem englischen Dorf rund 20 km nordöstlich von Nottingham. An der Seuche starb zwischen April und September mit etwas über 100 Menschen rund ein Drittel der Bevölkerung, wobei einige Ortsteile (Bleasby, Gibsmere) stärker betroffen waren als andere (Notown, Goverton). Letztere wurden spät von der Krankheit erfasst. Als die Seuche begann, verschieden zuerst vor allem Kinder, doch bald starben auch Erwachsene. Der Pest fielen etwas mehr Frauen als Männer zum Opfer, wobei besonders Mädchen unter 14 Jahren vermehrt starben. 30 % der Opfer gehörten zu nur vier Familien. Rund ein Viertel der Familien hatte während der Pestzeit nur ein Todesopfer zu beklagen und viele Haushalte blieben ganz verschont. Im Nachgang der Seuche stiegen die Hochzeitszahlen dann stark an.[47]

Die Kombination der aggregativen Methode mit der Familienrekonstitutionsmethode wurde zur Untersuchung ländlicher Seuchenzüge im deutschsprachigen Bereich kaum aufgegriffen. Beispielsweise untersuchte so Andreas Maisch 1992 vier württembergische Dörfer u.a. während der Pest- und Hungerkrise 1635-1639. Dabei stellte er eine deutliche Übersterblichkeit der Erwachsenen (älter als 15 Jahre) fest.[48]

Durch die Arbeiten der historischen Demografie ließen sich anhand von Kirchenbuchdaten keine »disease-specific patterns« für die Pest herausfinden,[49] die es ermöglichen würden, die Krankheit durch ihre speziellen Sterblich-

44 Dies wurde bestritten von Schofield, Anatomy, S. 112-113, der mit einer anderen Methodik zu dem Ergebnis kam, dass die unter 1-jährigen Kleinkinder deutlich vor den 5- bis 19-jährigen Kindern und Jugendlichen an der Seuche starben. Vgl. Race, Consideration, S. 63-64

45 Bradley, Plagues, S. 63-94.

46 Race, Consideration, S. 56-65; Scott/Dancan, Biology, S. 261-283.

47 Noble, Plague, S. 201-209.

48 Maisch, Unterhalt, S. 54-58.

49 Vgl. Schofield, Microdemography, S. 58, 61.

keitsmuster zu identifizieren.[50] Dies mag u.a. daran liegen, dass es sich vielfach bei den untersuchten Seuchen nicht um die Pest, sondern um andere Krankheiten handelte. Ein wesentlicher Punkt scheint aber die Tatsache zu sein, dass die Pest als Krankheit je nach den lokalen und regionalen Umständen unterschiedliche Wirkungen zeigte, also abgesehen von vielen Toten kein charakteristisches Opferprofil aufwies.

Neben den mehr oder minder ausschließlich auf den Kirchenbüchern beruhenden Arbeiten gibt es einige Untersuchungen, welche weitere Quellen heranziehen. Diese konzentrieren sich auf die obrigkeitliche Seuchenbekämpfung in dieser Zeit auf dem Land und stehen meist im Zusammenhang mit den letzten Pestzügen am Ende des 17. und zu Beginn des 18. Jahrhunderts. Sie gibt es u.a. für verschiedene Orte der Herrschaft Hohenlohe 1633-1635,[51] Grindelwald (Kanton Bern) 1669,[52] Sielenbach (Landkreis Aichach-Friedberg) im Kurfürstentum Bayern 1679/80,[53] den Amtsbezirk Sandersleben im Fürstentum Anhalt-Dessau 1681/82,[54] das Landgebiet um Erfurt 1682/83 und besonders das Dorf Niederzimmern (Landkreis Weimarer Land),[55] das dänische Kirchspiel Tikøb in Nordseeland (unweit von Helsingør) 1711/12[56] und Gröpelingen (Stadtteil von Bremen) 1712/13.[57]

5.2 Das Kirchspiel Suderburg und seine Dörfer

Die allgemeinen Grundzüge der demografischen Entwicklung im Fürstentum Lüneburg während des Jahrhunderts der großen Seuchen von 1565 bis 1666 sind bekannt.[58] Doch wie wirkten die Epidemien genau auf die Gesellschaft? Wer starb wo und wie wurden die Verluste – wenn überhaupt – wie-

50 Die mit vielen Einschränkungen versehene Behauptung von Härtel, dass bei Pestzügen meist 5-15 % Prozent mehr Frauen als Männer starben, ist in ihrer Allgemeinheit nicht haltbar. HÄRTEL, Frauen, S. 74-75. Beispielsweise kam FRANDSEN, Plague, S. 492, zu einer differenzierteren Aussage: »Almost all of my research shows that more women than men died at the beginning of the epidemic, while the death rate among men exceeded that of women toward the end.«

51 TADDEY, Pestepidemie, S. 185-187.

52 RUBI, Grindelwald.

53 LIEBHART, Zeiten, S. 75-90, Karte S. 83.

54 HEINICKE/PUSCHENDORF, Pestepidemie, S. 105-109.

55 ARNDT, Pestepidemie, S. 41-45, 63, 68-69.

56 FRANDSEN, Plague, S. 247-265.

57 SCHWARZ, Pest, S. 36-41, 44-46, 48-53, 56-58.

58 WENDLER, Pest und Pocken, S. 35-72, 235-239.

der ausgeglichen? Am Beispiel des Kirchspiels Suderburg können der Verlauf und die Wirkung von Epidemien auf dem Land nachgezeichnet werden. Es ist für die Seuchenforschung besonders geeignet, weil es nicht nur über bis ins 16. Jahrhundert zurückreichende Kirchenbücher von hoher Qualität verfügt, sondern auch zu den am besten erforschten Gebieten der Region gehört.[59] Zudem besteht es aus unterschiedlichen größeren und kleineren Orten, die näher oder entfernter von wichtigen Überlandverbindungen lagen. Dies ermöglicht vielfältige Untersuchungsansätze.

Das Kirchspiel umfasst die sieben Orte Bahnsen, Graulingen, Hamerstorf, Hösseringen, Oldendorf, Räber und Suderburg. Es liegt etwa 15 km südlich von Uelzen in der zentralen Lüneburger Heide, auf halbem Weg zwischen Hamburg und Hannover (Karten 1.1 und 5.1). Das Kirchspiel bildete den Kern einer Vogtei, des untersten weltlichen Verwaltungsbezirks im Fürstentum Lüneburg. Die Vogtei Suderburg bestand aus den Dörfern der Kirchspiele Eimke, Gerdau, Suderburg und Veerßen sowie der Ortschaft Holxen.[60] Im landwirtschaftlich geprägten Kirchspiel Suderburg dominierten in der frühen Neuzeit die Bauernhöfe. Von der zweiten Hälfte des 16. bis in die zweite Hälfte des 17. Jahrhunderts veränderte sich ihre Anzahl nur wenig (1563, 1564, 1596: 86; 1614: 92; 1664: 87 Höfe). Die Agrarverfassung und vor allem das Meierrecht schützten die bestehenden Betriebe.[61]

Die einzelnen Dörfer unterschieden sich in ihrer Größe und sozialen Zusammensetzung. Mittelpunkt des Kirchspiels war Suderburg, wo die Kirche stand und der Vogt wohnte. Zum kirchlichen Bereich gehörten neben dem Kirchengebäude mit Friedhof das Pfarrhaus, das Pfarrwitwentum sowie die Küsterei. Seit der ersten Erwähnung 1534 ist in Suderburg eine durchgehende Reihe evangelischer Pastoren nachweisbar, die zur ländlichen Oberschicht gehörten. Unter dem Pfarrer Johannes Woning (amtierte 1566-1590) beginnen die erhaltenen Kirchenbücher, die von seinen Nachfolgern Heinrich Moller (amtierte 1591-1638) und Adolf Ahemöller (amtierte 1638-1664) fortgesetzt wurden. Die drei Pastoren waren durch familiäre Beziehungen verbunden: Moller und Ahemöller heirateten jeweils eine Tochter ihres Vorgängers.[62]

59 Oberdieck, Geschichte; Hillmer, Chronik; Hillmer, Geschichte Suderburg; Baumhauer, Wandel; Wendler, Gesellschaft.

60 Es gehörten folgende Orte zur Vogtei: Bahnsen, Bargfeld, Barnsen, Böddenstedt, Bohlsen, Brambostel, Dreilingen, Eimke, Gerdau, Graulingen, Hamerstorf, Hansen, Holthusen, Holxen, Hösseringen, Kl. Süstedt, Klintmühle, Neuhaus, Niebeck, Oldendorf, Räber, Suderburg, Veerßen und Wichtenbeck. Manecke, Beschreibungen, Bd. 2, S. 32-38; Hillmer, Vögte, S. 121.

61 Wendler, Gesellschaft, S. 32-33, 203.

62 Ebd., S. 112-119; Funcke/Fricke, Pastoren, S. 218-219.

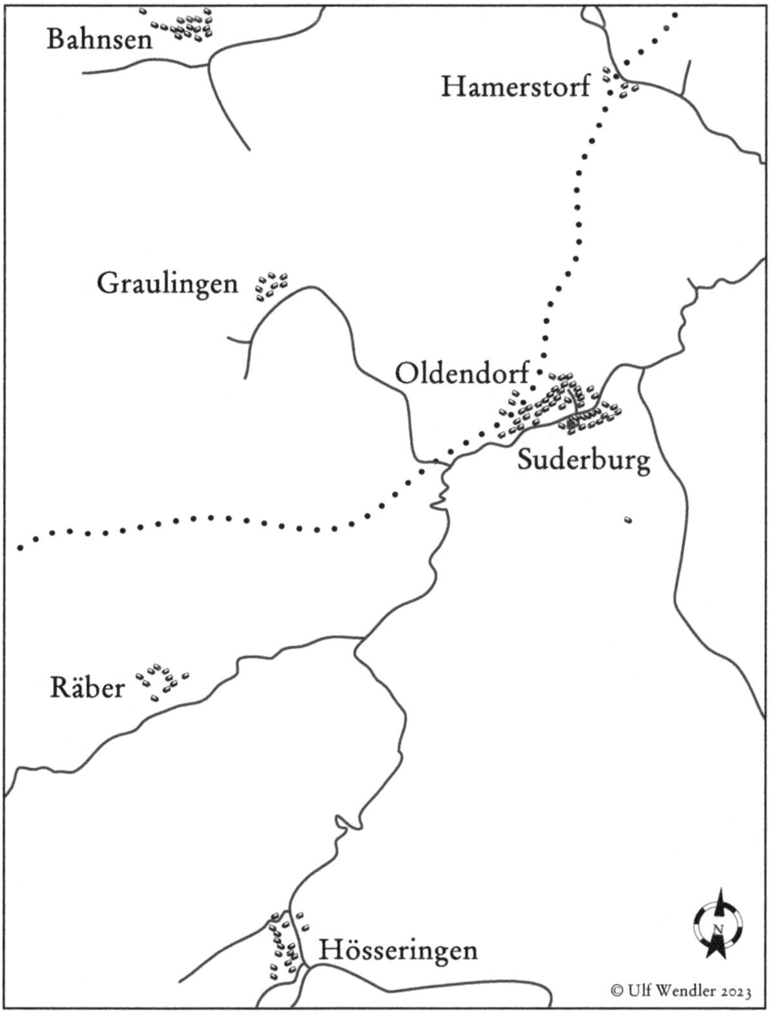

Karte 5.1: Das Kirchspiel Suderburg in einer Umzeichnung der kurhannoverschen Landesaufnahme 1777. Eingezeichnet sind neben den Dörfern die Gewässer (durchgehende Linien) sowie die Poststraße von Hannover nach Uelzen (punktierte Linie); Quelle: LANDESAUFNAHME BLATT 92 HOLDENSTEDT

Der Vogt lebte auf seinem privaten Hof, auf dem er, quasi als Teil seiner Entlohnung, einen Krug, also eine Gastwirtschaft, betreiben durfte. In Suderburg wurde das Amt des Vogts von seinem ersten Nachweis 1521/22 bis in die zweite Hälfte des 17. Jahrhunderts innerhalb einer Familie weitergegeben. Die Vögte gehörten wie die Pastoren der lokalen Oberschicht an.[63]

In Suderburg gab es ein adliges Gut, doch war dieses wie jenes in Bahnsen ein relativ kleines, unbedeutendes Anwesen. Ein Register der Lüneburger Landschaft führte den Wert von 92 Rittergütern des Fürstentums 1677 auf. Suderburg wurde auf 2.000 und Bahnsen auf 2.500 Reichstaler taxiert, womit beide wertmäßig zum unteren Fünftel der Gutsbetriebe gehörten.[64]

Die schmale Oberschicht des Kirchspiels war fast vollständig in Suderburg zu Hause, doch auch diesen Ort prägten die Bauernhöfe. Als größtes Dorf im Kirchspiel bestand es 1614 aus 23 Anwesen, darunter 6 (Voll-)Höfen und 15 Koten. Hier wohnten seit dem 16. Jahrhundert besonders viele Kötner, die nicht allein vom Ackerbau lebten, sondern u.a. ein Handwerk betrieben. Dies ist ein Hinweis darauf, dass Suderburg zentrale Funktionen für das Kirchspiel bzw. die Dörfer der Vogtei erfüllte. Darauf verweisen auch eine Mühle und eine Gastwirtschaft im Ort.

Als zweitgrößtes Dorf des Kirchspiels grenzt Oldendorf unmittelbar südwestlich an Suderburg, sodass eigentlich von einem Doppelort gesprochen werden muss. 1614 bestand das Dorf aus 9 (Voll-)Höfen, 1 Halbhof und 8 Koten, also insgesamt 18 Anwesen. Oldendorf verfügte über 1 Mühle, 2 Gastwirtschaften sowie die einzige Schmiede des Kirchspiels. Auch Oldendorf hatte Zentrumsfunktionen.

4,5 km südlich von Suderburg lag mit Hösseringen der drittgrößte Ort, der aufgrund seiner Hofzahl, seiner Gewerbebetriebe und seiner Anbindung an den Fernverkehr innerhalb des Kirchspiels neben dem zentralen Doppeldorf Suderburg-Oldendorf eine Art Nebenzentrum bildete. Hösseringen bestand 1614 aus 10 (Voll-)Höfen und 4 Koten, darunter 1 Mühle und 2 Krüge. Im nahe gelegenen Wald (Schott) fanden zwischen 1532 und 1652 regelmäßig die Landtage als Ständeversammlungen des Fürstentums Lüneburg statt, was auf die verkehrsgünstige Lage des Ortes hinweist. Der Schott war mit 33 Landtagen der wichtigste Versammlungsort der Stände im 16. und 17. Jahrhundert.[65]

Um 1614 war Bahnsen (4 km nordwestlich von Suderburg) von ähnlicher Größe, aber geringerer Bedeutung. Es umfasste 8 (Voll-)Höfe, 2 Halbhöfe, 3 Koten und das schon erwähnte adlige Gut. Der Ort lag ebenso wie Grau-

63 Wendler, Gesellschaft, S. 159-170.

64 Matrikeln, S. 370-374; Wendler, Gesellschaft, S. 176-179.

65 Hillmer, Geschichte Suderburg, S. 39-40; Scholz, Schott, S. 8-10.

lingen (2,5 km nordwestlich von Suderburg) mit 6 (Voll-)Höfen und 1 Halbhof (1614) abseits der überregionalen Straßen, während Räber (3,5 km südwestlich von Suderburg) mit 6 (Voll-)Höfen und 4 Koten (1614) zumindest teilweise eine Anbindung an den Fernverkehr besaß. Bei den drei Orten handelte es sich um reine Bauerndörfer ohne nennenswertes Gewerbe. So ist auch Hamerstorf zu charakterisieren, der kleinste Ort des Kirchspiels 3 km nördlich von Suderburg. Zwar hatte das Dorf eine verkehrsgünstige Lage, konnte davon aber aufgrund der Nähe von Suderburg und Oldendorf kaum profitieren. 1614 bestand Hamerstorf als vollständig landwirtschaftlich geprägter Ort aus 5 (Voll-)Höfen und 1 Halbhof.[66]

Die Unterschiede zwischen den Dörfern des Kirchspiels resultierten nicht nur aus dem Vorhandensein bestimmter Einrichtungen (z.B. der Kirche) in einzelnen Orten, sondern zu einem wesentlichen Teil aus der Anbindung an die überregionalen Verkehrsstraßen, die das Kirchspiel durchquerten. Diese verschafften wirtschaftliche Möglichkeiten, sodass beispielsweise dank des Fernverkehrs die Gastwirtschaften in Hösseringen und Oldendorf sowie der Krug des Vogts in Suderburg über einen langen Zeitraum bestehen konnten.[67] Doch die überregionalen Straßen erleichterten auch das Eindringen von Krieg und Seuchen in die Dörfer.[68]

Durch Suderburg führte der sogenannten Hessenkarrenweg, der Südniedersachsen mit Lüneburg und Hamburg verband. Diese Straße bildete mindestens bis zur Mitte des 18. Jahrhunderts die wichtigste Fernverkehrsverbindung der Region und verlief von Braunschweig oder Helmstedt über Gifhorn, Gamsen, Gr. Oesingen und Sprakensehl nach Suderburg und von dort auf verschiedenen Trassen über Ebstorf und Melbeck nach Lüneburg und weiter nach Hamburg (Karte 5.2).[69]

66 Zu den Angaben für die Dörfer siehe HILLMER, Geschichte Suderburg, S. 37, 43; ders./SIEBERT, Besitzerfolgen, S. 466-468; WENDLER, Gesellschaft, S. 80-84. Zu den Gastwirtschaften siehe HILLMER, Krugwirtschaften, S. 53-62.

67 WENDLER, Gesellschaft, S. 81-83.

68 Vgl. PLOETZ, Überlandfernverkehr, S. 97.

69 Ebd., S. 108-110; SCHWARZWÄLDER/SCHWARZWÄLDER, Reisen, Bd. 1, S. 63, 154-155, 300, 366, 378-379, 400, 402; BRUNS/WECZERKA, Handelsstrassen, Textband, S. 246-248. In einem Schreiben wurde 1650 der von alters her gebräuchliche Weg für die Fuhrleute im Fernverkehr mit seinen entsprechenden Zollstationen beschrieben: NLA HA, Celle Br. 61a, Nr. 1420, Verzeichnis, o.O. 9.7.1650. Vgl. HILLMER, Natur- und Kulturdenkmäler, S. 111, Anm. 79.

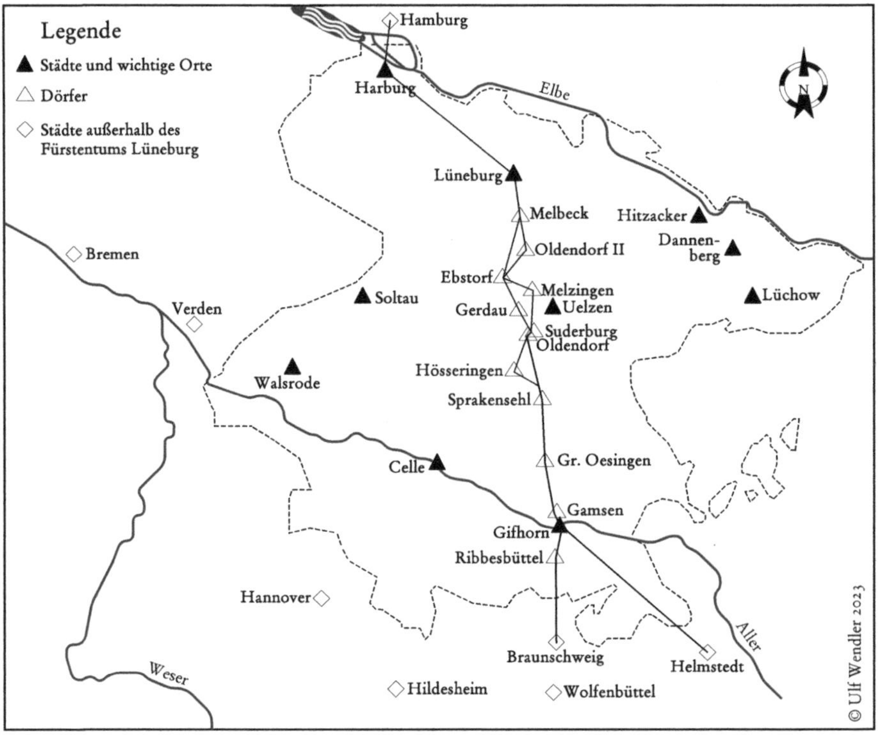

Karte 5.2: Der Hessenkarrenweg. Schematisierte Karte mit den Grenzen des Fürstentums Lüneburg im 17. Jahrhundert; Quelle: HILLMER, *Natur- und Kulturdenkmäler, S. 46-50, 111, Anm. 79;* PLOETZ, *Überlandfernverkehr, S. 108-110;* SCHWARZWÄLDER/SCHWARZWÄLDER, *Reisen, Bd. 1, S. 63, 154-155, 300, 366, 378-379, 400, 402*

Eine Seitenstraße des Hessenkarrenwegs spaltete sich nördlich von Sprakensehl ab, führte nach Hösseringen und mündete kurz vor Suderburg wieder auf den Hauptweg ein (Karte 5.2).[70] Im Dreißigjährigen Krieg entstand ein später »alter Karrenweg« genannter Schleichweg von (Celle bzw. Groß Oesingen?) über Lohe, Dalle, Schelploh, Weyhausen, Hösseringen und Räber nach Suderburg (Karte 5.3), durch den die Fuhrleute in den unsicheren Zeiten die Gefahren auf dem Hessenkarrenweg vermeiden wollten.[71] Der Uelzener

70 PLOETZ, Überlandfernverkehr, S. 108.

71 HILLMER, Natur- und Kulturdenkmäler, S. 57. Stationen des alten Karrenwegs waren auch Lohe bzw. Dalle. Möglicherweise bestand über diese Orte eine Verbindung nach Celle. Dies ist allerdings bei der Darstellung von Hillmer unklar.

Fahrweg, der aber für den Frachtverkehr keine dem Hessenkarrenweg vergleichbare Bedeutung besaß, führte von Celle über Hösseringen und Suderburg nach Uelzen (Karte 5.3).[72] Auch die Trasse von Uelzen nach Lüneburg war für den Frachtverkehr weniger wichtig als die große Fernhandelsstraße.[73]

Angesichts der Lage der Verkehrswege ist es nicht erstaunlich, dass 1634 die Postroute zwischen Braunschweig und Hamburg entlang des Hessenkarrenwegs über Gifhorn, Gr. Oesingen, Suderburg, Ebstorf und Lüneburg verlief. Seit diesem Jahr nahm auch die neu eingerichtete schwedische Feldpost auf dem Weg von Frankfurt nach Hamburg die Route über Suderburg. Für Uelzen war dies ungünstig, musste die Post doch für die Weiterbeförderung nach Suderburg oder Ebstorf geschafft werden. Deshalb versuchte die Stadt, die Postroute nach Uelzen verlegen zu lassen, auch wenn dies einen Umweg bedeutete. Doch dies geschah erst 1700 bzw. 1701.[74]

So hatte der Hessenkarrenweg im 16. und 17. Jahrhundert eine zentrale Stellung sowohl im Fernwarenverkehr als auch bei der Postbeförderung. Dabei war Suderburg eine so bedeutende Station an dieser Straße, dass eine Wegsperre das Umfahren des Dorfs verhinderte.[75] Denn dort wurde ein Zoll erhoben und es gab zu seiner Festlegung eine Waage zum Wiegen von Waren. Diese wurde 1566 im Zusammenhang mit der Pest in Uelzen vom Bodenteicher Amtmann eingerichtet, aber schon drei Jahre später nach Hankensbüttel verkauft. Dennoch existierte anscheinend auch später eine Waage in Suderburg: Sie wurde 1609 direkt erwähnt, und Mitte des 17. Jahrhunderts waren die Einkünfte verpachtet.[76]

Die negativen Folgen der verkehrsgünstigen Lage Suderburgs zeigten sich deutlich während des Dreißigjährigen Kriegs an den Soldaten, die das Kirchspiel durchzogen oder in den Dörfern einquartiert wurden. Teilweise sind die Durchzüge direkt bezeugt (1628, 1631, 1636, 1644), teilweise lassen sie sich durch Begräbnisse und Taufen von Soldaten und ihren Angehörigen erschließen (1626, 1632, 1633, 1636, 1638, 1639, 1641, 1643). Bei den Einquartierungen kam es immer wieder zu »Unfällen« wie 1638, als ein Soldat in Bahnsen einen anderen beim Wechseln von Patronen niederschoss, oder 1643, als ein Bauer in Hösseringen von einem bei ihm einquartierten betrunkenen Soldaten getötet wurde.

72 Ebd., S. 46, 50. 1652 starb entsprechend ein Bauer auf dem Weg von Veerßen (bei Uelzen) nach Celle in Hösseringen. Ders., Geschichte Suderburg, S. 55.

73 Bruns/Weczerka, Handelsstrassen, Textband, S. 247-248.

74 Weinhold, Verlegung, S. 15-33; ders., Feldpost, S. 13-15, 35; Hillmer, Natur- und Kulturdenkmäler, S. 47.

75 Ploetz, Überlandfernverkehr, S. 110.

76 Hillmer, Natur- und Kulturdenkmäler, S. 46-50.

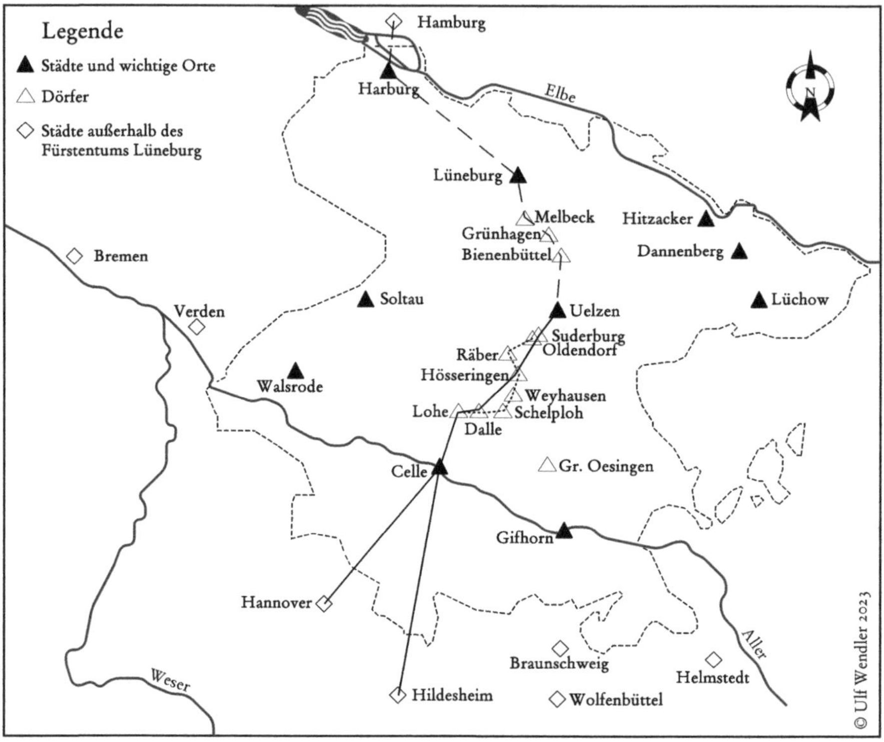

Karte 5.3: Der Uelzener Fahrweg und der alte Karrenweg. Schematisierte Karte mit den Grenzen des Fürstentums Lüneburg im 17. Jahrhundert (durchgezogene Linie: »Uelzener Fahrweg«, punktierte Linie: »alter Karrenweg«, gestrichelte Linie: Weg Uelzen–Lüneburg–Hamburg); Quelle: Bruns/Weczerka, *Handelsstrassen, Textband, S. 247;* Hillmer, *Natur- und Kulturdenkmäler, S. 50, 57;* Ploetz, *Überlandfernverkehr, S. 108-110*

Im Frühjahr und Herbst 1636, im Frühjahr 1638, Ende 1641 und 1642 flohen die Menschen vor den anrückenden Soldaten hinter die schützenden Mauern von Uelzen. Diese Zeit gehört zur schlimmsten des Dreißigjährigen Kriegs in der Lüneburger Heide, weil sich die welfischen Herzöge 1635 aus der Allianz mit den Schweden auf eine bewaffnete Neutralität zurückzogen und wenig später mit den Kaiserlichen ein Bündnis schlossen. Die im Land stehenden schwedischen Truppen verwüsteten daraufhin das Fürstentum Lüneburg und andere welfische Gebiete.

Dabei wurde auch das Kirchspiel Suderburg schwer getroffen. 1636 zerstörten die Schweden das befestigte Adelsgut in Bahnsen und misshandelten einen

Bauern derart, dass er wenig später starb.[77] Gefährlich wurde es auch für den Suderburger Vogt Ising (Lebensdaten unbekannt). Die Vogtei hatte mit den Schweden vereinbart, sich von der Einquartierung mit Geld freizukaufen. Als die Vogteibewohner die Summe nicht entrichteten, wurden nach und nach Soldaten in den Dörfern einquartiert. Doch die Bauern zahlten immer noch nicht, sondern verließen die Höfe, wohnten bei den Nachbarn und überließen die Soldaten in den leeren Häusern sich selbst. Diesen Widerstand beantwortete ein schwedischer Oberst, indem er den Suderburger Vogt ausplündern und entführen ließ. Für 1.200 Reichstaler musste die Vogtei Ising auslösen, davon brachte er selbst 737 Reichstaler auf, die ihm später ersetzt wurden.[78]

Die folgenden Jahre des Dreißigjährigen Kriegs brachten weitere schwere Verheerungen. So starb 1639 ein Bahnser Bauer in seinem von den Schweden angezündeten Haus, und ein anderer wurde zu Tode gefoltert; weitere Gebäude in Bahnsen brannten nieder, das Grab eines Adligen in Suderburg wurde gewaltsam geöffnet und die Küsterei zerstört. Die letzten Jahre des Kriegs kennzeichneten Menschenverluste, schwere Verwüstungen und große wirtschaftliche Belastungen, wobei die verschiedenen Heerführer neben Einquartierungen und Spanndiensten hohe Geldzahlungen verlangten. Den Schlusspunkt dieser Notzeit markierte 1648 ein Brand, dem das halbe Dorf Bahnsen zum Opfer fiel.[79]

Bis zur Mitte des 17. Jahrhunderts sind im Kirchspiel Suderburg keine direkten Eingriffe des Territorialstaates bei epidemischen Krankheiten nachweisbar. Falls es solche Maßnahmen gegeben hat, werden sie sich auf einen Befehl zur Abriegelung beschränkt haben, wie er etwa 1619 für Dreilingen (Landkreis Uelzen) belegt ist. Ein Erlass an die Ämter Ebstorf und Bodenteich sowie die Stadt Uelzen wegen der Pest in dem Ort bestimmte, die Menschen hätten sich »[…] einheimisch [zu] halten, einer den andern notturfftigen Handtreichung [zu] thun, und an andere benachbarte Örtter sich nicht [zu] begeben, damit solche grewliche Plage nicht weiter ausgebreitet und, so viell müglich, gestillet«[80] werden möge. Doch im Allgemeinen sind nicht einmal solche Weisungen – geschweige die Art ihrer Umsetzung – dokumentiert.

Der Mangel an Hinweisen zur Seuchenbekämpfung hängt wohl auch damit zusammen, dass Kirchspiel und Vogtei Suderburg Teil des Amts Bodenteich waren, welches mit 149 Dörfern und isoliert gelegenen Höfen sowie 13 adligen

77 Hillmer, Geschichte Suderburg, S. 49-54; Oberdieck, Geschichte, S. 59-67.

78 Hillmer, Ising-Hof, S. 3-5; ders./Siebert, Besitzerfolgen, S. 236-239; Schulze, Amt, S. 66.

79 Hillmer, Geschichte Suderburg, S. 49-54; ders./Siebert, Besitzerfolgen, S. 469-470.

80 NLA HA, Celle Br. 61a, Nr. 3372, Reskript Celle, 1.7.1619. Vgl. Hillmer, Geschichte Eimke, S. 41.

Gütern zu den größten Verwaltungsbezirken im Fürstentum Lüneburg gehörte.[81] Seit dem Spätmittelalter war das Amt häufig verpfändet, aber erst in der zweiten Hälfte des 16. Jahrhunderts legte die fürstliche Regierung die Pflichten der Pfandherren genauer fest. Die Bodenteicher Pfandinhaber mussten die Lüneburger Polizeiordnung und die anderen herzoglichen Erlasse beachten sowie den Zentralbehörden in Celle Rechenschaft ablegen. Für die Pfandherren wurde die Residenzpflicht eingeführt: Wohnte ein Pfandherr außerhalb des Fürstentums, musste er einen Stellvertreter einsetzen. Mit dem Tod des letzten Pfandinhabers 1654 fiel das Amt an die Herzöge, welche es nicht wieder ausgaben.[82] Bis dahin hatte der frühmoderne Territorialstaat nur eingeschränkte Möglichkeiten, innerhalb dieses Verwaltungsbezirkes zu wirken, was entschiedene Maßnahmen zur Eindämmung von Seuchen erschwert haben wird.

Noch während der Epidemie 1712/13 hatte der absolutistische Staat Mühe, eine Absperrung zu organisieren, über längere Zeit aufrechtzuerhalten sowie die Isolierten über Wochen und Monate mit allem Lebensnotwendigen zu versorgen.[83] Es ist schwer vorstellbar, dass der sich entwickelnde Territorialstaat am Ende des 16. bzw. im frühen 17. Jahrhundert oder gar während des Dreißigjährigen Kriegs im Kirchspiel Suderburg dazu hätte in der Lage sein können.

5.3 Demografie und Krisenjahre

5.3.1 Quellen und Methoden

Im Kirchspiel Suderburg können die Sterblichkeitskrisen vom ausgehenden 16. bis zur Mitte des 17. Jahrhunderts aufgrund der früh einsetzenden, gut geführten und einigermaßen vollständig erhaltenen Kirchenbücher verfolgt werden. In der frühen Neuzeit wurde die gesamte Bevölkerung des Kirchspiels in den Kirchenbüchern erfasst, denn in den sieben Dörfern lebten ausschließlich Lutheraner.[84]

Das erste Suderburger Kirchenbuch beginnt 1575. Von Anfang an wurden neben Taufen auch Heirats- und Begräbniseinträge niedergeschrieben, was in vielen mitteleuropäischen Regionen in dieser frühen Zeit nicht geschah. Alle Datierungen bis zum Jahr 1700 erfolgten nach dem julianischen Kalender.

81 Manecke, Bodenteich, S. 372-391; Schäfer, Chronik, S. 81-86.
82 Brosius, Geschichte, S. 40-63.
83 Wendler, Pestilentz, S. 99-211.
84 Wendler, Gesellschaft, S. 17.

In den nachfolgenden Jahrzehnten führten und überlieferten die Pastoren die Bücher sorgfältig. Bereits im 16. Jahrhundert wurden ungetauft verstorbene, d.h. totgeborene oder weniger als eine Woche alt gewordene Kinder vermerkt – dies spricht für gewissenhafte Aufzeichnungen schon in dieser Zeit. Nur vereinzelt gibt es Lücken: Der Jahrgang 1592 fehlt komplett sowie die Hochzeiten 1575 und 1576, die Begräbnisse 1625 und die Taufen 1626.[85] Erst in der Endphase des Dreißigjährigen Kriegs und in der folgenden Nachkriegszeit traten große Verluste auf. Bei den Taufen fehlen die Jahre 1645-1647 und 1650-1664, bei den Heiraten 1641, 1644-1647, 1649 und 1651-1664 sowie von den Begräbniseinträgen 1640 und 1641, 1644-1646, 1648 und 1650-1664 (vgl. Tabelle 5.3).[86]

Jahr	Taufen	Heiraten	Begräbnisse
1575	19	Lücke	6
1576	17	Lücke	13
1577	14	6	7
1578	24	9	12
1579	17	2	17
1580	23	3	24
1581	18	2	12
1582	9	12	9
1583	12	7	21
1584	21	4	12
1585	13	4	22
1586	14	1	6
1587	12	3	34
1588	15	7	17

85 1626 gab es allerdings eine Totgeburt.
86 HILLMER, Geschichte Suderburg, S. 45.

1589	17	5	16
1590	13	1	3
1591	16	6	9
1592	Lücke	Lücke	Lücke
1593	18	3	11
1594	16	13	17
1595	31	10	27
1596	25	2	21
1597	29	3	37
1598	27	9	21
1599	22	9	73
1600	29	10	12
1601	23	5	8
1602	19	8	10
1603	30	7	12
1604	20	4	14
1605	22	3	6
1606	26	2	23
1607	19	7	26
1608	22	7	10
1609	24	6	10
1610	21	2	18
1611	18	4	20
1612	18	5	12
1613	20	4	16

1614	20	7	21
1615	19	4	13
1616	18	4	13
1617	19	5	11
1618	13	4	14
1619	16	4	9
1620	21	8	16
1621	16	5	13
1622	13	6	17
1623	18	4	29
1624	6	3	34
1625	15	6	Lücke
1626	(1)	1	174
1627	20	23	18
1628	24	12	77
1629	27	7	13
1630	24	6	12
1631	23	11	12
1632	28	1	19
1633	23	6	7
1634	24	7	11
1635	37	2	16
1636	15	2	19
1637	21	2	34
1638	28	3	20

1639	12	5	49
1640	19	8	9
1641	25	Lücke	29
1642	2	5	Lücke
1643	30	3	9
1644	4	3	Lücke
1645	Lücke	Lücke	Lücke
1646	Lücke	Lücke	Lücke
1647	Lücke	Lücke	3
1648	22	6	Lücke
1649	12	Lücke	8
1650	Lücke	5	Lücke
Summe	**1.368**	**373**	**1.373**

Tabelle 5.3: Taufen, Heiraten und Begräbnisse pro Jahr im Kirchspiel Suderburg 1575-1650; Quelle: Personendatei Kirchspiel Suderburg 1575-1650

Insgesamt wurden 1575 bis 1650 in 71 dokumentierten Jahren 1.368 Taufen sowie in 68 Jahren 373 Hochzeiten und 1.373 Begräbnisse im Suderburger Kirchenbuch verzeichnet (Tabelle 5.3). Die Bevölkerungsbilanz dieser Zeit war also leicht negativ. Durchschnittlich wurden pro Jahr 19,3 Kinder getauft, 5,5 Paare getraut und 20,2 Menschen begraben.[87] Die Mittelwerte besagen wenig, denn kennzeichnend für die Demografie am Ende des 16. und in der ersten Hälfte des 17. Jahrhunderts waren starke Schwankungen bei den Taufen, Heiraten und Begräbnissen (Tabelle 5.3, Abbildungen 5.2-5.5).[88]

Die einfachste Auswertung von Kirchenbüchern in Bezug auf Epidemien ist die monats- oder wochenweise Auszählung der Toten (vgl. Tabellen 5.4 und 5.5). Solche Analysen liegen für Suderburg 1599 und 1626 teilweise vor.[89] Die

87 Personendatei Kirchspiel Suderburg 1575-1650.

88 Wendler, Gesellschaft, S. 209-210.

89 Woehlkens, Pest, S. 106-107, 112, Abb. 23 (nach S. 88), Abb. 29 (nach S. 88).

aggregative Methode der Auszählung von Taufen, Hochzeiten und Begräbnissen soll im Folgenden umfassender eingesetzt werden, um die entscheidenden demografischen Strukturen im Untersuchungszeitraum herauszuarbeiten. Mit der Methode der Familienrekonstitutionen, bei der alle mit einem Ehepaar verbundenen Taufen, Hochzeiten und Begräbnisse zusammengestellt werden, lassen sich weitere Einblicke in das demografische Geschehen gewinnen.

Wichtige genealogische Publikationen ermöglichten die Familienrekonstitutionen für das Kirchspiel Suderburg. Die Angaben der bis 1710 reichenden ältesten Kirchenbücher verkartete Rolf Hillmer systematisch und veröffentlichte die darauf beruhenden Familienrekonstitutionen der Bauernfamilien zusammen mit Hans Siebert.[90] Weitere Nachweise Suderburger Familien des 16. und 17. Jahrhunderts enthalten zudem diverse genealogische Aufsätze Hillmers.[91] Diese Arbeiten bieten eine Grundlage, die Verwandtschaftsverhältnisse der meisten Personen des Kirchspiels zu klären. Doch weder im Ortsfamilienbuch von Hillmer und Siebert noch in den Aufsätzen von Hillmer sind sämtliche Einwohner verzeichnet. Während die Hofbesitzerfamilien nahezu vollständig aufgeführt werden, sind bei den nichtbäuerlichen Schichten Lücken vorhanden. Daher waren für dieses Buch alle Angaben zu überprüfen und durch weitere Forschungen bei der Erstellung der unten angeführten beiden Excel-Dateien zu ergänzen. Die fehlenden Familien und Personen wurden hinzugefügt sowie die falschen Zuordnungen beseitigt und die häufigen Druckfehler korrigiert.

Die in Kirchenbüchern und Literatur enthaltenen genealogischen Informationen bilden die Grundlage für zwei umfangreiche Excel-Dateien, welche für die vorliegende Studie erstellt wurden. Die »Familiendatei Kirchspiel Suderburg 1575-1650« erfasst 422 zwischen 1575 und 1650 im Kirchspiel Suderburg lebende Paare. Für die Konstituierung der Paare ist es gleichgültig, ob sie in Suderburg oder außerhalb geheiratet haben, oder – im Fall der Eltern unehelicher Kinder – ob es überhaupt zu einer Eheschließung kam. Die Datei enthält die Namen der Brautleute, Herkunftsorte und Heiratsdaten sowie Angaben zu Tauf- und Begräbnisterminen (Geburts- und Todesdaten wurden nur selten genannt), zu den Herkunfts- und Todeshöfen und deren Größe,[92] zu Erst- oder Mehrfachehen, zu Beruf und sozialer Stellung. Zudem werden Informationen zu allen Kindern aufgeführt, die aus den Beziehungen hervorgingen. Die »Personendatei Kirchspiel Suderburg 1575-1650« umfasst 2.384 Menschen.

90 HILLMER/SIEBERT, Besitzerfolgen.

91 HILLMER, Rittmeisterhof, S. 44-49; ders., Ising-Hof, S. 1-14, 77-100, 137-147; ders., Achtelhof Nr. 14, S. 68-73; ders., Stoltenhof, S. 37-45, 73-85; ders., Vögte, S. 121-181.

92 Aufgrund der im Kontributionskataster von 1740 angegebenen Einsaat lassen sich im Kirchspiel die Groß- und Kleinbauernhöfe genau unterscheiden, während die Hofbezeichnungen in den Quellen nur grobe Anhaltspunkte liefern. WENDLER, Gesellschaft, S. 33.

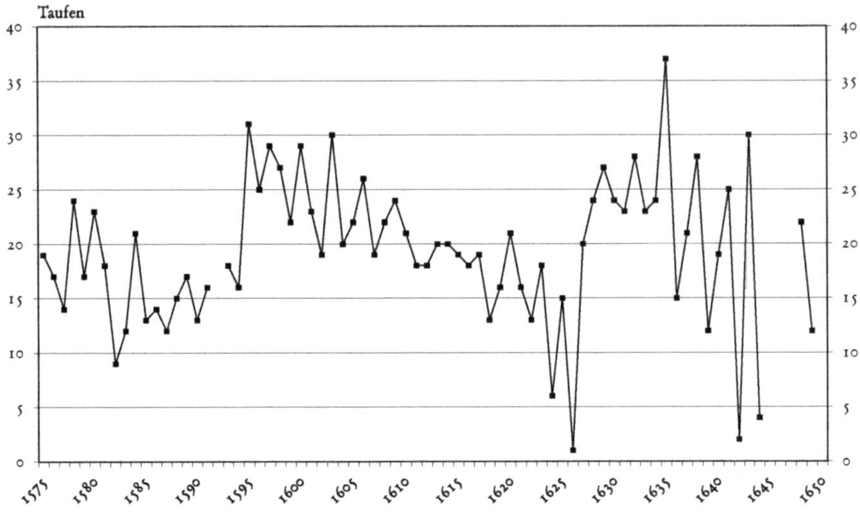

Abb. 5.2: Taufen im Kirchspiel Suderburg 1575-1650; Quelle: Personendatei Kirchspiel Suderburg 1575-1650 (vgl. Tabelle 5.3)

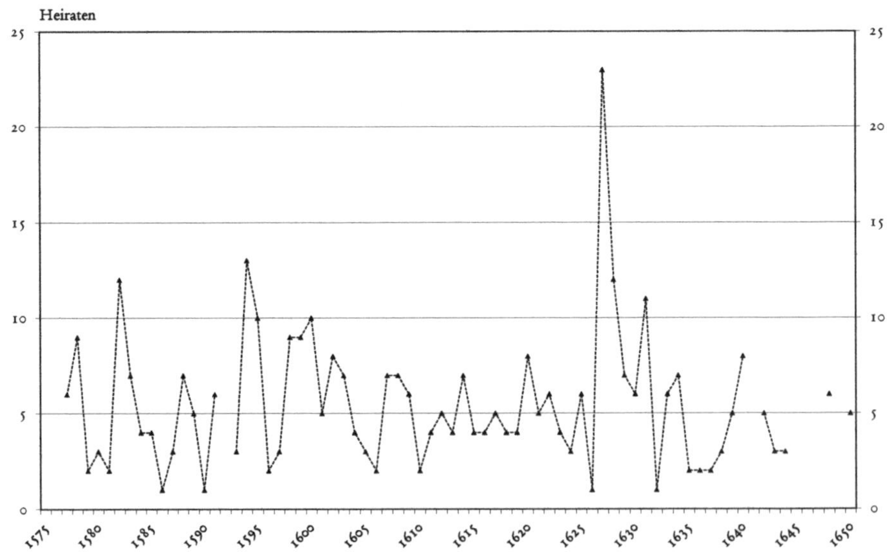

Abb. 5.3: Heiraten im Kirchspiel Suderburg 1575-1650; Quelle: Personendatei Kirchspiel Suderburg 1575-1650 (vgl. Tabelle 5.3)

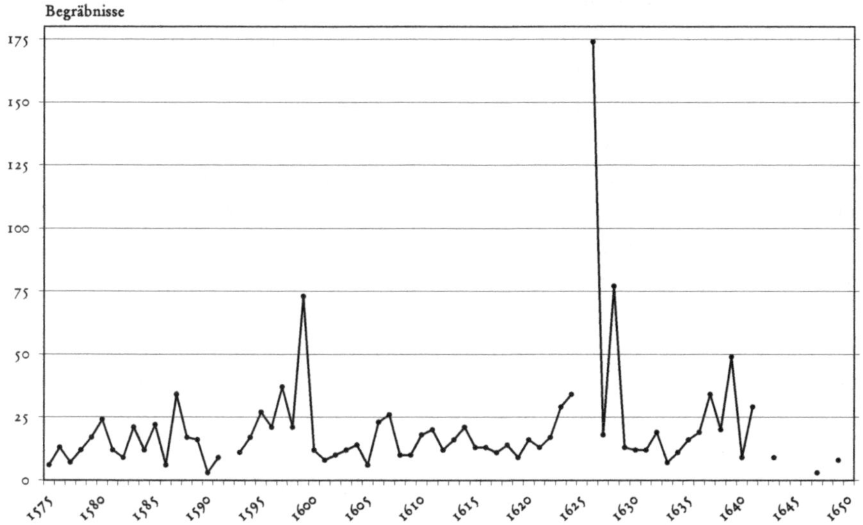

Abb. 5.4: Begräbnisse im Kirchspiel Suderburg 1575-1650; Quelle: Personendatei Kirchspiel Suderburg 1575-1650 (vgl. Tabelle 5.3)

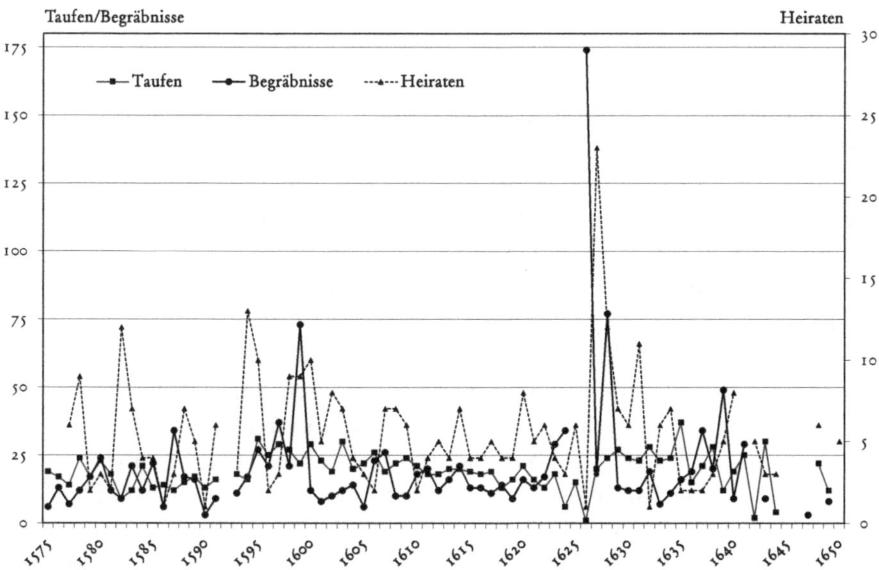

Abb. 5.5: Taufen, Heiraten und Begräbnisse im Kirchspiel Suderburg 1575-1650; Quelle: Personendatei Kirchspiel Suderburg 1575-1650 (vgl. Tabelle 5.3)

In ihr werden alle Taufen und Begräbnisse der in den Suderburger Kirchenbüchern erwähnten Personen mit Namen, Taufdatum, Herkunftsort, ehelicher bzw. unehelicher Geburt, Begräbnisdatum und letztem Wohnort zwischen 1575 und 1650 aufgeführt. Dazu kommen ergänzende Angaben zu Geburts- und Todeshof mit Größe dieses Anwesens, Beruf, Eheschließung, Zugehörigkeit zu einer Schicht, Familienstand beim Zeitpunkt des Begräbnisses usw.

Leider enthalten die Begräbnisverzeichnisse in dieser Zeit keine Altersangaben, und bei vielen Personen fehlen die Tauftermine. Um zumindest eine grobe Einteilung vornehmen zu können, werden in diesem Buch die unter 20-jährigen Kinder und Jugendlichen von den über 20-jährigen Erwachsenen unterschieden. Denn fehlende direkte Angaben bedeuten nicht, dass keine Hinweise auf das Alter vorliegen: Bei einer ganzen Reihe von Personen ist bekannt, dass sie mindestens einmal verheiratet waren bzw. sogar der bzw. die genauen Eheschließungstermine. In dieser Zeit lag das durchschnittliche Heiratsalter für Männer bei 28-29 und für Frauen bei 23-27 Jahren.[93]

Man geht daher nicht fehl in der Annahme, dass die Ehegatten bei der Hochzeit mindestens 20 Jahre alt waren. Auch für die unter 20-Jährigen lassen sich einige deutliche Hinweise finden. Da sind die Dienstjungen, die auf jeden Fall jünger als 20 waren. Eine weitere Gruppe unter 20-Jähriger waren Töchter und Söhne aus Familien des Kirchspiels Suderburg, deren Geburtsdatum zwar nicht bekannt ist, bei denen aber der Heiratstermin der Eltern noch nicht zu weit zurücklag. Uneheliche Geburten waren im Kirchspiel wie in der ganzen Region in dieser Zeit selten. Nicht ungewöhnlich waren aber voreheliche Konzeptionen, was dazu führte, dass zahlreiche Bräute schwanger heirateten (oder das Kind sogar schon kurz vor der Hochzeit zur Welt kam). Um bei der Erstellung der Personendatei sicherzugehen, dass ein Verstorbener jünger als 20 Jahre war, durften zwischen Eheschließung seiner Eltern und seinem Tod nicht mehr als 19 Jahre vergangen sein.

Eine große Schwierigkeit bei der Analyse ist die Bestimmung der Einwohnerzahl zu einem festgelegten Zeitpunkt. Deshalb ist die Personendatei so aufgebaut, dass eine Art Volkszählung vorgenommen werden kann. Das Konzept der simulierten Volkszählung hat Urspeter Schelbert entwickelt. Dabei wird das Datenmaterial für die Möglichkeit bearbeitet, in jedem gewünschten Jahr zum Stichtag 1. Juli eine Volkszählung durchzuführen. Dies ist nur bei einer Rekonstitution aller Familien eines Untersuchungsgebiets möglich.[94] Der Vorteil der simulierten Volkszählungen liegt nicht nur darin, die Bevölkerungszahl genauer zu bestimmen, sondern auch im Idealfall Aussagen zur Zusammenset-

93 Wendler, Gesellschaft, S. 34, 45, 51.

94 Schelbert, Bevölkerungsgeschichte, S. 62-66.

zung der lokalen Population (Geschlecht, Alter usw.) zu ermöglichen. Dies ist insbesondere im Zusammenhang mit den Auswirkungen von Seuchen auf die Bevölkerungsstruktur von großer Bedeutung, doch leider reicht das Quellenmaterial im Kirchspiel Suderburg nicht aus, um solche Aussagen zu erzielen.

In Bezug auf Suderburg wurden große Anstrengungen unternommen, für eine simulierte Volkszählung alle am 1. Juli eines Jahres im Kirchspiel lebenden Personen zu identifizieren. Dabei konnten z.B. auch nur indirekt nachweisbare Einwohner wie Ehefrauen erfasst werden, von denen zwar weder Tauf- noch Heirats- oder Begräbnisdaten bekannt waren, die sich aber über einen bestimmten Zeitraum als Mütter von Kindern belegen lassen.

Die Ergebnisse der Volkszählungen sind umso verlässlicher, je länger die Kirchenbücher geführt werden. Etwa zwanzig Jahre nach dem Beginn der Kirchenbuchführung sollen virtuelle Volkszählungen grundsätzlich brauchbare Ergebnisse liefern. Im Kirchspiel Suderburg verringert sich die Genauigkeit dann in den 1630er Jahren wieder und nach 1641 führen die fehlenden Jahrgänge in den Kirchenbüchern zu großen Unterregistrierungen.[95]

Es liegt vor allem an dem fehlenden Nachweis von Frauen sowie von Kindern und Jugendlichen, dass sich bei den Volkszählungen nicht alle Personen erfassen ließen. Mit den Angaben der Kirchenbücher ist es schwieriger, die Lebensdauer von Frauen als diejenige von Männern zu bestimmen, denn vielfach wird der genaue Name der Frauen nicht genannt, sondern nur vom Begräbnis der »alten NN« gesprochen oder von der »Frau des NN«. So ist besonders in den ersten Jahren nach Einsetzen der Kirchenbücher die Familienzugehörigkeit vieler Frauen nicht zu bestimmen. Bei Männern wird dagegen der volle Name häufiger angeführt und damit eine Einordnung erleichtert.

Als ein unlösbares Problem hat sich die massive Unterregistrierung von Kindern und Jugendlichen erwiesen. So können im Kirchspiel Suderburg getaufte Kinder nicht berücksichtigt werden, wenn sie vor ihrer Heirat das Kirchspiel dauerhaft verließen oder ledig blieben und außerhalb des Kirchspiels starben oder sie während der Lücken in den Kirchenbüchern heirateten bzw. starben. Dies führt dazu, dass vermutlich die Hälfte der Kinder und Jugendlichen zwar in der Personendatei auftauchen, aber bei den simulierten Volkszählungen nicht einbezogen werden, weil es keine weiteren Angaben zu ihnen gibt.[96]

Aufgrund der Ergebnisse der simulierten Volkszählung kann die Einwohnerzahl nicht verlässlich ermittelt werden. Daher wurde ein anderer Weg eingeschlagen. Recht genau ließ sich die Zahl der Männer über 20 Jahre bestimmen und wurde daher als Ausgangspunkt für eine Schätzung genom-

95 Personendatei Kirchspiel Suderburg 1575-1650.

96 Vgl. zu diesem Problem Gehrmann, Methoden, S. 718.

men. Zwar ist in der Region ein gewisser Männerüberschuss in späterer Zeit nachweisbar,[97] doch im 16. und 17. Jahrhundert ist von einem ausgeglichenen Geschlechtsverhältnis auszugehen, wie es sich bei den Angaben zu den Begräbnissen zeigt (Tabelle 6.29). So kann vermutet werden, dass die Zahl der Frauen derjenigen der Männer entsprach. Schwieriger ist es, den Anteil der unter 20-Jährigen an der Gesamtbevölkerung zu bestimmen. In der ersten Hälfte des 19. Jahrhunderts, als erstmals verlässliche Daten für die Region vorliegen, lag der entsprechende Anteil bei 43-44%. Vermutlich ist dies für das 16. und 17. Jahrhundert ein etwas zu hoher Prozentsatz. Daher wird zur Bestimmung der Einwohnerzahl davon ausgegangen, dass die erwachsenen Männer 30%, die über 20-jährigen Frauen ebenfalls 30% sowie die Kinder und Jugendlichen bis 20 Jahre 40% der Bevölkerung ausmachten.

Laut der simulierten Volkszählung – geschätzt aufgrund der über 20-jährigen Männer – lebten im Kirchspiel im Jahrzehnt 1591-1600 durchschnittlich 641, 1601-1610 769 und 1611-1620 771 Menschen. Im Dreißigjährigen Krieg wohnten hier nur noch 633 (1621-1630) und schließlich 547 Menschen (1631-1640, vgl. Abbildung 5.6). Die Bevölkerungszahlen für 1591-1600 und 1631-1640 sind vermutlich etwas zu niedrig.[98] Aufgrund der geschätzten Bevölkerung kann die Bruttosterbezahl in Krisenjahren angegeben werden. Mit dieser Maßzahl werden die Todesfälle innerhalb eines Zeitraumes bezogen auf eine mittlere Bevölkerung von 1.000 Personen berechnet.[99]

Auch über die Verteilung der Menschen im Kirchspiel auf die einzelnen Dörfer lassen sich Aussagen treffen, denn bei den meisten Begräbnissen und bei vielen Taufen wurden die Herkunftsorte der Verstorbenen bzw. Getauften angegeben. Danach lebten im Untersuchungszeitraum von den Kirchspielbewohnern 26% in Suderburg, 21% in Oldendorf, 16% in Hösseringen, je 11% in Bahnsen und Räber sowie je 8% in Graulingen und Hamerstorf.[100] Die weitgehend übereinstimmenden Zahlen bei den Begräbnissen und Taufen geben einen Hinweis auf die Verteilung der Bevölkerung. Es ist aber zu berücksichtigen, dass in Hamerstorf, Hösseringen, Oldendorf und Suderburg durch Seuchen besonders viele Menschen starben und zum Ausgleich auch geboren wurden. Doch ein ähnliches Ergebnis ergibt sich durch die Familienrekonstitution: 29% der erfassten Ehepaare lebten in Suderburg, 18% in

97 WENDLER, Pest und Pocken, S. 211-214.

98 Personendatei Kirchspiel Suderburg 1575-1650. Vgl. die deutlich zu niedrigen Schätzungen bei WENDLER, Gesellschaft, S. 27. Nach der frühesten Zählung von 1755 wohnten 911 Personen in den sieben Dörfern. Kka. Ue., Rep. 1-112, Parochialliste 1755; WENDLER, Gesellschaft, S. 30.

99 ESENWEIN-ROTHE, Einführung, S. 206.

100 Personendatei Kirchspiel Suderburg 1575-1650.

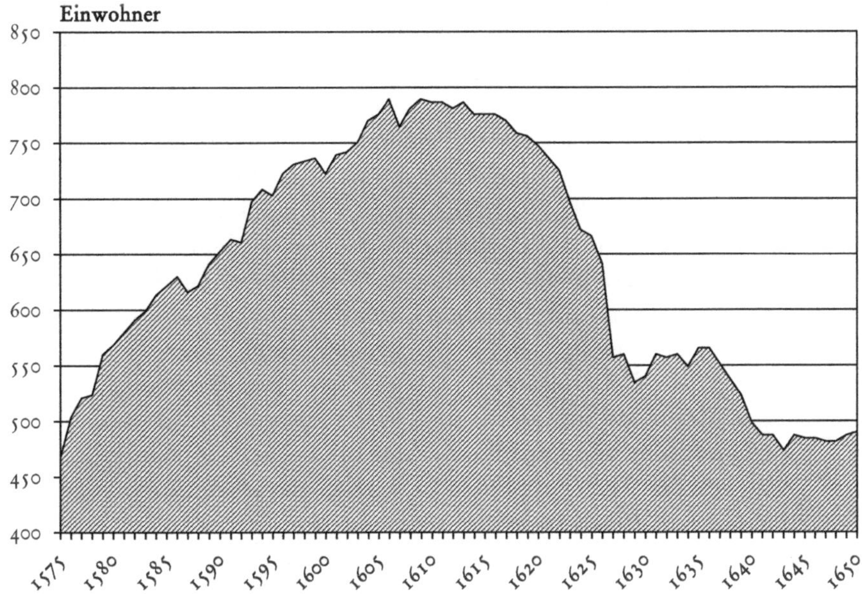

Abb. 5.6: Die Entwicklung der Gesamtbevölkerung geschätzt aufgrund der nachweisbaren Männer über 20 Jahre; Quelle: Personendatei Kirchspiel Suderburg 1575-1650

Oldendorf, 15 % in Hösseringen, 14 % in Bahnsen, 9 % in Räber sowie je 7 % in Graulingen und Hamerstorf.[101] Es kann daher davon ausgegangen werden, dass knapp die Hälfte der Bevölkerung in Oldendorf und Suderburg, rund ein Drittel in Hamerstorf, Hösseringen und Räber sowie ein Fünftel in Bahnsen und Graulingen wohnten.

Die Quellen ermöglichen auch die Rekonstruktion der Topografie der Dörfer des Kirchspiels um 1600, weil der Bestand der Bauernhöfe durch das Meierrecht und die geschlossene Vererbung gesichert war (vgl. Kapitel 4.1). Über einen langen Zeitraum besonders stabil blieben die Besitzverhältnisse innerhalb der Dörfer mit den Hofstellen als den Mittelpunkten der bäuerlichen Betriebe. Die Hofstellen, auf denen die Bauernhäuser und die dazugehörigen Nebengebäude von einem Stück Hofland umgeben waren, gliederten den Dorfkern. Sie befanden sich im Besitz der Bauern, Gemeineigentum waren im Dorf nur Straßen, Wege und Plätze, deren Form die Hofstellen vorgaben. Auf den Hofflächen konnten die Bauern ihre Wohnhäuser erbauen, wo es ihnen am besten schien. Doch eine Verlegung des Bauernhauses oder

101 Ebd.

gar der Hofstelle in einen anderen Bereich des Dorfs war unter normalen Umständen kaum möglich. Nur nach einem großen Dorfbrand wie 1648 in Bahnsen konnten die Grundstücke innerhalb der Dörfer neu gegliedert werden.[102]

Karten bieten erst am Ende des 18. und im 19. Jahrhundert Aufschluss über die Lage der Hofstellen. Doch aufgrund der stabilen Dorfstrukturen geben sie deutliche Hinweise, wo die Hofstellen zwei Jahrhunderte früher lagen. 1777 wurde das Kirchspiel im Rahmen der kurhannoverschen Landesaufnahme vermessen.[103] Auf diesen Plänen sind die Wohnhäuser (und teilweise Nebengebäude) und meistens die Hofbereiche zu erkennen, weil die Vermesser die Höfe zu zählen und auf den Karten zu vermerken hatten. In den Karten wurden neben den Bauernhöfen u.a. die Fluss- und Bachläufe sowie das Straßen- und Wegenetz eingezeichnet.[104] Mit einem viel größeren Maßstab als bei der kurhannoverschen Landesaufnahme bilden Verkoppelungskarten des 19. Jahrhunderts die Dörfer ab. Diese Vermessungen entstanden in den Orten des Kirchspiels Suderburg zwischen 1827 und 1870.[105]

Aufgrund dieser Karten konnten für dieses Buch die Grundrisse aller Dörfer des Kirchspiels Suderburg um 1600 schematisch rekonstruiert werden, wobei auf den entsprechenden Karten 6.1-6.16 die Wasserläufe, Straßen und Wege dem Zustand von 1777 entsprechen. Überprüfen lassen sich die Ergebnisse anhand eines Registers von 1614, einem Verzeichnis der Grundherren der Bauern, bei dessen Erstellung die Beamten von Haus zu Haus gingen.[106] Die schriftliche Quelle bestätigt die aus den Karten ermittelte Topografie der Dorfkerne. Beim Dorfgrundriss von Bahnsen müssen allerdings Vorbehalte angebracht werden, weil 1648 die Höfe 2, 4, 6, 14, 15 und 17 (Gut) abbrannten. Eventuell wurde in diesem Dorfteil nach dem Brand die Lage

102 Vgl. zum Bahnser Brand HILLMER, Geschichte Suderburg, S. 54.

103 LANDESAUFNAHME BLATT 92 HOLDENSTEDT. Die Kartenausschnitte mit dem Kirchspiel Suderburg sind in Farbe und in einem großen Maßstab abgedruckt bei WENDLER, Gesellschaft, Vorsatzblätter.

104 BAUER, Landesaufnahme, S. 23-32.

105 Bahnsen (1831/32), Graulingen (1838/39), Hamerstorf (1827), Hösseringen (1870), Oldendorf (1844/45), Räber (1854/55) und Suderburg (1839). Am einfachsten sind die Karten mit Bezug auf die Verhältnisse 1986 greifbar bei HILLMER/SIEBERT, Besitzerfolgen, vor S. 1, 94, 125, 159, 234, 313, 353. Zu Hösseringen vgl. BAUMHAUER, Wandel, S. 30, hinteres Vorsatzblatt.

106 NLA HA, Hann. 74 Oldenstadt, Nr. 45, S. 35-39, Namen der Hauswirte im Gericht Suderburg was ein jeder für Gutsherren hat ao. 1614. Abdruck bei HILLMER/SIEBERT, Besitzerfolgen, S. 466-468. In späteren Erhebungen geschah dieses nicht mehr: Die Reihenfolge der Höfe folgt keinem erkennbaren System oder die Höfe wurden nach der Hofqualität geordnet.

	Taufen		Heiraten		Begräbnisse											
	1575-1650		1575-1650		1575-1650 (ohne 1597, 1599, 1626, 1628, 1639)		1597		1599		1626		1628		1639	
Monat	Anzahl	in %	Anzahl	in %	Anzahl	in %	Anzahl	in %	Anzahl	in %	Anzahl	in %	Anzahl	in %	Anzahl	in %
Jan.	128	9,36	19	4,50	104	10,80	2	5,41	0	0,00	2	1,15	1	1,30	1	2,04
Feb.	112	8,19	9	2,13	95	9,87	0	0,00	1	1,37	12	6,90	1	1,30	10	20,41
März	149	10,89	2	0,47	123	12,77	2	5,41	5	6,85	11	6,32	1	1,30	5	10,20
April	79	5,77	16	3,79	80	8,31	3	8,11	0	0,00	9	5,17	10	12,99	1	2,04
Mai	106	7,75	16	3,79	66	6,85	8	21,62	2	2,74	1	0,57	5	6,49	2	4,08
Juni	84	6,14	12	2,84	67	6,96	0	0,00	2	2,74	4	2,30	7	9,09	3	6,12
Juli	109	7,97	20	4,74	36	3,74	1	2,70	0	0,00	1	0,57	29	37,66	17	34,69
Aug.	108	7,89	7	1,66	51	5,30	0	0,00	17	23,29	7	4,02	10	12,99	3	6,12
Sept.	110	8,04	8	1,90	59	6,13	12	32,43	30	41,10	62	35,63	7	9,09	0	0,00
Okt.	130	9,50	52	12,32	88	9,14	4	10,81	12	16,44	47	27,01	5	6,49	4	8,16
Nov.	130	9,50	123	29,15	88	9,14	2	5,41	1	1,37	11	6,32	0	0,00	0	0,00
Dez.	103	7,53	11	2,61	82	8,52	3	8,11	3	4,11	7	4,02	1	1,30	3	6,12
unbekannt	20	1,46	127	30,09	24	2,49	-	-	-	-	-	-	-	-	-	-
Summe	**1.368**	**100,00**	**422**	**100,00**	**963**	**100,00**	**37**	**100,00**	**73**	**100,00**	**174**	**100,00**	**77**	**100,00**	**49**	**100,00**

Tabelle 5.4: Taufen, Heiraten und Begräbnisse pro Monat im Kirchspiel Suderburg 1575-1650; Quelle: Personendatei Kirchspiel Suderburg 1575-1650

der Hofstellen geändert.[107] Die Nummerierung der Höfe des Kirchspiels Suderburg erfolgt nach den im 18. Jahrhundert eingeführten dorfweisen Brandkassennummern.[108]

Die Aufenthaltsorte der Bevölkerung lassen sich aufgrund der sozialen Verhältnisse teilweise rekonstruieren, obwohl es kein Einwohnerverzeichnis aus dem 16. oder 17. Jahrhundert gibt. Zur Bewirtschaftung eines Bauernhofs war ein Ehe- und Arbeitspaar mit seinen Kindern notwendig. Die ältere Hauswirtegeneration, die Altenteiler, lebten ebenfalls auf dem Hof, und zwar überwiegend im gleichen Wohnhaus wie das Ehe- und Arbeitspaar. Bei Bauernkindern kann davon ausgegangen werden, dass Jungen und Mädchen unter vierzehn Jahren zu Hause blieben, um bei der Arbeit zu helfen. Danach verdingten sich zahlreiche Söhne und Töchter als Knechte und Mägde. Früher verließen die Kinder der landlosen Einwohner die elterliche Familie und arbeiteten zumindest teilweise etwa ab dem neunten Lebensjahr auf Bauernhöfen als Dienstjungen und -mädchen.[109] Wo sich in den Seuchenjahren die Landlosen (meistens nichterbende Nachkommen von Bauern) sowie die Söhne und Töchter von Bauern über vierzehn Jahre aufhielten, ist nicht anzugeben. Teilweise wird bei ihrem Tod der Sterbeort genannt – in der Regel ihr Heimatdorf –, doch ist es nicht sicher, dass sie auf dem elterlichen Hof wohnten. Daher wurden diese Fälle als nicht sicher lokalisierbar betrachtet.[110]

Eine wichtige Frage bei frühneuzeitlichen Mortalitätskrisen ist, ob sie als Folge von Missernten auftraten, denn in der Literatur wird häufig ein enger Zusammenhang zwischen Sterblichkeitskrisen und Unterernährung hergestellt (vgl. Kapitel 3.1). Eine indirekte Möglichkeit, die Beziehung zwischen Seuchen und Subsistenzkrisen am Suderburger Beispiel zu überprüfen, bieten die seit der Mitte des 16. Jahrhunderts überlieferten Roggenpreise aus Uelzen und Lüneburg (Abbildung 4.1).

Zur Analyse der Sterblichkeit werden neben der Einteilung in Monate (Tabelle 5.4) häufig Kalenderwochen (Tabelle 5.5) verwendet, weil dadurch präzisere Einblicke möglich sind.[111] In der Epidemiologie wird als Tag 1 einer

107 Hillmer, Geschichte Suderburg, S. 54.

108 Vgl. ebd., S. 58-59.

109 Vogtherr, Geschichte, S. 223-226.

110 Vgl. zu diesen Mustern Wendler, Gesellschaft, S. 35-62; Vogtherr, Geschichte, S. 188-229.

111 Woehlkens, Pest, S. 55. »L'étude d'une typologie de la crise de l'épidémie causée par la peste ne peut toutefois se limiter à l'examen du mouvement mensuel des décès. Le travail de E. Woehlkens, qui a fait oeuvre de pionnier à cet égard, a montré tout l'intérêt d'un cadre chronologique plus court, la semaine.« Bruneel, Mortalité, Bd. 1, S. 481. Vgl. auch ebd., S. 481, Anm. 38. Twigg, Black Death, S. 193: »[…] the monthly total

Seuche der Tag der Infektion des ersten Opfers betrachtet, doch ist dies bei den Unklarheiten über die Krankheiten in der frühen Neuzeit nicht möglich. Tag 1 einer Epidemie ist im Folgenden der Begräbnistermin des ersten Seuchentoten; die Krankheit endet mit dem Begräbnistermin des letzten Opfers. Zwischen Todes- und Begräbnistermin wird im Folgenden kein Unterschied gemacht, da diese in der Regel nahe beieinanderlagen und sich während der Seuchenzüge wahrscheinlich noch weiter annäherten.[112]

Kalenderwoche	1597	1599	1626	1628	1639	Krisenjahre insgesamt (1597, 1599, 1626, 1628, 1639)	Normaljahre
1	0	0	0	1	1	2	15
2	2	0	2	0	0	4	20
3	0	0	0	0	0	0	28
4	0	0	0	0	0	0	30
5	0	0	1	0	0	1	27
6	0	0	2	0	4	6	21
7	0	0	1	0	3	4	23
8	0	1	5	0	2	8	26
9	1	1	5	1	0	8	20
10	1	3	4	0	3	11	27
11	0	1	1	0	0	2	35
12	0	0	2	0	1	3	32
13	0	0	4	1	2	7	20
14	0	0	1	1	0	2	24
15	0	0	1	1	0	2	22
16	1	0	3	0	1	5	19

of burials [...] may be useful in some treatments but in the case of epidemics a shorter time unit is essential.« Auch Frandsen, Plague, und Schlenkrich, Gevatter, benutzen Kalenderwochen zur Analyse.

112 Woehlkens, Pest, S. 68.

17	3	0	2	3	0	8	11
18	2	1	0	5	0	8	13
19	3	1	0	3	0	7	23
20	1	0	1	2	1	5	10
21	1	0	0	0	1	2	16
22	0	0	1	0	0	1	10
23	0	0	0	1	0	1	21
24	0	1	2	2	0	5	12
25	0	0	0	3	3	6	16
26	0	1	2	1	0	4	13
27	0	0	0	2	1	3	4
28	1	0	0	5	10	16	8
29	0	0	0	5	3	8	11
30	0	0	0	12	3	15	5
31	0	0	0	6	2	8	14
32	0	0	0	4	0	4	9
33	0	4	0	4	1	9	17
34	0	5	0	1	0	6	11
35	0	12	8	0	0	20	14
36	3	7	6	3	0	19	11
37	1	9	14	1	0	25	8
38	5	6	20	1	0	32	18
39	3	4	22	2	0	31	17
40	3	4	17	1	0	25	19
41	1	5	14	2	2	24	19
42	0	1	3	0	2	6	24
43	0	0	5	1	0	6	21
44	0	3	12	0	0	15	18
45	0	0	1	0	0	1	16
46	2	0	3	0	0	5	16
47	0	0	0	0	0	0	25
48	0	1	2	0	0	3	20
49	0	2	3	1	2	8	25

50	1	0	3	0	1	5	24
51	0	0	1	0	0	1	16
52	2	0	0	0	0	2	9
53	0	0	0	0	0	0	4
unbekannt	0	0	0	1	0	1	26
Summe	**37**	**73**	**174**	**77**	**49**	**410**	**963**

Tabelle 5.5: Begräbnisse pro Kalenderwoche im Kirchspiel Suderburg 1575-1650 (n = 1.373); Quelle: Personendatei Kirchspiel Suderburg 1575-1650

5.3.2 Die Krisenjahre

Aufgrund der stark schwankenden Sterblichkeit ist es schwierig zu entscheiden, welche Jahre im Kirchspiel als Krisenjahre anzusehen sind. Die historische Demografie hat mehrere Verfahren entwickelt, Krisen zu definieren, wobei die Begriffsbestimmung von Dupâquier weite Verbreitung gefunden hat. Danach liegt eine Krise vor, wenn der Index der Formel »(Dx-Mx):Õx« größer als 1 ist. »Dx« steht für die Zahl der Begräbnisse eines Jahres, »Mx« für die durchschnittliche Zahl der Begräbnisse der vorausgegangenen zehn Jahre und »Õx« für die ungewogene Standardabweichung aus der Zahl der Begräbnisse der vorausgegangenen zehn Jahre. Die Mortalitätskrisen werden nach der Indexstärke in leichte (1 bis 2), mittlere (2 bis 4), starke (4 bis 8) und sehr starke Krisen (8 bis 16) sowie in Superkrisen (16-32) und Katastrophen (über 32) eingeteilt. Dieses einfache Verfahren zur Analyse von Krisen hat seine Nachteile. Eine starke Krise kann das arithmetische Mittel der darauffolgenden zehn Jahre so sehr erhöhen, dass nachfolgende Krisen zu schwach oder gar nicht angezeigt werden. In Zeiten mit sehr gleichmäßigen Begräbniszahlen wird dagegen schon eine leicht erhöhte Sterblichkeit als Krise gewertet.[113] Nach der Methode Dupâquiers gab es im Kirchspiel Suderburg in folgenden Jahren Krisen: 1585 (Indexstärke 1), 1587 (2), 1595 (1), 1597 (1), 1599 (2), 1622-1624 (3), 1626 (5) und 1639 (3).[114] Dies belegt eindrücklich, dass das späte 16. und die erste Hälfte des 17. Jahrhunderts ein Zeitalter der Epidemien im Kirchspiel Suderburg war.

Angesichts der kurzen Zeitspanne überwiegen die Nachteile dieser Methode ihre Vorteile. Gemessen an den absoluten Begräbniszahlen lässt sich

113 Dupâquier, Analyse, S. 85-103; Gehrmann, Leezen, S. 103-104; Cabourdin, Crise, S. 176-178, 192. Vgl. Wendler, Pest und Pocken, S. 208.

114 Wendler, Pest und Pocken, S. 291-292.

feststellen, dass die meisten Toten (37 und mehr) 1597, 1599, 1626, 1628 und 1639 bestattet wurden (vgl. Tabelle 5.3).[115] Dies sind die zu untersuchenden Krisenjahre, die sich auch anderswo in der Region nachweisen lassen. Die Forschung geht davon aus, dass 1599 die Ruhr sowie 1597, 1626, 1628 und 1639 die Pest herrschte.[116]

Diese Krisenjahre entsprechen weitgehend jenen im knapp 15 km entfernten Uelzen.[117] Das Seuchengeschehen in den Dörfern war jedoch nicht einfach ein Spiegelbild der städtischen Verhältnisse. Beispielsweise erhöhte sich die Zahl der Begräbnisse in Suderburg nicht, als 1575, 1583 und 1609 in Uelzen Krankheiten auftraten. Unterschiede lassen sich auch bei den übereinstimmenden Krisenjahren feststellen: Die Epidemie von 1597 war in Suderburg erheblich schwächer als die Seuche 1599 – in Uelzen war es umgekehrt. Ebenso verliefen die schweren Krankheiten von 1626 bis 1628 in Stadt und Land nicht gleich. 1626 herrschte eine verheerende Seuche in Suderburg und Umgebung von Ende August bis Dezember. In Uelzen begann die Epidemie im September und dauerte bis Dezember, wobei nicht sehr viele Menschen starben. Während Suderburg 1627 seuchenfrei blieb, wütete eine Krankheit in der Stadt von Mai bis in den Winter hinein und verursachte schwere Verluste. Im Februar 1628 flackerte die Krankheit in der Stadt noch einmal auf, doch bis Ende März gab es nur wenige Opfer. Dagegen starben bei der Seuche im Sommer 1628 im Kirchspiel Suderburg zahlreiche Menschen. Obwohl die Region 1626-1628 unter Epidemien litt, unterschieden sich die lokalen Verläufe stark. Dagegen entwickelte sich die Krankheit 1639 in Uelzen und Suderburg gleichförmiger. Die Epidemie war nicht stark und erfasste die Menschen im Sommer, wobei die Seuche in Uelzen früher ausbrach und länger andauerte als im Kirchspiel Suderburg (vgl. Tabelle 5.4).[118]

115 Personendatei Kirchspiel Suderburg 1575-1650. 34 Tote wurden 1587, 1624 und 1637 im Kirchspiel beerdigt. Zur schwachen Krise von 1587 vgl. Wendler, Pest und Pocken, S. 63-64.

116 Schauermann, Pest, S. 10-13; Woehlkens, Pest, S. 45, 112; Hillmer, Geschichte Suderburg, S. 46, 49; Wendler, Pest und Pocken, S. 64-69.

117 Zu den Seuchenzügen in Uelzen siehe Woehlkens, Pest, S. 43-46, 111. Auf dieser Grundlage zusammengefasst bei Wendler, Pest und Pocken, S. 41-43, 56-61. Die Übereinstimmung zwischen Uelzen und Suderburg ist nicht selbstverständlich. Im nahe gelegenen Kirchspiel Ebstorf sind die Begräbnisregister seit 1627 erhalten, aber es gibt Hinweise auf einen Seuchenzug 1626 wie in Uelzen und Suderburg. In der Folgezeit kam es nur 1642 zu einer auffällig erhöhten Sterblichkeit. Die Epidemien von 1627/28 und 1639 in Uelzen und Suderburg forderten im Kirchspiel Ebstorf offensichtlich kaum Opfer, dafür herrschte 1642 allein hier eine Seuche. Porth/Boe, Familien, S. 40, 476.

118 Wendler, Pest und Pocken, S. 62-70.

6. Die einzelnen Krisenjahre im Kirchspiel Suderburg

6.1 Die Epidemie 1597

6.1.1 Das Seuchenjahr 1597

Zwischen 1596 und 1598 wurden weite Teile Mitteleuropas von einem Seuchenzug erfasst, der als einer der großen Pestzüge der frühen Neuzeit gilt.[119] Im Kirchspiel Suderburg führte die Epidemie von 1597 zwar zu einer überdurchschnittlichen Sterblichkeit, doch waren die Opferzahlen nicht besonders hoch. Es wurden 1597 insgesamt 37 Menschen begraben, wobei eine stärkere Sterblichkeit in den größeren Dörfern Hösseringen, Oldendorf und Suderburg festzustellen ist (Tabelle 6.1). Besonders betroffen waren die Höfe Oldendorf 5 und 8 sowie Suderburg 13. Von diesen Fällen abgesehen, scheint der Tod Einzelner auf den Höfen für diese kleine Epidemie typisch gewesen zu sein. Die Weitergabe der Krankheit innerhalb der Familie spielte eine untergeordnete Rolle. Es starben etwas mehr jüngere Leute unter 20 Jahren als ältere, doch waren die Unterschiede gering. Die Geschlechter wurden gleichmäßig von der Sterblichkeit betroffen.

Die Auswirkung eines Seuchenjahrs lässt sich genauer als mit der Opferzahl an der Bruttosterberate ablesen. Gemessen am Bevölkerungsstand vom 1. Juli 1596 betrug im Jahr 1597 die Bruttosterberate 51. Auf den Bevölkerungsstand hatte diese schwache Krise keine Auswirkungen (1596: 722, 1597: 731, 1598: 734 Einwohner). Das Jahr 1597 bedeutete weder für das Kirchspiel allgemein noch für einzelne Höfe eine schwere Belastung.

1597 zerfiel das Seuchengeschehen in zwei Phasen: eine erhöhte Sterblichkeit im Frühjahr von Ende April bis Ende Mai zwischen der 16. und 21. Kalenderwoche mit 11 Toten (Bruttosterberate 15) sowie eine im Herbst von Anfang September bis Mitte Oktober zwischen der 36. und 41. Kalenderwoche mit 16 Begräbnissen (Bruttosterberate 22, Abbildungen 6.1 und 6.2).

Bei der Frühjahrssterblichkeit bleibt unklar, ob sie mit einer Teuerung zusammenhing, denn die Verhältnisse sind schwierig zu interpretieren. Der Uelzener Roggenpreis war 1596 nicht besonders hoch; er zog erst in den Folgejahren erheblich an. Dagegen kam es in Lüneburg 1596 zu einer Teuerung, die nach derjenigen von 1586 die größte im ausgehenden 16. Jahrhundert war. Auch im Folgejahr blieben die Preise erhöht, wenn sie auch im Vergleich zum Vorjahr bereits spürbar sanken (Abbildung 4.1). Im Kirchspiel Suderburg

119 ECKERT, Structure, S. 100-101, 108-112. Vgl. BIRABEN, Hommes, Bd. 1, S. 127, 368.

deuten die Zahlen bei den Eheschließungen auf wirtschaftlich schwierige Zeiten hin: 1596 heirateten zwei und 1597 drei Paare, d.h. deutlich weniger als der langjährige Durchschnitt von 5,5 Ehen pro Jahr. Doch es ist nicht abschließend zu entscheiden, ob eine Notsituation im Kirchspiel bestand oder nicht.

In den Suderburger Kirchenbüchern gibt es kaum Diagnosen bzw. Beschreibungen der Krankheiten, doch steht bei Begräbniseinträgen von drei Personen, dass sie »in der pest gestorben« seien[120] – also vielleicht unabhängig von einer Mangelernährung. Die genannten Toten waren mit dem Achtelhof Suderburg 14 verbunden. So lässt sich dieser Seuchenausbruch in Suderburg während des Frühjahrs in Zusammenhang mit der epidemischen Krankheit bringen, die in Uelzen ab dem März viele Opfer forderte.[121]

In einer Seuchenschrift des Stadtarztes von Lüneburg und Uelzen wurde 1596 vor einer Pest gewarnt, die sich in der Region verbreitete.[122] Zwar nutzte die Forschung in der Vergangenheit zur Einordnung von Epidemien häufig die zeitnah zu den Geschehnissen erschienenen Seuchenschriften,[123] doch entstanden diese häufig, wie in diesem Fall, als präventive Schutzempfehlungen und Handlungsanweisungen, bevor eine Krankheit wirklich die Stadt des Verfassers erreichte. Sie geben also in erster Linie Auskunft darüber, welche Epidemie erwartet wurde, und nicht, welche letztendlich Opfer forderte. Der Arzt als Autor hatte zum Zeitpunkt der Niederschrift unter Umständen noch keine Kenntnis aus erster Hand über die Seuche.

Trat im Frühjahr 1597 im Kirchspiel Suderburg wirklich eine (eventuell durch Unterernährung begünstigte) Pest auf? Dagegen spricht die geringe Anzahl der Opfer, ihre räumliche Verteilung über das halbe Kirchspiel (Bahnsen, Hösseringen und Suderburg) und dass jeweils nur einer oder doch wenige Höfe eines Dorfs betroffen waren (Tabelle 6.1). Strukturen in der Frühlingssterblichkeit zu erkennen, ist kaum möglich. Zwar starben im Frühjahr 1597 deutlich mehr Frauen als Männer, doch ist dies angesichts der geringen Zahl von elf Begrabenen vielleicht Zufall. Genaueres über die herrschende Krankheit lässt sich nicht aussagen.

Die Sterblichkeit in der zweiten Jahreshälfte 1597 hatte wohl eine andere Ursache als jene zu Beginn des Jahres. Im Doppeldorf Oldendorf-Suderburg konzentrierte sich die Seuche in keinem Ortsteil, doch passt das räumliche Muster einer zufälligen Verteilung der Opfer gut zu einem Ruhrausbruch, bei welchem Fliegen als Überträger eine große Rolle spielen (Karte 6.1). Am

120 PfarrA Su, K.B. I.1, Kirchenbuch, Begräbnisse 1597, Nr. 5 und 11.

121 Woehlkens, Pest, S. 50.

122 Dornkreil, Pestilentz, S. A ij r-A ij v.

123 Haeser, Lehrbuch; Sticker, Abhandlungen, Bd. 1.

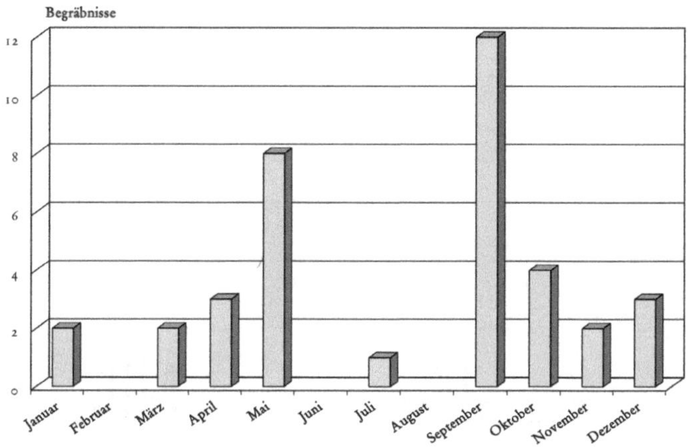

Abb. 6.1: Begräbnisse pro Monat im Kirchspiel Suderburg 1597; Quelle: Personendatei Kirchspiel Suderburg 1575-1650 (vgl. Tabelle 5.4)

27. September 1597 hieß es beim Tod eines Mannes (Suderburg 18): »Peter Rathnaw (alias Lemke) ist im Hoffgange kranck gelegen, in Verzwifflung gerathen, seiner Frauwen in der nach[t] entlauffen, in den dieke vor seinem Hau[s] sich gesturzet vnd ersoffen, [...].«[124] »Hoffgange« ist ein zeitgenössischer Begriff für die Ruhr,[125] doch der Tod Peter Rathenaus im Zusammenhang mit einem offensichtlichen Delirium deutet eher auf Typhus hin (vgl. Kapitel 2.4).

Sonst wurden bei den ungewöhnlich zahlreich Verstorbenen im Herbst keine Todesursachen angegeben. Wenn im Herbst 1597 die Menschen im Kirchspiel Suderburg überwiegend einer Durchfallerkrankung zum Opfer fielen, bestand vielleicht keine Beziehung zur angeblichen Pest in Uelzen, wo um diese Jahreszeit die Epidemie langsam erlosch. Es kann sein, dass in Suderburg Typhus grassierte, während im nahe gelegene Uelzen und anderswo eine andere Krankheit ihre Opfer forderte. Dies ist für den letzten Seuchenzug der Region im frühen 18. Jahrhundert oder für Brabant in der ersten Hälfte des 17. Jahrhunderts gut belegt.[126]

124 PfarrA Su, K.B. I.1, Kirchenbuch, Begräbnisse 1597, Nr. 27.

125 Im Niederdeutschen des 20. Jahrhunderts der Lüneburger Heide hat sich die Bedeutung von Hofgang erhalten als »Durchfall, das andauernde Gehen zum Abort«. Kück, Wörterbuch, Bd. 1, Sp. 734.

126 Wendler, Pestilentz, S. 211-212, 225; Bruneel, Mortalité, Bd. 1, S. 485. Vgl. auch die Bemerkung des Abtes Maurus Friesenegger (1590-1655) aus dem Kloster Andechs zum Jahr 1634, dass neben der Pest auch das ungarische Fieber (eine Art Fleckfieber) sowie die Dysenterie parallel herrschten. Friesenegger, Tagebuch, S. 88; ders., Chronik, S. 22.

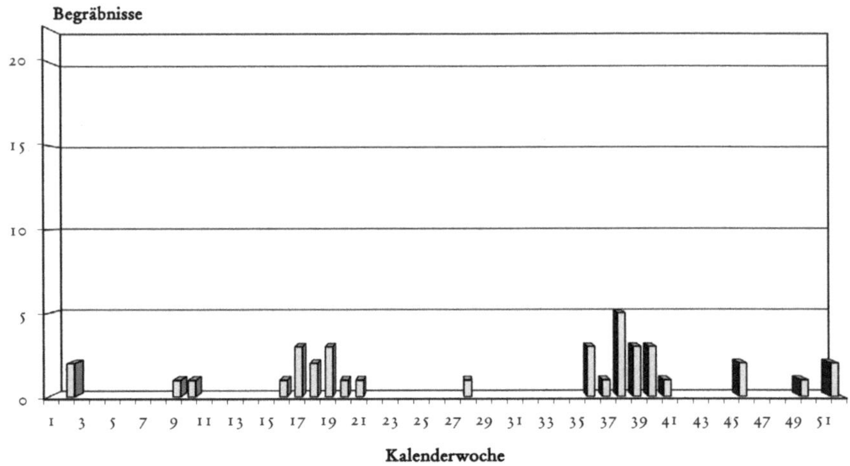

Abb. 6.2: Begräbnisse pro Kalenderwoche im Kirchspiel Suderburg 1597; Quelle: Personendatei Kirchspiel Suderburg 1575-1650 (vgl. Tabelle 5.5)

	1597		**davon in der 16.-21. KW**		**davon in der 36.-41. KW**	
	n	%	n	%	n	%
Begräbnisse						
Insgesamt	37	100,00	11	100,00	16	100,00
Geschlecht						
Männer	16	43,24	3	27,27	8	50,00
Frauen	21	56,76	8	72,73	8	50,00
Sterbealter						
unter 20 Jahre	15	40,54	4	36,36	8	50,00
über 20 Jahre	15	40,54	5	45,45	7	43,75
unbekannt	7	18,92	2	18,18	1	6,25

Sterbealter Männer						
0-1 Monat	1	2,70	0	0,00	0	0,00
1 Monat - 1 Jahr	0	0,00	0	0,00	0	0,00
1-5 Jahre	1	2,70	0	0,00	1	6,25
5-10 Jahre	1	2,70	0	0,00	1	6,25
10-20 Jahre	3	8,11	1	9,09	2	12,50
weitere 0-20 Jahre	0	0,00	0	0,00	0	0,00
über 20 Jahre	7	18,92	2	18,18	3	18,75
unbekannt	3	8,11	0	0,00	1	6,25
Sterbealter Frauen						
0-1 Monat	1	2,70	1	9,09	0	0,00
1 Monat - 1 Jahr	4	10,81	0	0,00	2	12,50
1-5 Jahre	1	2,70	0	0,00	1	6,25
5-10 Jahre	1	2,70	0	0,00	1	6,25
10-20 Jahre	1	2,70	1	9,09	0	0,00
weitere 0-20 Jahre	1	2,70	1	9,09	0	0,00
über 20 Jahre	8	21,62	3	27,27	4	25,00
unbekannt	4	10,81	2	18,18	0	0,00
Herkunft / Wohnort						
Bahnsen	3	8,11	2	18,18	0	0,00

Graulingen	0	0,00	0	0,00	0	0,00
Hamerstorf	1	2,70	0	0,00	0	0,00
Hösseringen	7	18,92	4	36,36	1	6,25
Oldendorf	12	32,43	0	0,00	10	62,50
Räber	2	5,41	0	0,00	0	0,00
Suderburg	7	18,92	2	18,18	4	25,00
Sonstige aus dem Kirchspiel Suderburg	5	13,51	3	27,27	1	6,25

Tabelle 6.1: Begräbnisse im Kirchspiel Suderburg 1597 nach Geschlecht, Alter und Todesort der Verstorbenen; Quelle: Personendatei Kirchspiel Suderburg 1575-1650

6.1.2 Der Seuchenverlauf in den Dörfern im April und Mai

In diesem Unterkapitel werden nach Dörfern sortiert die Toten in ihrem Familienzusammenhang aufgeführt, um ein möglichst präzises Bild vom Seuchengeschehen zu erhalten. 1597 forderte eine Frühlingssterblichkeit in Suderburg (3 Tote), Räber (1 ?), Bahnsen (2) und Hösseringen (4) sowie unbekannten Orts (3) ihre Opfer. Lediglich auf zwei Anwesen verschied mehr als eine Person.

Suderburg

Hart traf es den Suderburger Achtelhof 14, den Ausgangspunkt der Frühjahrssterblichkeit. Als erstes Opfer verschied hier am 24. April die erwachsene Bauerntochter Margarethe Thiele/Swen (1579-1597). Am 12. Mai mussten ihre Mutter (Name und Taufdatum unbekannt) und ihr junger Bruder Hieronymus (1586-1597) begraben werden. Bei Margarethe Thiele/Swen ist nicht sicher, ob sie sich auf dem Hof aufhielt. Zumindest vergingen zwischen ihrem Begräbnis und dem von Mutter und Bruder knapp drei Wochen. Bei diesen drei Toten steht im Kirchenbuch, dass sie an der Pest starben. Da nur bei ihnen diese gefürchtete Krankheitsursache konstatiert wurde, ist anzunehmen, dass sie auf dem gleichen Hof lebten. Die Hälfte der Familie überlebte das Jahr 1597: Der Hauswirt Hans Thiele/Swen (begr. 1618), die zwei Söhne Michael (1575 - nach 1598) und Franz (1583 - nach 1639) sowie die Tochter Ilsabe (1578 - nach 1604) überstanden diese Zeit. Die Familie wurde zwar schlimm getroffen, aber nicht ausgelöscht.[127]

Räber

Aus dem Vollhof 7 in Räber stammte wohl Anneke/Leneke Titke, die am 28. April starb. Bei dieser Mutter eines unehelichen Sohnes wurde der Todesort nicht genannt, sodass unklar bleiben muss, wo sie sich zum Zeitpunkt ihres Todes aufhielt.[128]

Bahnsen

Anneke Meyer (Taufdatum unbekannt) verschied in Bahnsen und wurde am 1. Mai begraben. Zu ihrer familiären Einbindung gibt es keine Informationen, aber vermutlich ist sie dem Vollhof 14 zuzuordnen.[129] Das zweite und letzte Opfer im Dorf war am 21. Mai Pawel Bargmann (Taufdatum unbekannt), der Hauswirt auf dem Halbhof 6. Sein Sohn Jasper (begr. 1618) übernahm anscheinend den Hof, obwohl er sich erst 1602 verheiratete.[130]

Hösseringen

Nach dem Suderburger Hof 14 war der Hösseringer Vollhof 5 am stärksten betroffen, wo der Hauswirt Hans Hermans (Taufdatum unbekannt) und seine Frau (Name und Taufdatum unbekannt) am 13. bzw. am 3. Mai starben. Zwar gab es Kinder, doch das Anwesen ging in der Folgezeit an eine andere Familie.[131] Vielleicht diesem Hof zuzuordnen ist Margaretha Hermans (Taufdatum unbekannt), die schon am 30. April begraben wurde. Doch ist bei

127 Bearbeitet nach Hillmer/Siebert, Besitzerfolgen, S. 406.
128 Bearbeitet nach ebd., S. 332.
129 Nicht ebd.
130 Ebd., S. 34.
131 Bearbeitet nach ebd., S. 174.

dieser Frau weder der Todesort noch etwas über die familiäre Einbindung bekannt.[132] Auf jeden Fall in Hösseringen verschied am 8. Mai die junge Anna Buhr (Taufdatum unbekannt) vom Vollhof 11.[133] Das letzte Opfer im Dorf und bei dieser Frühjahrssterblichkeit war die neugeborene Magdalena Möller am 27. Mai aus der Mühle (Viertelhof) 7, die nach der Nottaufe starb.[134]

6.1.3 Der Seuchenverlauf in Oldendorf und Suderburg im September und Oktober

Im Frühjahr mussten Menschen aus vermutlich vier Dörfern begraben werden, während sich im Herbst die erhöhte Sterblichkeit im Verlauf von insgesamt 37 Tagen auf das Doppeldorf Oldendorf-Suderburg konzentrierte. Sie dauerte in Oldendorf 37 (8. September - 14. Oktober) und in Suderburg 12 Tage (23. September - 4. Oktober). Es wurden acht oder neun Höfe erfasst; bei zwei oder drei starb mehr als eine Person. Der Abstand zwischen dem ersten und dem zweiten Begräbnis auf einem Anwesen ist nur bei Oldendorf 8 und Suderburg 13 anzugeben und betrug lediglich einen Tag. Die räumliche Verteilung der Opfer lässt kein Muster erkennen. Die Tabellen 6.2 und 6.3 zeigen den Verlauf der Epidemie. Ausgehend vom Hof Oldendorf 8 verbreitete sich die Seuche zuerst auf die Anwesen Oldendorf 13, Suderburg 13 und Oldendorf 5. Danach wurden die Oldendorfer Schweinekote sowie die Höfe Suderburg 18 und 4, Oldendorf 17 und 16 von der Krankheit erfasst.

Die Seuche brach im Kirchspiel in der Oldendorfer Kote 8 aus. Hier starb am 8. September der Althauswirt Carsten Blome (Taufdatum unbekannt) mit seinem Enkel Jürgen (1591-1597). Am nächsten Tag wurde der zweite Enkel, Hinrich (1586-1597), begraben. Weil das Hauswirtepaar Jürgen Blome (Lebensdaten unbekannt) und Ilsabe Heinmüller (begr. 1626) nicht an der Epidemie verschied, konnte der Hof weiter bewirtschaftet werden, denn die Arbeitskraft der Verstorbenen war entbehrlich. Durch das Fehlen männlicher Erben ging der Hof später an die überlebende Tochter Anna Blome (1588-1628) und ihren Ehemann (Jochim Meyer/Stolten, 1579-1626).[135]

132 Nicht ebd.
133 Ebd., S. 199.
134 Ebd., S. 182.
135 Bearbeitet nach ebd., S. 269-270.

1597	1-5	6-10	11-15	16-20	21-25	26-30	31-35	36-40
Oldendorf 8	✝✝ ✝							
Oldendorf 13			✝					
Suderburg 13			✟	✝✝				
Oldendorf 5			✟		✟		✝	
Oldendorf Schweinekote				✝				
Suderburg 18				✝				
Suderburg 4						✝		
Oldendorf 17						✟		
Oldendorf 16								✝

Tabelle 6.2: Der Verlauf der Epidemie in Oldendorf und Suderburg 1597 (36.-41. Kalenderwoche) in Tagen (✝ = auf dem Hof gestorbene Person, ✟ = nicht sicher auf dem Hof gestorbene Person, □ = Todeszeitpunkt unsicher); Quelle: Personendatei Kirchspiel Suderburg 1575-1650

Als nächstes wurde vom Brinksitzerhof Oldendorf 13 die erst im Juni 1597 getaufte Bauerntochter Margarethe Wünnecken/Brüggemann (1597-1597) am 18. September begraben. Einen Tag später kam es zum ersten Todesfall in Suderburg. Auf dem Achtelhof 13 starben am 19. September der Hauswirtssohn Hinrich Schröder (Taufdatum unbekannt), am 23. die (Alt?-)Hauswirtin (Name und Taufdatum unbekannt) und einen Tag später die erst vier Monate alte Tochter Agnese (1597-1597). Beim Sohn Hinrich ist unklar, ob er sich auf dem Hof oder überhaupt in Suderburg aufhielt. Die zwei erwachsenen und schon verheirateten Söhne Carsten (begr. 1599) und Jürgen (begr. 1626) standen zur Nachfolge auf dem Hof bereit.[136]

136 Bearbeitet nach ebd., S. 404.

Ähnlich schlimm wie die Höfe Oldendorf 8 und Suderburg 13 wurde eventuell die Kote und Mühle Oldendorf 5 getroffen, aber der Aufenthaltsort von zwei Toten ist nicht gesichert. Wahrscheinlich verschieden hier am 22. September Marge Dreyer (Taufdatum unbekannt), die Ehefrau von Hieronymus Müller (begr. 1628, dem Bruder des Müllers Carsten), sowie am 29. ihr Sohn Hans (1595-1597). Bei der Mutter ist Oldendorf als Wohnort belegt, aber es ist unklar, ob die Familie in der Mühle lebte. Auf jeden Fall starb dort am 8. Oktober mit Christina Müller (1591-1597) eine Tochter des Kötners.[137]

Im Folgenden kamen auf den Höfen nur noch einzelne Todesfälle vor. In Hösseringen verschied am 25. September mit Catharina Möller (Taufdatum unbekannt) eine alte Frau, die eventuell aus der Mühle 7 stammte.[138] Es ist der einzige Todesfall im Dorf zu dieser Zeit, sodass wohl kein Zusammenhang mit der Epidemie in Oldendorf-Suderburg bestand. Am 27. September wurden aus der Oldendorfer Schweinekote die kleine Hirtentochter Anna Wulves (1596-1597) und aus dem Suderburger Achtelhof 18 der erwachsene Hauswirt Peter Rademacher (Taufdatum unbekannt) begraben. In Suderburg 4 starb am 4. Oktober der alte Hauswirt Tewes Ritzer (Taufdatum unbekannt). Am darauffolgenden Tag wurden der im Dorf gestorbene 16-jährige Brinksitzersohn Hans (Olde) Lichten (1581-1597) aus Oldendorf 17 – bei dem es aufgrund seines Alters unsicher ist, ob er sich auf dem väterlichen Anwesen aufhielt – und schließlich am 14. Oktober die Hauswirtin Anna Smedes, geb. Schwegering (Taufdatum unbekannt), aus Oldendorf 16 als letztes Seuchenopfer begraben (Tabelle 6.3, Karte 6.1).

137 Bearbeitet nach ebd., S. 256-257.

138 Ebd., S. 182.

Reihenfolge der Infektion	Ort	Hofqualität	Hofnummer	sichere Opfer	mögliche Opfer	Summe	erste(r) Tote(r)	letzte(r) Tote(r)	Bemerkung
1	Oldendorf	Kote	8	3	0	3	8.9.	9.9.	
2	Oldendorf	Brinksitzer-stelle	13	1	0	1	18.9.	18.9.	
3	Suderburg	Achtelhof	13	2	1*	3	19.9.	24.9.	* Sterbeort unsicher
4	Oldendorf	Kote/Mühle	5	1	2	3	22.9.	8.10.	
5/6	Oldendorf	Schweine-hirtenkote	-	1	0	1	27.9.	27.9.	
5/6	Suderburg	Achtelhof	18	1	0	1	27.9.	27.9.	
7	Suderburg	Vollhof	4	1	0	1	4.10.	4.10.	
8	Oldendorf	Brinksitzer-stelle	17	0	1	1	5.10.	5.10.	
9	Oldendorf	Brinksitzer-stelle	16	1	0	1	14.10.	14.10.	

Tabelle 6.3:Seuchentote in Oldendorf und Suderburg 1597 (36.-41. Kalenderwoche); Quelle: Personendatei Kirchspiel Suderburg 1575-1650

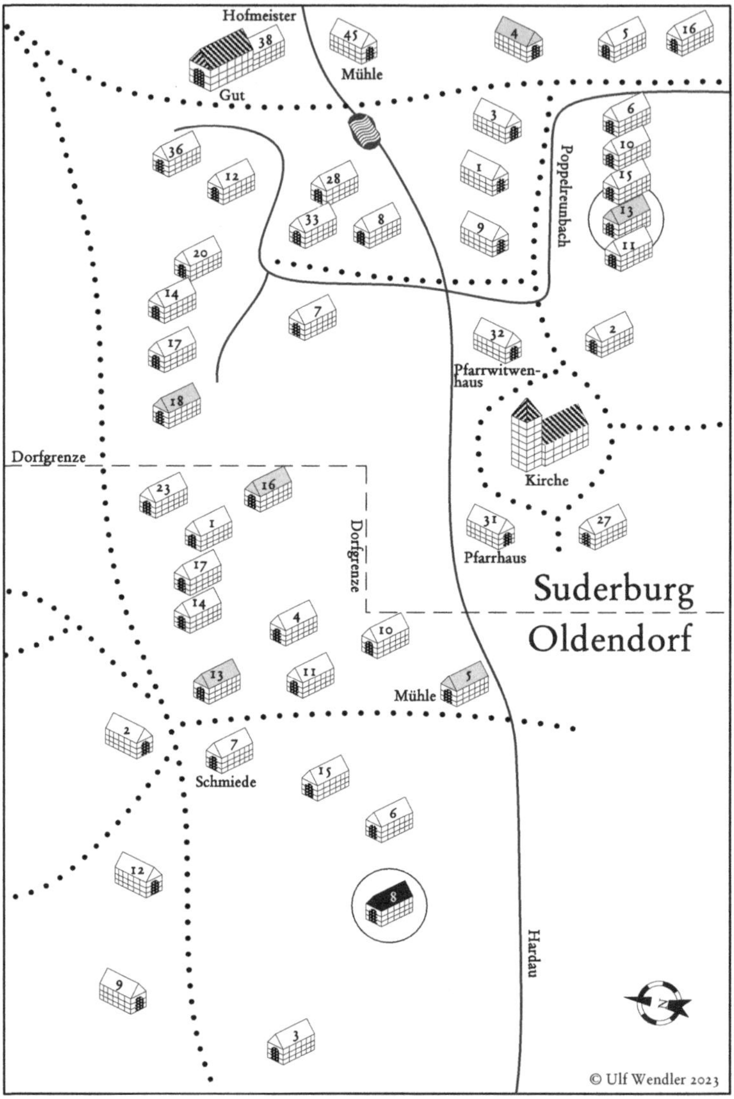

Karte 6.1: Verbreitung der Seuche 1597 in der 36.-41. Kalenderwoche in Suderburg und Oldendorf (nur sicher infizierte Höfe). Wahrscheinlich wurden nacheinander infiziert: Oldendorf 8 und 13, Suderburg 13, Oldendorf 5, Oldendorf Schweinehirte (Standort unbekannt) oder Suderburg 18 und 4 sowie Oldendorf 17 (?) und 16 (Kreis um Anwesen: erster sicher betroffene Hof des Dorfs; Gebäude mit grauem Dach und schwarzer Zahl: Hof mit einem oder zwei gesicherten Toten; Gebäude mit schwarzem Dach und weißer Zahl: Hof mit drei oder mehr gesicherten Toten). Quelle: Personendatei Kirchspiel Suderburg 1575-1650

6.2 Die Epidemie 1599

6.2.1 Das Seuchenjahr 1599

Die erhöhte Sterblichkeit von 1597 hatte demografisch kaum Auswirkungen, doch schon zwei Jahre später forderte eine Seuche mehr Tote: 1599 starben insgesamt 73 Personen, davon 57 bis 60 Menschen an einer Epidemie zwischen Mitte August und Ende Oktober. Die Bruttosterberate war – gemessen an der Bevölkerung vom 1. Juli 1598 – mit 99 hoch, dennoch hatte diese Krise auf den Bevölkerungsstand nur geringe Auswirkungen (1598: 734, 1599: 736, 1600: 722 Einwohner). Das ganze Kirchspiel war betroffen. Die Dörfer Bahnsen, Hamerstorf und vor allem Räber hatten am stärksten zu leiden, während Oldendorf und Suderburg vergleichsweise glimpflich davonkamen. Die Toten des gesamten Seuchenjahres verteilten sich recht gleichmäßig auf die Geschlechter und Altersgruppen, nur dass lediglich relativ wenige erwachsene Frauen verstarben. Im Gegensatz zu 1597 gab es keine ausgeprägte Sterblichkeit im Frühjahr. Die Begräbniszahlen der Kalenderwochen 8 bis 11 (Ende Februar bis Mitte März, Abbildungen 6.3 und 6.4) wirken nur etwas hoch, weil ein Zwillingspaar tot geboren wurde (Tabelle 6.4). So ist kein Zusammenhang mit den hohen Preisen dieser Zeit zu erkennen.

Viele Menschen fielen zwischen der 33. und 44. Kalenderwoche (Mitte August bis Anfang November, Abbildungen 6.3 und 6.4) einer Seuche zum Opfer, die der Pastor diagnostizierte. Im Kirchenbuch steht neben dem elften Begräbnis des Jahres, dass die Menschen ab dem 14. August am »Blodegang« (Blutgang) verstorben waren, also an einer Darmerkrankung mit blutigen Ausscheidungen.[139] Es verschied häufig mehr als eine Person pro Hof. Die Toten auf den Anwesen wurden meist zwischen 2 und 9 Tagen nacheinander begraben, also in recht kurzen Abständen.

Die Epidemie war anscheinend im Fürstentum weit verbreitet, zumindest erschienen dazu gleich drei Seuchenschriften (vgl. Tabelle 9.2).[140] In Suderburg brach die Seuche einen Monat später aus als im benachbarten Uelzen und grassierte 12-15 Wochen bis zum November (Abbildung 6.4). In Suderburg endete die Ruhr etwas später als in der Stadt, sodass die Dauer der Seuche in beiden Fällen etwa gleich war.

Die räumliche Verteilung der nacheinander infizierten Höfe erscheint zufällig. Zwar ist bei einem Drittel der Begrabenen die Hofzugehörigkeit un-

139 PfarrA Su, K.B. I.1, Kirchenbuch, Begräbnisse 1599, quer neben Nr. 11-20.

140 Mellinger, Kurtzer Bericht; Dornkreil, Sendebrieff; ders., Rote Ruhr.

sicher, dennoch ist auffallend, dass zwar viele Anwesen (mindestens 27, also ein Drittel aller Höfe) betroffen waren, aber anscheinend jeweils nur wenige Menschen dort starben. Meist verschied nur eine Person (18 Höfe), manchmal zwei (7 Anwesen) und selten drei (2 Höfe), sodass sich die Krankheit häufig nicht innerhalb der Familien verbreitet zu haben scheint. Aufgrund der relativ wenigen Todesopfer pro Hof hatte die Seuche von 1599 nicht einmal für die am stärksten betroffenen Familien einschneidende Folgen. Das dörfliche demografische Geflecht wurde dadurch nicht zerrissen.

Die von Woehlkens für Uelzen festgestellte, im Vergleich zu Frauen und Kindern geringe Sterblichkeit der Männer findet sich in Suderburg nicht, denn im Herbst starben im Kirchspiel 34 Männer und 26 Frauen (Tabelle 6.4).[141] Der erste Tote war in Oldendorf ein älterer Mann, in Hösseringen ein Knecht, in Bahnsen ein zweijähriges Mädchen, in Räber ein erwachsener Landloser, in Hamerstorf ein Landloser unbekannten Alters, in Suderburg ein einjähriges Mädchen und in Graulingen ein zehnjähriger Bauernsohn. Die ersten Opfer waren also erwachsene Männer oder Kinder, aber ein eigentliches Muster lässt sich nicht erkennen.

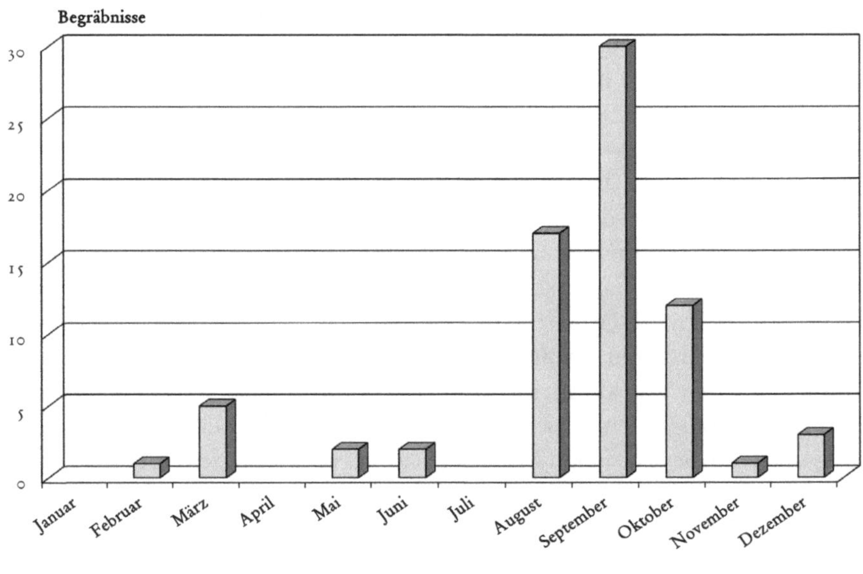

Abb. 6.3: Begräbnisse pro Monat im Kirchspiel Suderburg 1599; Quelle: Personendatei Kirchspiel Suderburg 1575-1650 (vgl. Tabelle 5.4)

141 Woehlkens, Pest, S. 75-77; PfarrA Su, K.B. I.1, Kirchenbuch, Begräbnisse 1599.

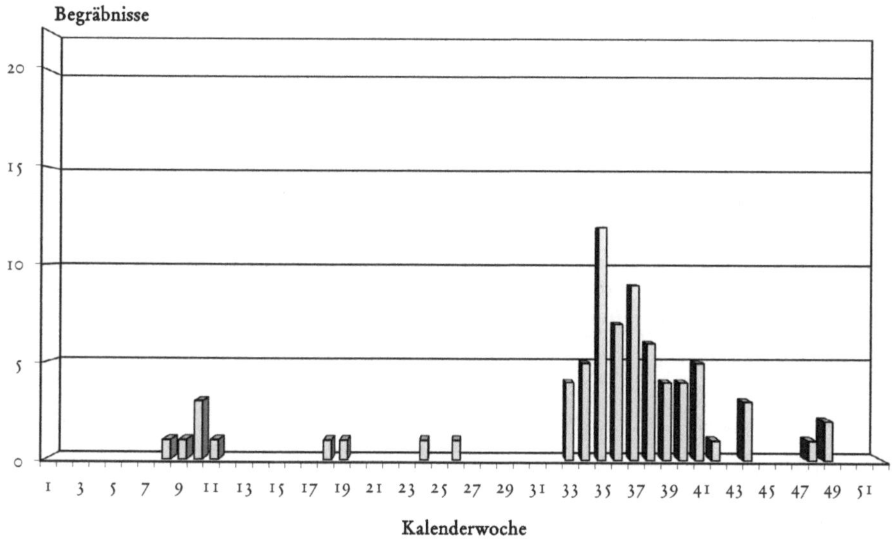

Abb. 6.4: Begräbnisse pro Kalenderwoche im Kirchspiel Suderburg 1599; Quelle: Personendatei Kirchspiel Suderburg 1575-1650 (vgl. Tabelle 5.5)

	1599		davon in der 8.-11. KW		davon in der 33.-44. KW	
	n	%	n	%	n	%
Begräbnisse						
Insgesamt	73	100,00	6	100,00	60	100,00
Geschlecht						
Männer	39	53,42	1	16,67	34	56,67
Frauen	32	43,84	3	50,00	26	43,33
unbekannt	2	2,74	2	33,33	0	0,00
Sterbealter						
unter 20 Jahre	20	27,40	2	33,33	17	28,33
über 20 Jahre	36	49,32	4	66,67	27	45,00
unbekannt	17	23,29	0	0,00	16	26,67
Sterbealter Männer						
0-1 Monat	0	0,00	0	0,00	0	0,00

1 Monat - 1 Jahr	5	6,85	0	0,00	4	6,67
1-5 Jahre	1	1,37	0	0,00	1	1,67
5-10 Jahre	0	0,00	0	0,00	0	0,00
10-20 Jahre	1	1,37	0	0,00	1	1,67
weitere 0-20 Jahre	1	1,37	0	0,00	1	1,67
über 20 Jahre	21	28,77	1	16,67	18	30,00
unbekannt	10	13,70	0	0,00	9	15,00
Sterbealter Frauen						
0-1 Monat	1	1,37	0	0,00	1	1,67
1 Monat - 1 Jahr	1	1,37	0	0,00	1	1,67
1-5 Jahre	4	5,48	0	0,00	4	6,67
5-10 Jahre	1	1,37	0	0,00	1	1,67
10-20 Jahre	1	1,37	0	0,00	1	1,67
weitere 0-20 Jahre	2	2,74	0	0,00	2	3,33
über 20 Jahre	15	20,55	3	50,00	9	15,00
unbekannt	7	9,59	0	0,00	7	11,67
Sterbealter Geschlecht unbekannt						
0-1 Monat	2	2,74	2	33,33	0	0,00
Herkunft / Wohnort						
Bahnsen	11	15,07	1	16,67	10	16,67
Graulingen	6	8,22	1	16,67	5	8,33
Hamerstorf	6	8,22	0	0,00	7	11,67
Hösseringen	9	12,33	0	0,00	9	15,00
Oldendorf	7	9,59	2	33,33	3	5,00
Räber	16	21,92	1	16,67	13	21,67
Suderburg	8	10,96	1	16,67	6	10,00
Sonstige aus dem Kirchspiel Suderburg	10	13,70	0	0,00	7	11,67

Tabelle 6.4: Begräbnisse im Kirchspiel Suderburg 1599 nach Geschlecht, Alter und Todesort der Verstorbenen; Quelle: Personendatei Kirchspiel Suderburg 1575-1650

6.2.2 Der Seuchenverlauf in den Dörfern von August bis November

1599 wurden zum einzigen Mal in der zweiten Hälfte des 16. und in der ersten Hälfte des 17. Jahrhunderts alle Dörfer des Kirchspiels von einer Epidemie erfasst. Die Seuchenzeit schwankte in den einzelnen Dörfern zwischen 10 und 53 Tagen. Sie dauerte in Hösseringen 46 Tage (14. August - 28. September), in Bahnsen 29 Tage (18. August - 15. September), in Oldendorf 10 Tage (21.-30. August), in Räber 32 Tage (25. August - 25. September), in Hamerstorf 44 Tage (31. August - 13. Oktober), in Suderburg 53 Tage (8. September - 31. Oktober) und zuletzt in Graulingen 22 Tage (9.-30. September). Da die Seuche nach und nach die Dörfer erfasste und das letzte, keinem Dorf zuzuordnende Opfer erst am 1. November starb, dauerte sie insgesamt 80 Tage. Die Seuche begann in Hösseringen und Bahnsen, forderte in Oldendorf wenige Tote und erreichte dann Räber. Es ist nicht gesichert, dass die Krankheit als nächstes oder erst etwas später Hamerstorf traf. Mit einer gewissen Verzögerung erreichte die Epidemie Suderburg und Graulingen (Tabellen 6.5-6.11).

1599	1-5	6-10	11-15	16-20	21-25	26-30	31-35	36-40	41-45	46-50	51-55	56-60	61-65	66-70	71-75	76-80
Hösseringen																
?	†															
7	†			✟												
1		✟	✟													
10			✟	✟						✟						
8				✟												
18						†										
6																✟
Bahnsen																
7	†															
14		†			†											
5		†		†			†									
3				†		†										
17							†									
4							†									

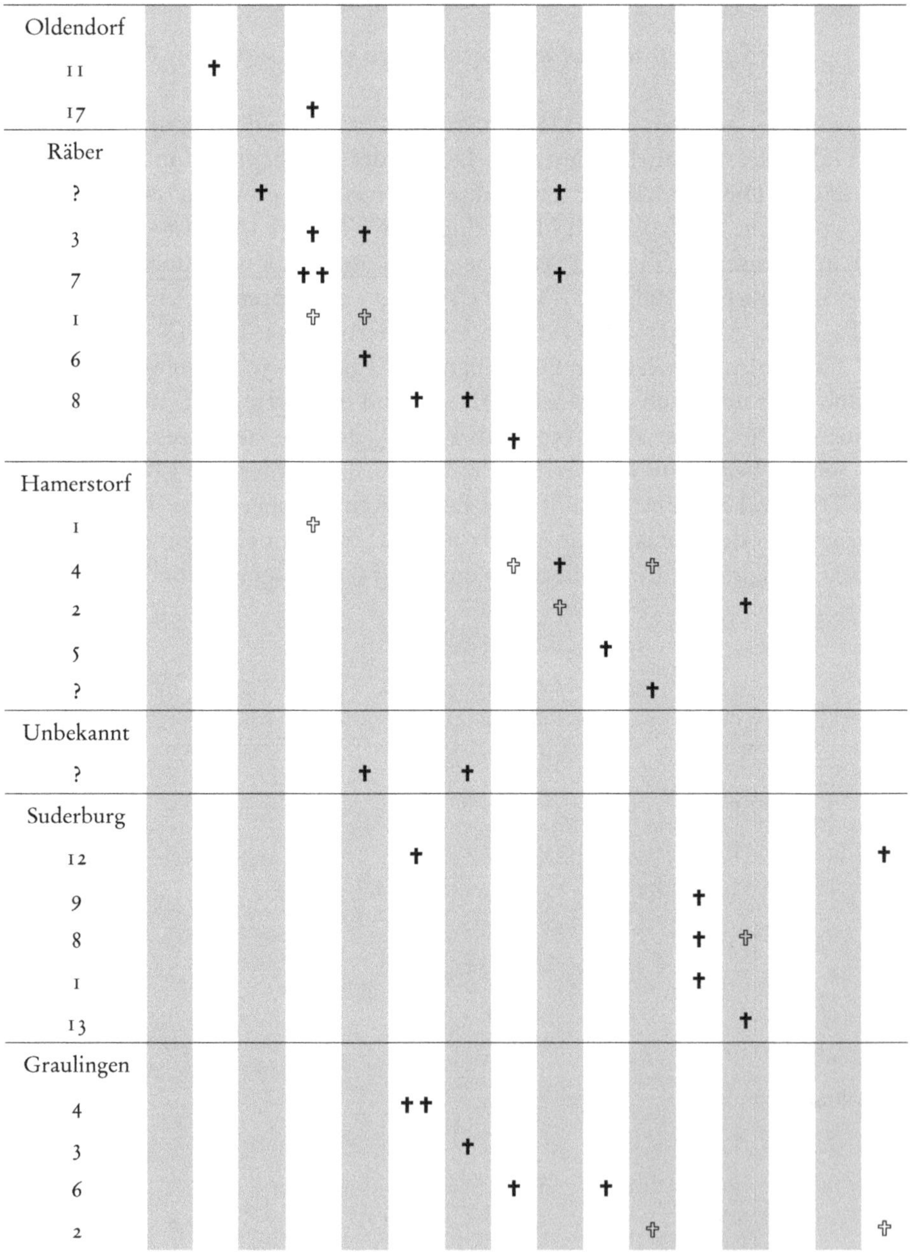

Tabelle 6.5: Der Verlauf der Epidemie im Kirchspiel Suderburg 1599 (33.-44. Kalenderwoche) in Tagen (Legende siehe Tabelle 6.2); Quelle: Personendatei Kirchspiel Suderburg 1575-1650

Hösseringen

Die Seuche begann im Kirchspiel in Hösseringen am 14. August mit dem Tod von Jürgen Schröder (Taufdatum unbekannt). Auf welchem Anwesen im Dorf sich der als »olde« bezeichnete Mann aufhielt, ist unbekannt.[142] Vielleicht stand er mit dem Vollhof 10 in Beziehung. In Hösseringen sind die Verhältnisse 1599 schwer zu durchschauen, denn bei vielen Toten ist nicht klar, aus welchen Familien sie stammten und wo sie wohnten. Der nächste Tote war der Knecht Peter (Nachname und Taufdatum unbekannt) am 17. August von der Mühle, dem Viertelhof 7. Vielleicht gehörte auch eine als alt bezeichnete Frau Möller (Taufdatum unbekannt), die am 31. August begraben wurde, zu diesem Anwesen. Eventuell aus dem Vollhof 1 stammten Margarethe und Carsten Heinecken (Taufdaten unbekannt), die am 23. bzw. 28. August begraben wurden. Bei den beiden ist nur bekannt, dass sie in Hösseringen verschieden.

Der Landlose Michel Schröder (begr. 1633) verlor am 26. August und 2. September mit Adelheit (Taufdatum unbekannt) und Carsten (1596-1599) seine zwei Kinder. Er war seit 1595 verheiratet, sodass beide Kinder noch klein waren. Michel Schröder stammte aus dem Vollhof 10 und lebte mit seiner Familie eventuell auf dem väterlichen Anwesen.[143] Vielleicht mit diesem Hof verbunden war auch eine Catharina Schröder (Taufdatum unbekannt), die am 28. September in Hösseringen starb. Ebenso unklar sind die Verhältnisse bei Carsten Lu(eh)mann (Taufdatum unbekannt), der am 1. September begraben wurde und eventuell zum Vollhof 8 gehörte. Doch ob dies so war und wo er bei seinem Tod in Hösseringen lebte, ist unsicher. Auf jeden Fall hielt sich der alte Knecht Carsten Ritzer (Taufdatum unbekannt) auf dem Vollhof 18 auf, als er am 10. September starb. Bei der am 30. Oktober begrabenen Engel Warneke (Taufdatum unbekannt) sind die Verhältnisse wieder unklar, vielleicht stammte sie aus dem Viertelhof 6, aber nicht einmal der Todesort wurde vermerkt (Tabelle 6.6, Karte 6.2).

142 Im Kirchenbuch ist der ursprünglich vermerkte Todesort Oldendorf durchgestrichen und darüber Hösseringen geschrieben worden.

143 Bearbeitet nach Hillmer/Siebert, Besitzerfolgen, S. 195. Bei einem Kind ist der Todesort Hösseringen vermerkt.

Reihenfolge der Infektion	Hofqualität	Hofnummer	sichere Opfer	mögliche Opfer	Summe	erste(r) Tote(r)	letzte(r) Tote(r)	Bemerkungen
1	?	?	1*	0	1	14.8.	14.8.	* Zuordnung nicht möglich (Vollhof 10?)
2	Viertelhof / Mühle	7	1	1	2	17.8.	31.8.	
3	Vollhof	1	0	2*	2	23.8.	28.8.	* Zuordnung unsicher
4	Vollhof	10	0	3*	3	26.8.	28.9.	* Zuordnung einer Person unsicher
5	Vollhof	8	0	1*	1	1.9.	1.9.	* Zuordnung unsicher
6	Vollhof	18	1	0	1	10.9.	10.9.	
7	Viertelhof	6	0	1*	1	30.10.	30.10.	* Sterbeort und Zuordnung unsicher

Tabelle 6.6: Seuchenopfer in Hösseringen 1599 (33.-44. Kalenderwoche); Quelle: Personendatei Kirchspiel Suderburg 1575-1650

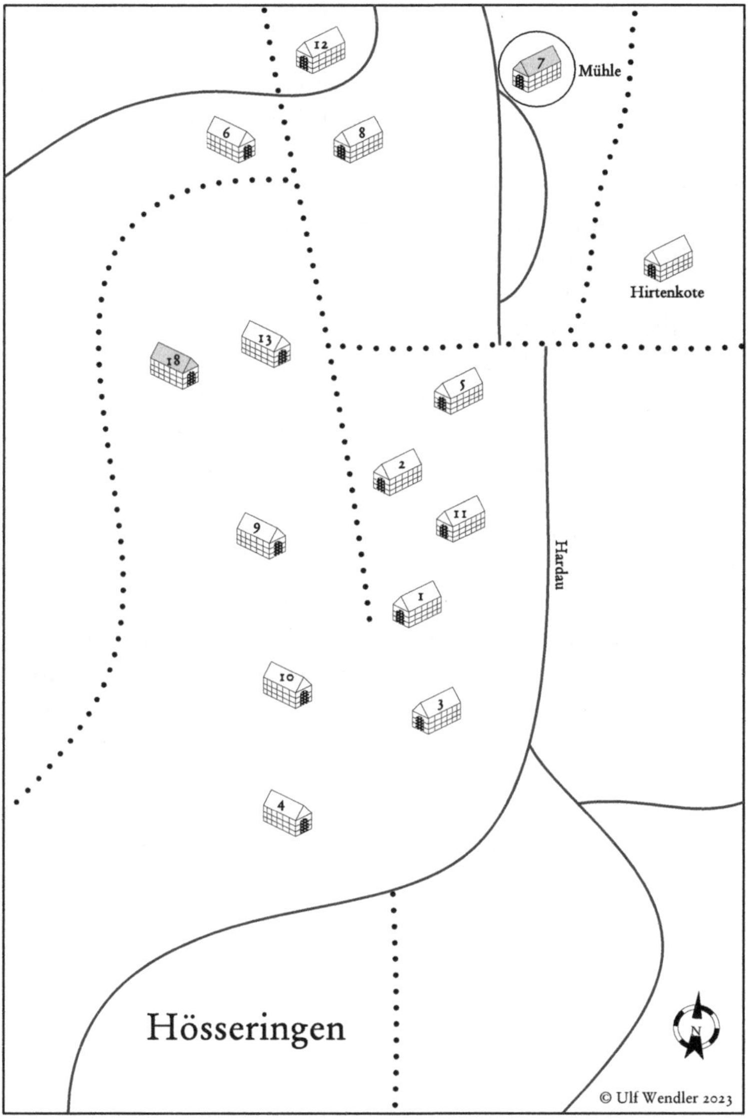

Karte 6.2: Verbreitung der Seuche 1599 in der 33.-44. Kalenderwoche in Hösseringen (nur sicher infizierte Höfe). Wahrscheinlich wurden nacheinander infiziert: Hösseringen 7, 1 (?), 10 (?), 8 (?), 18 und 6 (?); Legende und Quelle siehe Karte 6.1

Bahnsen

Deutlicher als in Hösseringen sind die Familienzusammenhänge in Bahnsen (Tabelle 6.7, Karte 6.3). Hier verschied auf dem Vollhof 7 am 18. August die kleine Bauerntochter Margarethe Niemann (1597-1599). Einen Tag später wurde Hennecke Möring (Taufdatum unbekannt) begraben, der Schäfer des Vollhofs 14. Auf diesem Anwesen starb auch am 5. September der erst im Februar getaufte Hauswirtssohn Jasper Meyer (1599-1599).[144]

Auf dem Vollhof 5 verschied am 21. August die erwachsene Hauswirtin Margarethe Oldewert (Taufdatum unbekannt) und am 30. ihr Mann Hans (Olde-)Hilmer (Taufdatum unbekannt). Dessen Mutter (Name und Taufdatum unbekannt), die Althauswirtin, wurde etwas später am 13. September begraben. Damit waren die betagteren Angehörigen der Hoffamilie verstorben, doch der älteste Sohn Carsten (1580-1667) konnte mit seinen 19 Jahren das Anwesen übernehmen. Angesichts der Umstände heiratete er im darauffolgenden Jahr relativ jung, damit dem Hof wieder ein Ehe- und Arbeitspaar vorstand.[145] Dieses Anwesen gehörte zusammen mit Räber 7 zu den am stärksten getroffenen Höfen des Kirchspiels.

Die nächsten Toten gab es auf dem Halbhof 3, wo am 29. August der Hauswirt Hans Hein (Taufdatum unbekannt) verschied. Seine Tochter Margarethe (1592?-1599) wurde am 10. September bestattet.[146] Auch das Gut (Hof 17) blieb nicht verschont, dort starb am 14. September mit Balthasar (Nachname und Taufdatum unbekannt) der Sohn eines Knechts. Als letztes Anwesen in Bahnsen infizierte sich der Viertelhof 4. Hier verschied am 15. September die Hauswirtin Ilse Hein, geb. Beneken (Taufdatum unbekannt).

144 Bearbeitet nach ebd., S. 73.
145 Bearbeitet nach ebd., S. 18-19.
146 Ebd., S. 10-11.

Reihenfolge der Infektion	Hofqualität	Hofnummer	sichere Opfer	mögliche Opfer	Summe	erste(r) Tote(r)	letzte(r) Tote(r)	Bemerkungen
1	Vollhof	7	1	0	1	18.8.	18.8.	
2	Vollhof	14	2	0	2	19.8.	5.9.	
3	Vollhof	5	3	0	3	21.8.	13.9.	
4	Halbhof	3	2	0	2	29.8.	10.9.	
5	Gut	17	1	0	1	14.9.	14.9.	
6	Viertelhof	4	1	0	1	15.9.	15.9.	

Tabelle 6.7: Seuchenopfer in Bahnsen 1599 (33.-44. Kalenderwoche); Quelle: Personendatei Kirchspiel Suderburg 1575-1650

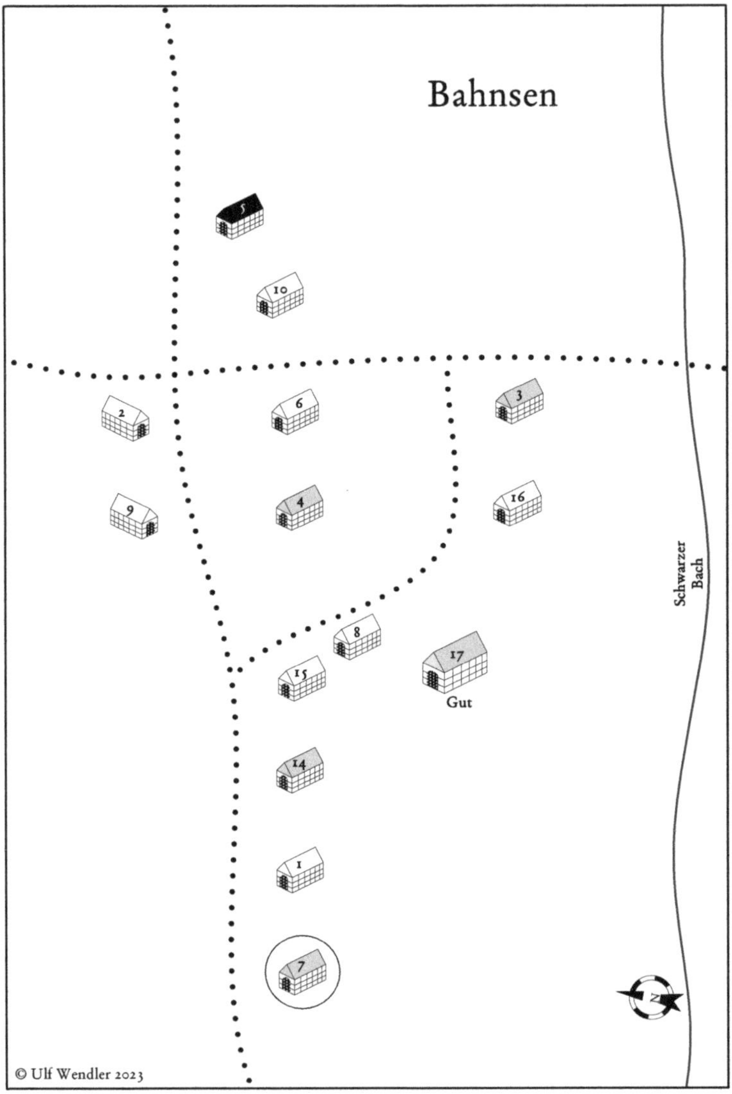

Karte 6.3: Verbreitung der Seuche 1599 in der 33.-44. Kalenderwoche in Bahnsen (nur sicher infizierte Höfe). Wahrscheinlich wurden nacheinander infiziert: Bahnsen 7, 14, 5, 3, 17 (Gut) und 4; Legende und Quelle siehe Karte 6.1

Oldendorf

In Oldendorf starb als Erste am 21. August die alte Hauswirtin Boißen/ (Olde) Wiermann (Vorname, Geburtsname und Taufdatum unbekannt) von der Kote 11. Das zweite und letzte Opfer war am 30. August der kaum einjährige Carsten (Olde) Lichten (1598-1599) aus der Brinksitzerstelle 17 (Tabelle 6.8, Karte 6.4).

Suderburg

Im angrenzenden Suderburg brach die Krankheit erst aus, als sie in Oldendorf schon vorüber war. Am 8. September starb hier mit Anna Ritzer/Hilmer (1598-1599) die knapp einjährige Tochter auf dem Achtelhof 12. Ihre erst am 10. Oktober getaufte kleine Schwester Maria verschied am 31.[147] Da Anna schon tot war, bevor Maria geboren wurde, ist eine direkte Ansteckung ausgeschlossen.

Das nächste infizierte Anwesen war der Achtelhof 9, auf dem am 9. Oktober der Hauswirt Carsten Meyer/Dargels (Taufdatum unbekannt) verschied. Zwei Tage später starb der Althauswirt Hans Röhrs/Röhrmann (Taufdatum unbekannt) vom Viertelhof 8. Sein erwachsener Bruder Jürgen (Taufdatum unbekannt) wurde am 16. Oktober begraben.[148] Bei ihm ist weder der Todesort noch der Hof gesichert. Auf dem Vollhof 1 starb am 11. Oktober mit Carsten Carstens/Peters (Taufdatum unbekannt) ein alter Hauswirt. Als letztes Anwesen wurde der Achtelhof 13 von der Seuche erfasst, als am 13. Oktober der Hauswirt Carsten Schröder (Taufdatum unbekannt) verschied (Tabelle 6.8, Karte 6.4).

147 Bearbeitet nach ebd., S. 400.
148 Ebd., S. 383.

Reihenfolge der Infektion	Ort	Hofqualität	Hofnummer	sichere Opfer	mögliche Opfer	Summe	erste(r) Tote(r)	letzte(r) Tote(r)	Bemerkungen
1	Oldendorf	Kote	11	1	0	1	21.8.	21.8.	
2	Oldendorf	Brinksitzer-stelle	17	1	0	1	30.8.	30.8.	
3	Suderburg	Achtelhof	12	2	0	2	8.9.	31.10.	
4	Suderburg	Achtelhof	9	1	0	1	9.10.	9.10.	
5/6	Suderburg	Viertelhof	8	1	1*	2	11.10.	16.10.	* Sterbeort unsicher
5/6	Suderburg	Vollhof	1	1	0	1	11.10.	11.10.	
7	Suderburg	Achtelhof	13	1	0	1	13.10.	13.10.	

Tabelle 6.8: Seuchenopfer in Oldendorf und Suderburg 1599 (33.-44. Kalenderwoche); Quelle: Personendatei Kirchspiel Suderburg 1575-1650

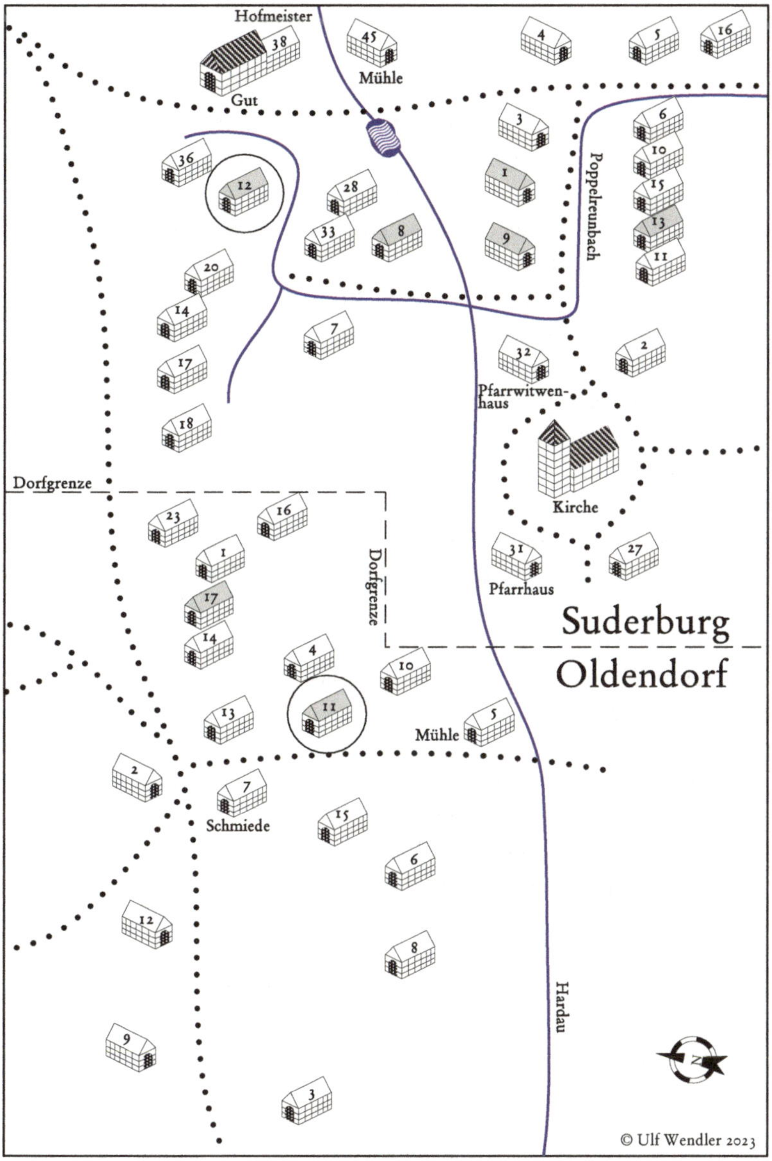

Karte 6.4: Verbreitung der Seuche 1599 in der 33.-44. Kalenderwoche in Suderburg und Oldendorf (nur sicher infizierte Höfe). Wahrscheinlich wurden nacheinander infiziert: Oldendorf 11 und 17, Suderburg 12, 9, 8 und 1 sowie 13; Legende und Quelle siehe Karte 6.1

Räber

In Räber starb zuerst am 25. August der erwachsene und verheiratete Hans Winkelmann (Taufdatum unbekannt). Dieser Landlose war der Sohn oder Bruder des Interimshauswirts auf dem Vollhof 2, doch sein dortiger Aufenthalt ist zweifelhaft. Auf jeden Fall verschied er in Räber.[149] Auf dem Hof 2 daheim war die kleine Bauerntochter Anna Drögemüller (1596-1599), die am 20. September begraben wurde.

Der früheste einem Anwesen sicher zuzuordnende Tote war der erst im Juni geborene Jürgen (Groten) Hans/Hilmer (1599-1599), der am 30. August auf dem Vollhof 3 verschied. Seine Mutter, die Hauswirtin Magdalena, geb. Bargmann (Taufdatum unbekannt), folgte ihm am 3. September ins Grab.[150] Als nächstes war der Vollhof 7 betroffen, auf dem zuerst die Magd Marie (Nachname und Taufdatum unbekannt) am 31. August starb. Kurze Zeit später wurde am 2. September mit Carsten Lichten/Titken (Taufdatum unbekannt) ein junger Sohn der Bauernfamilie begraben. Als Letzter starb auf dem Anwesen der Althauswirt Thies Titke (Taufdatum unbekannt) am 25. September. Durch diese Sterbefälle war der Hof nicht in seinem Bestehen gefährdet, denn das aktuelle Hauswirtepaar mit mehreren Kindern überlebte.[151] Neben Bahnsen 5 war Räber 7 das am schwersten von der Seuche betroffene Anwesen.

Am 2. und 3. September starben in Räber zwei Frauen: Metke und Catharina Claus/Blome (Taufdaten unbekannt), über die nichts bekannt ist, welche aber vielleicht vom Vollhof 1 stammten. Sicher verorten lässt sich der Tod der alten Hauswirtin Heinecken (Vorname und Taufdatum unbekannt) auf dem Achtelhof 6 am 4. September. Als nächstes Anwesen wurde der Vollhof 8 von der Seuche erfasst. Am 12. September starb dort der noch nicht mal einjährige Carsten (Lütke) Hilmer (1598-1599) und drei Tage später seine zweijährige Schwester Engel (1597-1599).[152] Nicht zuzuordnen ist in Räber der Tod von Margarethe, verwitwete Lührens, die am 23. September begraben wurde (Tabelle 6.9, Karte 6.5).

149 Vgl. zu ihm ebd., S. 317.

150 Ebd., S. 322-323.

151 Bearbeitet nach ebd., S. 332-333.

152 Ebd., S. 335.

Reihenfolge der Infektion	Hofqualität	Hofnummer	sichere Opfer	mögliche Opfer	Summe	erste(r) Tote(r)	letzte(r) Tote(r)	Bemerkungen
1	?	?	2*	0	2	25.8.	23.9.	* Zuordnung nicht möglich
2	Vollhof	3	2	0	2	30.8.	3.9.	
3	Vollhof	7	3	0	3	31.8.	25.9.	
4	Vollhof	1	0	2*	2	2.9.	3.9.	* Zuordnung unsicher
5	Achtelhof	6	1	0	1	4.9.	4.9.	
6	Vollhof	8	2	0	2	12.9.	15.9.	
7	Vollhof	2	1	0	1	20.9.	20.9.	

Tabelle 6.9: Seuchenopfer in Räber 1599 (33.-44. Kalenderwoche); Quelle: Personendatei Kirchspiel Suderburg 1575-1650

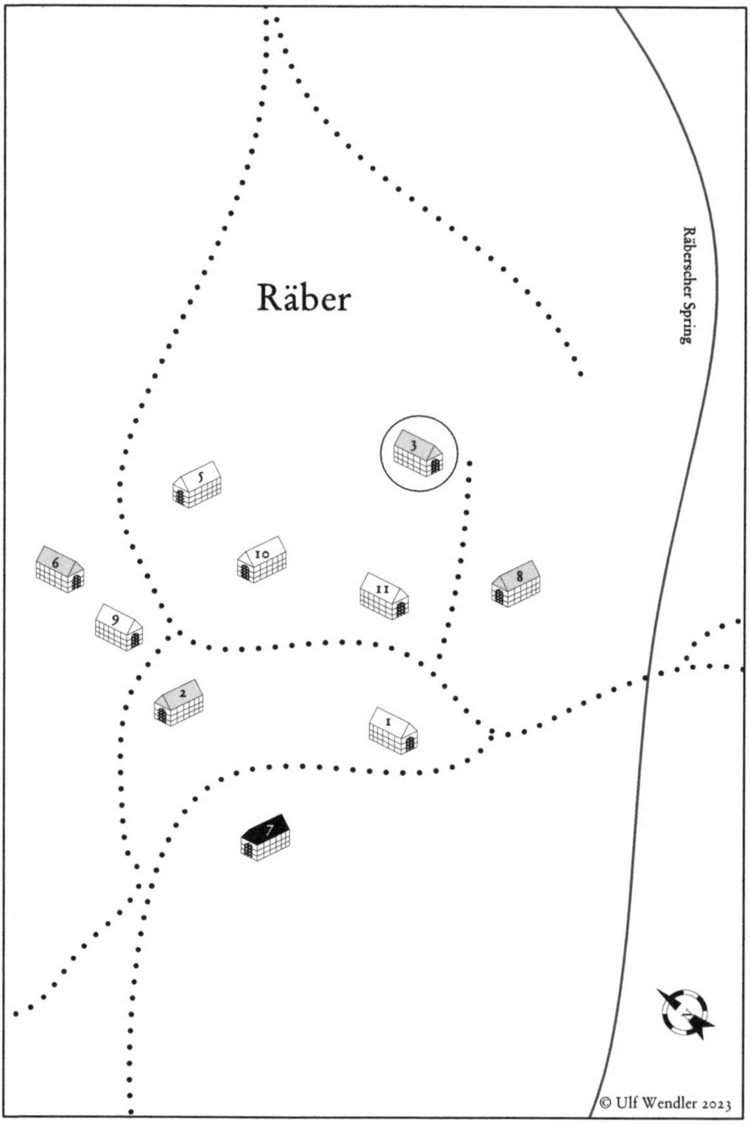

Karte 6.5: Verbreitung der Seuche 1599 in der 33.-44. Kalenderwoche in Räber (nur sicher infizierte Höfe). Wahrscheinlich wurden nacheinander infiziert: Räber 3, 7, 1 (?), 6, 8 und 2; Legende und Quelle siehe Karte 6.1

Hamerstorf

In Hamerstorf begann das Sterben am 31. August mit Rammis Behrens (Taufdatum unbekannt). Über den Mann ist nichts bekannt, vielleicht stammte er vom Vollhof 1. Genauso wenig war über Jürgen Behne (Taufdatum unbekannt) in Erfahrung zu bringen, der am 19. September begraben wurde. Eventuell gehörte er zum Vollhof 4. Auf jeden Fall von diesem Hof stammte der Althauswirt Hans Behne (Taufdatum unbekannt), der am 27. September verschied. Sein gleichnamiger lediger Sohn (1579-1599) starb am 5. Oktober.[153] Er war schon 20 Jahre alt, daher ist nicht sicher, dass er sich auf dem väterlichen Hof aufhielt.

Etwa zur gleichen Zeit wie Hof 4 wurde der Vollhof 2 von der Seuche erfasst. Am 23. September verschied Margarethe Ercks (1584-1599), eine 15-jährige Bauerntochter. Es ist kein Todesort vermerkt und aufgrund ihres Alters hielt sie sich vielleicht auf einem anderen Anwesen auf. Dies ist nicht zu entscheiden, aber sicher starb ihr Großvater Hans Ercks (Taufdatum unbekannt), der am 13. Oktober begraben wurde, auf diesem Anwesen.[154] Auf dem Vollhof 5 verschied am 1. Oktober der alte Hauswirt Hans Brockmann (Taufdatum unbekannt). Vier Tage später starb Margarethe Hoyer (Taufdatum unbekannt) in Hamerstorf, über die nichts weiter bekannt ist (Tabelle 6.10, Karte 6.6).

153 Ebd., S. 122.
154 Ebd., S. 133-134.

Reihenfolge der Infektion	Hofqualität	Hofnummer	sichere Opfer	mögliche Opfer	Summe	erste(r) Tote(r)	letzte(r) Tote(r)	Bemerkungen
1	Vollhof	1	0	1*	1	31.8.	31.8.	* Zuordnung unsicher
2	Vollhof	4	1	2*	3	19.9.	5.10.	* Zuordnung einer Person unsicher
3	Vollhof	2	1	1*	2	23.9.	13.10.	* Sterbeort unsicher
4	Vollhof	5	1	0	1	1.10.	1.10.	
5	?	?	1*	0	1	5.10.	5.10.	* Zuordnung nicht möglich

Tabelle 6.10: Seuchenopfer in Hamerstorf 1599 (33.-44. Kalenderwoche); Quelle: Personendatei Kirchspiel Suderburg 1575-1650

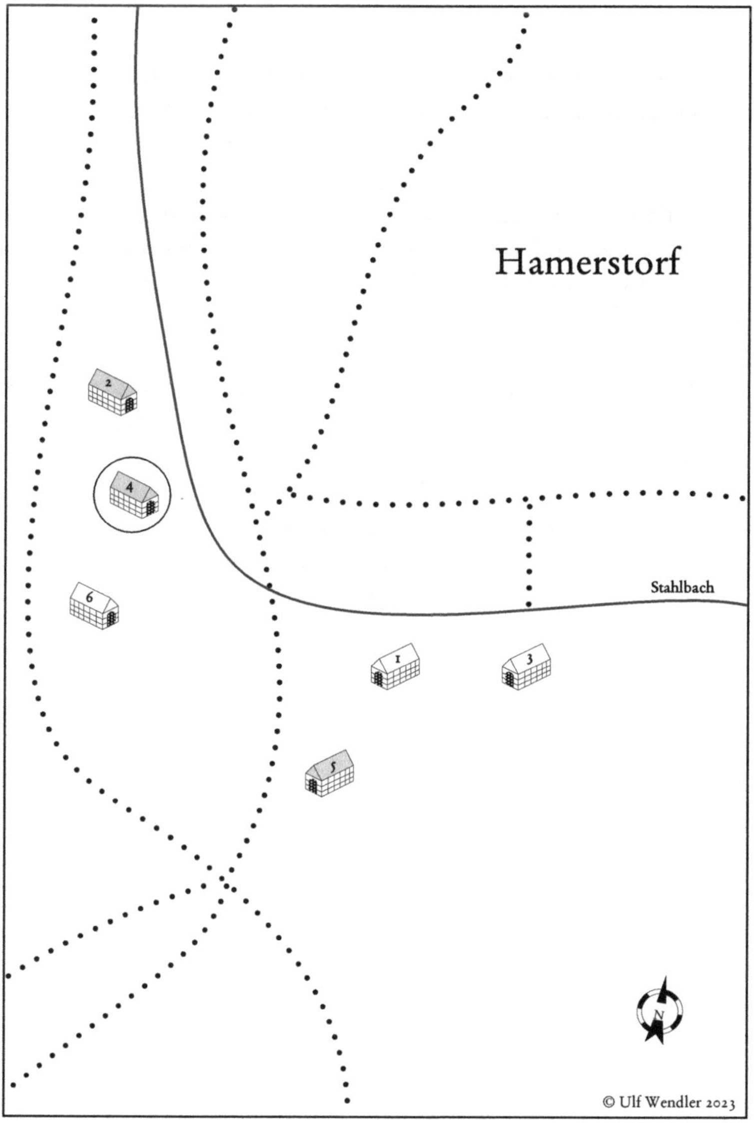

Karte 6.6: Verbreitung der Seuche 1599 in der 33.-44. Kalenderwoche in Hamerstorf (nur sicher infizierte Höfe). Wahrscheinlich wurden nacheinander infiziert: Hamerstorf 1 (?), 4, 2 und 5; Legende und Quelle siehe Karte 6.1

Graulingen

Als letztes Dorf wurde Graulingen erfasst. Hier war der Ausgangspunkt der Epidemie der Vollhof 4, auf dem am 9. September der Bauernsohn Hinrich Wiermann/Abelmann (1589-1599) verschied. Sein Vater, der Hauswirt Hans (Taufdatum unbekannt), starb drei Tage später.[155] Auf dem Vollhof 3 war es ebenfalls der Bauer, nämlich Carsten Blome (Taufdatum unbekannt), der an der Seuche verschied und am 17. September begraben wurde. Zwei Tote waren auf dem Vollhof 6 zu beklagen. Hier starben am 21. und 30. September die jungen Bauerntöchter Anna (1596-1599) und Margarethe Betzhorn/Blome (Taufdatum unbekannt).[156]

Eventuell aus dem Graulinger Vollhof 2 stammten Drewes Ringelmann (Taufdatum unbekannt), der am 3. Oktober begraben wurde, und Thies Ringelmann (Taufdatum unbekannt), der am 1. November starb. Bei beiden ist aber nicht einmal der Todesort sicher. Keinem Dorf im Kirchspiel zuzuordnen sind die Begräbnisse der Frau von Jürgen Hilmer (Name und Taufdatum unbekannt) am 4. und des verheirateten Michael Wiermann (Taufdatum unbekannt) am 13. September (Tabelle 6.11, Karte 6.7).

155 Ebd., S. 105.
156 Ebd., S. 113.

Reihenfolge der Infektion	Hofqualität	Hofnummer	sichere Opfer	mögliche Opfer	Summe	erste(r) Tote(r)	letzte(r) Tote(r)	Bemerkungen
1	Vollhof	4	2	0	2	9.9.	12.9.	
2	Vollhof	3	1	0	1	17.9.	17.9.	
3	Vollhof	6	2	0	2	21.9.	30.9.	
4	Vollhof	2	0	2*	2	3.10.	1.11.	* Sterbeort und Zuordnung unsicher

Tabelle 6.11: Seuchenopfer in Graulingen 1599 (33.-44. Kalenderwoche); Quelle: Personendatei Kirchspiel Suderburg 1575-1650

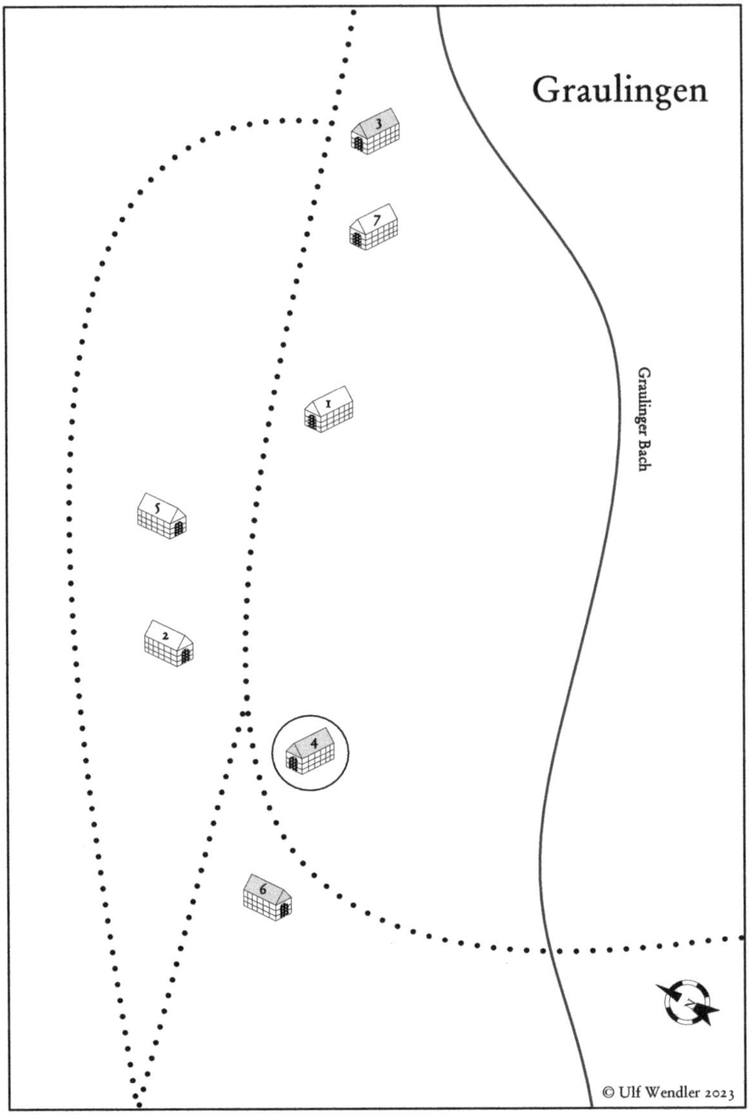

Karte 6.7: Verbreitung der Seuche 1599 in der 33.-44. Kalenderwoche in Graulingen (nur sicher infizierte Höfe). Wahrscheinlich wurden nacheinander infiziert: Graulingen 4, 3, 6 und 2 (?); Legende und Quelle siehe Karte 6.1

6.3 Die Epidemie 1626

6.3.1 Das Seuchenjahr 1626

Nach 1599 kam es im Kirchspiel Suderburg für fast eine Generation zu keiner weiteren Sterblichkeitskrise. Doch dann verheerten zwischen 1620 und 1640 die schlimmsten Seuchenzügen der frühen Neuzeit die Region.[157] Nach den Angaben in den medizinischen Seuchenschriften traten in den 1620er Jahren Ruhr und Pest in der Region auf (vgl. Tabelle 9.1).

Die lange »Schonfrist«, also das Fehlen von schweren Epidemien im Kirchspiel Suderburg nach 1599, erklärt vielleicht zu einem gewissen Grad das Ausmaß der Seuche von 1626. Die Bevölkerungszahl war gestiegen und vulnerable Personen nicht bereits in früheren Jahren einer epidemischen Infektionskrankheit zum Opfer gefallen. 1626 starben 174 Menschen, d.h. über ein Viertel der Bevölkerung. Die Bruttosterberate gemessen an der Einwohnerschaft am 1. Juli 1625 betrug hohe 261. Auf die Bevölkerungszahl hatte diese Krise starke Auswirkungen, sank sie doch binnen kurzem um über 100 Menschen, d.h. um rund 16% (1625: 666, 1626: 641, 1627: 557 Einwohner).

Die Epidemie 1626 lässt sich in zwei deutlich unterscheidbare Phasen einteilen: die erhöhte Sterblichkeit von Februar bis April und die verheerende Mortalität von Ende August bis Dezember mit ihren Höhepunkten im September und Oktober. Im Frühjahr verschieden zwischen der 5. und 17. Kalenderwoche, d.h. in den 88 Tagen vom 1. Februar bis 29. April, insgesamt 32 Opfer (Abbildungen 6.5 und 6.6). Die Bruttosterberate – gemessen am Bevölkerungsstand vom 1. Juli 1625 – betrug 48. Die Epidemie dauerte in der zweiten Jahreshälfte 116 Tage vom 28. August bis zum 21. Dezember, also von der 35. bis zur 51. Kalenderwoche (Abbildungen 6.5 und 6.6). Es wurden 134 Seuchenopfer bestattet, sodass die Bruttosterberate (bezogen auf den 1. Juli 1626) bei 209 lag.

Die Sterblichkeit von Februar bis April

Die Frühjahrssterblichkeit könnte mit fehlenden Lebensmitteln zusammenhängen, denn die Roggenpreise waren 1625 hoch. Sie lagen zwar niedriger als 1620 (Abbildung 4.1), aber jetzt war das Kirchspiel von den Auswirkungen des Dreißigjährigen Kriegs betroffen. Vielleicht herrschte im Frühjahr 1626

157 Wendler, Pest und Pocken, S. 36-37, 71-72.

eine durch Mangelernährung beförderte Übersterblichkeit, von der mehrere Dörfer betroffen waren. Stark litten Graulingen und Räber, vergleichsweise kaum oder gar nicht Bahnsen und Hösseringen.

Im Frühjahr 1626 verschieden viele Erwachsene, aber nur wenige Kinder und Jugendliche. Zwischen den Geschlechtern gab es einen markanten Unterschied, denn es wurden deutlich mehr Frauen als Männer begraben. Es starben vor allem erwachsene, häufig sicher auch ältere Frauen sowie, aber erst in zweiter Linie, erwachsene Männer (Tabelle 6.12). Bei einer Subsistenzkrise wären eigentlich besonders Kinder und Jugendliche gefährdet.[158] Doch hing die Sterblichkeit entscheidend von der Art der Krankheit ab, welcher die Menschen aufgrund der Mangelernährung nur noch geringen Widerstand entgegensetzen konnten.

Auffallend sind die manchmal langen Abstände zwischen den einzelnen Todesfällen auf den Höfen. So fand wohl nur teilweise eine Ansteckung innerhalb der Anwesen und der Familien statt. Das Muster passt zu einer immer wieder erfolgten Ansteckung von außen. Doch ist dies reine Spekulation. Anscheinend verbreitete sich die Krankheit eher zufällig in den Dörfern und nicht von Haus zu Haus.

Nach dem Ende der großen Frühjahrssterblichkeit in der 17. Kalenderwoche (Ende April) starben noch vereinzelt Menschen, doch zwischen der 27. und 34. Kalenderwoche (Anfang Juli bis Ende August) gab es keine Begräbnisse (Abbildungen 6.5 und 6.6). Die erhebliche Sterblichkeit allein im Frühjahr hätte aber das Jahr 1626 bereits als außergewöhnlich charakterisiert.

Die Sterblichkeit von August bis Dezember

Die sommerliche Unterbrechung bei den Begräbnissen endete in der 35. Kalenderwoche (Ende August), als durch eine Seuche die Sterblichkeit rasant anstieg und bereits in der 38. und 39. Woche (zweite Septemberhälfte) ihren Höhepunkt erreichte. Erst mit der 45. Kalenderwoche Anfang November sanken die Begräbniszahlen deutlich, blieben aber im weiteren Verlauf des Monats und auch noch im Dezember relativ hoch (Abbildungen 6.5 und 6.6).

Das 16-wöchige Seuchengeschehen erscheint auf den ersten Blick regellos: Die Epidemie von 1626 gleicht einer Welle, welche die meisten Dörfer des Kirchspiels überflutete. Das früheste Opfer der Seuche war am 28. August Johann Brockmann (1625-1626), der anderthalbjährige Sohn eines landlosen Mannes, der aus dem Suderburger Hof 5 stammte. Im Begräbnisregister wird

158 Vgl. ebd., S. 104.

der Todesort nicht genannt, sodass unklar bleibt, wo sich der als Indexfall zu betrachtende Junge aufhielt. Präzisere Aussagen lassen sich erst bei den nächsten Fällen treffen. Innerhalb der ersten vier Tage der Epidemie starben sechs Menschen unterschiedlichen Alters und Geschlechts in vier oder vielleicht sogar fünf Dörfern (Suderburg, Oldendorf, Hösseringen, Hamerstorf, Räber), von denen fünf Personen nicht miteinander verwandt waren. Während der Mortalität im Frühjahr überwogen bei den Toten die Erwachsenen und darunter vor allem die Frauen, während nur wenige Kinder und Jugendliche starben. In der zweiten Jahreshälfte waren die Verhältnisse zwar ausgeglichener, aber es lässt sich eine leicht höhere Sterblichkeit bei den Erwachsenen generell und besonders bei den über 20-jährigen Frauen feststellen (Tabelle 6.12).

Der fast gleichzeitige Seuchenausbruch in mehreren Dörfern entlang überregionaler Straßen, nachdem längere Zeit niemand verstorben war, lässt sich erklären. Anscheinend brachte keine einzelne Person die Seuche ins Kirchspiel, sondern eine größere Zahl von Infizierten hielt sich zur selben Zeit in den Orten auf. Vermutlich waren für den Ausbruch der Seuche die Truppen des dänischen Königs Christian IV. bzw. der mit ihm verbündeten Heerführer verantwortlich. Dessen Armee wurde am 27. August 1626 bei Lutter am Barenberge geschlagen, worauf die Soldaten seines Gegners Tilly in die Region einrückten. In beiden Heeren grassierte angeblich die Pest.[159] Wahrscheinlich brachten dänische Soldaten auf dem Weg nach Südniedersachsen die Seuche ins Kirchspiel Suderburg, auch wenn es keine schriftlichen Belege dafür gibt. Der einzige Hinweis auf Soldaten in diesem Jahr ist das Begräbnis eines Mannes namens Paul Kiel am 1. April.[160]

Während sich über die anfängliche Ansteckung nur mutmaßen lässt, kann der weitere Verlauf genau analysiert werden. Zwischen dem ersten und zweiten Toten auf einem Hof verstrichen häufig etwa 2 bis 16 Tage. Strukturen in dem scheinbar chaotischen Seuchengeschehen zeigen sich bei einer Untersuchung der Vorgänge innerhalb der einzelnen Dörfer. Die Orte wurden in unterschiedlichem Ausmaß betroffen. Keine Opfer zu beklagen hatte Graulingen, und in Bahnsen blieb die Krankheit auf einen Hof beschränkt. In Oldendorf traf es sechs oder sieben der insgesamt achtzehn, in Räber fünf von zehn Anwesen. Am stärksten litten Suderburg (fünfzehn von dreiundzwanzig Höfen), Hösseringen (zehn oder elf von vierzehn) und Hamerstorf (fünf von sechs). Die Seuche erfasste Suderburg, Oldendorf, Hösseringen und Hamerstorf, die an bedeutenden Nord-Süd-Verbindungen lagen, sowie Räber, durch das im Dreißigjährigen Krieg eine Seitenstraße des überregionalen Verkehrs führte

159 Wedgwood, Dreißigjährige Krieg, S. 179-186.
160 Hillmer, Geschichte Suderburg, S. 49.

(vgl. Karte 5.3). Dagegen blieben die beiden abseits gelegenen Dörfer Bahnsen und Graulingen von der Epidemie weitgehend verschont.

Die räumliche Ausbreitung der Seuche erfolgte innerhalb der betroffenen Dörfer ohne erkennbares Muster. Wiederholt blieben Höfe seuchenfrei, die von infizierten Anwesen umgeben waren, während andererseits einzelne erkrankte Familien von gesunden Höfen umgeben waren. Die Krankheit beschränkte sich auch nicht auf bestimmte Bereiche der Dörfer. Offensichtlich erhöhte die Nähe zu einem infizierten Hof nicht die Infektionsgefahr für die benachbarten Anwesen. Für die Übertragung waren also andere als nachbarschaftliche Kontakte erforderlich.

In der zweiten Jahreshälfte 1626 verschieden relativ viele Menschen auf einzelnen Anwesen: Mindestens sechs Personen waren es auf dem Hof Hösseringen 6, fünf auf den Höfen Hamerstorf 4, Hösseringen 3 und Suderburg 15, vier auf Hamerstorf 5, Hösseringen 11 und 12, Suderburg 3, drei auf Hösseringen 2, Oldendorf Schweinekote, Räber 7, Suderburg 5, 33, 36 und Schäferkote. Angesichts der hohen Verluste zeigte sich die Widerstandfähigkeit der gesellschaftlichen Verhältnisse in den Dörfern.

Die Sterblichkeitsmuster 1626 haben eine Parallele, da es im Kirchspiel Suderburg während des Siebenjährigen Kriegs 1758 zu einer vergleichbaren (wenn auch schwächeren) Mortalität kam. Ebenso wie 1626 begann damals die Seuche fast gleichzeitig in mehreren Dörfern, und es fielen ihr vor allem Erwachsene zum Opfer. Die Krankheit dauerte auch in den kühleren Monaten des Jahres an. Im Siebenjährigen Krieg sprechen die Quellen übereinstimmend von Fleckfieber, welches in der Region grassierte, sodass die Vermutung naheliegt, dass auch 1626 die verfeindeten Heere diese Krankheit verbreiteten.[161] Eventuell ging schon die Frühjahrssterblichkeit 1626 darauf zurück. Doch muss die Krankheitsursache offenbleiben: Es ist nur festzustellen, dass die Sterblichkeitsmuster weder zur Ruhr noch zur Pest passen.

161 Wendler, Pest und Pocken, S. 106-110; Lammert, Geschichte, S. 77, verweist auf Lübeck und sein Umland, wo um 1626 eine schwere Fleckfieberepidemie herrschte. Vgl. die umfassendste Darstellung eines frühneuzeitlichen Fleckfieberausbruchs bei Schretter, Pest, besonders S. 577–591.

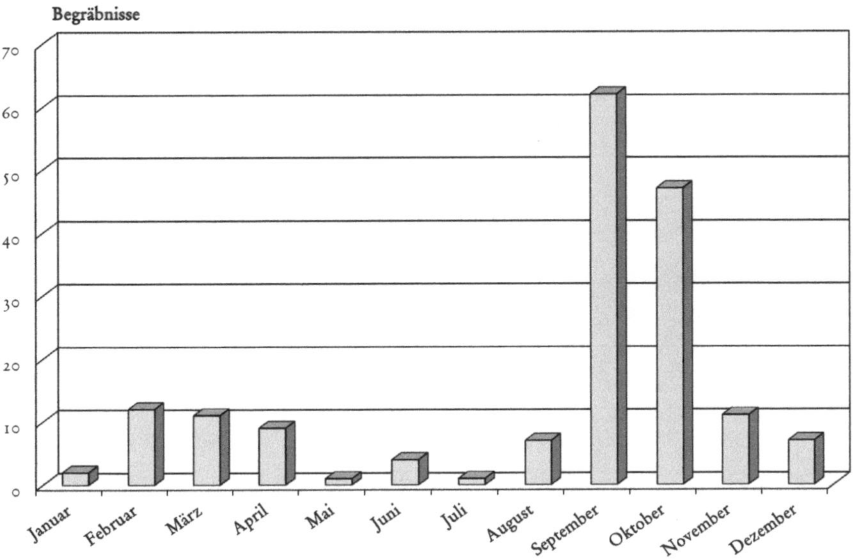

Abb. 6.5: Begräbnisse pro Monat im Kirchspiel Suderburg 1626; Quelle: Personendatei Kirchspiel Suderburg 1575-1650 (vgl. Tabelle 5.4)

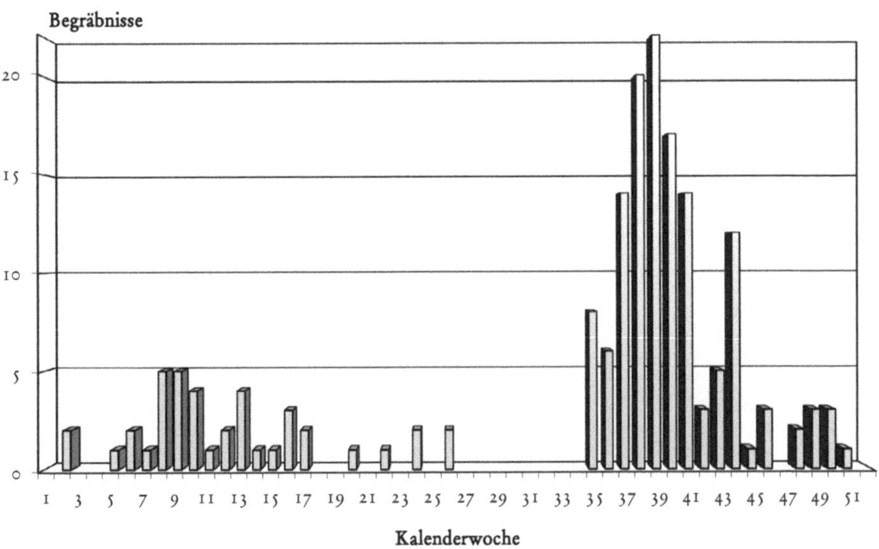

Abb. 6.6: Begräbnisse pro Kalenderwoche im Kirchspiel Suderburg 1626; Quelle: Personendatei Kirchspiel Suderburg 1575-1650 (vgl. Tabelle 5.5)

	1626		davon in der 5.-17. KW		davon in der 35.-51. KW	
	n	%	n	%	n	%
Begräbnisse						
Insgesamt	174	100,00	32	100,00	134	100,00
Geschlecht						
Männer	80	45,98	13	40,63	63	47,01
Frauen	94	54,02	19	59,38	71	52,99
Sterbealter						
unter 20 Jahre	58	33,33	6	18,75	51	38,06
über 20 Jahre	101	58,05	25	78,13	70	52,24
unbekannt	15	8,62	1	3,13	13	9,70
Sterbealter Männer						
0-1 Monat	1	0,57	1	3,13	0	0,00
1 Monat - 1 Jahr	0	0,00	0	0,00	0	0,00
1-5 Jahre	7	4,02	1	3,13	6	4,48
5-10 Jahre	12	6,90	1	3,13	11	8,21
10-20 Jahre	9	5,17	0	0,00	9	6,72
weitere 0-20 Jahre	7	4,02	2	6,25	4	2,99
über 20 Jahre	40	22,99	8	25,00	29	21,64
unbekannt	4	2,30	0	0,00	4	2,99

Sterbealter Frauen						
0-1 Monat	0	0,00	0	0,00	0	0,00
1 Monat - 1 Jahr	0	0,00	0	0,00	0	0,00
1-5 Jahre	6	3,45	1	3,13	5	3,73
5-10 Jahre	4	2,30	0	0,00	4	2,99
10-20 Jahre	10	5,75	0	0,00	10	7,46
weitere 0-20 Jahre	2	1,15	0	0,00	2	1,49
über 20 Jahre	61	35,06	17	53,13	41	30,60
unbekannt	11	6,32	1	3,13	9	6,72
Herkunft/Wohnort						
Bahnsen	1	0,57	1	3,13	0	0,00
Graulingen	6	3,45	4	12,50	0	0,00
Hamerstorf	16	9,20	2	6,25	16	11,94
Hösseringen	35	20,11	2	6,25	36	26,87
Oldendorf	22	12,64	7	21,88	14	10,45
Räber	16	9,20	7	21,88	8	5,97
Suderburg	48	27,59	7	21,88	46	34,33
Sonstige aus dem Kirchspiel Suderburg	30	17,24	2	6,25	14	10,45

Tabelle 6.12: Begräbnisse im Kirchspiel Suderburg 1626 nach Geschlecht, Alter und Todesort der Verstorbenen; Quelle: Personendatei Kirchspiel Suderburg 1575-1650

6.3.2 Der Seuchenverlauf in den Dörfern von Februar bis April

Vom Februar bis zum April 1626 litten das Doppeldorf Oldendorf-Suderburg sowie Graulingen und Räber unter einer erhöhten Sterblichkeit.

Oldendorf und Suderburg

Im Frühjahr 1626 begann das Sterben am 1. Februar in Oldendorf mit dem Tod von Engel Meyer (Taufdatum unbekannt), deren Mann Jürgen Smedes (1576-1626) am 7. März begraben wurde. Jürgen Smedes stammte aus der Oldendorfer Kote 12, doch war er kein Hoferbe. Der 1622 geborene einzige Sohn sollte 1628 verscheiden, sodass die Familie durch die Seuchen ausgelöscht wurde.[162] Es ist unklar, wo sich das landlose Paar in Oldendorf aufhielt.

Auf dem Suderburger Achtelhof 13 starb das Hauswirtepaar: Am 10. bzw. 25. Februar wurden Catharina Stoevermann (Taufdatum unbekannt) und ihr Mann Jürgen Schröder (Taufdatum unbekannt) begraben. Der erwachsene Hoferbe Carsten (1604-1672) heiratete recht jung 1627, damit dem Anwesen wieder ein Ehe- und Arbeitspaar vorstand.[163]

Ebenfalls am 10. Februar verschied auf dem Suderburger Vollhof 5 die frühere Hauswirtin Catharina Stoevermann/Brockmann, geb. Hilmers (Taufdatum unbekannt). Ihr folgten am 23. März ein vermutlich gerade erst geborener Enkel Carsten und am 31. dessen Mutter Anna, geb. Winkelmann (Taufdatum unbekannt), die damalige Hauswirtin. Der verstorbene Sohn blieb das einzige männliche Kind seines Vaters Christopher (get. 1582), und die älteste Tochter Anna (1621-1626) starb im Herbst. Der überlebende Bauer heiratete 1630 ein zweites Mal und zeugte mit seiner neuen Ehefrau zwei Töchter. Dennoch galt der Hof 1639 als wüst und gelangte wenig später an eine andere Familie.[164]

Auf der Oldendorfer Kote 12 verschied am 17. Februar die verwitwete Hauswirtin Catharina Drewes (Taufdatum unbekannt), deren Sohn Carsten (begr. 1628) den Hof schon übernommen hatte.[165] Die Althauswirtin auf dem Vollhof 3 in Oldendorf war Anna Thielen, geb. Smedt (Taufdatum unbekannt), die am 26. Februar starb. Den Hof bewirtschaftete ihr Schwiegersohn

162 Hillmer/Siebert, Besitzerfolgen, S. 285.

163 Ebd., S. 404.

164 Bearbeitet nach ebd., S. 373-374.

165 Ebd., S. 285-286.

Jeronimus Stahlbohm (1578-1640).[166] Auf der Oldendorfer Kote 8 verschieden zwei Personen. Zuerst starb am 2. März der Bauer Jochim Meyer/Stolten (1579-1626) und am 21. April die Althauswirtin Ils(ab)e Blome, geb. Heinmüller (Taufdatum unbekannt). Jochim hatte zwar acht Kinder, doch in den nächsten Jahren verschieden die meisten, sodass der Hof wenig später in die Hände einer anderen Familie kam.[167]

Am 2. März starb in Suderburg der Landlose Gerd Peters (1580-1626), der aus dem Vollhof 1 stammte.[168] Ob er sich dort aufhielt, ist unklar, doch wurde Suderburg als Sterbeort im Begräbnisregister genannt. Unsicher sind die Verhältnisse bei einem am 21. April begrabenen ungetauften Sohn, dessen Eltern Wilhelm Wunnecken (1587-1627) und Agnese Dargels (1606-1633) waren. Da sie die Hoferbin des Suderburger Achtelhofs 9 war, lebte das Paar vermutlich auf diesem Anwesen.[169] Allerdings fehlt bei diesem Todesfall im Kirchenbuch der Sterbeort.

166 Ebd., S. 248, Ergänzung S. 3.
167 Ebd., S. 269-270.
168 Ebd., S. 353.
169 Ebd., S. 387.

Reihenfolge der Infektion	Ort	Hofqualität	Hofnummer	sichere Opfer	mögliche Opfer	Summe	erste(r) Tote(r)	letzte(r) Tote(r)	Bemerkungen
1	Oldendorf	Kote	12?	0	2	2	1.2.	7.3.	
2/3	Suderburg	Achtelhof	13	2	0	2	10.2.	25.2.	
2/3	Suderburg	Vollhof	5	3	0	3	10.2.	31.3.	1639: wüst
4	Oldendorf	Kote	12	1	0	1	17.2.	17.2.	
5	Oldendorf	Vollhof	3	1	0	1	26.2.	26.2.	
6/7	Oldendorf	Kote	8	2	0	2	2.3.	21.4.	
6/7	Suderburg	Vollhof	1	0	1	1	2.3.	2.3.	
8	Suderburg	Achtelhof	9	0	1*	1	21.4.	21.4.	* Sterbeort unsicher

Tabelle 6.13: Seuchenopfer in Oldendorf und Suderburg 1626 (5.-17. Kalenderwoche); Quelle: Personendatei Kirchspiel Suderburg 1575-1650

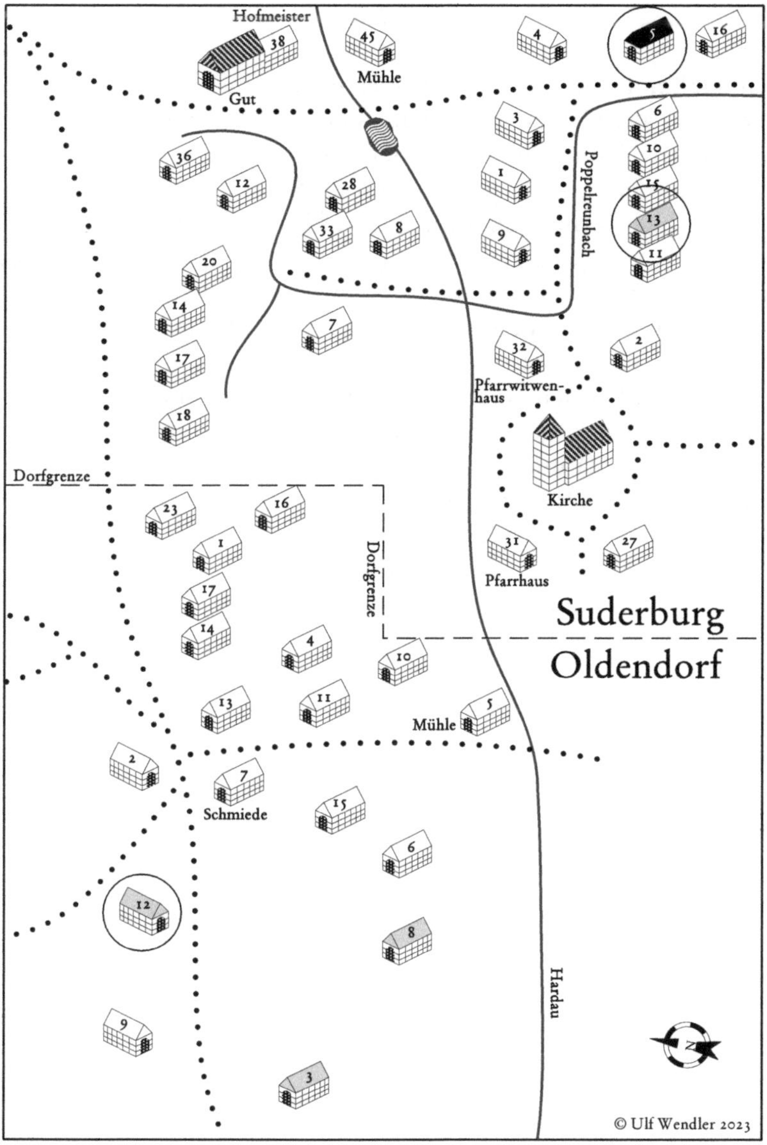

Karte 6.8: Verbreitung der Seuche 1626 in der 5.-17. Kalenderwoche in Suderburg und Oldendorf (nur sicher infizierte Höfe). Wahrscheinlich wurden nacheinander infiziert: Oldendorf 12 (?), Suderburg 13 und 5, Oldendorf 12, 3, 8 und Suderburg 1 (?) sowie 9 (?); Legende und Quelle siehe Karte 6.1

Graulingen

Auf dem Halbhof 1 in Graulingen kamen mehrere Todesfälle vor. Am 22. Februar starb der alte Hauswirt Rammies S(ch)w(a)egermann/S(ch)w(a)egering (Taufdatum unbekannt), und seine Schwester Catharina (Taufdatum unbekannt) verschied wenige Tage später am 27. Sie war unverheiratet geblieben und lebte deshalb vermutlich mit auf dem Hof. Als Letzte wurde die Hauswirtin Maria S(ch)w(a)egermann/S(ch)w(a)egering, geb. Müller (Taufdatum unbekannt), am 12. März begraben. So wurden von diesem Hof sicher zwei, wahrscheinlich aber drei Personen begraben. Die Hauswirtin hatte in 23-jähriger Ehe sechs Kinder zur Welt gebracht, von denen vier noch lebten. Der Sohn und Erbe Heinrich (1608-1666) konnte in den Suderburger Vollhof 5 einheiraten. Deswegen ging das Graulinger Anwesen an die älteste Tochter Catharina (get. 1604) und ihren (vermutlich) zweiten Ehemann Jeronimus Ringelmann (get. 1598).[170] So hatten die Verluste keine längerfristigen Auswirkungen auf den Hof. Als letztes Graulinger Opfer im Frühjahr 1626 starb am 1. April die Althauswirtin vom Vollhof 2, Catharina Ringelmann, geb. Lichten (Taufdatum unbekannt).[171]

170 Bearbeitet nach ebd., S. 94-95.
171 Ebd., S. 97.

Reihenfolge der Infektion	Hofqualität	Hofnummer	sichere Opfer	mögliche Opfer	Summe	erste(r) Tote(r)	letzte(r) Tote(r)	Bemerkungen
1	Halbhof	1	2	1	3	22.2.	12.3.	
2	Vollhof	2	1	0	1	1.4.	1.4.	

Tabelle 6.14: Seuchenopfer in Graulingen 1626 (5.-17. Kalenderwoche); Quelle: Personendatei Kirchspiel Suderburg 1575-1650

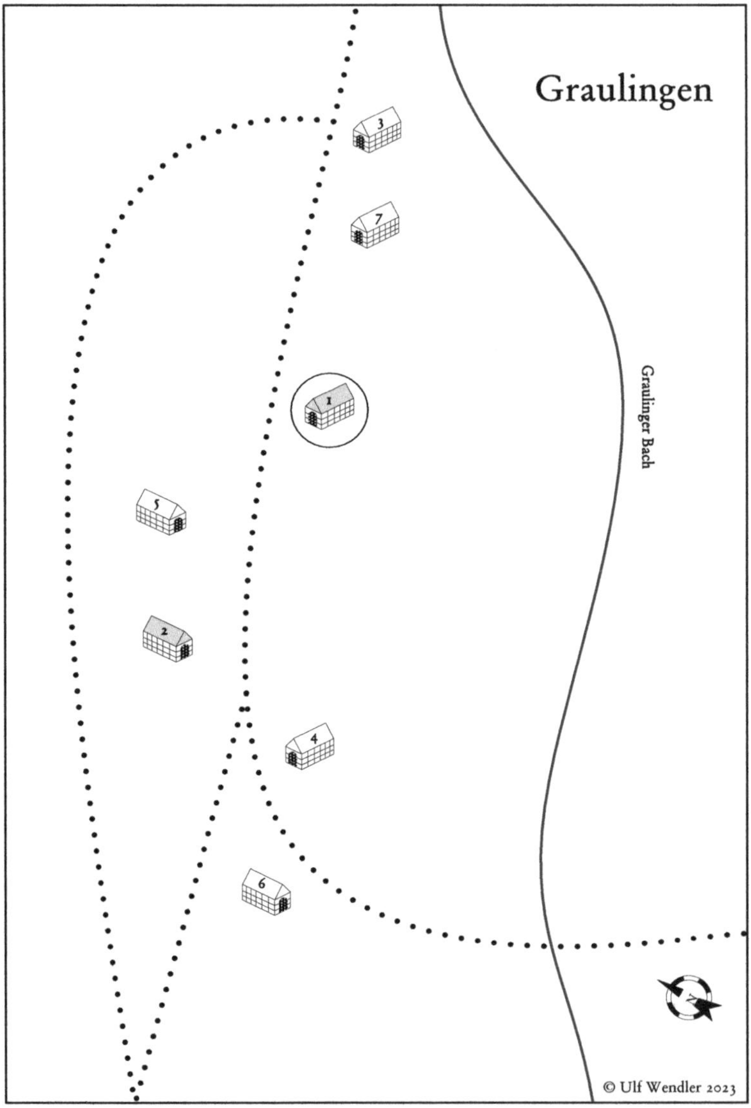

Karte 6.9: Verbreitung der Seuche 1626 in der 5.-17. Kalenderwoche in Graulingen (nur sicher infizierte Höfe). Wahrscheinlich wurden nacheinander infiziert: Graulingen 1 und 2; Legende und Quelle siehe Karte 6.1

Räber

Das erste Seuchenopfer in Räber war am 28. Februar die Hauswirtin Margarethe Benecken (Taufdatum unbekannt) vom Vollhof 8. Einen Monat später verschied am 31. März ihr Ehemann, der Hauswirt Carsten (Lütke) Hilmer (Taufdatum unbekannt). Auf dem Anwesen starb im Herbst noch eine erwachsene Tochter, aber es überlebte der 23-jährige Erbe Jürgen (1603-1676), der den Hof weiterführte.[172]

Komplex waren die familiären Verhältnisse beim Vollhof 2, auf welchem am meisten Menschen verschieden. Die Todesfälle auf diesem Anwesen erfolgten kurz hintereinander zwischen dem 8. und 23. März. Auf dem Hof lebte der ehemalige Interimshauswirt Peter Drögemüller (begr. 1631) mit seiner Frau (Name und Taufdatum unbekannt), die am 8. März als Erste auf dem Anwesen starb. Ihr folgte am 12. des Monats die junge Tochter des damaligen Bauernpaares ins Grab, Ilse Drögemüller (1621-1626). Einen Tag später verschied Marlene, geb. Meyer (Taufdatum unbekannt), die Witwe des früheren Hauswirts, und am 23. wurde Hinrich (Taufdatum unbekannt), der junge Sohn des Bauernpaares, begraben. Eine Margaretha Drögemüller (Taufdatum unbekannt) starb am 12. April. Sie ist zwar genealogisch nicht zuzuordnen, stammte aber wahrscheinlich aus dieser Bauernfamilie. Margaretha Drögemüller starb in Räber, aber vielleicht nicht auf dem Hof 2 (Abbildung 6.7). Das Anwesen konnte die Todesfälle verkraften, weil »nur« alte und sehr junge Menschen starben. Das für das Bestehen der Familie auf dem Hof zentrale Hauswirtepaar war noch recht jung; so gingen aus dieser Ehe in den folgenden Jahren fünf weitere Kinder hervor, darunter der künftige männliche Erbe. Entsprechend hatte das Seuchenjahr 1626 trotz der vier oder fünf Seuchenopfer keine längerfristigen Auswirkungen für den Hof.[173]

172 Bearbeitet nach ebd., S. 335.
173 Bearbeitet nach ebd., S. 317-318.

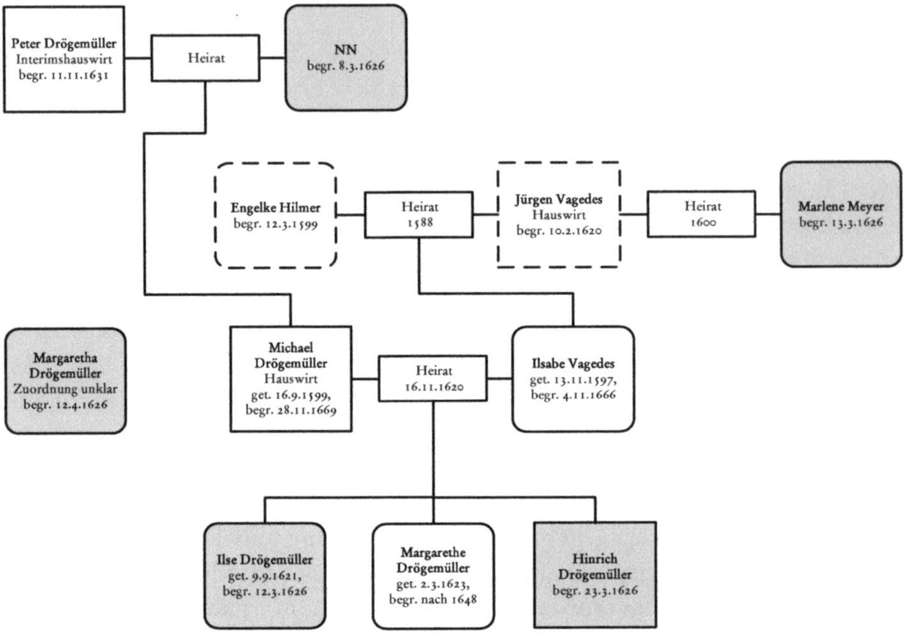

Abb. 6.7: Der Vollhof Räber 2 im Jahr 1626 (Kasten mit abgerundeten Ecken: Frauen, eckiger Kasten: Männer, Kasten mit gestrichelter Linie: Person starb vor dem Seuchenjahr, grauer Kasten: Person starb im Seuchenjahr, weißer Kasten: Person überlebte das Seuchenjahr, begraben nach = begraben in diesem Jahr oder später)

Reihenfolge der Infektion	Hofqualität	Hofnummer	sichere Opfer	mögliche Opfer	Summe	erste(r) Tote(r)	letzte(r) Tote(r)	Bemerkungen
1	Vollhof	8	2	0	2	28.2.	31.3.	
2	Vollhof	2	4	1*	5	8.3.	12.4.	* Zuordnung unsicher

Tabelle 6.15: Seuchenopfer in Räber 1626 (5.-17. Kalenderwoche); Quelle: Personendatei Kirchspiel Suderburg 1575-1650

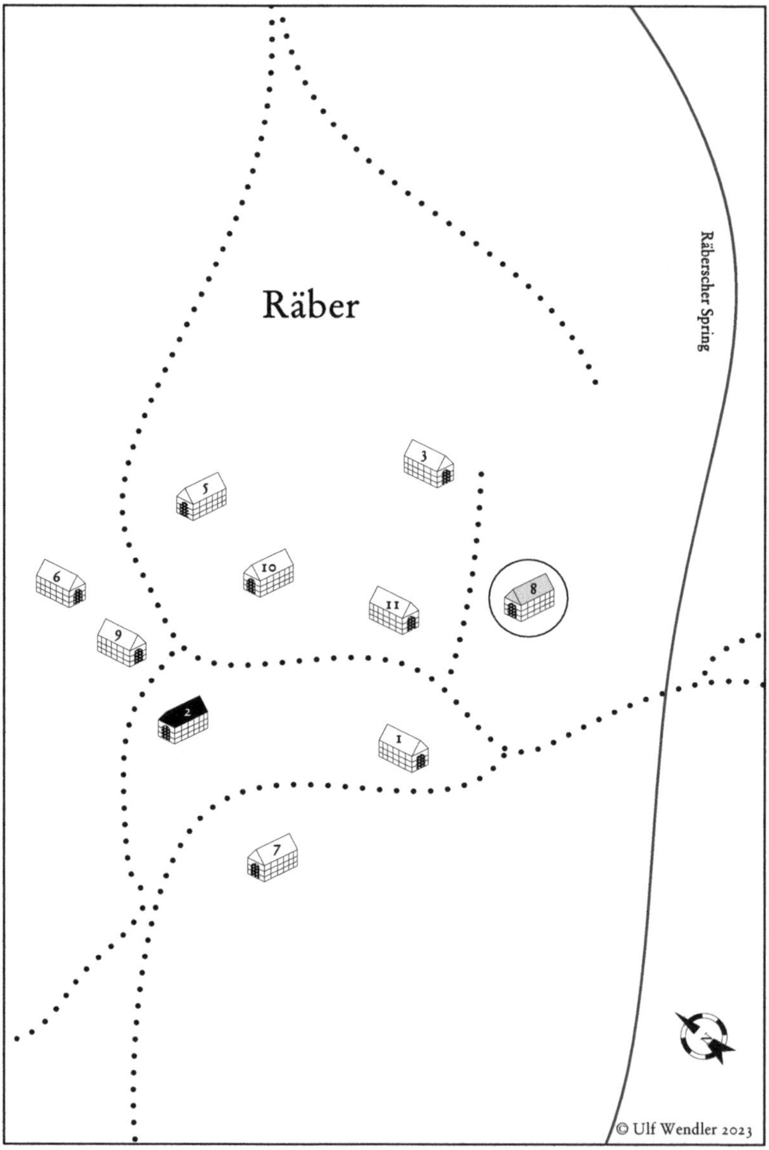

Karte 6.10: Verbreitung der Seuche 1626 in der 5.-17. Kalenderwoche in Räber (nur sicher infizierte Höfe). Wahrscheinlich wurden nacheinander infiziert: Räber 8 und 2; Legende und Quelle siehe Karte 6.1

6.3.3 Der Seuchenverlauf in den Dörfern von August bis Dezember

Die erhöhte Frühjahrssterblichkeit hörte Ende April auf. Sie war nur der Vorspann zu den Ereignissen in der zweiten Jahreshälfte, als eine Epidemie grassierte, die in der Geschichte des Kirchspiels nicht ihresgleichen hatte. Die betroffenen Dörfer Suderburg, Oldendorf, Hösseringen, Hamerstorf und Räber wurden fast gleichzeitig von der Krankheit erfasst, die insgesamt 114 Tage andauerte. Häufig starben auf einem Hof mehrere Personen kurz hintereinander. Die weitaus meisten Toten wurden innerhalb der ersten 80 Tage der Seuche begraben. Danach starb in Oldendorf und Räber niemand mehr und in Suderburg und Hamerstorf verschieden nur noch einzelne Personen. Lediglich in Hösseringen dauerte die Krankheit an und forderte noch einige Opfer (Tabelle 6.16).

1626	1-10	11-20	21-30	31-40	41-50	51-60	61-70	71-80	81-90	91-100	101-110	111-120
Suderburg												
5	♰†			♰†	♰†							
15		†	†† ††									
36		†		†† ♰								
10		†	♰	♰	†♰		†					
3		†	†	†				†				
17			♰		♰†		♰					
6			♰	▯			♰					
?			♰									

11			†									
28			†									
Gutsschäferei			†	✝	††							
9				†								
27				†								
2				✝								
8					✝†							
33					††		†					
Schweinehirte								†				
16												†
20												✝
Oldendorf												
15	✝	✝										
13		†										
Schweinehirte		†	†	†								
1			†									
16			✝†									
2			✝									

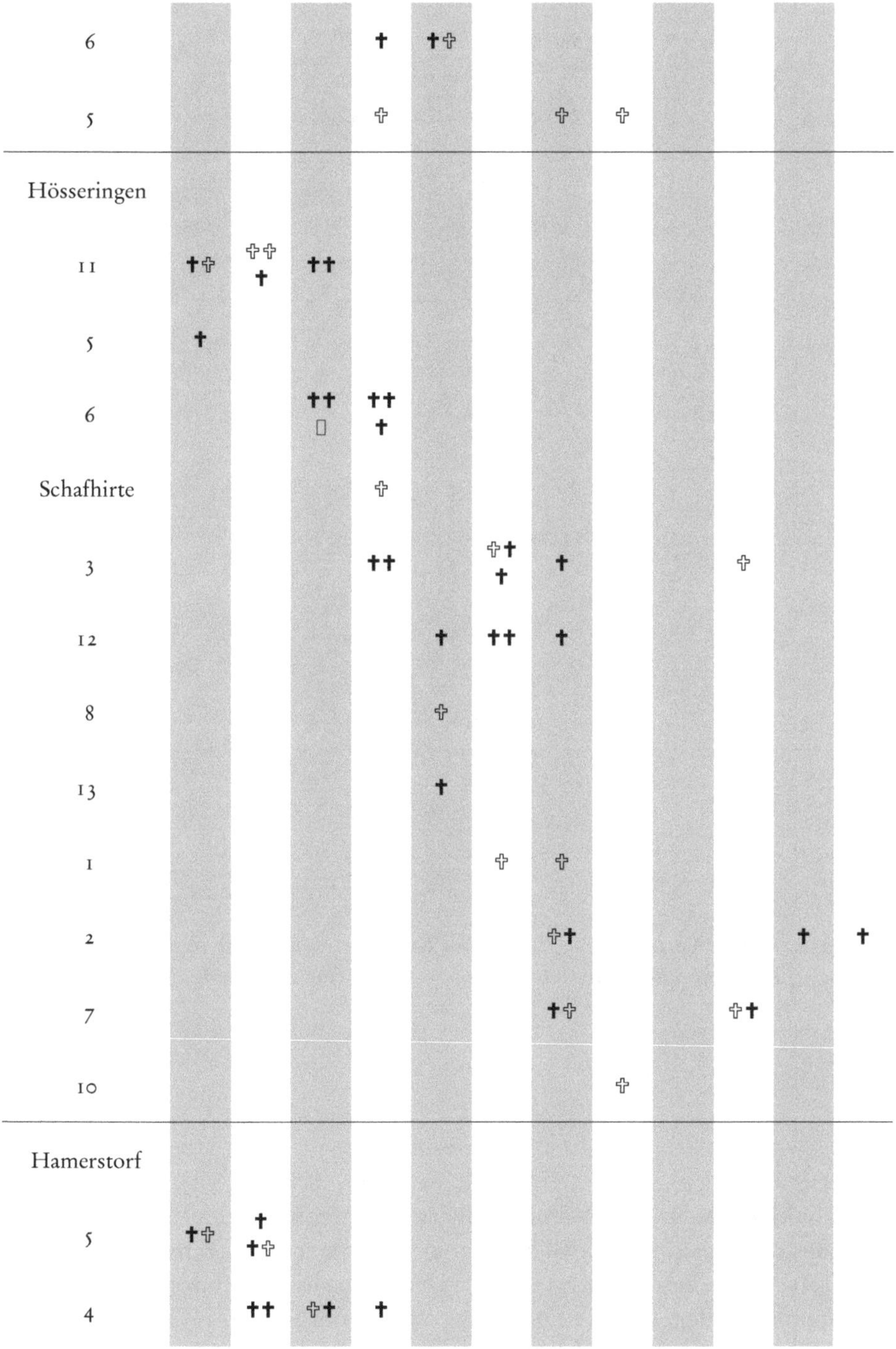
6
5
Hösseringen
11
5
6
Schafhirte
3
12
8
13
1
2
7
10
Hamerstorf
5
4

3			†								
6			†								
2				††							
1											†
Räber											
5	†										
7			†	†	†						
11			†		†						
8			✞		†						
3							†				
Unbekannt											
		††		□						†	

Tabelle 6.16: Der Verlauf der Epidemie im Kirchspiel Suderburg 1626 (35.-51. Kalenderwoche) in Tagen (Legende siehe Tabelle 6.2); Quelle: Personendatei Kirchspiel Suderburg 1575-1650

Suderburg

Es ist unklar, ob der erste Seuchenfall am 28. August in Suderburg selbst auftrat oder nicht. Auf jeden Fall starben im Hauptort des Kirchspiels die meisten Opfer (Tabelle 6.17, Karte 6.11). Der erste sichere Todesfall ist für den 1. September belegt, und die Epidemie endete wohl erst am 16. Dezember. Die Seuche grassierte mindestens 107 oder vielleicht sogar 111 Tage.

In Suderburg wurde der erstinfizierte Achtelhof 5 besonders stark getroffen. Das Sterben begann schon vor dem Herbst. Die Stiefmutter des Hauswirts Christopher Stoevermann/Brockmann (1582-1626), Catharina, geb. Hilmers (Taufdatum unbekannt), seine Ehefrau Anna, geb. Winkelmann (Taufdatum unbekannt), und der einzige Sohn Carsten (Taufdatum unbekannt) verschieden bereits im Frühjahr. Im Sommer wurde mit Peter (1594-1626) ein Bruder des Hauswirts bestattet, doch ist bei diesem Mann nicht klar, ob er auf dem Hof lebte.

Dies ist auch beim anderen Bruder des Bauern namens Hans Brockmann (1588-1626) nicht bekannt. Er hatte 1622 geheiratet und mit seiner Frau Anna, geb. Schröders (1598?-1626), zwei Kinder gezeugt, von denen eines schon 1624 starb. Der kleine Sohn Johann (1625-1626) war am 28. August das erste Opfer der Seuche. Sein Vater folgte ihm am 28. September und seine Mutter Anna am 8. Oktober in den Tod. Der Wohnort der drei Personen wurde nicht genannt.

Auch die Menschen, die mit Sicherheit auf dem Achtelhof 5 lebten, blieben nicht verschont. Dort verschieden am 1. September die Hauswirtstochter Anna (1621-1626) sowie am 28. September bzw. am 11. Oktober die beiden Dienstjungen Johann Hagemann (Taufdatum unbekannt) und Peter (Nachname und Taufdatum unbekannt). Die zeitliche Verteilung dieser Todesfälle und jener der Familie von Hans Brockmann spricht dafür, dass sich letztere auch auf dem Achtelhof aufhielt (Abbildung 6.8).

Christopher Stoevermann/Brockmann (get. 1582) blieb nach dem Tod seiner Angehörigen allein übrig. Er heiratete 1630 ein zweites Mal, und obwohl er noch zwei Töchter zeugte, erholte sich die Familie nicht mehr von den Verlusten des Jahres 1626. Der Hof fiel spätestens 1639 wüst und wurde wenige Jahre später von einer neuen Bauernfamilie übernommen.[174]

Als zweites Anwesen erfasste die Seuche den Achtelhof 15, auf dem es ebenfalls viele Tote gab. Am 9. September starb die alte Hauswirtin Engelke Pohlmann, geb. Stahlbohm (Taufdatum unbekannt). Ihre Tochter Anna (1585-1624), die junge Bäuerin, war bereits einige Jahre früher verschieden, sodass der Bauer Jürgen Thies (begr. 1626) allein mit seinen Kindern wirtschaftete. Dieser starb am 21. September. Die drei Söhne Hans (1616-1626), Jochim (1620-1626) und Jürgen (1623-1626) verschieden kurz hintereinander am 23. und 26. September. Über das Schicksal des ältesten Sohnes Carsten (get. 1613) ist nichts bekannt, nur die Tochter Anna (get. 1610) aus erster Ehe wird nach 1626 als lebend erwähnt (Abbildung 6.9). Da durch die Krankheit die Familie weitgehend ausstarb, ging der Hof in andere Hände über.[175]

174 Bearbeitet nach ebd., S. 373-374.
175 Bearbeitet nach ebd., S. 410-411.

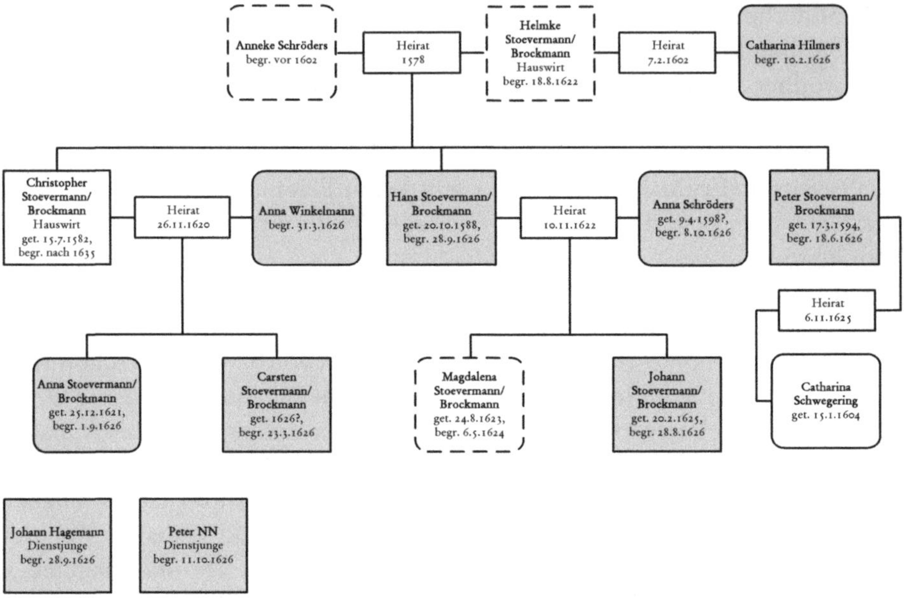

Abb. 6.8: Der Achtelhof Suderburg 5 im Jahr 1626 (Legende siehe Abb. 6.7)

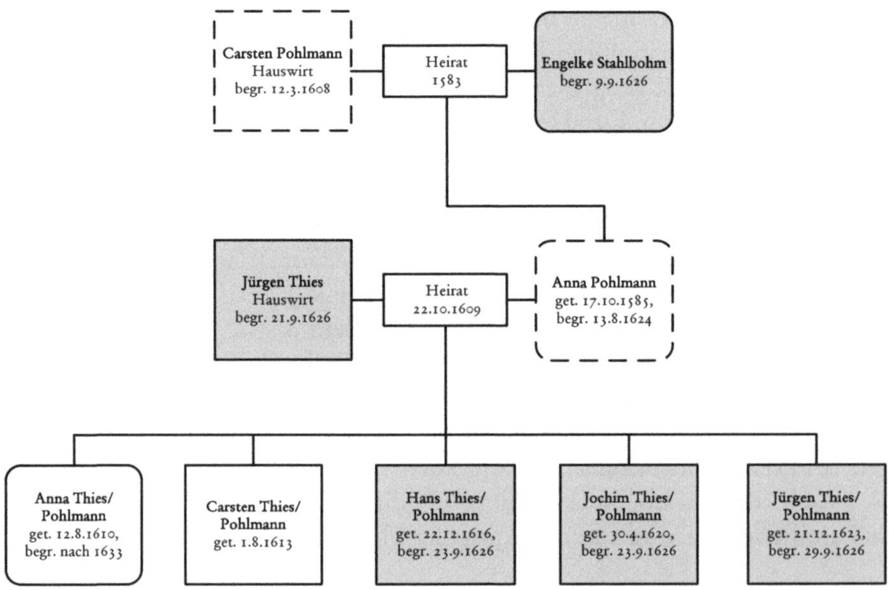

Abb. 6.9: Der Achtelhof Suderburg 15 im Jahr 1626 (Legende siehe Abb. 6.7)

Ebenfalls schwer getroffen wurde der Achtelhof 36, auf dem der Amtsvogt wohnte. Nach dem Tod des Vogts Jobst Schrader (1575-1623) hatte die Witwe Ilse, geb. Muelrad (Taufdatum unbekannt), 1625 Joachim Sasse (Taufdatum unbekannt) geheiratet, der Vogt in Suderburg wurde. Aus der ersten Ehe waren fünf Kinder hervorgegangen, von denen zwei vor 1626 starben. Zudem hatte das Paar Sasse/Muelrad einen kleinen Sohn, Christopher Johann (Taufdatum unbekannt), der am 11. September als erstes Opfer auf dem Hof verschied. Seine Eltern wurden miteinander am 27. September begraben und die Tochter Maria Lucia (1612-1626) am 2. Oktober. Die Tochter war über 14 Jahre alt, ihr Aufenthalt auf dem Vogtshof ist damit zwar nicht sicher, aber doch wahrscheinlich. Nun lebten von den Kindern noch Anna Margaretha (1614-1647) und Jürgen Hilmer (get. 1618), über dessen weiteres Schicksal nichts bekannt ist. Die Tochter heiratete 1640, womit der Hof und ab 1643 das Amt des Vogts auf den Ehemann Heinrich Rittershausen (begr. 1667) überging.[176]

Am 14. September kam es zum ersten Todesfall auf dem Viertelhof 10. Die Besitzverhältnisse waren hier kompliziert. Der ursprüngliche Hauswirt Hans (I.) Behrens (Lebensdaten unbekannt) hatte zwei Söhne, Jürgen (begr. 1612) und Hans (II., begr. 1591), welche Familien gründeten. Nach Jürgens Tod übernahm vermutlich dessen Sohn Hans (III., get. 1578) den Hof. Sein Todesdatum ist nicht bekannt. Zwar wurde er noch 1622 als Gevatter genannt, doch vermutlich verschied er vor 1626. Anscheinend führte sein Cousin Carsten (1582-1626), der Sohn des älteren Hans (II.), zeitweise den Hof (als Interimshauswirt?). Über das Schicksal vom jüngeren Hans (III.) und seinen drei Kindern ist nichts weiter bekannt, doch die Familie von Carsten wurde 1626 von der Seuche schwer getroffen. Zuerst starb am 14. September Carstens jüngster Sohn Christopher (1619-1626), am 23. ein weiterer Sohn (Carsten, get. 1609, oder Hans IV., get. 1613, Aufenthalt auf dem Hof und im Dorf unsicher) und am 28. September der erwachsene unverheiratete Hinrich (1603-1626, Aufenthalt auf dem Hof und im Dorf unsicher). Am 13. Oktober verschied der eventuelle Interimshauswirt Carsten und zwei Tage später der ledige Sohn Jürgen (1605-1626, Aufenthalt auf dem Hof und im Dorf unsicher). Die letzte Tote war die Hauswirtin Anna (Taufdatum unbekannt) am 28. Oktober. Es ist bei ihr nicht klar, ob es sich um die Frau des Interimshauswirts Carsten (eine geb. Meyer) oder um die Gattin des Hauswirts Hans Behrens (III., ebenfalls eine geb. Meyer) handelte. Vermutlich war sie die Gattin von Carsten, hatte diese Familie doch schon mehrere Opfer zu beklagen. Von der Familie überlebte sicher die Tochter Anna (get. 1616) und vielleicht ein Sohn (Abbildung 6.10). Die Verluste auf

176 Bearbeitet nach ebd., S. 444-447.

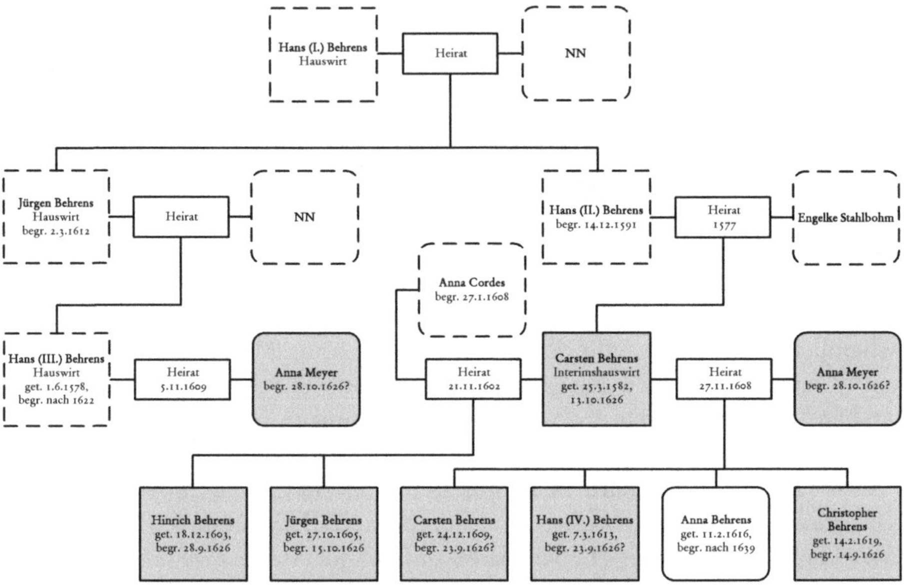

Abb. 6.10: Der Viertelhof Suderburg 10 im Jahr 1626 (Legende siehe Abb. 6.7)

diesem Hof waren so groß, dass dieser in der Folgezeit an eine andere Familie überging, doch ist darüber nichts Genaueres bekannt.[177]

Einfacher sind die Verhältnisse auf dem Vollhof 3 zu überblicken. Dort starb am 15. September die junge Hauswirtin Anna, geb. Carstens/Pohlmann (1604-1626), deren Mann Carsten Lichten den Hof wohl interimistisch für ihren Bruder Jürgen (1618-1628) führte. Zwei Tage später verschied ihre Mutter, die alte Hauswirtin Margarethe, geb. Heine (1575-1626), und am 28. ihre einzige kleine Tochter Catharina (1625-1626). Der letzte Tote auf diesem Hof war am 15. November der junge (Interims-)Hauswirt Carsten Lichten (Taufdatum unbekannt). Damit waren von der dreiköpfigen Interimshauswirtefamilie alle verstorben. Der Hof wurde erneut 1628 von einer Seuche betroffen, an welcher der noch lebende Althauswirt Hans Carstens/Pohlmann (Taufdatum unbekannt) und sein Enkel, der Erbe Jürgen (1618-1628), verschieden. Diese Verluste führten dazu, dass das Anwesen 1639 wüst war und es eine neue Familie übernahm.[178]

177 Bearbeitet nach ebd., S. 390-391.

178 Bearbeitet nach ebd., S. 365-366.

Einige Opfer musste auch die Bauernfamilie des Achtelhofs 17 beklagen. Die verwitwete Hauswirtin Magdalena Cordes/Thielen, geb. Thies (1578-1626), hatte drei fast oder ganz erwachsene unverheiratete Kinder. Daher ist zwar nicht sicher, ob sie sich auf dem Anwesen aufhielten. Aber aufgrund der besonderen Familienkonstellation mit der verwitweten Bäuerin und den noch ledigen erwachsenen Kindern lebten vermutlich alle vier hier. Eindeutig belegt für diesen Hof ist nur das Begräbnis der Hauswirtin am 12. Oktober. Doch starben auf jeden Fall in Suderburg, und zwar vermutlich auf dem Achtelhof 17, am 18. September ihr ältester Sohn Franz (1603-1626), am 7. Oktober ihre Tochter Elisabeth (1609-1626) und schließlich am 27. des Monats als Letzter ihr Sohn Hans (1605-1626). Damit lebte von der Bauernfamilie niemand mehr, und der Hof ging auf eine andere Familie über.[179]

Zeitlich nicht genau bestimmbar sind die Todesfälle auf dem Vollhof 6, sodass nicht zu entscheiden ist, ob der Hof schon Mitte September oder erst Ende Oktober infiziert wurde. Dort verschieden der ledige Hauswirt Carsten Stahlbohm (1590-1626) am 5. oder am 30. Oktober 1626 und am 31. Oktober Christina (Taufdatum unbekannt), die Tochter seines verheirateten Bruders Michael (1599-1628), der wohl auch als Hauswirt auf dem Hof lebte. Der Todesort der Frau wurde nicht genannt. Bereits am 18. September starb Ursula (1606-1626), die erwachsene Schwester der beiden Brüder, deren Aufenthaltsort aber unklar ist. Als Hauswirtepaar standen Michael Stahlbohm und seine Ehefrau (Name und Taufdatum unbekannt) auf dem Hof zur Verfügung, bis sie der Epidemie von 1628 zum Opfer fielen.[180]

Auf dem Viertelhof 11 verschied die alte Hauswirtin Marge Pohlmann/Carstens, geb. Holsten (Taufdatum unbekannt), am 24. September. Sie wurde zusammen mit ihrer Tochter Pollite S(ch)medt (1590-1626) begraben, die in zweiter Ehe mit dem Bauern des Suderburger Achtelhofs 28 verheiratet war. Auf beiden Höfen blieben das die einzigen Krankheitsfälle. Dies ist ein Indiz dafür, dass die beiden Frauen in engem Kontakt miteinander standen und sich vielleicht gemeinsam oder gegenseitig ansteckten.[181]

Wenige Tage nach den Toten der Höfe 11 und 28 begann das Sterben in der Familie des Gutsschäfers. Die Frau des Schäfers (Name und Taufdatum unbekannt) wurde am 26. September begraben, ihr Mann Hans Wünnecken (Taufdatum unbekannt) zusammen mit dem jüngsten Sohn Hans (1622-1626) am 12. Oktober. Von der kleinen Familie überlebte nur der Sohn Thies (1614 - nach 1644). Ob der Tod eines Jürgen Schapers am 29. September in

179 Bearbeitet nach ebd., S. 417-418.
180 Bearbeitet nach ebd., S. 376-377.
181 Bearbeitet nach ebd., S. 395-396.

Zusammenhang mit dieser Familie stand, lässt sich nicht klären, zumal nicht einmal der Sterbeort genannt wurde.[182]

Auf den Achtelhöfen 9 und 27 verschied jeweils nur eine Person. Die alte Hauswirtin Margarethe Schröder, geb. Meyer/Dargel (Taufdatum unbekannt), starb am 30. September auf Hof 9.[183] Auf dem Anwesen 27 wurde am 1. Oktober die Hauswirtin Anna Heinmüller, geb. Behnen (Taufdatum unbekannt), begraben. Deren Tochter Elisabeth (1601-1626) war schon Ende Juni des Jahres verschieden, also vor Ausbruch der Seuche.[184] Eventuell stammte die in Suderburg wohnende und am 2. Oktober begrabene Ilse Meyer (Taufdatum unbekannt) aus dem Vollhof 2, doch ist dazu nichts weiter bekannt. Am 15. Oktober starb die Hauswirtin Anna Röhrs/Röhrmann, geb. Schmedt/Schröder (Taufdatum unbekannt), vom Viertelhof 8. Auf dem Anwesen hielt sich vielleicht auch ihr erwachsener und lediger Sohn Franz (1599-1626) auf, der bereits am 7. Oktober verschieden war.[185]

In der Familie des Küsters Franz Laue (1568-1626) gab es mehrere Opfer auf dem Hof 33: Am 13. und 15. Oktober starben mit Jobst (1620-1626) und Jürgen (1615-1626) zwei Söhne des alten Küsters und am 31. der Vater selbst. Christopher Jürgen (1601-1671), der älteste Sohn und Nachfolger seines Vaters, hatte schon 1625 geheiratet und wohl auch bereits den Hof übernommen. Damit war der Fortbestand der Familien auf dem Anwesen gesichert.[186]

Im Haushalt des Schweinehirten starb die Ehefrau (Name und Taufdatum unbekannt) am 9. November.[187] Anschließend erfasste die Krankheit mit deutlichem zeitlichen Abstand Mitte Dezember den Achtelhof 16, wo der Bauernsohn Hinrich Rormann (1617-1626) am 16. begraben wurde. Eine Margarethe Rormann (Taufdatum unbekannt) war zwar schon am 23. September verschieden, es ist aber unklar, ob sie auf dem Hof (oder überhaupt in Suderburg) lebte, und wenn ja, welche Position sie innehatte. Beide Begräbnisse liegen zu weit auseinander, als dass eine gegenseitige Ansteckung anzunehmen wäre.[188] Zeitgleich mit Hinrich Rormann verschied am 16. Dezember die erwachsene Catharina Gade(n)/Meyer (1602-1626), die aus dem Achtelhof 20 stammte, deren letzter Wohnort aber unbekannt ist. Bei den letzten zwei Toten ist fraglich, ob sie sich im Ort infizierten bzw. ob sie sich

182 Nicht bei ebd.

183 Ebd., S. 387.

184 Ebd., S. 429-430. Das Todesdatum der Hauswirtin ist dort nicht vermerkt.

185 Ebd., S. 383-384.

186 Bearbeitet nach ebd., S. 439-440. Zur Küsterdynastie Laue vgl. WENDLER, Gesellschaft, S. 135-136.

187 HILLMER/SIEBERT, Besitzerfolgen, S. 460.

188 Ebd., S. 413-414.

Reihenfolge der Infektion	Hofqualität	Hofnummer	sichere Opfer	mögliche Opfer	Summe	erste(r) Tote(r)	letzte(r) Tote(r)	Bemerkungen
1	Achtelhof	5	3	3*	6	28.8.	11.10.	* Sterbeort dreier Personen unsicher; 1639: wüst
2	Achtelhof	15	5	0	4	9.9.	26.9.	
3	Achtelhof	36	3	1	4	11.9.	2.10.	
4	Viertelhof	10	3	3*	6	14.9.	28.10.	* Sterbeort dreier Personen unsicher
5	Vollhof	3	4	0	4	15.9.	15.11.	1639: wüst
6/7	Achtelhof	17	1	3	4	18.9.	27.10.	
6/7	Vollhof	6	1	2*	3	18.9.	31.10.	* Sterbeort zweier Personen unsicher
8	?	?	0	1*	1	23.9.	23.9.	* Sterbeort und Zuordnung unsicher (Achtelhof 16?)
9/10	Viertelhof	11	1	0	1	24.9.	24.9.	
9/10	Achtelhof	28	1	0	1	24.9.	24.9.	
11	Gut	Schäfer	3	1*	4	26.9.	12.10.	* Sterbeort und Zuordnung unsicher
12	Achtelhof	9	1	0	1	30.9.	30.9.	
13	Achtelhof	27	1	0	1	1.10.	1.10.	
14	Vollhof	2	0	1*	1	2.10.	2.10.	* Zuordnung unsicher
15	Viertelhof	8	1	1	2	7.10.	15.10.	
16	Küsterei	33	3	0	3	13.10.	31.10.	
17	Kote	Schweinehirte	1	0	1	9.11.	9.11.	
18/19	Achtelhof	16	1	0	1	16.12.	16.12.	
18/19	Achtelhof	20	0	1*	1	16.12.	16.12.	* Sterbeort unsicher

Tabelle 6.17: Seuchenopfer in Suderburg 1626 (35.-51. Kalenderwoche); Quelle: Personendatei Kirchspiel Suderburg 1575-1650

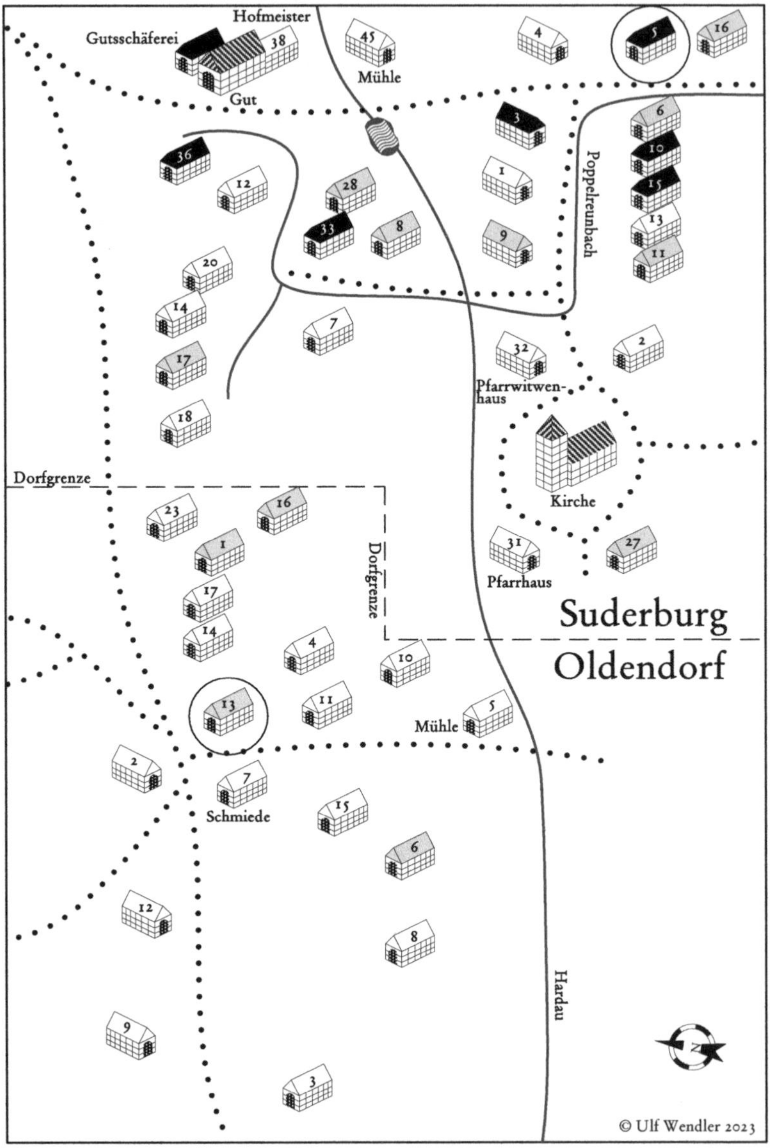

Karte 6.11: Verbreitung der Seuche 1626 in der 35.-51. Kalenderwoche in Suderburg und Oldendorf (nur sicher infizierte Höfe). Es wurden wahrscheinlicher nacheinander infiziert in Suderburg: Suderburg 5, 15, 36, 10, 3, 17 und 6, 11 und 28, Gutsschäfer, 9, 27, 2 (?), 8, 33, Kote Schweinehirte (Lage unbekannt), 16 und 20 (?) sowie in Oldendorf: Oldendorf 15 (?), 13, Kote Schweinehirte (Lage unbekannt), 1, 16, 2 (?), 6, 5 (?); Legende und Quelle siehe Karte 6.1

in Suderburg aufhielten: Ihre Begräbnisse erfolgten erst, als auf den anderen Höfen des Dorfs die Seuche schon über einen Monat lang erloschen war.

Nicht einem Ort zuzuordnen sind die Begräbnisse von Margarethe Techmann (begr. 9. September), Margaretha Schmedtes (begr. 15. September), Carsten Stahlbohm (begr. 5. oder 30. Oktober) und Marlene Ambrosius (begr. 30. November), einer armen Frau, die wohl nicht aus dem Kirchspiel stammte.

Oldendorf

Im unmittelbar an Suderburg angrenzenden Oldendorf grassierte die Seuche 76 Tage lang zwischen dem 30. August und 13. November (Tabelle 6.18, Karte 6.11). Der Ort wurde weniger stark von der Krankheit verheert als das Pfarrdorf, da die Epidemie deutlich früher endete und weniger Menschen starben. In beiden Orten lässt sich kein räumliches Muster bei der Infektion der Höfe erkennen. Das erste Opfer in Oldendorf war am 30. August Annecke Stahlbohm, geb. Behne (Taufdatum unbekannt), welche von der Brinksitzerstelle 15 stammte, die mitten im Ort lag. Die Familie Stahlbohm lebte im Dorf, aber ihr Aufenthalt auf dem Hof 15 ist nicht gesichert. Die Brinksitzerstelle hatte ursprünglich Annekes 1620 verstorbener Bruder übernommen. Nach dessen Tod führten vermutlich sie und ihr Ehemann Hans Stahlbohm (1575-1626) den Hof ein paar Jahre als Interimshauswirte, bis der Erbe Carsten Behne (1596-1628) 1625 heiratete. Hans Stahlbohm verschied als zweites Seuchenopfer des Hofs am 15. September, also rund zwei Wochen nach seiner Frau. Die eigentliche Hauswirtsfamilie war nicht betroffen, dies sollte sich aber bei der Epidemie 1628 ändern.[189]

Nach Annecke Stahlbohm starb als nächstes am 13. September auf der Brinksitzerstelle 13 Catharina (Taufdatum unbekannt), die kleine Tochter des Hauswirts Hinrich Wünneken/Brüggemann (1601-1628). Anscheinend kam es zu keinem weiteren Todesfall auf diesem Hof.[190]

Als dritte Oldendorfer Familie traf es den Schweinehirten und seine Angehörigen. Während in Hösseringen für den Schweinehirten eine eigene Kote belegt ist, ist in Oldendorf der Aufenthaltsort der Familie unklar.[191] Am 15. September starb der Hirte Jürgen Hilmer (Taufdatum unbekannt) und elf Tage später am 26. seine Frau Catharina, geb. Vagedes (1581-1626). Die ältere der beiden Töchter, Anna (get. 1609-1626, Aufenthalt auf dem Anwesen nicht

189 Bearbeitet nach ebd., S. 297-298.
190 Ebd., Ergänzung S. 3 zu S. 289.
191 Vgl. WENDLER, Gesellschaft, S. 54.

gesichert), wurde am 5. Oktober begraben. Das Schicksal der einzig überlebenden jüngeren Tochter Ilse ist unklar, weil es zu ihr außer ihrem Taufeintrag 1613 keine weiteren Angaben gibt.[192]

Bei einem Todesfall blieb es auf dem Vollhof 1, wo die Tochter des Hauswirts, Anna Wiermann/Boißmann (1622-1626), am 18. September verschied.[193] Auf der benachbarten Brinksitzerstelle 16 verstarben am 22. September die Söhne Franz (1609-1626) und Christopher Smedes (1617-1626). Franz war zwar schon über 17 Jahre alt, weil aber der Hauswirt bereits tot war, ist es wahrscheinlich, dass er zusammen mit seinen Geschwistern und der Mutter auf dem Anwesen lebte. Doch im Kirchenbuch wurde nicht einmal der Todesort genannt. Als letztes Kind verschied im Jahr darauf die Tochter Maria (1606-1627), nur die Mutter Engel Smedes, geb. Geffers (begr. 1632), lebte noch einige Jahre länger. Damit war der Hof nicht mehr von der Familie zu halten. Er fiel entweder wüst oder wurde nur von kurzzeitig dort anwesenden Familien bewirtschaftet, bevor er wohl um die Mitte des 17. Jahrhunderts an die Familie Grövecken gelangte.[194]

Auf dem Vollhof 2 starb die unverheiratete Bauerntochter Maria Meyer/Stolte (1602-1626) am 26. September. Aufgrund ihres Alters von 24 Jahren ist unklar, ob sie auf dem väterlichen Besitz lebte, zumal nicht einmal ihr Sterbeort gesichert ist. Weitere Tote gab es auf dem Anwesen anscheinend nicht.[195] In der Kote 6 verschied am 27. September die Tochter Maria (1620-1626) des Hauswirts Carsten Stahlbohm (Lebensdaten unbekannt). Rund eine Woche später wurde am 7. Oktober ihre Mutter Maria, geb. Heinmüller (Taufdatum unbekannt), begraben, und wiederum ein paar Tage darauf starb am 10. ihre Schwester Anna (1611-1626) in Oldendorf (Aufenthalt auf dem Anwesen nicht gesichert). Der verwitwete Kötner heiratete 1627 ein zweites Mal, denn sein ältester Sohn Carsten (get. 1608) war noch recht jung, und es mussten auch noch dessen zwei jüngeren Geschwister Margarethe (1614-1677) und Jürgen (1617-1628) versorgt werden. Aus der zweiten Ehe gingen weitere drei Kinder hervor, der Bestand der Hoffamilie wurde durch die zwei oder drei Todesopfer von 1626 nicht gefährdet.[196]

192 Familie nicht bei HILLMER/SIEBERT, Besitzerfolgen.
193 Ebd., S. 235.
194 Bearbeitet nach ebd., S. 300-301.
195 Ebd., S. 245.
196 Ebd., S. 260-261.

Reihenfolge der Infektion	Hofqualität	Hofnummer	sichere Opfer	mögliche Opfer	Summe	erste(r) Tote(r)	letzte(r) Tote(r)	Bemerkungen
1	Brinksitzerstelle	15	0	2	2	30.8.	15.9.	
2	Brinksitzerstelle	13	1	0	1	13.9.	13.9.	
3	Kote	Schweinehirte	2	1	3	15.9.	5.10.	
4	Vollhof	1	1	0	1	18.9.	18.9.	
5	Brinksitzerstelle	16	1	1*	2	22.9.	22.9.	* Sterbeort unsicher
6	Vollhof	2	0	1*	1	26.9.	26.9.	* Sterbeort unsicher
7	Kote	6	2	1	3	27.9.	10.10.	
8	Kote / Mühle	5	0	3*	3	30.9.	13.11.	* Zuordnung einer Person unsicher

Tabelle 6.18: Seuchenopfer in Oldendorf 1626 (35.-51. Kalenderwoche); Quelle: Personendatei Kirchspiel Suderburg 1575-1650

Als letztes Anwesen in Oldendorf erfasste die Seuche die Mühle, den Hof 5. Vermutlich dort, aber auf jeden Fall in Oldendorf verschied am 30. Oktober Catharina, geb. Olden (Taufdatum unbekannt). Sie war die Ehefrau von Hieronymus (I.) Müller (begr. 1628), dem landlosen Bruder des Müllers Carsten (Taufdatum unbekannt). Dieser starb bereits 1623, sodass Hieronymus vermutlich als Interimshauswirt die Mühle betrieb, bis der älteste Sohn seines Bruders, Heinrich (1597 - nach 1640), diese übernehmen konnte. Ebenfalls dort wohnte vielleicht auch Hieronymus (II., 1604-1626), der ledig gebliebene erwachsene Sohn des verstorbenen Hauswirts Carsten, der als letztes Seuchenopfer in Oldendorf am 13. November starb. Der Hoferbe und neue Müller, der schon genannte Heinrich (1597 - nach 1640), heiratete 1627, sodass die Familientradition in der Mühle fortgeführt wurde.[197] Nicht zuzuordnen ist eine am 30. September begrabene Anna Moller (Taufdatum unbekannt) in Oldendorf, die vielleicht aus der Mühle stammte.[198]

Hösseringen

Zeitgleich mit Oldendorf begann das Sterben in Hösseringen, wobei die Seuche zwischen dem 30. August und 21. Dezember 114 Tage und damit länger als in den anderen Dörfern des Kirchspiels dauerte. Hier gab es im Verhältnis zur Bevölkerungszahl die meisten Tote, nur in absoluten Zahlen waren in Suderburg noch mehr Opfer zu beklagen (Tabelle 6.19, Karte 6.12).

Vom als Erstes betroffenen Vollhof 11 mussten besonders viele Menschen begraben werden. Zuerst starb am 30. August der 13-jährige Hauswirtssohn Carsten Buhr (1612-1626), der zu den frühesten Seuchenopfern im Kirchspiel gehörte. Die nächsten Toten waren am 4. bzw. 13. September Ilsabe (1588-1626) und Magdalena (1603-1626) als unverheiratete Schwestern des Vollhöfners sowie Peter Buhr (Taufdatum unbekannt), wohl ein Bruder des 1606 verstorbenen alten Hauswirts. Ob diese drei erwachsenen Personen sich auf dem Anwesen aufhielten, ist unklar, wäre aber aufgrund ihres Familienstands nicht ungewöhnlich gewesen. Als nächstes verschieden der Hauswirt Hans Buhr (1585-1626) am 15. September, sein jüngster Sohn Hinrich (1619-1626) am 20. und der Sohn Franz (1616-1626) als letztes Kind dieser Familie am 23. Die Hauswirtin Marge, geb. Hein (1578-1622), war schon seit einigen Jahren tot. Catharina Buhr (1599-1672), eine Schwester des toten Hauswirts, war mit ihrer gleichnamigen Mutter (begr. 1635) die letzte Überlebende der Familie

197 Ebd., S. 256-257. Hieronymus ist fälschlich als Hermann aufgeführt.
198 Nicht bei ebd.

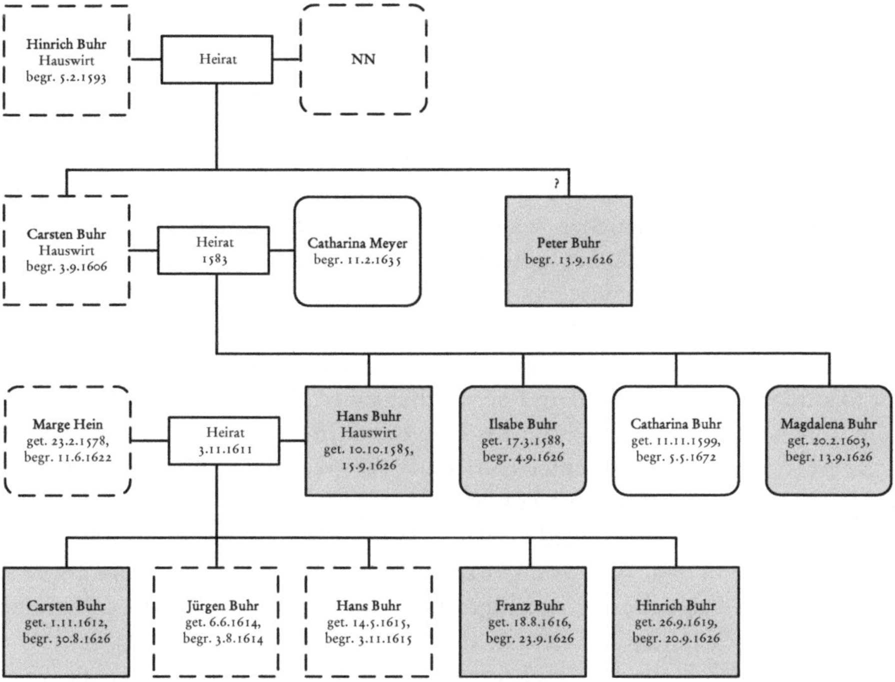

Abb. 6.11: Der Vollhof Hösseringen 11 im Jahr 1626 (Legende siehe Abb. 6.7)

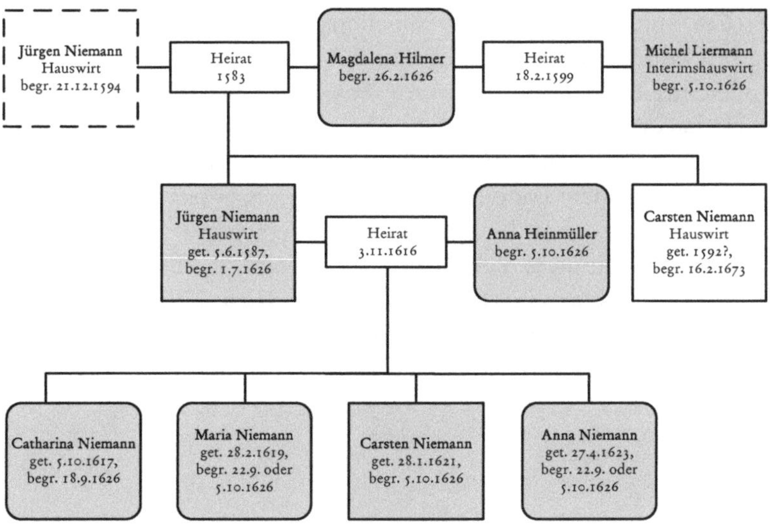

Abb. 6.12: Der Viertelhof Hösseringen 6 im Jahr 1626 (Legende siehe Abb. 6.7)

Buhr (Abbildung 6.11). Sie heiratete im Januar 1627 Carsten Hein (get. 1595), der den Vollhof übernahm.[199]

Auf dem Vollhof 5 starb als Einziger am 31. August Hans (1622-1626), der Sohn des Bauern Jürgen Hein (1596-1631).[200] Schlimm erwischte es den Viertelhof 6, wo bereits im Februar mit Magdalena, geb. Hilmer (Taufdatum unbekannt), die Mutter des Hauswirts Jürgen Niemann (1587-1626) und im Juli dieser selbst verschieden waren. Das große Sterben im Herbst begann auf dem Anwesen am 18. September mit der Bauerntochter Catharina (1617-1626). Ihre beiden Schwestern Maria (1619-1626) und Anna (1623-1626) sowie ihr Bruder Carsten (1621-1626) verschieden am 22. September und 5. Oktober. An diesem Tag starben auch die Hauswirtin Anna, geb. Heinmüller (Taufdatum unbekannt), und der Althauswirt Michel Liermann (Taufdatum unbekannt). Da die Familie des Hauswirts Jürgen Niemann ausgelöscht war, erbte sein jüngerer Bruder Carsten (1592?-1673) den Hof. Er heiratete 1627 und zeugte vier Kinder (Abbildung 6.12).[201]

Am 29. September verschied Carsten (1610-1626), der Sohn des Dorfschäfers Hans Hermens (1579 - nach 1622). Da er schon knapp 16 Jahre alt war, ist unsicher, wo er sich in Hösseringen (als Todesort vermerkt) aufhielt. Seine übrigen nahen Verwandten erfasste die Seuche nicht.[202]

Auf dem Vollhof 3 waren mehrere Opfer zu beklagen. Als Erster starb am 30. September der Hauswirt Hinrich Gern/Thielen (Taufdatum unbekannt). Dann verschieden am 5. Oktober ein Knecht (Name und Taufdatum unbekannt) sowie am 19. die beiden Töchter Elisabeth (1609-1626) mit 17 und Ilsabe (1616-1626) mit 10 Jahren. Eine Woche später starb am 26. Oktober eine Margarethe, wobei unklar ist, ob es sich um die Hauswirtin (Taufdatum unbekannt) oder ihre erwachsene Tochter (1603-1626) handelte. Die 13-jährige Tochter Catharina (1612-1626) wurde am 31. Oktober und eine weitere Margarethe (Mutter oder Tochter?) am 4. Dezember begraben. Der Zeitraum zwischen den letzten beiden Todesfällen ist recht groß, was vielleicht daran lag, dass die erwachsene Tochter Margarethe im Dezember auf einem anderen Hof starb. Doch lässt sich diese Vermutung nicht verifizieren. Von der kinderreichen Familie überlebten eine Tochter und zwei Söhne (Abbildung 6.13). Der älteste Sohn und Erbe Carsten (1607-1672) sollte 1629 vergleichsweise jung mit 22 Jahren heiraten. So blieb der Hof in der Familie.[203]

199 Bearbeitet nach ebd., S. 199-200.
200 Ebd., S. 175.
201 Ebd., S. 177-179.
202 Ebd., S. 218.
203 Bearbeitet nach ebd., S. 166-167.

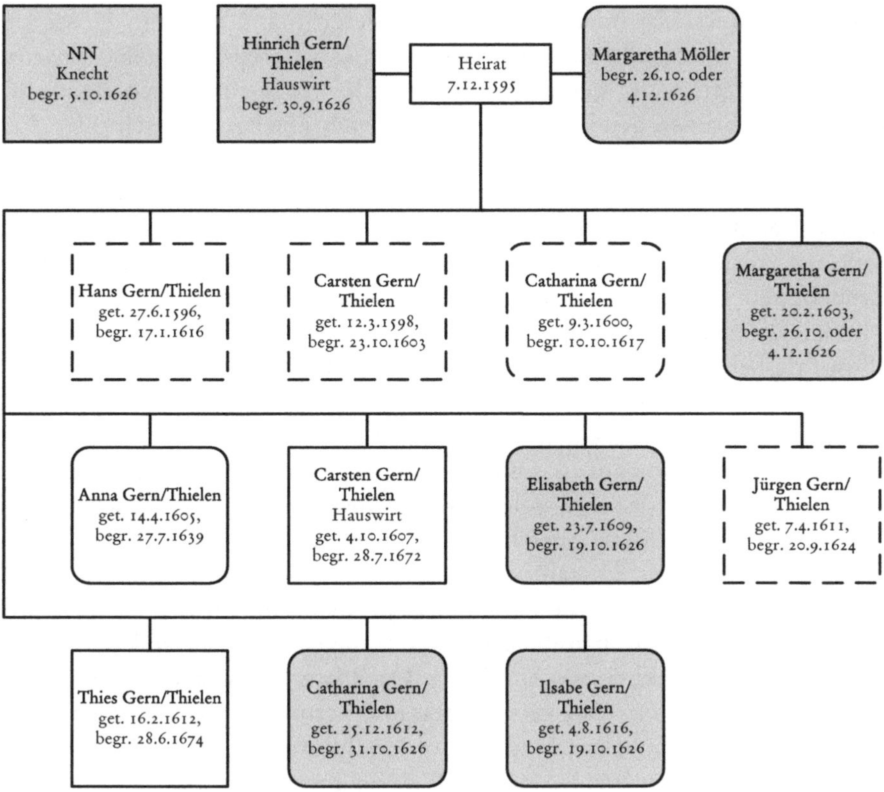

Abb. 6.13: Der Vollhof Hösseringen 3 im Jahr 1626 (Legende siehe Abb. 6.7)

Das erste Opfer auf dem Viertelhof 12 war am 9. Oktober Anna, geb. Döhrmann (1595-1626), die Frau des jungen Hauswirts Hinrich Thielen/Oldeschröder (begr. nach 1640). Ihre kleine Tochter Margarethe (1625-1626) und die Schwiegermutter Catharina (Taufdatum unbekannt) starben zwei Wochen später am 23. Oktober. Die älteste Tochter Catharina (1620-1626) wurde am 30. Oktober begraben. Vermutlich gab es nur noch einen männlichen Erben, den 1622 geborenen Jürgen, falls dieser nicht schon verschieden war. Die Familie auf dem Hof geriet durch Todesfälle von 1626 und 1628 in Schwierigkeiten, doch blieb das Anwesen letztendlich in ihren Händen. Der Hauswirt Hinrich Thielen/Oldeschröder heiratete nach dem Tod seiner Ehepartnerin im April 1627 ein zweites Mal, doch die neue Gattin starb bereits im darauffolgenden Jahr. 1628 verehelichten sich dann nicht nur er, sondern auch sein Vater Carsten Thielen/Oldeschröder (begr. 1634). Der alte Hauswirt hielt im Oktober Hochzeit mit der Witwe Margarethe Wünnecken, geb. Wiermann (Lebensdaten unbekannt), deren Mann aus dem Hösseringer Hof 9 stammte und 1624 gestorben war. Margarethes Tochter Catharina Wünnecken (get. 1605) heiratete im November 1628 ihren nicht blutsverwandten Stiefbruder, den jungen Bauern Hinrich Thielen/Oldeschröder. Ein Sohn aus dieser Ehe übernahm den Hof.[204]

Am 9. Oktober verschied Margarethe Luehmann (Taufdatum unbekannt), die Tochter des Hauswirts vom Vollhof 8, über die keine weiteren Informationen vorliegen. Eventuell wohnte sie auf dem väterlichen Hof, aber im Kirchenbuch wurde nicht einmal ihr Todesort genannt.

Jasper Drögemüller (Taufdatum unbekannt), der alte Hauswirt vom Viertelhof 13, blieb auf seinem Anwesen das einzige Opfer, als er am 15. Oktober begraben wurde.[205] In Hösseringen starb als nächstes Hans Heinecke (1606-1626), der erwachsene Sohn und Erbe des Vollhofs 1, der am 5. November bestattet wurde. Schon am 19. Oktober war seine ledige Schwester Catharina (1608-1626) verschieden, bei welcher der Todesort nicht genannt wurde. Bei beiden ist wahrscheinlich, aber nicht gesichert, dass sie sich auf dem väterlichen Hof aufhielten. Es gab weitere Kinder und der alte Hauswirt Hans (Taufdatum unbekannt) lebte noch bis 1630. Doch in den Folgejahren ging der Hof auf eine andere Familie über, wobei die Einzelheiten unklar sind.[206]

Hart traf die Krankheit den Vollhof 2. Der Hauswirt Michel Behne (Taufdatum unbekannt) war 1622 verschieden und vermutlich führte sein Bruder Hans (Taufdatum unbekannt) den Hof als Interimshauswirt weiter, weil Michels Sohn Carsten (1610-1679) noch zu jung war. Als Erste starb Michels erwachsene Tochter Margarethe (1605-1626) am 31. Oktober. Bei ihr als 20-Jährige ist nicht sicher, ob sie sich auf dem Hof (oder überhaupt in Hösseringen) aufhielt, aber aufgrund ihres ledigen Standes ist es möglich. Die erste sichere Tote auf dem Anwesen war am 5. November ihre Mutter Ilse, geb. Schulten (Taufdatum unbekannt), die Witwe des verstorbenen Hauswirts. Der Interimshauswirt Hans Behne verschied am 15. Dezember und seine Frau Maria, geb. Schulten (Taufdatum unbekannt), wurde am 21. Dezember als letztes Seuchenopfer überhaupt begraben. Weil der 1610 geborene Hoferbe Carsten immer noch zu jung war, heiratete 1627 die Schwester Catharina (1607-1676), und ihr Mann Hinrich Meyer (Lebensdaten unbekannt) wurde Interimshauswirt, bis schließlich Carsten das Anwesen übernahm.[207]

204 Bearbeitet nach ebd., S. 190-191, 205-206.
205 Bearbeitet nach ebd., S. 209.
206 Bearbeitet nach ebd., S. 159.
207 Bearbeitet nach ebd., S. 161-162.

Als nächstes wurde die Mühle, der Viertelhof 7, von der Seuche erfasst. Die Hauswirtin Leneke Möller, geb. Gern/Thielen (Taufdatum unbekannt), und eine nicht namentlich genannte Tochter starben am 5. November. Bei letzterer handelte es sich entweder um Maria (get. 1595) oder Margarethe (get. 1601). Der erwachsene Sohn Dietrich (1598-1626) hielt sich in Hösseringen und als Erbe vielleicht auf dem Hof auf. Er wurde am 29. November begraben. Da am 4. Dezember der Interimshauswirt Johann Möller (Taufdatum unbekannt) verschied, der zweite Ehemann der verstorbenen Bäuerin, stand kein männlicher Verwandter mehr zur Verfügung. Die (einzige?) überlebende Tochter Ilsabe (1603-1631) heiratete 1627, doch anscheinend wurde nicht ihr Mann, sondern jemand anderes (ein Verwandter?) neuer Müller in Hösseringen. Aufgrund der Auswirkungen der Seuche verlor die Familie die Mühle.[208]

Als vermutlich letztes Anwesen im Dorf wurde der Vollhof 10 von der Seuche erfasst, wo am 14. November Ilse Schröder, geb. Heinecke (Taufdatum unbekannt), starb. Die Lokalisierung ist nicht sicher, denn es ist nur wahrscheinlich, dass ihr Mann Michel (begr. 1633) diesem Hof als Interimshauswirt vorstand. Auf jeden Fall verschied sie in Hösseringen und blieb die einzige Seuchentote der Familie.[209] Wie in den anderen Dörfern verbreitete sich auch in Hösseringen die Seuche nicht von einem Anwesen zum Nachbarhof, sondern wie zufällig im ganzen Dorf (Karte 6.12).

208 Bearbeitet nach ebd., S. 182.
209 Ebd., S. 195.

Reihenfolge der Infektion	Hofqualität	Hofnummer	sichere Opfer	mögliche Opfer	Summe	erste(r) Tote(r)	letzte(r) Tote(r)	Bemerkungen
1	Vollhof	11	4	3	7	30.8.	23.9.	
2	Vollhof	5	1	0	1	31.8.	31.8.	
3	Viertelhof	6	6	0	6	18.9.	5.10.	
4	Kote	Schäfer	0	1	1	29.9.	29.9.	
5	Vollhof	3	5	2	7	30.9.	4.12.	
6/7	Viertelhof	12	4	0	4	9.10.	30.10.	
6/7	Vollhof	8	0	1*	1	9.10.	9.10.	* Sterbeort unsicher
8	Viertelhof	13	1	0	1	15.10.	15.10.	
9	Vollhof	1	0	2*	2	19.10.	5.11.	* Sterbeort einer Person unsicher
10	Vollhof	2	3	1*	4	31.10.	21.12.	* Sterbeort unsicher
11	Viertelhof / Mühle	7	2	2	4	5.11.	4.12.	
12	Vollhof	10	0	1	1	14.11.	14.11.	

Tabelle 6.19: Seuchenopfer in Hösseringen 1626 (35.-51. Kalenderwoche); Quelle: Personendatei Kirchspiel Suderburg 1575-1650

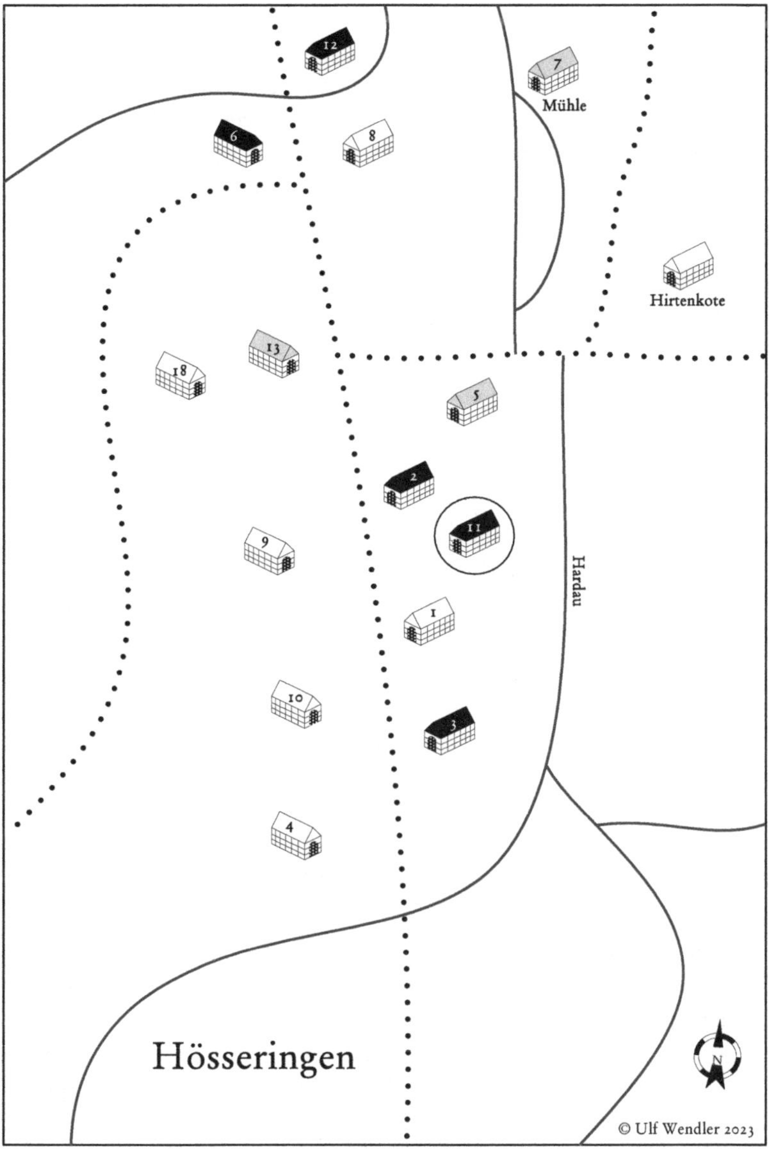

Karte 6.12: Verbreitung der Seuche 1626 in der 35.-51. Kalenderwoche in Hösseringen (nur sicher infizierte Höfe). Wahrscheinlich wurden nacheinander infiziert: Hösseringen 11, 5, 6, Schäferkote (?), 3, 12 und 8 (?), 13, 1, 2, 7 sowie 10 (?); Legende und Quelle siehe Karte 6.1

Hamerstorf

Im kleinen Hamerstorf waren alle Höfe von der Seuche betroffen, doch die einzelnen Höfe wurden nicht von den unmittelbaren Nachbarn infiziert. Die Krankheit grassierte im Ort 100 Tage lang zwischen dem 31. August und 8. Dezember (Tabelle 6.20, Karte 6.13). Sie brach zuerst auf dem Vollhof 5 aus, der stark getroffen wurde. Der Hauswirt Hans Brockmann (vor 1575-1626) und der Sohn Jürgen (1618-1626) waren schon im April verschieden. Die Bäuerin Engel, geb. Ercks (1585-1626), gehörte mit ihrer gleichnamigen erwachsenen Tochter (1606-1626) am 31. August zu den ersten Seuchenopfern. Am 10. September starben die zwei Söhne Hinrich (1611-1626) und Hans (1623-1626), einen Tag später die verbleibenden Kinder, der erwachsene Michael (1608-1626) und der junge Bartholomäus (1615-1626). Zwar ist der Aufenthalt der drei älteren Kinder auf dem Anwesen nicht gesichert, aber die Begräbnistermine sprechen dafür, dass sie auf dem Hof wohnten. Die ganze Familie verschied im Laufe des Jahres 1626 und ihr sogenannter Finnemannsche Hof fiel dauerhaft wüst (Abbildung 6.14).[210]

Auf dem Vollhof 4 begann das Sterben am 7. September mit der Magd Engel Timmann (Taufdatum unbekannt). Am 12. verschied der Althauswirt Hans Voigts (Taufdatum unbekannt), dem eine Woche später am 19. seine erwachsene Tochter Agnese Müller (1601-1626) in den Tod folgte, welche vermutlich die junge Hauswirtin war und auf jeden Fall im Dorf starb. Der Dienstjunge Jürgen (Nachname und Taufdatum unbekannt) und die Magd Ilse (Nachname und Taufdatum unbekannt) fielen am 25. bzw. 28. September der Seuche zum Opfer. Der Hof blieb im Besitz des eingeheirateten Hauswirts Jürgen Müller (get. 1598). Neben dem neuen Bauern überlebte auf dem Hof vermutlich nur die Althauswirtin Anna, geb. Striepen (Taufdatum unbekannt), das Seuchenjahr, doch starb sie nur ein Jahr später. Zwar gab es noch Carsten (get. 1604), den jüngsten Sohn der ursprünglichen Hofbesitzerfamilie, doch über sein Schicksal ist nichts bekannt. Vermutlich war er schon tot, als sein ältester Bruder und damit der vorgesehene Hoferbe Hans (1600-1624) starb. Das würde erklären, warum die einzige Tochter Agnese 1625 Jürgen Müller heiratete und dieser, als sie im Jahr darauf verschied, den Hof erbte (Abbildung 6.15). Jürgen Müller verehelichte sich noch drei weitere Male und zeugte sechs Kinder. So bestand der Hof trotz der vielen Toten von 1626 und des Aussterbens der vorherigen Besitzerfamilie Voigts ungefährdet weiter.[211]

210 Bearbeitet nach ebd., S. 153-154. Vgl. zu diesem Hof und seiner teilweisen Wiederbesetzung 1797 WENDLER, Gesellschaft, S. 121, 165.

211 Bearbeitet nach HILLMER/SIEBERT, Besitzerfolgen, S. 149-150.

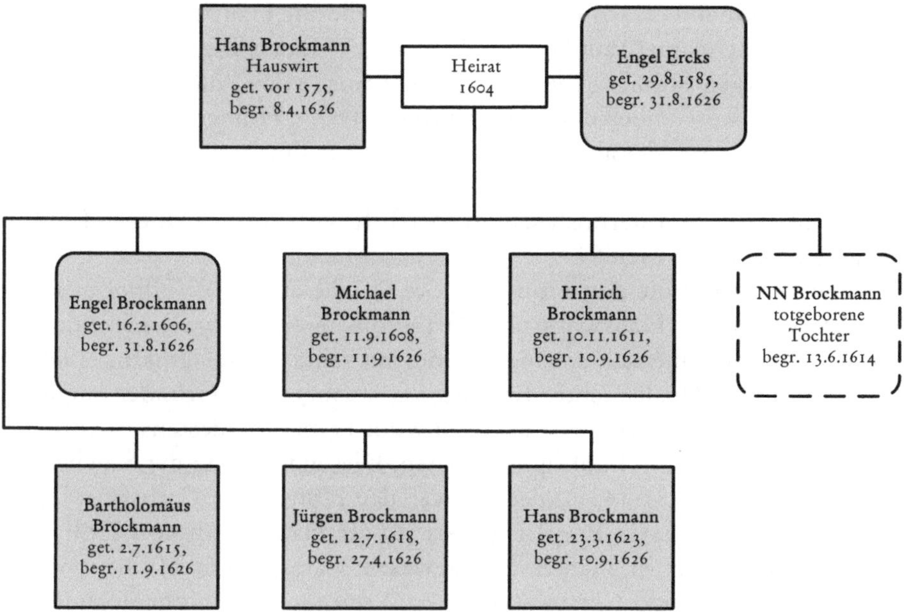

Abb. 6.14: Der Vollhof Hamerstorf 5 im Jahr 1626 (Legende siehe Abb. 6.7)

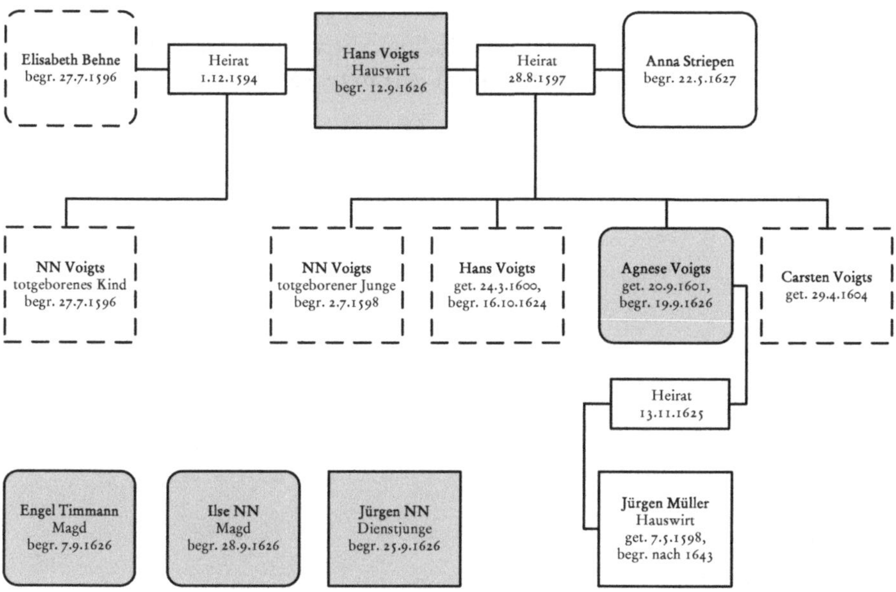

Abb. 6.15: Der Vollhof Hamerstorf 4 im Jahr 1626 (Legende siehe Abb. 6.7)

Am 19. September starb auf dem Halbhof 3 die alte Hauswirtin Ilsabe Müller, geb. Winkelmann (Taufdatum unbekannt).[212] Einen Tag später wurde der Hauswirt Jürgen Hilmer (Taufdatum unbekannt) vom Vollhof 6 beigesetzt. Bei diesen Anwesen blieb es jeweils bei einem Toten. Hilmer hatte einen Sohn Jürgen (1610-1640), der aber erst 16 Jahre alt war. Entsprechend heiratete die Tochter Ilse (1605-1665) 1627 und ihr Mann Carsten Müller/Winkelmann (1600-1680) wurde Interimshauswirt. Nach Jürgens Tod blieb er auf Dauer Bauer auf dem Anwesen.[213]

Schwerer waren die Auswirkungen der Seuche auf dem Vollhof 2. Es ist unklar, warum der Hauswirtssohn Bartholomäus (get. 1592?) nicht den elterlichen Betrieb übernahm, sondern dort mit seiner Frau Catharina Lichten (get. 1594) als Häusler lebte. Er wird aus zwingenden Gründen nicht als Bauer geeignet gewesen sein, denn, obwohl er bis mindestens 1630 lebte, sollte er den Hof auch künftig nicht leiten. Diesen führte in der Seuchenzeit Jochim Hilmer (1581-1641), der Witwer der Hoftochter Catharina (1587-1623), deren Schwester Engel (1585-1626) als Hauswirtin von Hof 5 das erste Seuchenopfer in Hamerstorf gewesen war. Jochim Hilmers Söhne Hans (1620-1626) und Carsten (1616-1626) starben kurz hintereinander am 28. September und 5. Oktober. Damit lebte von der Familie nur noch der Hauswirt, der den Hof aufgab, sodass dieser in andere Hände überging.[214]

Als letztes Anwesen wurde mit großem zeitlichen Abstand von den übrigen der Vollhof 1 erfasst. Hier verschied am 8. Dezember die junge Hauswirtin Anna, geb. Timmen (Taufdatum unbekannt), die letzte Seuchentote im Dorf. Ihr Mann Carsten Lichten (1588-1667) heiratete 1627 ein zweites und 1640 ein drittes Mal.[215]

212 Ebd., S. 142.
213 Ebd., S. 156-157.
214 Ebd., S. 133-134.
215 Ebd., S. 125.

Reihenfolge der Infektion	Hofqualität	Hofnummer	sichere Opfer	mögliche Opfer	Summe	erste(r) Tote(r)	letzte(r) Tote(r)	Bemerkungen
1	Vollhof	5	3	3	6	31.8.	11.9.	1639: wüst
2	Vollhof	4	4	1	5	7.9.	28.9.	
3	Halbhof	3	1	0	1	19.9.	19.9.	
4	Vollhof	6	1	0	1	20.9.	20.9.	
5	Vollhof	2	2	0	2	28.9.	5.10.	
6	Vollhof	1	1	0	1	8.12.	8.12.	

Tabelle 6.20: Seuchenopfer in Hamerstorf 1626 (35.-51. Kalenderwoche); Quelle: Personendatei Kirchspiel Suderburg 1575-1650

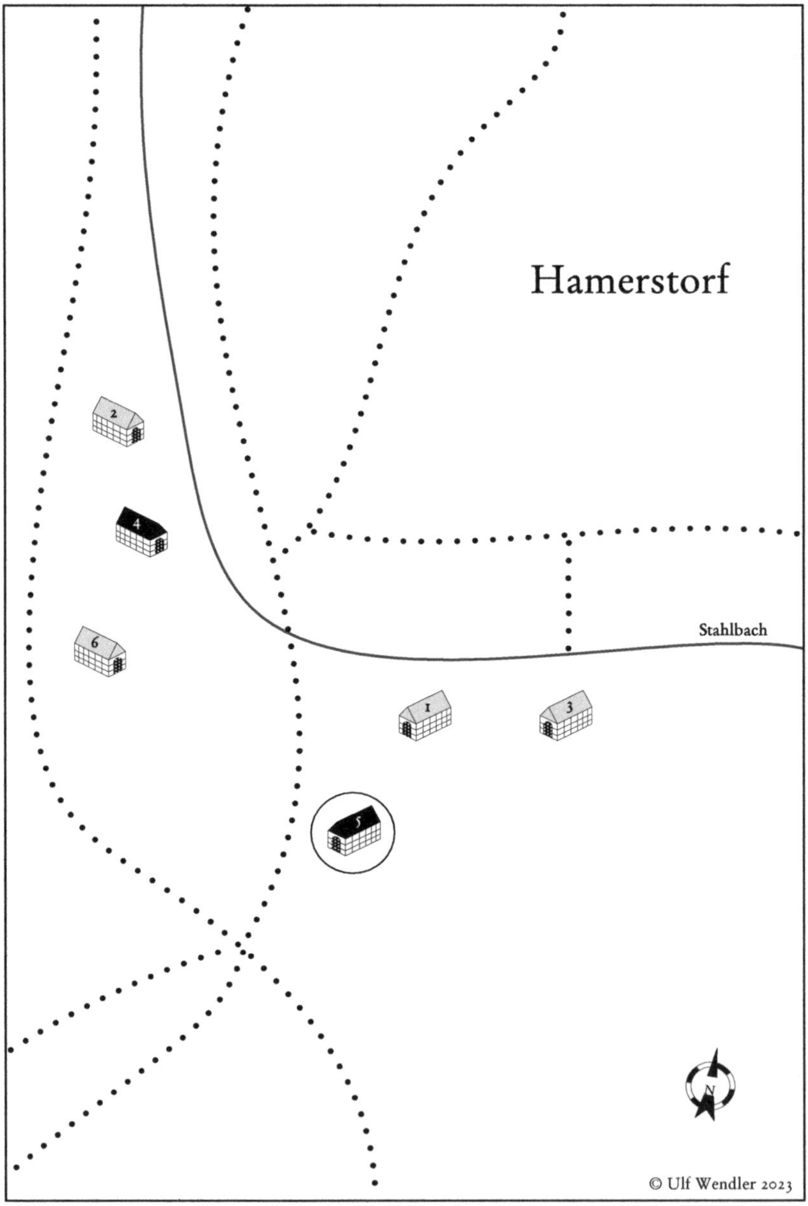

Karte 6.13: Verbreitung der Seuche 1626 in der 35.-51. Kalenderwoche in Hamerstorf (nur sicher infizierte Höfe). Wahrscheinlich wurden nacheinander infiziert: Hamerstorf 5, 4, 3, 6, 2 und 1; Legende und Quelle siehe Karte 6.1

Räber

Die Seuche forderte in Räber während 66 Tagen zwischen dem 31. August und dem 4. November – gemessen an der Bevölkerungszahl – weniger Opfer als in Hösseringen und Hamerstorf. Auch in Räber war wie in den anderen Dörfern die räumliche Verteilung der infizierten Höfe anscheinend zufällig (Tabelle 6.21, Karte 6.14).

Die Epidemie begann im Dorf am 31. August mit dem Tod von Hinrich (1617-1626), dem Sohn des Hauswirts Hans Gade(n)/Wulfes (1576 - nach 1633) vom Achtelhof 5.[216] Während es auf diesem Anwesen keine weiteren Toten gab, wurde der Vollhof 7 stark betroffen. Zuerst starb am 24. September der Hauswirtssohn Jürgen Lichten/Titken (1616-1626). Sein Vater Jürgen (1582-1626) verschied am 6. Oktober und zwei Tage später die alte Hauswirtin Catharina Wiesen (Taufdatum unbekannt). Von den beiden Töchtern des Hauswirts überlebte zumindest Margaretha (1611 - nach 1635) das Seuchenjahr, während dies bei Magdalena (get. 1614) nicht gesichert ist. Dennoch ging der Hof in den folgenden Jahren an eine andere Familie, ohne dass sich die genaueren Umstände nachvollziehen lassen.[217]

Als nächstes erfasste die Seuche den Vollhof 11, sodass am 26. September der alte Hauswirt Hans Brüggemann (Taufdatum unbekannt) begraben wurde. Seine Schwiegertochter, die Hauswirtin Anneke, geb. Meinen (Taufdatum unbekannt), starb am 12. Oktober. Mit dem Sohn Hans (1617 - nach 1658) war ein männlicher Erbe vorhanden, der später den Hof übernahm. Da dieser noch sehr jung war, entschloss sich sein verwitweter Vater Carsten Brüggemann (get. 1596) 1628 zu einer zweiten Heirat.[218]

Mit dem Vollhof 8 war die unverheiratete erwachsene Hauswirtstochter Adelheit (Lütke) Hilmer (1600-1626) verbunden, die am 26. September verschied. Bei ihr ist unklar, ob sie sich auf dem väterlichen Hof aufhielt, da nicht einmal ihr Sterbeort gesichert ist. Dagegen ist bei ihrer am 8. Oktober begrabenen Schwester Margarethe (1613-1626) anzunehmen, dass sie auf dem Vollhof 8 wohnte. Der Hauswirt Carsten (Lütke) Hilmer (Taufdatum unbekannt) war mit seiner Frau Margaretha, geb. Benecken (Taufdatum unbekannt), bereits im Frühjahr des Jahres verstorben. Nach dem Tod des Hauswirtepaars übernahm der überlebende Sohn Jürgen (1603-1676) den Hof und heiratete zu einem unbekannten Zeitpunkt, sodass das Anwesen

216 Ebd., S. 327-328.

217 Bearbeitet nach ebd., S. 332-333.

218 Bearbeitet nach ebd., S. 349-350.

im Besitz der Familie blieb.[219] Mit erheblichem zeitlichen Abstand zu den anderen Opfern verschied als Letzter im Dorf am 4. November der Bauer vom Vollhof 3, Henning (Groten) Hilmer (Taufdatum unbekannt). Sein Sohn und Erbe Jasper (get. 1604) heiratete 1630.[220]

219 Bearbeitet nach ebd., S. 335-336.
220 Ebd., S. 322-323.

Reihenfolge der Infektion	Hofqualität	Hofnummer	sichere Opfer	mögliche Opfer	Summe	erste(r) Tote(r)	letzte(r) Tote(r)	Bemerkungen
1	Achtelhof	5	1	0	1	31.8.	31.8.	
2	Vollhof	7	3	0	3	24.9.	8.10.	
3/4	Vollhof	11	2	0	2	26.9.	12.10.	
3/4	Vollhof	8	1	1*	2	26.9.	8.10.	* Sterbeort unsicher
5	Vollhof	3	1	0	1	4.11.	4.11.	

Tabelle 6.21: Seuchenopfer in Räber 1626 (35.-51. Kalenderwoche); Quelle: Personendatei Kirchspiel Suderburg 1575-1650

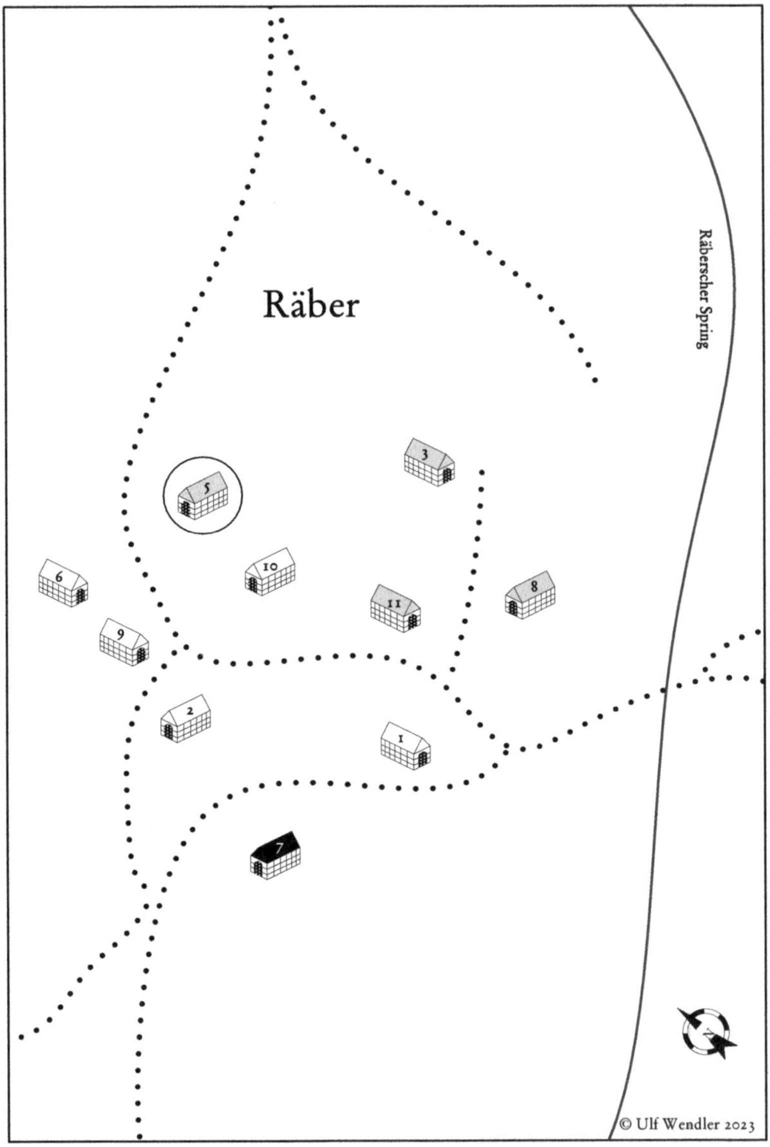

Karte 6.14: Verbreitung der Seuche 1626 in der 35.-51. Kalenderwoche in Räber (nur sicher infizierte Höfe). Wahrscheinlich wurden nacheinander infiziert: Räber 5, 7, 11 und 8 sowie 3; Legende und Quelle siehe Karte 6.1

6.4 Die Epidemie 1628

6.4.1 Das Seuchenjahr 1628

Mit dem Jahr 1626 war das Leiden der Suderburger nicht vorüber, obwohl die Sterblichkeit 1627 mit 18 Toten relativ niedrig lag. Während im Seuchenjahr 1626 nur eine Ehe geschlossen wurde, gab es 23 Hochzeiten im darauffolgenden Jahr – mehr als in jedem anderen Jahr der frühen Neuzeit. Der Heiratsboom wurde durch niedrige Getreidepreise befördert, aber 1628 stieg der Roggen wieder kräftig im Wert (Abbildung 4.1). Dennoch scheinen die hohen Lebensmittelpreise keine Auswirkungen auf das Krankheitsgeschehen gehabt zu haben.

Nach 1626 war das Jahr 1628 mit 77 Toten das verlustreichste im Untersuchungszeitraum. Die Bruttosterberate gemessen an der Bevölkerung vom 1. Juli 1627 betrug hohe 138 – und das nur zwei Jahre nach der schweren Epidemie von 1626. Auf die Bevölkerungszahl hatte die starke Krise von 1628 spürbare Auswirkungen, sank diese doch um 4 bis 5 % (1627: 557, 1628: 560, 1629: 535 Einwohner). 1626, 1627 und 1628 wurden 269 Personen begraben; in der frühen Neuzeit trat im Kirchspiel Suderburg nie wieder ein solch großer Bevölkerungsverlust in so kurzer Zeit auf.

Die Sterblichkeiten 1626 und 1628 unterschieden sich nicht nur in ihrer Intensität, sondern auch in ihrer zeitlichen Verteilung. 1626 explodierten die Todeszahlen ab Ende August im September und Oktober förmlich, nachdem vorher neun Wochen lang niemand verschieden war. Dagegen waren die Begräbniszahlen zwei Jahre später vom Frühjahr bis in den Herbst beständig hoch und erreichten im Juli ihr Maximum. Die unterschiedlichen Muster sind ein Indiz dafür, dass die Einwohner des Kirchspiels 1626 und 1628 verschiedenen Krankheiten zum Opfer fielen.

1628 entwickelte sich ab der 14. Kalenderwoche langsam eine Seuche, die erst in der 43. Kalenderwoche erlosch. Sie dauerte zwischen dem 6. April und 21. Oktober 199 Tage, also über ein halbes Jahr. Eine Unterscheidung in eine Frühjahrssterblichkeit einerseits sowie eine Sommer- und Herbststerblichkeit andererseits lässt sich in diesem Jahr nicht vornehmen. Im ersten Quartal des Jahres 1628 blieb die Sterblichkeit noch gering. Eine überdurchschnittliche Mortalität herrschte zwischen der 17. und 20. Kalenderwoche von Ende April bis Mitte Mai mit 13 Toten. Die Zahl der Begräbnisse verringerte sich in den nächsten Wochen, obwohl zwischen der 21. und der 27. Woche (Mitte Mai bis Anfang Juli) immerhin 9 Menschen verstarben. In den darauffolgenden Wochen stiegen die Begräbniszahlen steil an. Von der

28. bis zur 33. Kalenderwoche (Anfang Juli bis Mitte August) mussten 36 Menschen begraben werden. Auch als die schlimmste Zeit des Jahres vorüber war, blieb in den übrigen Wochen und Monaten die Sterblichkeit mit 14 Toten vergleichsweise hoch (Abbildungen 6.16 und 6.17).[221]

Das Sterben konzentrierte sich auf Oldendorf und in geringerem Maße auf Suderburg. In anderen Orten waren nur vereinzelte Tote zu beklagen, sodass eine Verbindung dieser Todesfälle zur Epidemie im Doppeldorf Oldendorf-Suderburg nicht angenommen werden muss (Tabelle 6.22). Die markante Verteilung ist ein deutlicher Hinweis darauf, dass die Krankheit durch enge Kontakte weitergegeben wurde. Diese Annahme wird durch die räumliche Verteilung der Opfer innerhalb der betroffenen Dörfer gestützt. In Oldendorf konzentrierten sich die Todesfälle im Süden und im Westen des Dorfs, während die Höfe im Osten nicht betroffen waren. In fast allen Fällen wanderte die Epidemie von einem Anwesen zum benachbarten Hof, bis schließlich ein ganzer Dorfteil infiziert war. In Suderburg war dieses Muster weniger ausgeprägt, weil das Dorf nicht so stark von der Seuche betroffen war. Hier erfasste die Infektion den Hof 12 im Nordteil und drei in der Nähe gelegene Anwesen (Höfe 7, 28, 20). Zudem traten Krankheitsfälle bei den räumlich davon entfernt gelegenen Höfen 6 und 3 auf. Diese einander gegenüberliegenden Anwesen bildeten somit ein zweites Zentrum der Krankheit im Dorf. Doch standen sie wohl in keinem direkten Zusammenhang miteinander, denn zwischen dem Ende der Erkrankung auf dem einen Hof und dem Beginn der Seuche auf dem anderen Anwesen lagen mehr als zwei Monate. Auch der jenseits der Kirche und von den anderen infizierten Suderburger Anwesen entfernt gelegene Hof 27 wurde erfasst. Dieser lag jedoch nahe den infizierten Oldenburger Höfen (Karte 6.15).

Im Kirchenbuch wird keine Todesursache genannt. Zwischen den einzelnen Todesfällen lagen häufig 2 bis 8 bzw. 15 bis 17 Tage; dies entspricht den Verhältnissen von 1626. Es starben mehr Frauen als Männer und etwas mehr Kinder und Jugendliche als Erwachsene (Tabelle 6.22). Bis zum Schluss der Epidemie verschieden auf den Höfen teilweise viele Familienmitglieder, sodass eine Abschwächung der Krankheit nicht festzustellen ist. Die Seuche blieb bis zu ihrem Erlöschen hoch infektiös. In Oldendorf und Suderburg entwickelte sich die Epidemie unterschiedlich, sodass im Folgenden die Orte separat betrachtet werden.

221 Aufgrund einer genaueren Analyse sind die Ausführungen bei WENDLER, Pest und Pocken, S. 67-68, überholt.

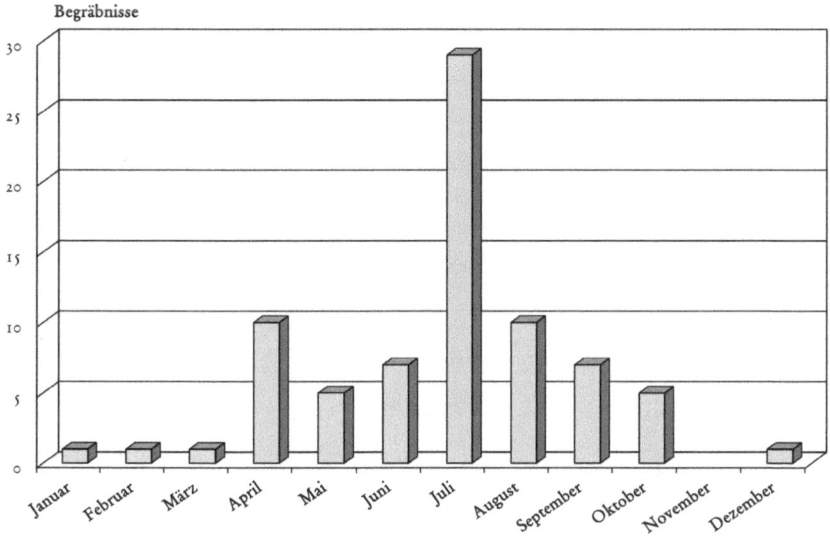

Abb. 6.16: Begräbnisse pro Monat im Kirchspiel Suderburg 1628; Quelle: Personendatei Kirchspiel Suderburg 1575-1650 (vgl. Tabelle 5.4)

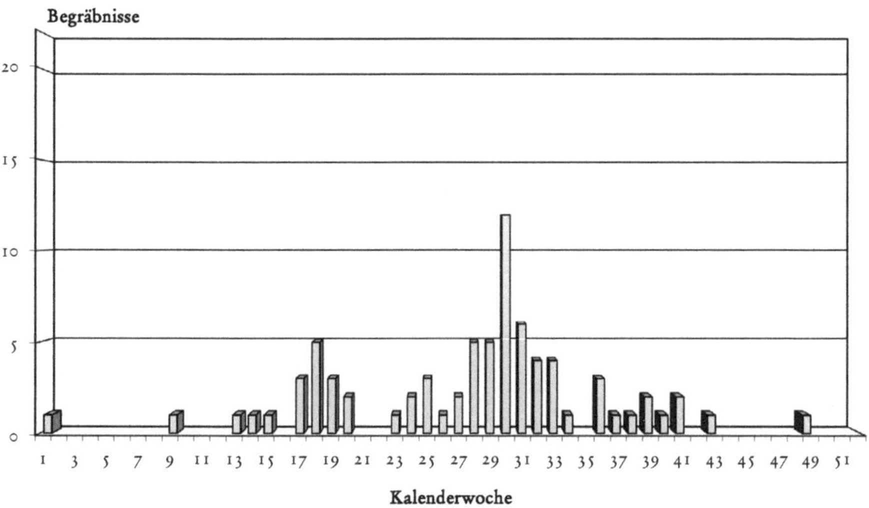

Abb. 6.17: Begräbnisse pro Kalenderwoche im Kirchspiel Suderburg 1628; Quelle: Personendatei Kirchspiel Suderburg 1575-1650 (vgl. Tabelle 5.5)

	1628		**davon in der 14.-43. KW**	
	n	%	n	%
Begräbnisse				
Insgesamt	77	100,00	73	100,00
Geschlecht				
Männer	33	42,86	31	42,47
Frauen	44	57,14	42	57,53
Sterbealter				
unter 20 Jahre	37	48,05	35	47,95
über 20 Jahre	35	45,45	33	45,21
unbekannt	5	6,49	5	6,85
Sterbealter Männer				
0-1 Monat	3	3,90	1	1,37
1 Monat - 1 Jahr	1	1,30	1	1,37
1-5 Jahre	1	1,30	1	1,37
5-10 Jahre	6	7,79	6	8,22
10-20 Jahre	4	5,19	4	5,48
weitere 0-20 Jahre	2	2,60	2	2,74
über 20 Jahre	13	16,88	13	17,81
unbekannt	3	3,90	3	4,11
Sterbealter Frauen				
0-1 Monat	1	1,30	1	1,37

1 Monat - 1 Jahr	3	3,90	3	4,11
1-5 Jahre	1	1,30	1	1,37
5-10 Jahre	4	5,19	4	5,48
10-20 Jahre	10	12,99	10	13,70
weitere 0-20 Jahre	1	1,30	1	1,37
über 20 Jahre	22	28,57	20	27,40
unbekannt	2	2,60	2	2,74
Herkunft / Wohnort				
Bahnsen	2	2,60	2	2,74
Graulingen	1	1,30	1	1,37
Hamerstorf	2	2,60	2	2,74
Hösseringen	2	2,60	1	1,37
Oldendorf	41	53,25	40	54,79
Räber	2	2,60	1	1,37
Suderburg	16	20,78	19	26,03
Sonstige aus dem Kirchspiel Suderburg	11	14,29	7	9,59

Tabelle 6.22: Begräbnisse im Kirchspiel Suderburg 1628 nach Geschlecht, Alter und Todesort der Verstorbenen; Quelle: Personendatei Kirchspiel Suderburg 1575-1650

6.4.2 Der Seuchenverlauf in Oldendorf und Suderburg von April bis Oktober

Von der Seuche 1628 wurden im Kirchspiel nur die Dörfer Oldendorf und Suderburg erfasst, wobei der erstgenannte Ort (Tabelle 6.24, Karte 6.15) am stärksten zu leiden hatte. Die Epidemie währte insgesamt 199 Tage, wobei sie in Oldendorf 164 (6. April bis 16. September) und in Suderburg 102 Tage (12. Juli bis 21. Oktober) lang grassierte. Die Krankheit erfasste in einer ersten Phase die Höfe Oldendorf 10, 4, 23 und 11, dann in einer zweiten Phase die Anwesen Oldendorf 3, 7, 13, 8, 6 und 15 sowie Suderburg 12, 6, 7, 27 und 28. Zum Schluss starben Seuchenopfer auf den Höfen Oldendorf 9 sowie Suderburg 20 und 3. Auffallend bei dieser Seuche war, dass häufig auf den einzelnen Höfen mehrere Menschen kurz nacheinander verschieden (Tabelle 6.23).

Oldendorf

In der Oldendorfer Mühle 5 starb am 30. März (13. Kalenderwoche) die junge Bäuerin des Hofs, Catharina Müller, geb. Timmen (Taufdatum unbekannt), am Tag der Taufe ihrer gleichnamigen Tochter. Diese musste kurze Zeit später am 7. April (15. Kalenderwoche) ebenfalls begraben werden.[222] Die beiden fielen vermutlich nicht der Seuche zum Opfer, sondern gehören zu den so häufigen »normalen« Todesfällen dieser Zeit in Zusammenhang mit Geburt und Kindbett.

Die Epidemie begann im Kirchspiel in der 14. Kalenderwoche in der Kote 10. Dort starb vielleicht die Hauswirtstochter Maria Wirman (1612-1628, Aufenthalt auf dem Hof unsicher) am 6. April. Am 22. wurde mit Carsten Wirman (1616-1628) ihr Bruder begraben. Der Althauswirt Michel (begr. 1628) verschied am 25. Drei Tage später starben Hauswirtin Anneke, geb. Stahlbohm (1584-1628), und ihre Schwiegermutter Margarethe (Marge), geb. Gifhorn (Taufdatum unbekannt). Am 30. wurden schließlich die beiden verbleibenden Söhne, Hans (1618-1628) und Christopher (1622-1628), bestattet. Nicht zu diesem Hof gehörte wohl eine Ilse Wiermann (1618-1628), die am 7. Juli starb. Im Begräbniseintrag fehlt der Todesort.

Da von der Bauernfamilie nur noch der Hauswirt Jürgen Wirman (1585-1636) und die beiden jungen Töchter Magdalena (get. 1614) und Anna (get. 1615) lebten, heiratete eine Schwester des Bauern, Anna Wirman (1599-

222 HILLMER/SIEBERT, Besitzerfolgen, S. 257.

1628), Anfang Juni den Hamerstorfer Jürgen Lichte (1592? - nach 1649), der Hauswirt auf dem Hof wurde. Doch die Schwester verschied am 22. Juli anderthalb Monate nach der Hochzeit als letztes und achtes Opfer auf diesem Anwesen (Abbildung 6.18). Der neue Bauer Jürgen Lichte heiratete im Januar 1629 ein zweites Mal und 1639 ein drittes Mal. Mit den Kindern aus diesen Ehen war die Kontinuität auf dem Hof gesichert. Einer seiner Söhne erbte das Anwesen, während die beiden Töchter von Jürgen Wirman 1633 bzw. 1634 heirateten und Bäuerinnen in Bahnsen bzw. Graulingen wurden. So ging der Hof von den Wirmans auf die Familie Lichte über.[223]

Als zweites Anwesen wurde der Viertelhof 4 getroffen, der in unmittelbarer Nachbarschaft zum Hof 10 lag. Die Bauernfamilie Heinmüller wurde beinahe ausgelöscht: Innerhalb zweier Monate mussten die Hauswirtin und alle vier (oder fünf?) jungen Kinder begraben werden. Zuerst starb am 23. April die Tochter Ilse (1624-1628), am 8. Mai die Tochter Anna (1621-1628), am 13. Mai der Sohn Jürgen (1619-1628), am 3. Juni die Hauswirtin und Mutter Dorothea, geb. Schulenburg (Taufdatum unbekannt), und schließlich am 14. Juni die letzte kleine Tochter Catharina (1627-1628). Vielleicht gehörte auch noch eine Maria Heinmüller zu diesem Hof, die am 8. Mai verschied. Es handelte sich eventuell um eine weitere Tochter, aber über sie ist nichts Näheres bekannt. Der einzig überlebende Bauer Hans Heinmüller (1592?-1665) heiratete im November 1628 ein zweites Mal und zeugte vier weitere Kinder, sodass der Hof in der Familie blieb (Abbildung 6.19).[224]

Eine ledige Frau, Elisabeth Thees/Thies (1607-1628), starb am 7. Mai. Sie stammte zwar aus dem Vollhof Oldendorf 23,[225] aber es ist unklar, ob sie sich auf diesem Anwesen aufhielt, zumal im Kirchenbuch nicht einmal der Sterbeort angegeben wurde. In der Kote 11, in unmittelbarer Nachbarschaft der beiden betroffenen Höfen 4 und 10, verschied am 14. Mai der Hauswirt Hans Boißen/(Olde) Wiermann (Taufdatum unbekannt). Seine ledige erwachsene Tochter Margaretha (1604-1628) wurde zwei Monate später am 28. Juli begraben. Es ist unklar, ob sie sich auf dem väterlichen Anwesen oder überhaupt in Oldendorf aufhielt. Weitere Verstorbene waren hier nicht zu beklagen. Der älteste Sohn des Bauern, Franz (1595-1675), übernahm den Hof.[226]

223 Bearbeitet nach ebd., S. 277-279.
224 Bearbeitet nach ebd., S. 253.
225 Ebd., S. 309.
226 Ebd., S. 281-282.

1628	1-10	11-20	21-30	31-40	41-50	51-60	61-70	71-80
Oldendorf								
10	✞	††	†† ††					
4		†		✞† †		†	†	
23				✞				
11				†				
3								†
7								
13								
12								
8								
5								
6								
15								
9								
Suderburg								
12								
6								
7								
27								
28								
20								
3								

Tabelle 6.23: Der Verlauf der Epidemie in Oldendorf und Suderburg 1628 (14.-43. Kalenderw

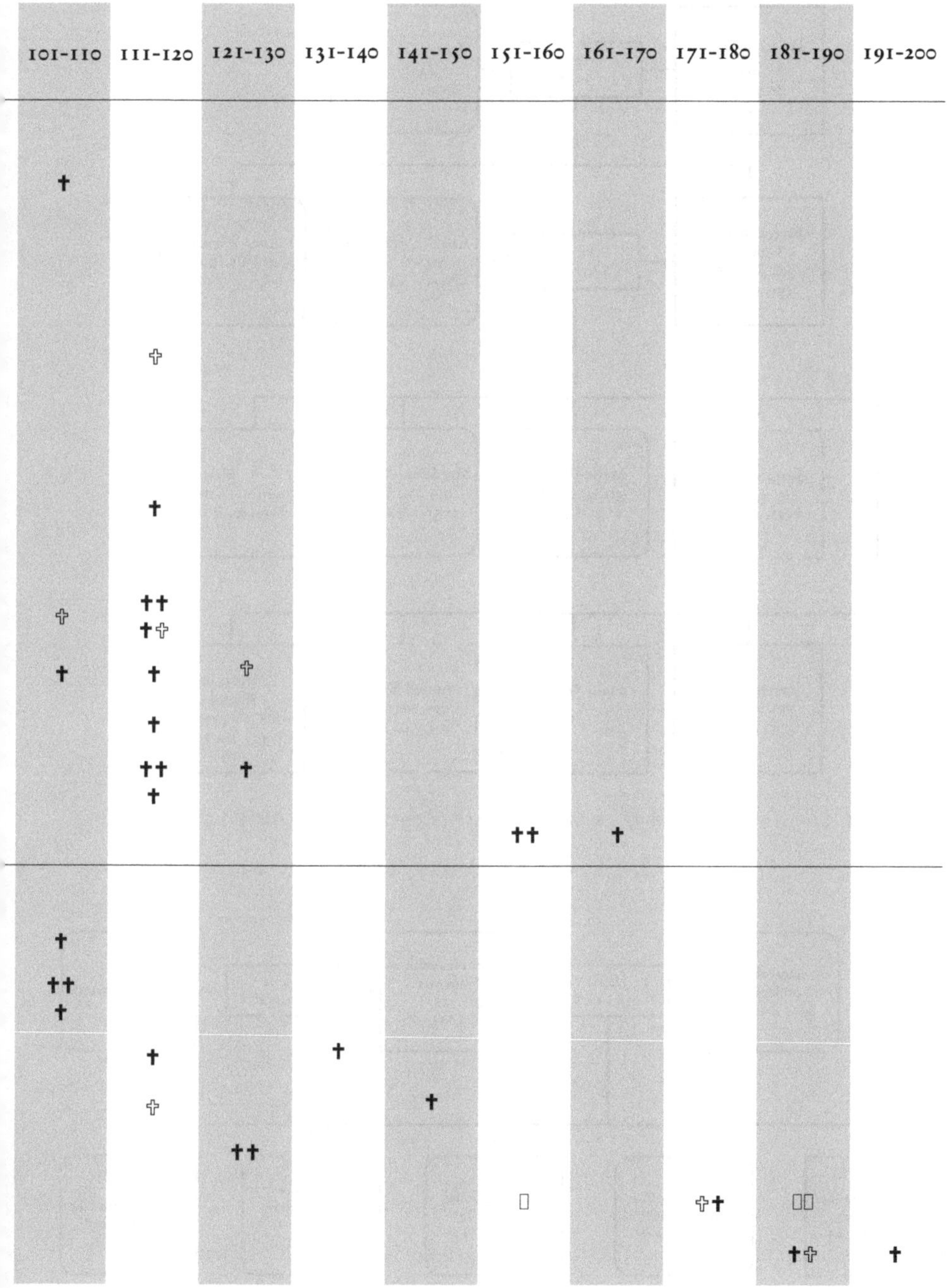

gen (Legende siehe Tabelle 6.2); Quelle: Personendatei Kirchspiel Suderburg 1575-1650

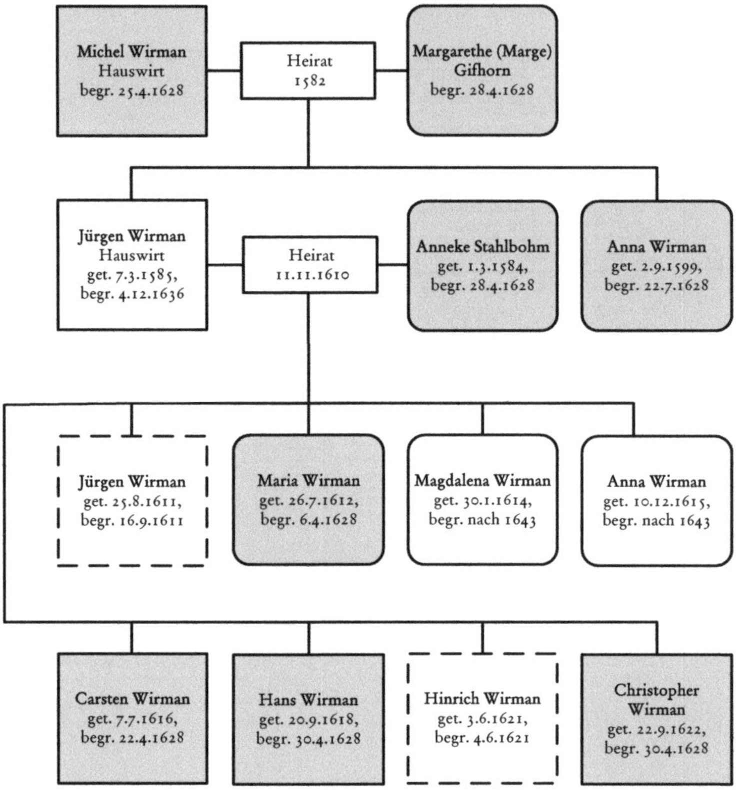

Abb. 6.18: Die Kote Oldendorf 10 im Jahr 1628 (Legende siehe Abb. 6.7)

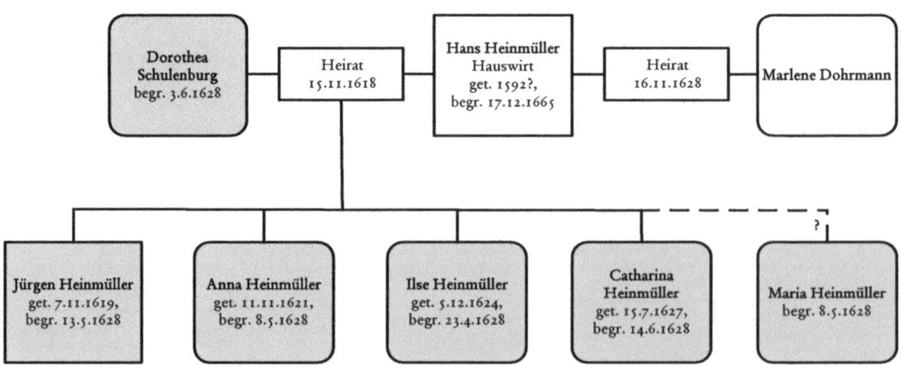

Abb. 6.19: Der Viertelhof Oldendorf 4 im Jahr 1628 (Legende siehe Abb. 6.7)

Zur Neuinfektion eines Hofs kam es nun anscheinend für eine Weile nicht mehr. Am 11. Juni wurde ein totgeborener Sohn Techmann/Dargels aus Suderburg 9,[227] am 18. die Hauswirtin des Viertelhofs Bahnsen 4, Anna Ringelmann, geb. Hein (1601-1628),[228] und am 20. die Hauswirtin Engel Müller, geb. Ercks (Taufdatum unbekannt), vom Vollhof Hamerstorf 4 begraben.[229] Diese drei Todesfälle sind wohl ebenso wenig wie das Begräbnis einer sonst unbekannten Anna Schulenburg aus Hamerstorf am 4. Juli auf die Seuche zurückzuführen.

Die Krankheit erfasste als nächstes in Oldendorf den Vollhof 3, der von den Anwesen 4, 10 und 11 ein gutes Stück entfernt lag. Hier starben am 22. Juni die Hauswirtin Catharina Stahlbohm, geb. Thielen (1586-1628), am 27. ihre eine Tochter, die 13-jährige Margaretha (1614-1628), und am 2. Juli ihre andere Tochter, die 15-jährige Elisabeth (1612-1628). Bei letzterer ist der Aufenthalt auf dem Hof nicht gesichert, aber sie verschied in jedem Fall in Oldendorf. Die dritte Tochter Anna (1610-1674) sowie der Bauer Jeronimus Stahlbohm (1578-1640) überlebten. Der Hauswirt heiratete nicht wieder, sondern seine Tochter verehelichte sich 1631, sodass der Hof an den Schwiegersohn überging.[230]

Am 7. Juli starb Carsten Smedes (1595-1628), der ursprünglich aus der Schmiedekote 7 stammte. Bei ihm ist nicht klar, ob er sich auf seinem Heimathof oder anderswo im Ort aufhielt. Danach wurde die Brinksitzerstelle 13 infiziert, ein Nachbaranwesen der Höfe 4 und 11 mit ihren vielen Krankheitsfällen. Auf dem kleinen Anwesen lebten der Althauswirt Carsten Wünnecken/Brüggemann (begr. 1639) sowie dessen Sohn Hinrich (1601-1628) mit seiner Frau Margaretha, geb. Schröder (1600-1669), und der Tochter Anna (1627-1628). Letztere verschied am 8. Juli und ihr Vater am 25. Die Witwe heiratete im November 1628 erneut, sodass der Hof einen neuen Hauswirt bekam.[231]

Ein isolierter einzelner Todesfall war in der Kote 12 der Hauswirt Carsten Smedes (1597-1628), welcher am 12. Juli begraben wurde. Die junge kinderlose Witwe heiratete 1630 erneut, der Hof kam so an eine andere Familie.[232] Schwer wurde die Kote 8 getroffen. Dort starben am 17. Juli der Bauernsohn Carsten (1610-1628), am 25. das Hauswirtpaar Jürgen Boißen (1598-1628) und Anna, geb. Blome (1588-1628), sowie am 30. die Töchter Catharina

227 Ebd., S. 388.
228 Ebd., S. 15.
229 Ebd., S. 150.
230 Bearbeitet nach ebd., S. 248-249.
231 Bearbeitet nach ebd., S. 289-290, Ergänzung S. 3.
232 Bearbeitet nach ebd., S. 286. Das Taufdatum fehlt dort.

(1613-1628) und Maria (1620-1628). Carsten und Catharina waren über 14 Jahre alt, sodass nicht sicher ist, ob sie sich noch auf dem Hof aufhielten. Doch das Sterbemuster spricht dafür, und im Begräbnisregister ist Oldendorf als Sterbeort ausdrücklich erwähnt. Von der Familie lebten eventuell noch zwei Söhne, Hans (get. 1617) und Hinrich (get. 1625), über deren Schicksal nichts bekannt ist (Abbildung 6.20). Selbst wenn die Boißens 1628 nicht vollständig ausstarben, war der Aderlass so groß, dass in den folgenden Jahren eine andere Familie das Anwesen übernahm.[233]

Auch in der Mühle 5 waren 1628 viele Tote zu beklagen, was allerdings nur teilweise an der Seuche lag. Die Hauswirtin Catharina Müller, geb. Timmen, starb am 30. März im Kindbett, und die neugeborene Tochter Catharina, ihr einziges Kind, verschied wenige Tage später am 7. April, als die Epidemie schon im Dorf begonnen, aber diesen Hof noch nicht erfasst hatte. Als erstes Seuchenopfer starb am 24. Juli der frühere Interimshauswirt Hieronymus Müller (Taufdatum unbekannt), der Onkel des amtierenden Hauswirts, und am 30. verschied der Dienstjunge Jürgen (Nachname und Taufdatum unbekannt). Mit der 45-jährigen ledigen Tochter Catharina (1583-1628) des Interimshauswirts wurde am 8. August ein weiteres Familienmitglied begraben, doch ist bei ihr nicht sicher, wo sie wohnte. Im Begräbnisregister ist Oldendorf als Todesort angegeben, sodass sie sich möglicherweise in der Mühle aufhielt. Der junge verwitwete Hauswirt Hinrich Müller (1597 - nach 1640) heiratete im Mai 1629 ein zweites Mal; aus dieser Ehe gingen sechs Kinder hervor.[234]

Von der Kote 6 wurde am 25. Juli der Bauernsohn Jürgen Stahlbohm (1617-1628) begraben.[235] Das Anwesen blieb sonst verschont, im Gegensatz zur Brinksitzerstelle 15, auf der die ganze Familie verschied. Den Anfang machte am 25. Juli der junge Bauernsohn Hinrich Behne (1627-1628), dem zwei Tage später seine Mutter, die Hauswirtin Ilse, geb. Drögemüller (Taufdatum unbekannt), ins Grab folgte. Die Tochter Ilse (Taufdatum unbekannt) wurde am 3. und der Hauswirt Carsten Behne (1596-1628) als Letzter am 10. August begraben. Da niemand von der Hauswirtefamilie die Seuche überlebte, ging der Hof an den Neffen des Bauern.[236]

Ebenfalls schlimm traf es die Brinksitzerstelle 9. In nicht einmal vierzehn Tagen wurden im September drei Menschen begraben: am 5. der Bauernsohn Jürgen Wiermann (1623-1628), am 12. sein kleiner Bruder Franz (1627-1628)

233 Bearbeitet nach ebd., S. 270.

234 Bearbeitet nach ebd., S. 256-257.

235 Ebd., S. 261.

236 Bearbeitet nach ebd., S. 297.

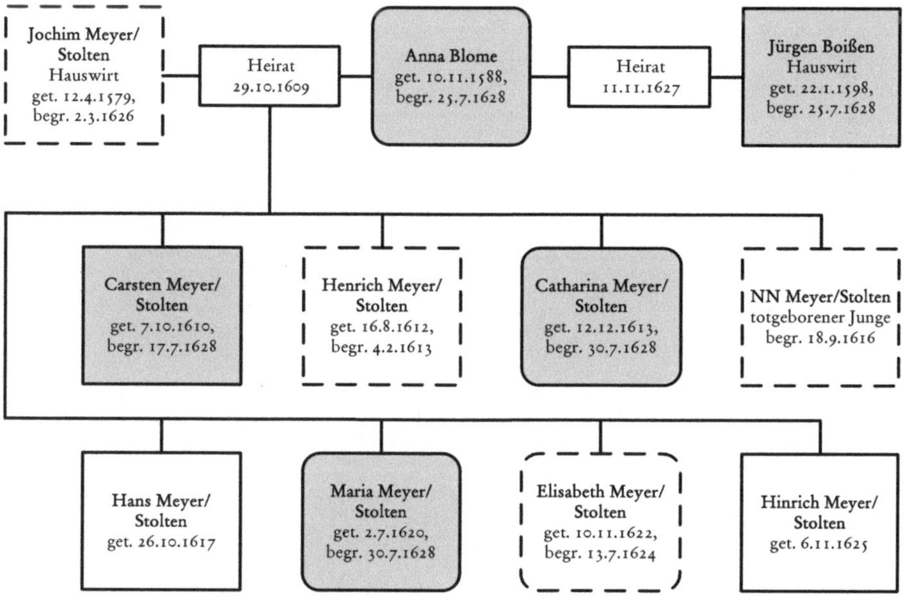

Abb. 6.20: Die Kote Oldendorf 8 im Jahr 1628 (Legende siehe Abb. 6.7)

und am 16. ihre Mutter, die Hauswirtin Margarethe, geb. Röver (1592?-1628). Mit ihr endete die Seuche in Oldendorf. Der Althauswirt Michael Röver (begr. 1631), der Hauswirt Hans Wiermann (1588 - nach 1635) und die Tochter Margarethe (1621-1681) überlebten. Der Bauer heiratete im Mai 1629 ein zweites Mal und zeugte drei weitere Kinder, aber den Hof übernahm später die Tochter Margarethe aus der ersten Ehe mit ihrem Ehemann.[237]

237 Bearbeitet nach ebd., S. 274.

Reihenfolge der Infektion	Hofqualität	Hofnummer	sichere Opfer	mögliche Opfer	Summe	erste(r) Tote(r)	letzte(r) Tote(r)	Bemerkungen
1	Kote	10	7	1	8	6.4.	22.7.	
2	Viertelhof	4	5	1*	6	23.4.	14.6.	* Sterbeort und Zuordnung unsicher
3	Vollhof	23	0	1*	1	7.5.	7.5.	* Sterbeort unsicher
4	Kote	11	1	1*	2	14.5.	28.7.	* Sterbeort unsicher
5	Vollhof	3	2	1	3	22.6.	2.7.	
6	Kote / Schmiede	7	0	1	1	7.7.	7.7.	
7	Brinksitzerstelle	13	2	0	2	8.7.	25.7.	
8	Kote	12	1	0	1	12.7.	12.7.	
9	Kote	8	3	2	5	17.7.	30.7.	
10	Kote / Mühle	5	2	1	3	24.7.	8.8.	
11	Kote	6	1	0	1	25.7.	25.7.	
12	Brinksitzerstelle	15	4	0	4	25.7.	10.8.	
13	Brinksitzerstelle	9	3	0	3	5.9.	16.9.	

Tabelle 6.24: Seuchenopfer in Oldendorf 1628 (14.-43. Kalenderwoche); Quelle: Personendatei Kirchspiel Suderburg 1575-1650

Suderburg

Anfangs blieb die Epidemie auf Oldendorf beschränkt,[238] doch Mitte Juli griff sie auf das Nachbardorf Suderburg über, wo der Achtelhof 12 als Erster infiziert wurde (Tabelle 6.25, Karte 6.15). Die genealogischen Verhältnisse auf diesem Hof sind unsicher. Wahrscheinlich war der am 12. Juli gestorbene Hans (Taufdatum unbekannt) der Sohn des Hauswirts Jasper Drögemüller (Taufdatum unbekannt), welcher nur ein paar Tage später am 17. Juli verschied. Da es keine Nachkommen gab, ging der Hof auf eine andere Familie über.[239]

Der Vollhof 6 hatte ein ähnliches Schicksal. Dort starb Mitte Juli die Bauernfamilie innerhalb weniger Tage aus. Am 17. wurde die Hauswirtin (Name und Taufdatum unbekannt) mit dem einzigen noch lebenden Kind, der kleinen Catharina Stahlbohm (1627-1628), begraben. Der Bauer Michael (1599-1628) verschied vier Tage später. Es gab keine überlebenden Familienangehörigen des Hauswirts, denn die übrigen waren schon früher in der Epidemie von 1626 gestorben. So kam der Hof in die Hände einer anderen Familie.[240]

Am 25. Juli verschied auf dem Viertelhof 7 die Bauerntochter Ilse Brüggemann (1619-1628). Die Mutter und Hauswirtin Anneke, geb. Albers (1580-1628), starb erst am 21. August, sodass ein unmittelbarer Zusammenhang zwischen den beiden Todesfällen nicht anzunehmen ist. Der älteste Sohn und Erbe Christopher (1608-1673) heiratete im November 1628; damit lebte wieder eine Hauswirtin auf dem Hof.[241]

Auf dem Achtelhof 28 wohnte der Hauswirt Carsten Lichte (1597 - nach 1653) mit seinen beiden Stieftöchtern Anna (1619-1628) und Ilse Varendorp (1617-1628), die am 8. und 9. August starben. Ihre Mutter war die Witwe des Hofmeisters auf dem Suderburger Gut gewesen und bereits 1626 verschieden. Zu weiteren Todesfällen kam es auf dem Hof nicht. Der Bauer heiratete zu einem unbekannten Zeitpunkt ein zweites Mal.[242]

Erwachsene ledige Nachkommen aus dem Achtelhof 27 waren Agnese (1603-1628) und ihr Bruder, der Hauswirt Carsten Heinmüller (1597-1628), die am 30. Juli bzw. 2. September starben.[243] Der Bauer hat sich wohl auf

238 So gab es zwar auf dem Suderburger Achtelhof 9 am 11. Juni 1628 einen Toten, doch dabei handelte es sich um ein totgeborenes Kind. Ebd., S. 388.

239 Bearbeitet nach ebd., S. 400-401.

240 Bearbeitet nach ebd., S. 377.

241 Bearbeitet nach ebd., S. 380.

242 Bearbeitet nach ebd., S. 432-433, 454.

243 Ebd., S. 429-430.

seinem Besitz aufgehalten, aber bei seiner Schwester ist unklar, auf welchem Anwesen in Suderburg sie verschied. Die weit auseinanderliegenden Sterbedaten sind ein Indiz dafür, dass die Geschwister nicht auf dem gleichen Hof wohnten. Da kein Erbe vorhanden war, gelangte das Anwesen an eine andere Familie.[244]

Schwer litt der Achtelhof 20, wo fast die ganze Familie Gademeyer starb. Als Erste verschied am 5. September die Hauswirtin Ilse, geb. Dreyer (Taufdatum unbekannt), oder ihre gleichnamige Tochter (1613-1628). Am 23. wurde mit Ursula (1610-1628) eine Tochter und drei Tage später der Hauswirt Christopher (1577-1628) begraben. Am 9. Oktober verschied entweder die Bäuerin oder ihre gleichnamige Tochter. Als Letzter starb der Sohn Christopher (1607-1628) zwischen dem 9. und 21. Oktober. Die drei Kinder des Bauernpaares waren erwachsen oder fast erwachsen, sodass ihre Anwesenheit auf dem elterlichen Hof nicht als gesichert angesehen werden kann, doch sprechen die Begräbnisdaten für intensive Kontakte untereinander. Eventuell lebte 1628 noch der Sohn Jobst (get. 1605), doch ist über sein Schicksal nichts bekannt (Abbildung 6.21). Jedenfalls übernahm nicht er den Hof, sondern dieser gelangte nach der Seuche in andere Hände.[245]

Als letztes Anwesen im Dorf erreichte die Seuche den Vollhof 3, auf welchem am 5. Oktober zuerst der Bauernsohn Jürgen (1618-1628), vier Tage später die erwachsene Tochter Catharina (1610-1628) und am 21. der Hauswirt Hans Carstens/Pohlmann (Taufdatum unbekannt) starben. Der Aufenthalt der erwachsenen Catharina auf dem väterlichen Hof ist aufgrund ihres Alters nicht gesichert. Die Hauswirtin und die älteste Tochter waren bereits 1626 verschieden. Die beiden überlebenden Töchter Maria (1607-1639) und Margarethe (1613-1686) verheirateten sich auf andere Höfe. So fiel das Anwesen in den Folgejahren wüst und wurde erst in den frühen 1640er Jahren wieder neu besetzt.[246]

Während der langen Zeitdauer der Epidemie verschied im Kirchspiel eine Reihe von Personen nicht an der Seuche, sondern aus anderen Gründen. Dies waren aus Bahnsen Titke Hilmer, der am 28. April begraben wurde und über den nichts weiter bekannt ist, sowie die Hauswirtin Anna Ringelmann, geb. Hein (1601-1628), die am 18. Juni starb.[247] Der Hauswirtssohn Carsten Smedt (1619-1628) aus dem Graulinger Hof 7 verschied am 27. Juli.[248] In

244 Ebd., S. 430.
245 Bearbeitet nach ebd., S. 425.
246 Bearbeitet nach ebd., S. 365-366.
247 Bearbeitet nach ebd., S. 15, 98.
248 Bearbeitet nach ebd., S. 117.

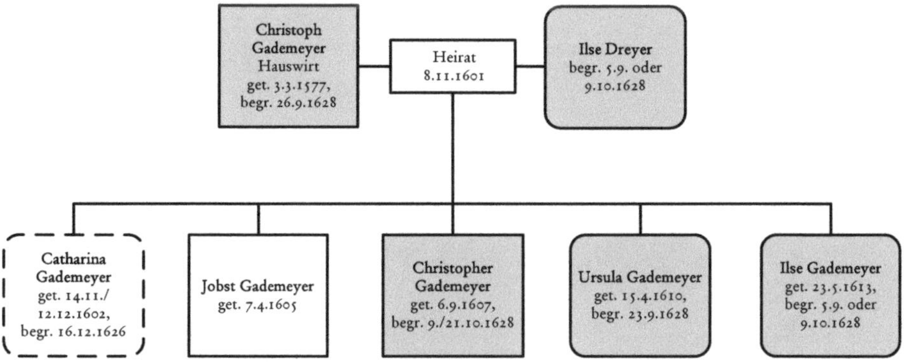

Abb. 6.21: Der Achtelhof Suderburg 20 im Jahr 1628 (Legende siehe Abb. 6.7)

Hamerstorf starben am 20. Juni die Hauswirtin Engel Müller, geb. Ercks, vom Hof 4[249] sowie am 4. Juli Anna Schulenburg, über die keine weiteren Angaben vorliegen. Am 17. August verschied in Hösseringen die Hauswirtin Catharina Thielen/Oldeschröder, geb. Hein (1591-1628), vom Hof 12.[250] Auch der bereits erwähnte Tod der neugeborenen Catharina Müller vom Oldendorfer Hof 5 am 7. April hatte nichts mit der Epidemie zu tun.[251] Aus Räber wurden am 15. August die Hauswirtstochter Anna Brüggemann/Wünneke (1609-1628) vom Hof 9 sowie am 17. August die Bauerntöchter Anna (1604-1628) und Elisabeth (1608-1628) Hilmers vom Hof 3 auf dem Friedhof beigesetzt.[252] Vom Suderburger Hof 9 stammte der totgeborene Sohn des Hauswirts Carsten Techmann, der am 11. Juni begraben wurde.[253] Nicht zuzuordnen ist die schon im Zusammenhang mit dem Oldendorfer Hof 10 genannte Ilse Wiermann (1618-1628), die am 7. Juli verschied,[254] sowie das am 18. Juli gestorbene Kind eines Soldaten mit dem Vornamen Carsten (Nachname unbekannt) und ein sonst unbekannter Hieronymus Müller, der am 22. Juli den Tod fand.

249 Bearbeitet nach ebd., S. 143.
250 Ebd., S. 205, 266.
251 Ebd., S. 257.
252 Bearbeitet nach ebd., S. 323, 343.
253 Ebd., S. 388.
254 Bearbeitet nach ebd., S. 279.

Reihenfolge der Infektion	Hofqualität	Hofnummer	sichere Opfer	mögliche Opfer	Summe	erste(r) Tote(r)	letzte(r) Tote(r)	Bemerkungen
1	Achtelhof	12	1	1*	2	12.7.	17.7.	* Sterbeort unsicher
2	Vollhof	6	3	0	3	17.7.	21.7.	
3	Viertelhof	7	2	0	2	25.7.	21.8.	
4/5	Achtelhof	27	1	1	2	30.7.	2.9.	
4/5	Achtelhof	28	2	0	2	8.8	9.8	
6	Achtelhof	20	2	3*	5	5.9.	9.-21.10.	* Sterbeort bei drei Personen unsicher
7	Vollhof	3	2	1*	3	5.10.	21.10.	* Sterbeort unsicher; 1639: wüst

Tabelle 6.25: Seuchenopfer in Suderburg 1628 (28.-43. Kalenderwoche); Quelle: Personendatei Kirchspiel Suderburg 1575-1650

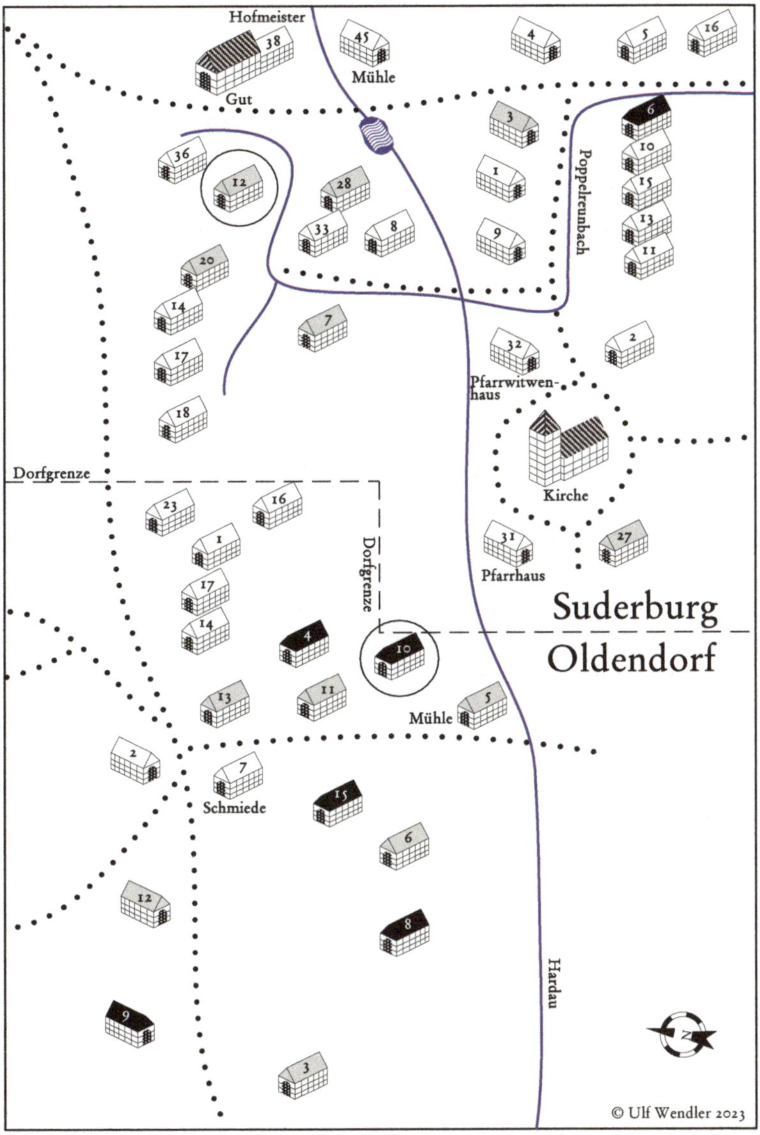

Karte 6.15: Verbreitung der Seuche 1628 in der 14.-43. Kalenderwoche in Suderburg und Oldendorf (nur sicher infizierte Höfe). Wahrscheinlich wurden nacheinander infiziert in Oldendorf: 10, 4, 23 (?), 11, 3, 7 (?), 13, 12, 8, 5, 6, 15, 9 und in Suderburg 12, 6, 7, 28 und 27, 20 sowie 3; Legende und Quelle siehe Karte 6.1

6.5 Die Epidemie 1639

6.5.1 Das Seuchenjahr 1639

Nach 1628 blieb das Kirchspiel Suderburg mehr als ein Jahrzehnt von großen Bevölkerungsverlusten verschont, denn die nächste Epidemie trat erst 1639 auf. Dieser Seuchenzug traf nicht nur Suderburg, sondern die ganze Region.[255] Die Auswirkungen im Kirchspiel waren recht stark, mussten doch 49 Personen begraben werden.[256] Die Bruttosterberate gemessen an der Bevölkerung vom 1. Juli 1638 betrug hohe 175. Auf die Bevölkerungszahl hatte diese starke Krise spürbare Auswirkungen, sie verringerte sich um fast 5 % (1638: 538, 1639: 524, 1640: 498 Einwohner).

Es gab eine erhöhte Sterblichkeit im Frühjahr und eine im Sommer. 1639 lagen die Lüneburger Roggenpreise relativ hoch, doch fehlen Angaben aus den früheren Jahren, sodass unklar ist, ob diese gegenüber den Vorjahren gestiegen oder gesunken waren (Abbildung 4.1).[257] Die späten 1630er Jahre gehörten in der Region zu den schlimmsten des Dreißigjährigen Kriegs, unter dessen Folgen das Kirchspiel Suderburg 1639 besonders litt. Schwedische Truppen verbrannten im Februar einen Mann mit seinem Haus, und ein anderer starb wenig später an Schlägen und Wunden, die er von den Soldaten erhalten hatte. Im Februar und Mai wurden zwei Männer aufgefunden, die umgebracht worden waren.[258] Die Morde sowie der zu dieser Jahreszeit übliche Anstieg von Begräbnissen der eines natürlichen Todes gestorbenen Menschen führten von der 6. bis zur 12. Kalenderwoche (Februar und März) mit 15 Todesfällen zu einer erhöhten Sterblichkeit, doch gibt es keine Hinweise auf eine Infektionskrankheit (Abbildungen 6.22 und 6.23). Aufgrund der Umstände bei den gewaltsamen Toden überwogen die Begräbnisse der erwachsenen Männer jene der Frauen und Kinder (Tabelle 6.26).

Im Sommer trat eine Infektionskrankheit auf, doch wurde im Kirchenbuch keine Diagnose gegeben. In nur sieben Wochen – genauer gesagt in 45 Tagen – war die Seuche vorüber, wovon sie während fast der Hälfte der Zeit auf den ersten infizierten Hof beschränkt blieb (Tabelle 6.27). 22 Opfer forderte die Krankheit zwischen der 25. und 31. Woche, d.h. zwischen dem 20. Juni und 3. August, was eine Bruttosterberate von 41 bedeutete. Im weiteren

255 Wendler, Pest und Pocken, S. 37, 40, 43, 46. Vgl. Eler, Bericht, 1639.

256 PfarrA Su, K.B. I.1, Kirchenbuch, Begräbnisse 1639.

257 Gerhard/Kaufhold, Preise, S. 177.

258 PfarrA Su, K.B. I.1, Kirchenbuch, Begräbnisse 5.2., 7.2., 10.2., 21.5.1639.

Verlauf des Jahres starben nur noch wenige Menschen (Abbildungen 6.22 und 6.23). Die Epidemie im Sommer 1639 beschränkte sich auf die Suderburger Höfe 1, 2, 9, 11, 13, 14 und 38, wo 20 Seuchenopfer verschieden. Außerdem gab es eine Tote im nahe gelegenen Oldendorf zu beklagen,[259] und ein Mann ertrank in Hösseringen, als er in einen Brunnen fiel.[260]
Die Epidemie nahm vom mitten in Suderburg gelegenen Vollhof 1 ihren Anfang, die Ansteckung aller anderen Höfe ging von hier aus. Die meisten betroffenen Höfe lagen in unmittelbarer Nachbarschaft zueinander im Süden Suderburgs östlich der Kirche. Nur der stark betroffene Hof 14 und das Gut (Suderburg 38) befanden sich in einem anderen Dorfteil. Auf letzterem starb lediglich der Knecht des Hofmeisters, der aus dem infizierten Dorfteil stammte, wenn auch nicht von einem der betroffenen Anwesen (Karte 6.16). Räumliche Nähe – sei es innerhalb der Höfe, sei es zwischen den Anwesen – war eine entscheidende Voraussetzung für die Verbreitung der Epidemie. Auffallend ist, dass auf den Höfen selten nur eine Person, sondern meist mehrere der Epidemie zum Opfer fielen. Von den sieben infizierten Höfen wurden drei besonders hart getroffen (Tabellen 6.27 und 6.28). Dies spricht für die Gefährlichkeit der Seuche.

Unter den Toten waren ebenso viele Frauen wie Männer und nur wenig mehr Kinder und Jugendliche als Erwachsene. Anscheinend betraf die Krankheit gleichmäßig alle Menschen (Tabelle 6.26). Die Epidemie forderte rasch ihre Opfer: Es vergingen oft nur wenige Tage, bis auf das erste Todesopfer eines Hofs das nächste folgte. Vom ersten zum zweiten Begräbnis auf einem Anwesen dauerte es zwischen einem und neun Tagen.

259 Die am 27. Juli begrabene Oldendorfer Magd Anneke Thielen lässt sich keinem Hof zuordnen.

260 Hillmer/Siebert, Besitzerfolgen, S. 170.

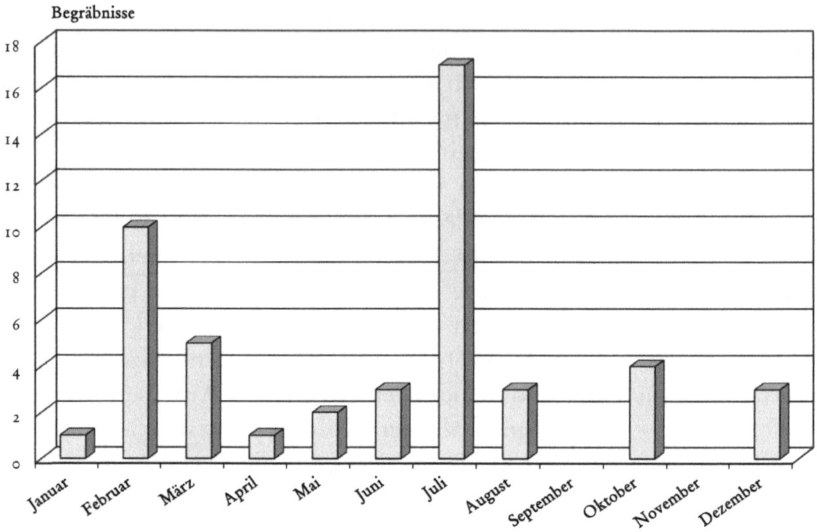

Abb. 6.22: Begräbnisse pro Monat im Kirchspiel Suderburg 1639; Quelle: Personendatei Kirchspiel Suderburg 1575-1650 (vgl. Tabelle 5.4)

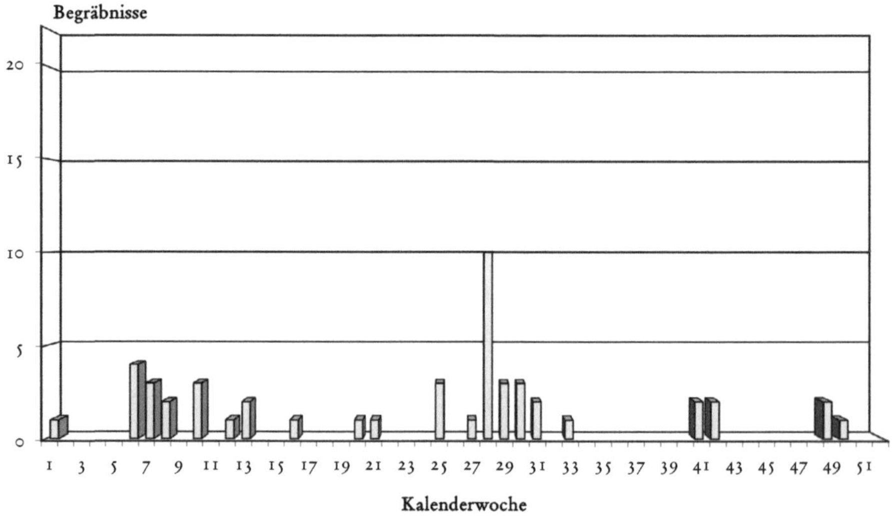

Abb. 6.23: Begräbnisse pro Kalenderwoche im Kirchspiel Suderburg 1639; Quelle: Personendatei Kirchspiel Suderburg 1575-1650 (vgl. Tabelle 5.5)

	1639		davon in der 6.-12. KW		davon in der 25.-31. KW	
	n	%	n	%	n	%
Begräbnisse						
Insgesamt	49	100,00	15	100,00	22	100,00
Geschlecht						
Männer	27	55,10	11	73,33	11	50,00
Frauen	22	44,90	4	26,67	11	50,00
Sterbealter						
unter 20 Jahre	18	36,73	3	20,00	12	54,55
über 20 Jahre	27	55,10	11	73,33	10	45,45
unbekannt	4	8,16	1	6,67	0	0,00
Sterbealter Männer						
0-1 Monat	0	0,00	0	0,00	0	0,00
1 Monat - 1 Jahr	0	0,00	0	0,00	0	0,00
1-5 Jahre	2	4,08	0	0,00	2	9,09
5-10 Jahre	3	6,12	0	0,00	2	9,09
10-20 Jahre	2	4,08	1	6,67	1	4,55
weitere 0-20 Jahre	1	2,04	0	0,00	1	4,55
über 20 Jahre	17	34,69	9	60,00	5	22,73
unbekannt	2	4,08	1	6,67	0	0,00
Sterbealter Frauen						
0-1 Monat	2	4,08	1	6,67	0	0,00

1 Monat - 1 Jahr	1	2,04	0	0,00	1	4,55
1-5 Jahre	1	2,04	0	0,00	0	0,00
5-10 Jahre	1	2,04	0	0,00	1	4,55
10-20 Jahre	3	6,12	1	6,67	2	9,09
weitere 0-20 Jahre	2	4,08	0	0,00	2	9,09
über 20 Jahre	10	20,41	2	13,33	5	22,73
unbekannt	2	4,08	0	0,00	0	0,00
Herkunft / Wohnort						
Bahnsen	4	8,16	2	13,33	0	0,00
Graulingen	3	6,12	0	0,00	0	0,00
Hamerstorf	1	2,04	0	0,00	0	0,00
Hösseringen	5	10,20	1	6,67	1	4,55
Oldendorf	7	14,29	5	33,33	1	4,55
Räber	1	2,04	1	6,67	0	0,00
Suderburg	23	46,94	4	26,67	19	86,36
Sonstige aus dem Kirchspiel Suderburg	4	8,16	1	6,67	1	4,55
Holxen	1	2,04	1	6,67	0	0,00

Tabelle 6.26: Begräbnisse im Kirchspiel Suderburg 1639 nach Geschlecht, Alter und Todesort der Verstorbenen; Quelle: Personendatei Kirchspiel Suderburg 1575-1650

6.5.2 Der Seuchenverlauf in Suderburg von Juni bis August

Die Epidemie dauerte von Juni bis August 45 Tage und beschränkte sich auf sieben Anwesen im Dorf Suderburg. Sie begann auf einem Hof und erfasste nach ein paar Wochen fast gleichzeitig kurz aufeinanderfolgend die anderen sechs Betriebe. Auf fast allen Anwesen fielen mehrere Personen der Krankheit zum Opfer. Sie starben häufig rasch nacheinander, aber es gab auch längere Abstände zwischen den Begräbnissen (Tabellen 6.27 und 6.28).

1639	1-5	6-10	11-15	16-20	21-25	26-30	31-35	36-40	41-45
Suderburg									
1	†† †		†		†				
13				††					
9				†		†			
14				✝		†	✝✝		✝
11					†† ✝				
2					†	†			
38 (Gut)					†				

Tabelle 6.27: Der Verlauf der Epidemie in Suderburg 1639 (25.-31. Kalenderwoche) in Tagen (Legende siehe Tabelle 6.2) Quelle: Personendatei Kirchspiel Suderburg 1575-1650

Das Sterben begann am 20. Juni auf dem Vollhof 1 mit dem Tod des Hauswirts Hans Carsten/Pet(er)s (1608-1639) und seines jungen Sohnes Carsten (1633-1639). Die drei verbliebenen Kinder Christopher (1637-1639), Jürgen (1631-1639) und die kleine Catharina (1638-1639) starben am 23. Juni sowie 4. und 11. Juli. Damit lebte von der Hauswirtsfamilie nur noch die Bäuerin Anna, geb. Luhmann (get. 1608), die 1640 ein zweites Mal heiratete. Doch übernahm anscheinend nicht ihr Mann, sondern ein neuer Hauswirt den Hof (Abbildung 6.24).[261]

261 Bearbeitet nach ebd., S. 354.

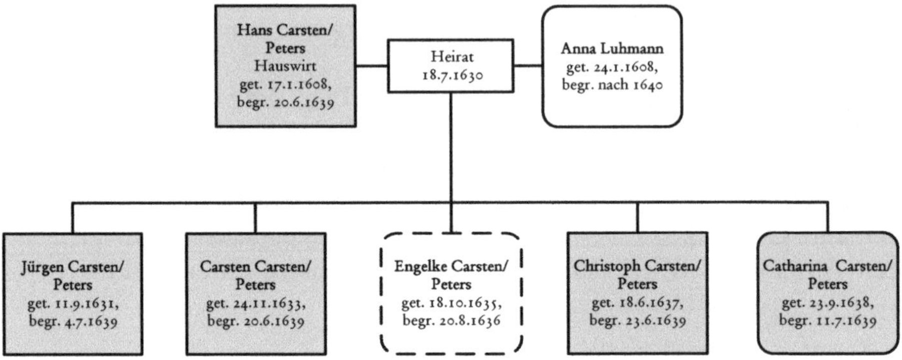

Abb. 6.24: Der Vollhof Suderburg 1 im Jahr 1639 (Legende siehe Abb. 6.7)

Es dauerte etwa drei Wochen, bis unweit des ersten der zweite Hof infiziert wurde. Dann aber verbreitete sich die Krankheit innerhalb weniger Tage auf sechs Anwesen. Auf dem Achtelhof 13 verschieden die beiden Kinder des Hauswirtepaars Schröder: am 8. Juli Anna (1629-1639) und einen Tag später Catharina (1631-1639). Da das Bauernpaar noch nicht alt war, kam 1640 eine weitere Tochter zur Welt. Offensichtlich starb die Bäuerin Ilse, geb. Hermens (Lebensdaten unbekannt), bald darauf, denn der Hauswirt Carsten Schröder (1604-1672) heiratete 1642 ein zweites Mal. Aus dieser Ehe gingen vier Kinder hervor, darunter auch ein männlicher Erbe.[262]

Die Höfe 9 und 14 wurden fast gleichzeitig mit dem Hof 13 von der Seuche erfasst. Auf dem Achtelhof 9 starben der Althauswirt Carsten Schröder (Taufdatum unbekannt) am 9. Juli und seine (Stief-)Schwiegertochter, die Hauswirtin Ilse Techmann, geb. Meyer (1609-1639), am 16. Der Bauer Carsten Techmann (Lebensdaten unbekannt) heiratete 1644 ein weiteres Mal. Die Toten konnten den Bestand der Familien auf dem Hof nicht gefährden, da neben dem Hauswirt die Tochter Dorothea (1629-1698) sowie der Sohn Carsten (1634 - nach 1678) die Seuche überlebten.[263]

Schwer litt der Achtelhof 14, auf dem vielleicht fünf Personen starben. Dieser Hof lag entfernt von den übrigen Anwesen des von der Seuche betroffenen Dorfteils. Wie die Infektion auf diesen Hof kam, ist unklar, denn familiäre Beziehungen zu den infizierten Höfen lassen sich nicht nachweisen – allerdings liegt die Herkunft der Hauswirtin im Dunkeln. Als

262 Bearbeitet nach ebd., S. 404-405.

263 Bearbeitet nach ebd., S. 387-388. Interessanterweise übernahm die Tochter Dorothea mit ihrem Ehemann das Anwesen.

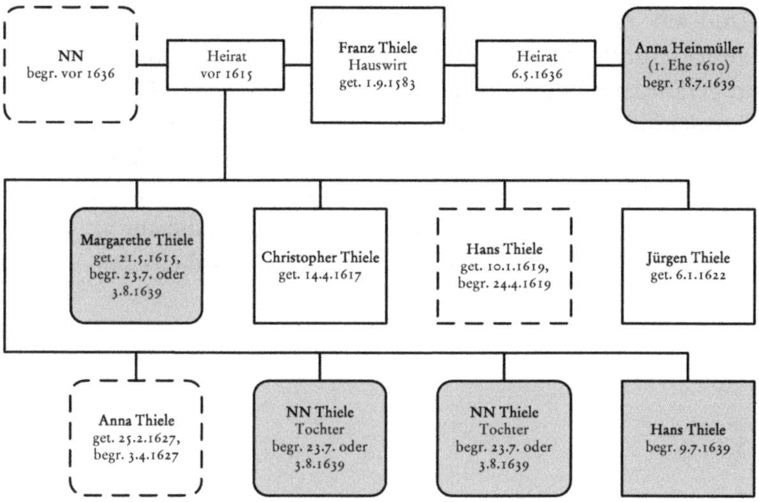

Abb. 6.25: Der Achtelhof Suderburg 14 im Jahr 1639 (Legende siehe Abb. 6.7)

Erster verschied der Bauernsohn Hans Thiele/Swen (Taufdatum unbekannt) am 9. Juli, dann am 18. die Hauswirtin Anna, geb. Heinmüller (Taufdatum unbekannt). Zwei Töchter starben am 23. Juli und eine weitere am 3. August. Bei den vier Kindern ist das Alter unklar und damit ihr Aufenthalt auf dem Hof nicht gesichert. Unter ihnen war die 24-jährige ledige Margarethe (1615-1639). Bei dieser Familie ist das weitere Schicksal des Hauswirts Franz (get. 1583) sowie der Söhne Christopher (get. 1617) und Jürgen (get. 1622) unklar (Abbildung 6.25). Aber die Verluste von 1639 waren so groß, dass der Hof in den darauffolgenden Jahren an eine andere Familie kam.[264]

Im am stärksten betroffenen Dorfteil wurden als nächstes am 10. Juli vom Viertelhof 11 die Interimshauswirtin Maria Pohlmann/Carstens, geb. Carstens (Taufdatum unbekannt), und ihr kleiner Sohn Hans (1634-1639) begraben. Am darauffolgenden Tag verschied ihr Neffe, der 17-jährige Sohn des verstorbenen Hauswirts (und Bruders des amtierenden Interimshauswirts) namens Carsten Pohlmann/Carstens (1622-1639), bei dem aufgrund seines Alters nicht sicher ist, ob er sich auf dem Hof oder überhaupt in Suderburg aufhielt.[265] Das Anwesen blieb in der Hand der Familie.

In der Folgezeit ebbte die Seuche rasch ab, obwohl noch zwei Anwesen von der Krankheit erfasst wurden, von denen eines im infizierten Dorfteil lag. Auf dem Vollhof 2 starben am 11. Juli die Bauerntochter Anna Meyer (1627-

264 Bearbeitet nach ebd., S. 406-407.

265 Bearbeitet nach ebd., S. 396. Falsche Zuordnung ebd., S. 454.

1639) und am 17. die Althauswirtin Margarethe, geb. Meyer (Taufdatum unbekannt). Durch diese Verluste war die Hofbesitzerfamilie nicht in ihrem Bestand gefährdet.[266] Am 12. Juli verschied mit Carsten Carstens/Pohlmann (Taufdatum unbekannt) ein Bediensteter des Hofmeisters, der den Betrieb des Guts leitete. Der Knecht stammte aus dem Suderburger Vollhof 3.[267] Wohl nichts mit der Epidemie zu tun hatten der Tod der Hösseringer Bauerntochter Anna Gern/Thielen (1605-1639) aus dem Hof 3, die am 27. Juli begraben wurde, und des Hauswirts Carsten Möller (1576-1639) aus dem gleichen Dorf vom Hof 9, der am 1. August starb.[268]

266 Bearbeitet nach ebd., S. 357-358.
267 Bearbeitet nach ebd., S. 365. Das Todesdatum nicht dort.
268 Bearbeitet nach ebd., S. 166, 170, 191.

Reihenfolge der Infektion	Hofqualität	Hofnummer	sichere Opfer	mögliche Opfer	Summe	erste(r) Tote(r)	letzte(r) Tote(r)	Bemerkungen
1	Vollhof	1	5	0	5	20.6.	11.7.	
2	Achtelhof	13	2	0	2	8.7.	9.7.	
3/4	Achtelhof	9	2	0	2	9.7.	16.7	
3/4	Achtelhof	14	1	4*	5	9.7.	3.8.	* Sterbeort bei drei Personen unsicher
5	Viertelhof	11	2	1*	3	10.7.	11.7.	* Sterbeort unsicher
6	Vollhof	2	2	0	2	11.7.	17.7.	1639: abgebrannt
7	Hofmeister Gut	38	1	0	1	12.7.	12.7.	

Tabelle 6.28: Seuchenopfer in Suderburg 1639 (25.-31. Kalenderwoche); Quelle: Personendatei Kirchspiel Suderburg 1575-1650

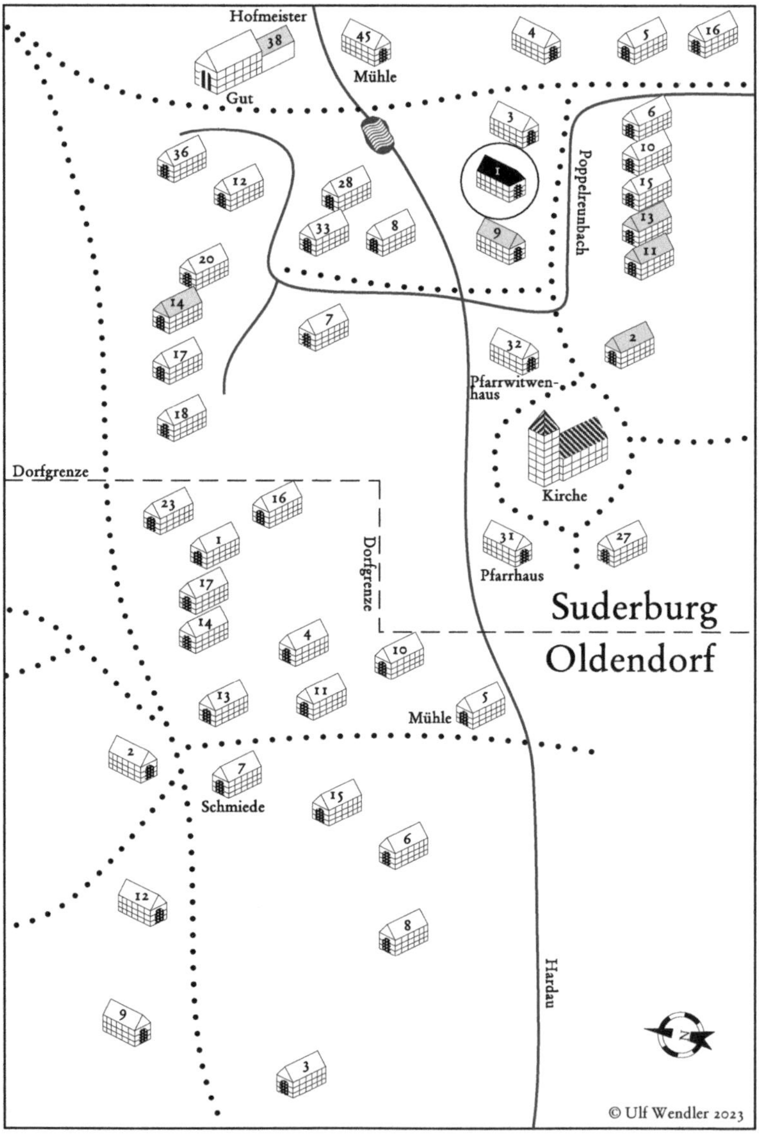

Karte 6.16: Verbreitung der Seuche 1639 in der 25.-31. Kalenderwoche in Suderburg (nur sicher infizierte Höfe). Wahrscheinlich wurden nacheinander infiziert: 1, 13, 9 und 14, 11, 2 sowie 38 (Gut); Legende und Quelle siehe Karte 6.1

6.6 Die Seuchensterblichkeit als demografischer Faktor

Nachdem in den letzten Abschnitten die Krisenjahre im Kirchspiel Suderburg detailliert nachgezeichnet wurden, sollen sie im Folgenden zusammenfassend betrachtet werden, um einige Strukturen und das Ausmaß der Gefährdung der Gesellschaft herauszuarbeiten. Laut der simulierten Volkszählungen lebten im Kirchspiel im Jahrzehnt 1591-1600 durchschnittlich 641 Menschen, 1601-1610 waren es 769 und 1611-1620 etwa 771. Im Dreißigjährigen Krieg sanken die Zahlen auf 633 (1621-1630) bzw. 547 (1631-1640). Die Bevölkerungszahlen für 1591-1600 und 1631-1640 sind vermutlich etwas zu niedrig, doch die große Wellenbewegung lässt sich gut erkennen (Abbildung 5.6).[269]

Die Zeit von 1565 bis 1666 lässt sich im Kirchspiel Suderburg in zwei Abschnitte unterteilen. In Phase 1 vom Beginn der Kirchenbuchführung 1575 bis ca. 1620 traten starke Schwankungen bei den Taufen und Begräbnissen auf. In dieser Epoche gab es einen Geburtenüberschuss, d.h. insgesamt wurden mehr Menschen geboren als starben. In Phase 2 von 1621 bis 1650 verstärkten sich die Schwankungen der Tauf- und Begräbniszahlen während des Dreißigjährigen Kriegs und das Kirchspiel erlitt große Bevölkerungsverluste (Abbildungen 5.2-5.5). In der zweiten Hälfte des 17. und im frühen 18. Jahrhundert kam es dann zu einer Aufschwungsphase mit einem starken Bevölkerungsüberschuss.[270]

Im Kirchspiel Suderburg lassen sich fünf Seuchenzüge nachweisen, die von unterschiedlicher Intensität waren und jeweils anders verliefen. Doch ein bestimmtes zeitliches Muster hatten sie gemeinsam: Die Sterblichkeit war vor allem von Juli bis Oktober hoch, also im Hochsommer und Herbst, wenn in Normaljahren eher wenig Personen begraben wurden. In Bezug auf Kalenderwochen bedeutet das, dass der größte Teil der Gesamtsterblichkeit von der 28. bis zur 44. Kalenderwoche auf Seuchen zurückging (Abbildungen 6.26 und 6.27). Seuchen als eine Erscheinung der warmen Jahreszeit gab es auch in Sachsen, Großbritannien und Frankreich, während beispielsweise in der Innerschweiz bei Epidemien die meisten Opfer im Herbst und Winter verschieden.[271]

269 Personendatei Kirchspiel Suderburg 1575-1650. Vgl. die deutlich zu niedrigen Schätzungen bei Wendler, Gesellschaft, S. 27. Nach der frühesten Zählung von 1755 wohnten 911 Personen in den sieben Dörfern. Kka. Ue., Rep. 1-112, Parochialliste 1755; Wendler, Gesellschaft, S. 30.

270 Wendler, Gesellschaft, S. 26-29.

271 Eckert, Seasonality, S. 956-957; Schlenkrich, Gevatter, S. 51-54. Für die Verhältnisse während des Schwarzen Todes 1348-1351 vgl. Campell, Transition, S. 295-298. Er betont, dass die Pest während der warmen Jahreszeit am meisten Opfer gefordert habe.

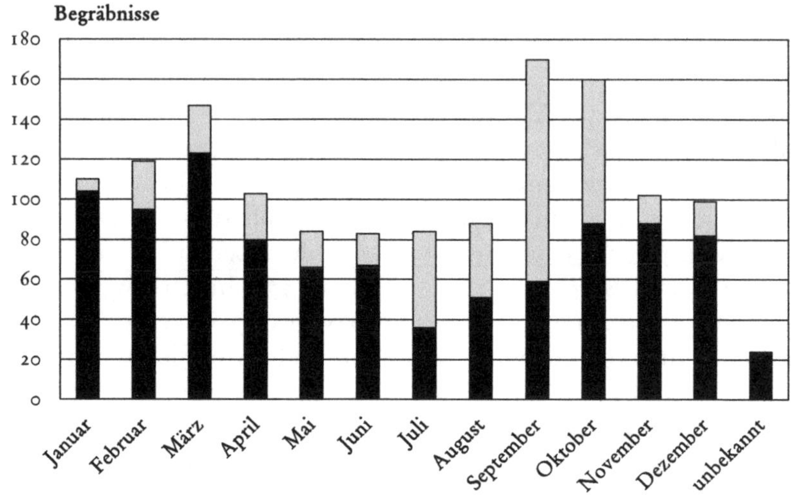

Abb. 6.26: Begräbnisse pro Monat im Kirchspiel Suderburg 1575-1650 (schwarze Balken: Normaljahre, graue Balken: Seuchenjahre 1597, 1599, 1626, 1628 und 1639); Quelle: Personendatei Kirchspiel Suderburg 1575-1650 (vgl. Tabelle 5.4)

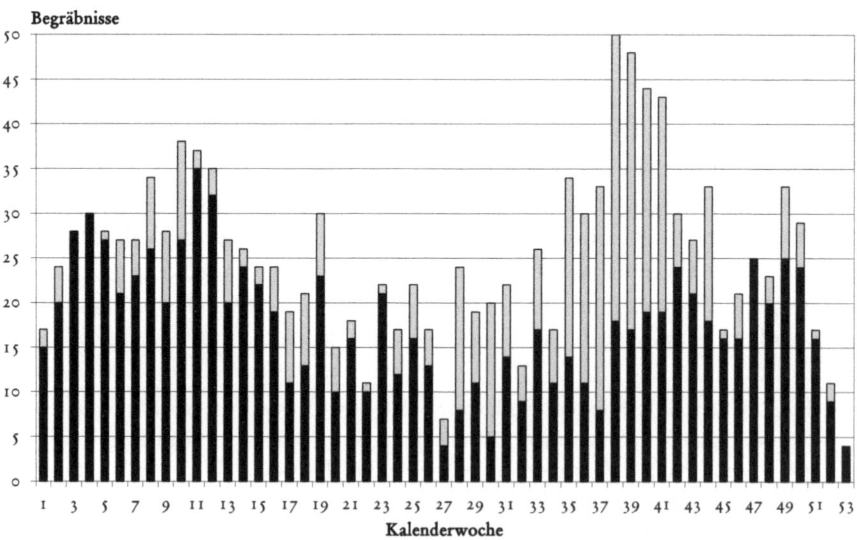

Abb. 6.27: Begräbnisse pro Kalenderwoche im Kirchspiel Suderburg 1575-1650 (schwarze Balken: Normaljahre, graue Balken: 1597, 1599, 1626, 1628 und 1639); Quelle: Personendatei Kirchspiel Suderburg 1575-1650 (vgl. Tabelle 5.5)

In den Suderburger Seuchenjahren kam es teilweise bereits in der ersten Jahreshälfte zu einer starken Sterblichkeit: 1597 im April und Mai, 1626 von Februar bis April sowie 1639 im Februar und März. Vielleicht war in diesen Jahren die Bevölkerung durch Nahrungsmangel oder einen harten Winter bzw. ein schlechtes Frühjahr in ihrer Widerstandskraft geschwächt. Aber dies ist konkret kaum zu belegen.

	1575-1650		ohne 1597, 1599, 1626, 1628, 1639		1597, 1599, 1626, 1628, 1639	
	n	%	n	%	n	%
Begräbnisse						
Insgesamt	1.373	100,00	963	100,00	410	100,00
Geschlecht						
Männer	686	49,96	492	51,09	194	47,32
Frauen	675	49,16	461	47,87	214	52,20
unbekannt	12	0,87	10	1,04	2	0,49
Sterbealter						
unter 20 Jahre	425	30,95	280	29,08	145	35,37
über 20 Jahre	661	48,14	448	46,52	213	51,95
unbekannt	287	20,90	235	24,40	52	12,68
Sterbealter Männer						
0-1 Monat	54	3,93	50	5,19	4	0,98
1 Monat - 1 Jahr	36	2,62	30	3,12	6	1,46
1-5 Jahre	33	2,40	21	2,18	12	2,93
5-10 Jahre	35	2,55	13	1,35	22	5,37
10-20 Jahre	32	2,33	13	1,35	19	4,63

weitere 0-20 Jahre	19	1,38	9	0,93	10	2,44
über 20 Jahre	340	24,76	243	25,23	97	23,66
unbekannt	137	9,98	113	11,73	24	5,85
Sterbealter Frauen						
0-1 Monat	54	3,93	49	5,09	5	1,22
1 Monat - 1 Jahr	50	3,64	40	4,15	10	2,44
1-5 Jahre	35	2,55	22	2,28	13	3,17
5-10 Jahre	20	1,46	9	0,93	11	2,68
10-20 Jahre	38	2,77	13	1,35	25	6,10
weitere 0-20 Jahre	12	0,87	6	0,62	6	1,46
über 20 Jahre	321	23,38	205	21,29	116	28,29
unbekannt	145	10,56	117	12,15	28	6,83
Sterbealter Geschlecht unbekannt						
0-1 Monat	6	0,44	4	0,42	2	0,49
weitere 0-20 Jahre	1	0,07	1	0,10	0	0,00
unbekannt	5	0,36	5	0,52	0	0,00
Herkunft / Wohnort						
Bahnsen	128	9,32	107	11,11	21	5,12
Graulingen	84	6,12	68	7,06	16	3,90
Hamerstorf	92	6,70	66	6,85	26	6,34
Hösseringen	190	13,84	132	13,71	58	14,15
Oldendorf	233	16,97	144	14,95	89	21,71

Räber	126	9,18	89	9,24	37	9,02
Suderburg	280	20,39	178	18,48	102	24,88
Sonstige aus dem Kirchspiel Suderburg	240	17,48	179	18,59	61*	14,88

* inklusive einer 1639 in Holxen gestorbenen, aber in Suderburg begrabenen Person

Tabelle 6.29: Begräbnisse im Kirchspiel Suderburg 1575-1650 nach Geschlecht, Alter und Todesort der Verstorbenen; Quelle: Personendatei Kirchspiel Suderburg 1575-1650

Die Verteilung der Seuchenopfer differierte nach Alter und Geschlecht. Allgemeine Aussagen über das Alter der Personen zum Zeitpunkt ihres Todes sind im Kirchspiel mit einer gewissen Unsicherheit belastet, denn bei vielen Menschen ließ sich das Sterbealter nicht bestimmen. Vermutlich fielen den Seuchen mehr Erwachsene als Kinder und Jugendliche unter 20 Jahren zum Opfer (Tabelle 6.29). Der Befund entspricht nur bedingt den Angaben in der Forschungsliteratur, in der verschiedene Auffassungen zur Geschlechts- und Altersverteilung der Seuchenopfer vertreten werden.[272]

Im Kirchspiel Suderburg ist festzustellen, dass sich die Sterblichkeit kleiner Kinder bis zu einem Jahr in den Seuchenjahren nur wenig erhöhte. Dies mag daran liegen, dass es sich um eine kleine Bevölkerungsgruppe handelte, die auch in normalen Jahren unter einer hohen Mortalität litt. So konnten deren Sterbezahlen gar nicht so stark ansteigen wie jene anderer Bevölkerungsgruppen.[273] Von den 87 in Seuchenjahren (ohne 1626, für das die Taufeinträge fehlen) im Kirchspiel Suderburg Geborenen starben »nur« 18 (= 21 %) vor Erreichen des 1. Geburtstages. In Normaljahren waren es 173 von insgesamt 963 Kleinkindern (= 18 %).[274]

272 Menolfi, Untertanen, S. 229; Schlenkrich, Gevatter, S. 58-61. Unklar ist in der Literatur häufig die genaue Einteilung nach Altersgruppen. So heißt es bei Slack, Impact, S. 182: »Older Children, adolescents and young adults filled the pages of burial registers in plague years.« Frandsen, Plague, S. 492, kam zum Schluss: »Children and the elderly were not hit particularly hard, while the mortality rate among the young and adults was high.« Klaus Schwarz stellte fest, dass »der Anteil der Kinder an der Gesamtzahl der Pesttoten in Bremen [...] mit Sicherheit selten weniger als die Hälfte, meist aber mehr betragen« hatte. Schwarz, Pest, S. 209.

273 Vgl. Slack, Impact, S. 182-183.

274 Personendatei Kirchspiel Suderburg 1575-1650.

Neben den 1- bis 20-jährigen Kindern und Jugendlichen litten vor allem erwachsene Frauen unter den schweren Seuchenzügen (Tabelle 6.29). Frauen fielen Epidemien häufiger zum Opfer als Männer, obwohl im Kirchspiel Suderburg zumindest im 18. und frühen 19. Jahrhundert mehr Männer als Frauen lebten. In der Literatur wird wiederholt konstatiert, dass der Pest (oder anderen Seuchen?) mal mehr Männer und mal überwiegend Frauen zum Opfer gefallen seien, ohne dass sich aber ein eindeutiger Trend feststellen ließe.[275] Wie erklären sich die Unterschiede in Suderburg?

Eine Antwort darauf gibt die Altersverteilung der Opfer. Von den unter 20-jährigen Seuchenopfern waren 73 männlich und nur 69 weiblich, aber bei den über 20-jährigen kamen auf 97 männliche 116 weibliche Tote (Tabelle 6.29). Es bestand ein deutliches Übergewicht bei den erwachsenen Frauen, was sich auch darin zeigte, dass mehr Ehefrauen als Ehemänner starben. Der Schlüssel zur Erklärung der weiblichen Übersterblichkeit liegt wahrscheinlich in den verschiedenartigen Verhaltensweisen der Geschlechter, welche ein unterschiedliches Ansteckungsrisiko zur Folge hatten.[276] Die Sterblichkeit bei einer Seuche hängt davon ab, wie anfällig die Opfer für die Krankheit sind und wie sehr sie sich der Gefahr einer Infektion aussetzen. Dass in Suderburg so viele erwachsene Frauen (oftmals Ehefrauen) verschieden, lag wahrscheinlich an ihrem höheren Ansteckungsrisiko durch die Pflege von Kranken.

Der Tod von Personen hatte je nach ihrer Stellung und ihrem Alter unterschiedliche Auswirkungen. Denn die ländliche Gesellschaft – und damit das gesamte wirtschaftliche und frühstaatliche Leben – beruhte auf der (Fort-)Existenz der Bauernhöfe. Dafür waren einige Bevölkerungsgruppen wichtiger als andere. Mindestens ein Drittel aller Seuchenopfer wurde weniger als 20 Jahre alt (Tabelle 6.29). Starben Kinder, deren Eltern noch weitere Nachkommen haben konnten, so hatten diese Todesfälle nur wenige Auswirkungen auf das soziale Geflecht. Aber wenigstens die Hälfte aller Seuchenopfer verschied als Erwachsene (Tabelle 6.29). Eine besondere Belastung für das ländliche Zusammenleben stellte der Tod von verheirateten Personen dar. In den untersuchten Jahren sorgten die Seuchen für die Auflösung von 66 Ehen, indem einer oder beide Ehepartner starben (1597: 7 Ehen, 1599: 8, 1626: 30, 1628: 16, 1639: 5). Deutlich wird die Herausforderung durch die Seuchenzüge 1626 und 1628, die in kurzer Zeit größere Löcher in das soziale Gefüge

275 Vgl. u.a. WOEHLKENS, Pest, S. 60; SCHLENKRICH, Gevatter, S. 59-60; SCHWARZ, Pest, S. 93-94, 209; BRADLEY, Plagues, S. 93; CIPOLLA, Fighting, S. 86; MATTMÜLLER, Bevölkerungsgeschichte, Bd. 1, S. 246-247; BUCHER, Pest, S. 35-36; MENOLFI, Untertanen, S. 229, Anm. 22; ders., Geschichte, S. 109.

276 MATTMÜLLER, Bevölkerungsgeschichte, Bd. 1, S. 247.

der Gesellschaft rissen als die anderen Epidemien. Anscheinend wurden alle Bevölkerungsschichten gleichmäßig Opfer der Seuchen. 27 der 66 aufgelösten Ehen stammten von Vollhöfnern, 7 von Halbhöfnern, 22 von Viertel- und Achtelhöfnern, 2 von Schäfern und Schweinehirten und 8 von anderen und Landlosen. Insgesamt traf es also 56 Bauernfamilien. Die aufgelösten Ehen verteilten sich ungleich über die Dörfer: 4 in Bahnsen, 1 in Graulingen, 6 in Hamerstorf, 8 in Hösseringen, 20 in Oldendorf, 6 in Räber und 16 in Suderburg (unbekannt: 5). Oldendorf war stärker gefordert als Suderburg, und auch das kleine Hamerstorf hatte schwer zu leiden.[277]

Unter den Erwachsenen wog der Tod aktiver Hauswirte und Hauswirtinnen schwer, welche die Höfe führten und noch Kinder bekommen konnten, während ältere Personen, die ihren Betrieb schon abgegeben hatten, oder Arme, die kein Landeigentum besaßen, für die Stabilität der ländlichen Gesellschaft kaum Bedeutung hatten. Die Einschätzung der Seuchenfolgen im Kirchspiel Suderburg wird dadurch erschwert, dass bei vielen Ehepartnern der Tauftermin unbekannt und also ihr Alter nicht zu ermitteln ist. Deshalb wurde zur Bestimmung der aktiven Ehepaare eine Grenze von 15 Ehejahren festgelegt. Bei 41 Ehen starb einer oder beide Ehepartner vor dieser Frist, 18 Ehen dauerten länger (und bei 7 Paaren fehlen die Angaben). Unter den 41 aktiven Ehen waren 36 Bauernpaare (16 Vollhöfner, 6 Halbhöfner, 14 Viertel- und Achtelhöfner) sowie 5 Sonstige oder Landlose. Die Belastung unterschied sich bei den Hauswirtepaaren von Seuchenjahr zu Seuchenjahr: 1597 und 1639 wurden je 5 aktive Bauernehen aufgelöst, 1599 waren es 6 sowie 1626 und 1628 je 10. Die Ehen verteilten sich ungleichmäßig auf die Dörfer: Während in Bahnsen (4), Graulingen (0), Hösseringen (4) und Räber (3) nur wenige aktive Bauernehen den Seuchenjahren zum Opfer fielen, waren es verhältnismäßig mehr im kleinen Hamerstorf (4) sowie in den großen Dörfern Suderburg (10) und Oldendorf (11).

Von den überlebenden 22 Witwern verheirateten sich 18 wieder. Innerhalb eines halben Jahres waren 6, innerhalb eines Jahres 10, innerhalb von 18 Monaten 13, innerhalb von zwei Jahren 14 Männer erneut verehelicht. 4 Witwer heirateten erst zwischen 31 und 55 Monate nach dem Tod der Partnerin. Von den 7 Witwen heirateten nur 2 vergleichsweise spät nach 19 und 23 Monaten ein weiteres Mal. Frauen hatten deutlich schlechtere Chancen auf eine neue Partnerschaft als Männer.

Während ein verstorbener Bauer oder eine verstorbene Hauswirtin durch eine zweite Heirat des überlebenden Ehepartners »ersetzt« werden konnte, lagen die Verhältnisse teilweise anders, wenn wie bei 21 der 66 Ehen beide

277 Familiendatei Kirchspiel Suderburg 1575-1650.

Partner verschieden.[278] Dadurch gingen die Höfe oft auf andere Familien über. Falls nicht in kurzer Zeit wieder ein vollständiges »Arbeits- und Ehepaar« zur Verfügung stand, konnte ein Hof während des Dreißigjährigen Kriegs auch für mehr oder minder lange Zeit wüst fallen.

Bei der Bedeutung der Epidemien muss zwischen den Jahren vor und während des Dreißigjährigen Kriegs unterschieden werden. Ein grobes, aber nützliches Maß für die Einschätzung von Seuchenfolgen ist der Anteil der in Krisenjahren Bestatteten an allen Begrabenen einer Epoche. Im Kirchspiel Suderburg starb bis 1617 lediglich ein Sechstel der Menschen in Krisenjahren, nach 1618 fast die Hälfte. Die Angaben sind mit Vorsicht zu betrachten, weil einerseits für die frühere Zeit vermutlich Zahlen zu Krisenjahren nicht erhalten sind, während andererseits für den Krieg solche zu Normaljahren fehlen. Doch die Tendenz ist eindeutig.

Dörfer	**verkehrsgünstige Lage**	**1575-1617 (n = 702)**	**1618-1650 (n = 671)**	**1575-1650 (n = 1.373)**
Bahnsen	nein	19,4	12,5	16,4
Graulingen	nein	13,6	25,0	19,0
Hamerstorf	ja	13,5	47,5	28,3
Hösseringen	ja	16,7	44,7	30,5
Oldendorf	ja	19,4	51,9	38,2
Räber	eingeschränkt	24,7	35,8	29,4
Suderburg	ja	11,7	57,2	36,4
Sonstige aus dem Kirchspiel Suderburg		10,8	44,6	25,0
Kirchspiel insgesamt		15,7	44,6	29,8

Tabelle 6.30: Anteil der Begrabenen in Seuchenjahren (1597, 1599, 1626, 1628, 1639) in Prozent an allen Bestattungen des Kirchspiels Suderburg; Quelle: Personendatei Kirchspiel Suderburg 1575-1650

278 Ebd.

In Bezug auf den Anteil der Toten in Seuchenjahren gab es in den Dörfern erhebliche Unterschiede. Während in Oldendorf und Suderburg mehr als ein Drittel aller Toten in den fünf Krisenjahren starben, waren es in Hösseringen und Hamerstorf schon deutlich weniger. In Graulingen machten die Krisentoten nur noch ein Fünftel und Bahnsen sogar lediglich ein Sechstel aus (Tabelle 6.30). Nun war es keineswegs so, dass die weniger betroffenen Orte in anderen Jahren große Verluste durch Seuchen zu ertragen hatten – Epidemien forderten hier einfach keinen so großen Tribut wie in den anderen Dörfern.

Diese ungleichmäßige demografische Entwicklung auf so kleinem Raum lässt sich erklären. Bahnsen und Graulingen waren reine Bauerndörfer abseits der Fernverkehrsstraßen, wo nur die Durchfallerkrankung von 1599 Opfer forderte. Vergleichbar mit diesen beiden Dörfern waren die Verhältnisse in Räber, das aber nicht nur unter der Ruhr 1599 zu leiden hatte, sondern trotz seiner relativ abgeschiedenen Lage auch 1626 stark getroffen wurde. Es wies anteilsmäßig ähnlich viele Seuchenopfer auf wie die stärker gefährdeten Orte Hamerstorf und Hösseringen. Dies könnte damit zusammenhängen, dass während des Dreißigjährigen Kriegs ein Schleichweg zum überregional bedeutenden Hessenkarrenweg durch das Dorf führte, Räber also zeitweise nicht so abgelegen wie Bahnsen und Graulingen war. Durch das kleine Bauerndorf Hamerstorf verlief eine Fernverkehrsstraße, und das Nebenzentrum Hösseringen lag an einem überregional zwar nicht ganz so wichtigen, aber doch bedeutenden Handelsweg. Wie in Räber traten in diesen Orten nicht nur die Durchfallerkrankungen am Ende des 16. Jahrhunderts auf, sondern auch der große Seuchenzug 1626 forderte seine Opfer. In einer besonderen Situation waren Oldendorf und Suderburg mit ihrer verkehrsgünstigen Lage. Der eine Ort wurde 1597, 1626 und vor allem 1628 stark von den Epidemien verheert, während der andere besonders 1626, 1628 und 1639 litt.

Welche Rolle spielten Epidemien beim Wüstfallen von Höfen? Zeitweise nicht bewirtschaftet waren gegen Ende des Dreißigjährigen Kriegs laut eines Verzeichnisses von 1639 die Höfe Bahnsen 8 (wüst) und 9 (abgebrannt), Hamerstorf 5 (wüst), Hösseringen 1 (fast wüst), 5 (wüst) und Schweinehirte (wüst), vielleicht Oldendorf 23 (wüst durchgestrichen), Suderburg 3 (wüst), 5 (keine Abgaben), 6 (wüst), 9 (keine Abgaben), 14 (keine Abgaben) und 20 (keine Abgaben). In Graulingen und Räber gab es keine aufgegebenen Hofstellen.[279] Von diesen Anwesen wurden durch Seuchenzüge im Dreißigjährigen Krieg Hamerstorf 5 (1626) sowie Suderburg 3 (1626), 5 (1626), 6 (1628) und 14 (1639) stark getroffen. Dauerhaft wüst blieb nur der Vollhof 5 in Hamerstorf,

279 Hillmer/Siebert, Besitzerfolgen, S. 471-474. Es muss beachtet werden, dass die 13 Oldendorfer Höfe des Amtes Winsen im Verzeichnis fehlen.

wobei hier noch andere Faktoren eine Rolle gespielt haben könnten – beispielsweise eine zu große Steuerlast, die den Betrieb auf lange Sicht unrentabel machte. Vor allem war das Ackerland des Anwesens schon 1639 vollständig unter anderen Bauern aufgeteilt worden,[280] wobei seit Mitte des 17. Jahrhunderts eine Hälfte vom Suderburger Vogt genutzt wurde. So etwas ist von keinem der anderen wüsten Höfe im Kirchspiel bekannt und hat bis zum Ende des 18. Jahrhunderts eine Neubesetzung verhindert.[281] Dies bedeutet, dass das Wüstfallen von Höfen im Dreißigjährigen Krieg nicht allein auf Epidemien zurückgeführt werden kann, wenn auch dieser Faktor bei verkehrsgünstig gelegenen Orten wie Hamerstorf und Suderburg eine große Rolle spielte. Dagegen waren Seuchen kein Grund für verlassene Höfe in abgelegeneren Ortschaften: Hier zeigten sich die allgemeinen Folgen des Dreißigjährigen Kriegs.

Bisher wurde das Augenmerk auf die Begräbniszahlen gerichtet. Doch die Seuchenzüge hatten auch Auswirkungen auf Taufen und Eheschließungen. Grundsätzlich lässt sich feststellen: 1. Während einer Seuche wurden kaum Kinder gezeugt, 2. Eheschließungen nahmen nach einem Seuchenzug stark zu und 3. die Geburtenzahlen – mit der entsprechenden Verzögerung durch die fehlenden Konzeptionen[282] während der Epidemie – stiegen nach einem Seuchenzug kräftig an.[283]

Diese Erscheinungen lassen sich in unterschiedlichem Maße in Suderburg beobachten, wobei die geringe Bevölkerungszahl im Kirchspiel dazu führt, dass die Phänomene teilweise statistisch nicht stark ausgeprägt sind. In Krisenzeiten wurden kaum Kinder gezeugt, doch fielen die Höhepunkte der Seuchen im Kirchspiel Suderburg häufig in jene Monate, in denen normalerweise relativ wenige Konzeptionen vorkamen (vgl. Tabelle 5.4). Angesichts der niedrigen Einwohnerzahl ist der Effekt der in geringerer Zahl gezeugten Kinder während eines Seuchenzuges kaum nachweisbar.[284]

Markant waren dagegen die Veränderungen bei den Hochzeitszahlen, die nach Epidemien anstiegen. Traditionell wurde im 16. und 17. Jahrhundert im Oktober und besonders im November geheiratet (Tabelle 5.4). Nach einer Sterblichkeitskrise im Herbst war es dann so, dass der Eheboom nicht im Krisenjahr, sondern am Ende des darauffolgenden Jahres stattfand. Dies lässt

280 Ebd., S. 472.

281 Ebd., S. 153-155, 472; Wendler, Gesellschaft, S. 165. Zu den wüsten Höfen allgemein vgl. ders., Pest und Pocken, S. 82-88.

282 Konzeptionen werden errechnet, in dem von den Geburts- bzw. Taufterminen neun Monate abgezogen werden.

283 Perrenoud, Méchanismes, S. 265-274.

284 Personendatei Kirchspiel Suderburg 1575-1650. Vgl. Wendler, Gesellschaft, S. 209-210.

sich 1597/98, 1599/1600, 1626/27 und 1639/40 beobachten. Nur 1628 fanden nach der Sterblichkeitskrise im Sommer viele Heiraten noch im gleichen Jahr statt. Das Jahr 1627 fällt aus dem Rahmen, da nach dem schweren Seuchenzug des Vorjahres auch in Monaten Eheschließungen stattfanden, in denen in normalen Zeiten kaum Hochzeiten gefeiert wurden. Es heirateten 23 Paare, eine im Kirchspiel bis ins 19. Jahrhundert nicht mehr übertroffene Anzahl (Tabelle 5.3). Nach den großen Verlusten wollten Teile der Bevölkerung mit der Eheschließung nicht bis zu den traditionellen Terminen am Ende des Jahres warten.[285]

In den Krisenjahren bzw. kurz danach (1597-1600, 1626-1628, 1639-1640) heirateten insgesamt 80 Paare in Suderburg. Für 56 Männer war es die erste, für 20 die zweite, für 3 die dritte und für 1 die vierte Ehe. Bei den Frauen waren die Verhältnisse ähnlich: 68 heirateten zum ersten und 12 zum zweiten Mal. Bei 47 Paaren war es für beide Partner die erste Heirat, bei 21 war es für den Mann die zweite, dritte oder vierte Ehe und die Frau die erste, bei 9 war es für den Mann die erste und die Frau die zweite Ehe sowie bei 3 Paaren war es für beide Parteien die zweite Hochzeit. Dies bedeutet, dass im Nachgang der Seuchen vor allem unverheiratete Personen die Möglichkeit zur Eheschließung nutzten, obwohl teilweise auch verwitwete Personen, vor allem Männer, wieder heirateten.[286]

Die zahlreichen Hochzeiten als auffällige Folge der Krisen führten auch zu mehr Geburten. In der Dekade (1587-1596, 1592 fehlt) vor der Doppelkrise 1597 und 1599 wurden durchschnittlich pro Jahr 5,6 Ehen geschlossen und 18,1 Kinder getauft. Im Jahrzehnt nach den Seuchenzügen (1600-1609) betrugen die entsprechenden Werte 5,9 Hochzeiten und 23,4 Taufen. Ähnlich war es in den Krisenjahren 1626 bis 1628. In der Dekade davor (1616-1625) kam es jährlich zu 4,9 Eheschließungen und 15,5 Kindern, im Jahrzehnt danach (1627-1636) bei 7,7 Ehen zu 24,5 Taufen. Nach 1639 ist die Überlieferung zu fragmentarisch, um entsprechende Angaben für dieses Seuchenjahr ermitteln zu können. Mit den zahlreicheren Geburten ging eine sinkende Sterblichkeit einher: Im Zusammenhang mit den Krisenjahren 1597-1599 ging die Zahl von 17,2 Begräbnissen pro Jahr (1587-1596, 1592 fehlt) auf 13,1 (1600-1609) und 1626-1628 von 17,3 (1616-1625, 1625 fehlt) auf 16,3 (1629-1638) zurück. Am Ende des Dreißigjährigen Kriegs war dieser Effekt aber erheblich schwächer als zu Beginn des 17. Jahrhunderts.[287]

285 WENDLER, Gesellschaft, S. 209-213.

286 Familiendatei Kirchspiel Suderburg 1575-1650.

287 Personendatei Kirchspiel Suderburg 1575-1650. Vgl. WENDLER, Gesellschaft, S. 209-210.

7. Zusammenfassung Teil II

Aufgrund der guten Quellen- und Literaturlage konnte die Geschichte der Epidemien im Kirchspiel Suderburg im späten 16. und in der ersten Hälfte des 17. Jahrhunderts mit großer Genauigkeit untersucht werden. Es war ein Jahrhundert häufiger und teilweise schwerer Seuchenzüge, die nicht nur von der Pest verursacht wurden. Zwar sind retrospektive Diagnosen unsicher, doch die räumlichen und zeitlichen Muster der fünf untersuchten Seuchenzüge unterscheiden sich so stark, dass von mehr als einer Krankheit auszugehen ist.

1597 und vor allem 1599 gab es Durchfallerkrankungen, die sich recht gut belegen lassen, u.a. durch die scheinbar zufällige und regellose Infektion der Höfe in den einzelnen Dörfern. Doch war 1628 und 1639 die räumliche Nähe zu einem infizierten Anwesen eine Gefahr, d.h., die Seuche verbreitete sich von einem Haus zum nächsten. Das ist ein Hinweis auf die Pest. Im Gegensatz dazu ähnelten die Geschehnisse von 1626 mit ihrer weiten Verbreitung im Kirchspiel und der großen Sterblichkeit unter den Erwachsenen einer Fleckfieberepidemie, wie sie in schwächerer Form im Kirchspiel auch 1758 vorkam.[288]

Die Verteilung der Krankheiten zwischen den Dörfern zeigt ein markantes Muster. Entlegenere Orte litten höchstens unter Darmerkrankungen, den typischen Seuchen auf dem Land, blieben aber ansonsten von Epidemien verschont. Daneben existierten Ortschaften, welche etwas verkehrsgünstiger lagen, in denen teilweise auch die ganz anders gearteten Seuchenzüge während des Dreißigjährigen Kriegs grassierten. Und schließlich gab es die größeren und zentral gelegenen Dörfer, welche unter jeder Epidemie zu leiden hatten. Da kaum jemals alle Orte von Seuchen erfasst wurden, konnten nach Abklingen der Krankheiten die Lücken in den stark betroffenen Dorfschaften von Menschen aus verschonten Dörfern aufgefüllt werden – ein wichtiges Element der bemerkenswerten Widerstandsfähigkeit der ländlichen Gesellschaft gegenüber den demografischen Folgen der Epidemien.

Die häufigen Sterblichkeitskrisen legen die Vermutung nahe, dass die Einwohnerzahl in den Dörfern einem raschen Wechsel unterworfen war, wie dies etwa für die Stadt Uelzen nachgewiesen wurde. Dort sorgten die Bevölkerungsverluste durch Seuchenzüge und das anschließende kräftige Bevölkerungswachstum dafür, dass die Zahl der Einwohner von Jahr zu Jahr großen Schwankungen unterlag.[289] Doch die ländlichen Gegebenheiten

288 Wendler, Pest und Pocken, S. 108-110.

289 Woehlkens, Pest, S. 78-82; Wendler, Pest und Pocken, S. 38-43, 71-72.

wichen deutlich von diesem Muster ab. Im Kirchspiel Suderburg stieg die Bevölkerungszahl im ausgehenden 16. und frühen 17. Jahrhundert beständig an, wobei die Seuchenzüge lediglich vorübergehende Störungen dieser Entwicklung waren. In den 1620er Jahren dagegen kippte der Trend. Die Bevölkerungszahl sank langsam, um dann durch die Epidemien von 1626 und 1628 massiv einzubrechen – und stagnierte auf diesem niedrigen Niveau bis Mitte der 1630er Jahre. In den darauffolgenden Jahren verminderte sich die Bevölkerung weiter. Die schwierige Situation seit den späten 1620er Jahren lag weniger an kriegerischen Auseinandersetzungen, denen vergleichsweise wenige Menschen zum Opfer fielen, als an den schweren Seuchenzügen. Während in Friedenszeiten auch schwerste Verluste rasch durch steigende Geburtenzahlen und Zuwanderung ausgeglichen wurden, war dies während der Phase der militärischen Auseinandersetzungen nicht mehr möglich.

Während der Einfluss des Dreißigjährigen Kriegs auf die ländliche Demografie deutlich ist, lässt sich bei den fünf Seuchenzügen im Kirchspiel Suderburg kein unmittelbarer Zusammenhang mit Missernten feststellen. Entsprechend verschieden in den Krisenjahren zwar durchaus Menschen im Frühjahr, doch wurde die Sterblichkeit durch die Seuchentoten im Sommer und Herbst dominiert. Die Epidemien wurden durch warmes Wetter gefördert, die Ernährungssituation spielte keine entscheidende Rolle.

Die Seuchen töteten unterschiedslos Menschen, aber für das gesellschaftliche Gefüge waren die Folgen nicht bei allen Verstorbenen gleich. Die sozialen Auswirkungen der Epidemien hingen von der Art der Opfer ab. Längerfristig kaum Folgen hatte der Tod von Landlosen, älteren Familienangehörigen, die den Hof schon an ihre Nachkommen übergeben hatten, sowie kleinen Kindern bei einer jungen Hauswirtsfamilie. Überlebte das Bauernpaar und war es noch nicht zu alt, konnten verstorbene Kinder als Erben durch weitere Nachkommen »ersetzt« werden.

Einschneidende Auswirkungen hatte der Tod aktiver Bäuerinnen und Bauern, weil der Verlust solcher zentralen Personen des wirtschaftlichen Lebens schwer wog. Doch auch in diesen Fällen erwies sich die frühneuzeitliche Gesellschaft als widerstandsfähig. Überlebte von einem Paar nur der Hauswirt oder die Hauswirtin, die noch nicht zu alt waren, so ließ sich mit einem anderen Partner eine neue Familie gründen. Dies geschah in der Regel nur, wenn nicht schon aus der ersten Ehe ein Erbe erwachsen genug war, um den Hof zu übernehmen (und eine Ehe einzugehen). Starb eine Familie vollständig aus bzw. stand kein Erbe mehr zur Verfügung, ging das Anwesen an entferntere Verwandte oder an eine Familie, die bislang keine Beziehung zum Hof hatte. Es liegen kaum Informationen darüber vor, wie diese neuen Hauswirtsfamilien ausgewählt wurden.

Obwohl teilweise ganze Bauernfamilien verstarben, kam es nur selten vor, dass Höfe für längere Zeit oder dauerhaft wüst fielen. Sogar in der Endphase des Dreißigjährigen Kriegs lebten genügend Menschen im Kirchspiel (bzw. konnten zuziehen), um die meisten Anwesen zu bestellen. Die ländliche Gesellschaft brach selbst durch das Zusammenwirken von schweren Seuchenzügen und Kriegswirren nicht zusammen, sondern erwies sich als stabil. Letztendlich war jeder zu ersetzen, und auch der Verlust vieler Menschen wurde bewältigt.

III. Teil: Seuchenschriften des Fürstentums Lüneburg – Der Diskurs über die Seuchen

8. Die theologischen Pestschriften

8.1 Äußerungen der Landbevölkerung zu Seuchen

Im vorherigen Teil wurde am Beispiel des Kirchspiels Suderburg die Widerstandsfähigkeit der ländlichen Gesellschaft untersucht. Es konnte geklärt werden, welche Mechanismen es möglich machten, dass die Hofstruktur und die damit verbundene Gesellschaftsform fast unverändert eine Reihe demografischer Krisen überstehen konnte. Trotz aller Menschenverluste blieben die Anwesen bestehen, auch wenn die Besitzerfamilien wechselten. Höfe konnten sogar einige Jahre wüst liegen, ohne dass sie dauerhaft verschwanden. Die eine Ausnahme im Kirchspiel – ein durch die Seuche von 1626 dauerhaft wüst gefallener Hof in Hamerstorf – zeigt, dass es auch hätte anders kommen können.

Doch die frühneuzeitliche Gesellschaft brauchte mehr zum Überleben als eine intakte wirtschaftliche Struktur, zumal Stärke und Häufigkeit der Seuchenzüge eine neue Herausforderung darstellten. Die Eliten empfanden, dass zur Stabilisierung der Gesellschaft in dieser unsicheren Zeit zusätzliche intensive Anstrengungen erforderlich waren. Daher entwickelte sich parallel zu den großen Epidemien nach 1560 im Fürstentum Lüneburg wie anderswo in Europa eine umfangreiche Seuchenliteratur. Dieser Diskurs steht im Mittelpunkt des dritten Teils.

Die Seuchenschriften bieten einen Zugang zu den im 16. und 17. Jahrhundert vorgenommenen Deutungen epidemischer Krankheiten. Die Texte wandten sich überwiegend an einigermaßen gebildete Leser in den Städten, doch viel mehr war unter den Bedingungen der Zeit auch nicht möglich. Um überhaupt eine Wirkung zu haben, durften die der gelehrten Elite angehörigen Verfasser nicht völlig an den Erfahrungen und Erwartungen ihres Publikums vorbeischreiben. Sie passten sich diesen an, auch wenn sie ihre eigenen Schwerpunkte setzten und demonstrativ ihre Bildung zeigten. Ihre Texte waren explizit dazu bestimmt, eine möglichst breite Leserschaft anzusprechen. Wie weit die Inhalte etwa durch die Vermittlung von Pastoren oder anderen Multiplikatoren unter den nicht gebildeten Schichten in Stadt und Land Verbreitung fanden, ist eine offene Frage. Für die Beantwortung fehlen leider die Quellen. Dabei dürfen die Gegensätze zwischen Stadt und Land nicht übertrieben werden. Durch Lesen und Hörensagen fanden viele Ideen aus den Städten den Weg in die Dörfer, wenn auch vielleicht verballhornt und verkürzt. Angesichts der Epidemien fassten vermutlich viele Einwohner den Wissensbestand der Seuchenschriften als alltagsrelevant auf. Auch die Eliten hatten ein Interesse daran, die Inhalte zu verbreiten, waren doch ihr Leben und die frühstaatliche Ordnung durch die ungehinderte Ausbreitung von Epidemien ebenfalls direkt bedroht. Wie weit die Vorstellungen der Seuchenschriften das Denken und Handeln der nicht gebildeten Schichten in Stadt und Land beeinflussten, lässt sich nicht abschätzen. Zumindest belegen Umfang und Breite der Literatur, dass die Autoren, und wohl nicht nur sie, an die Wirksamkeit der Schriften glaubten.

Bevor darauf eingegangen wird, wie die gebildeten Eliten Seuchen deuteten, ist zu fragen, welche Vorstellungen in der übrigen Bevölkerung existierten. Da den schriftlichen Diskurs über die Seuchen andere führten, ist kaum bekannt, wie diese Menschen Krisen erlebten und was sie über epidemische Krankheiten dachten. Nicht gebildete Personen und vor allem die Masse der Landbevölkerung kommen in den überlieferten Quellen kaum je zu Wort. Die wenigen vorhandenen Äußerungen in persönlichen Aufzeichnungen[1] oder in Bittschriften an die Obrigkeit um Steuererleichterungen sind in der Regel von nüchterner Kürze, die weder den genauen Ablauf des Sterbens noch die emotionale Belastung nachvollziehbar machen. So lässt sich beispielsweise für den Dreißigjährigen Krieg anhand von Selbstzeugnissen eine Geschichte des Lebens mit der Gewalt schreiben, doch eine solche zur Seuchengeschichte zusammenzustellen ist sehr viel schwieriger.[2]

Aus dem Fürstentum Lüneburg sind einige Äußerungen von Dorfbewohnern in Bittschriften bekannt. Allerdings werden diese wohl nicht von den Bäuerinnen und Bauern selbst, sondern nach deren Berichten von versierten Schreibern verfasst worden sein.[3] In einem Bittbrief an das Harburger Amt berichtet der Bauer Claus Witten über die Pest im Sommer 1664 in Eißendorf (heute Hamburg) im Norden des Herzogtums: »Kan ich in aller Unterthänig-

1 Hier ein Beispiel des hessischen Bauern Caspar Preis von 1640: »Und darnach kam eine Krankheit unter die Leuth, ein unbekante Krankheit. Die Leuth sturben hinweg wie die Fliegen, das auch etliche Dörfer schir gar außsturben. Ich und mein Weib, ein Kind und mein Dinstjung, die musten auch daran, aber Gott half uns wiederumb auff.« Bauernleben, S. 46.

2 Herz, Pest, S. 49-57, bietet einige Beispiele, doch kaum von Bauern oder der Landbevölkerung (außer Pfarrern). Vgl. den Pestbericht eines Pfarrers bei Medick, Dreißigjährige Krieg, S. 181-183.

3 Vgl. Wendler, Pest, S. 89-94; ders., Pestilentz, S. 82-84, 89-90.

keit zu berichten nicht umbhin, wie daß der liebe Gott nach seinem allein weisen Rath und Willen, diesen vergangenen Sommer die Pestilentz in mein Hauß gesandt, wodurch ich in grosse Noth und Elend gerathen, meine Fraw, Kinder und Gesinde in selbigen grossen Elend verlohren, und 8 Persohnen selbiger Zeit zum Kirchhoffe gesandt, ich allein armer Verlassener gahr allein überblieben, habe sonsten auch nicht seither unter die Gemeine kommen dürffen, meine Nahrung zu suchen. Ich habe mein Vieh über [ein] halbes Jahr in meinem Hause nicht gehabt, habe selbiges bei ander[n] oder durch andere Lüthe füttern lassen müßen, welches zum Theil verhungert und gestorben, weßwegen ich Hochbetrübter in grossen Schaden geraten bin, […].«[4]

Vergleichbar mit diesem Schreiben ist ein 1665 verfasster Brief von Katharina Knüpper aus Alvesen (Landkreis Harburg). Sie teilt dem Amt Harburg mit: »[…] kan ich hiemit demütig nicht [ver]bergen, waß gestalt der allerhöchste Gott mich und mein Hauß verschinen Jahreß mit der Pestseuche so schwerlich heimbgesuchet, daß mein Man, Cord Knüpper sehl. zu Alvesen, sein Leben dabey einbüeßen, und ich nebst meinem Sohn und Tochter in die 16 Wochen im Felde elendiglich mich behalfen messen.« Seit dem Ausbruch der Seuche konnte sie nicht mehr wirtschaften und »daß wenige, so mein Man sehl. außgesäet [hatte, wurde] von den wilden Schweinen mehrentheilß auffgefreßen, und weil ich gar wenig, sowoll von Getreidig alß Grasung fürß Vieh eingeerndtet, [habe] ich nicht allein selbst, nebst meinen beiden Kindern, große Noht und Mangel, sonder[n] auch daß wenige Vieh, so ich noch habe, solchen Hunger gelitten, daß ich eß zu Bestellung der lieben Saet nicht zu gebrauchen weiß, und anstehe, wie ich arme unvermügsame 80-jährige Frawe, die ich nicht mehr zu arbeiten vermag, wan mein Sohn von mir gehen solte, mich durchbringen wolte […].«[5]

Sowohl Claus Witten wie Katharina Knüpper erwähnen nüchtern und ohne Gefühlsregung den Tod von Familienangehörigen durch die Pest. Auch in Bezug auf eine Deutung und Sinngebung sind die Dörfler zurückhaltend, denn es wird nur eher beiläufig und formelhaft auf Gott als Ursache des Sterbens hingewiesen. So äußert Lütke Tengermann 1665 aus Eißendorf: »[…] kan ich hiemit unterdienstlich berichten nicht umb hin, wie daß ihnen wolbewust, daß mich der liebe Gott nebenst die meinigen die abschewliche Pestilentz zugeschickt, und 20 Wochen in Felde liegen müssen.«[6] Ähnlich formuliert es Hans Wentken aus Eißendorf: »[…] kan ich hiemit unterdienst-

4 NLA HA, Hann. 74 Harburg, Nr. 1603, Claus Witten in Eißendorf an das Amt in Harburg, Eißendorf 14.2.1665.

5 Ebd., Katharina Knüpper in Alvesen an das Amt in Harburg, Alvesen 11.4.1665.

6 Ebd., Lütke Tengermann in Eißendorf an den Kanzler in Harburg, Eißendorf 20.1.1665.

lich zuberichten nicht lassen, wie daß der liebe Gott meinen seligen Schwager Meyen Bencken diesen verlauffenen Sommer in der Pestilentz nebenst seiner Frawen und 4 Kinder durch den zeitlichen Todt von unß abgefodert und 2 junge Knaben nach gelassen, welche noch nicht tüchtig, selbiges Hauß und Güter zu regiren.«[7] Diese wenig aussagekräftigen Formulierungen erlauben keinen tieferen Einblick in die volkstümlichen Vorstellungen über Epidemien. Es liegt nicht nur an der Quellengattung der Bittschriften mit ihrer Konzentration auf die materiellen Verluste, dass die Landbewohner so sachlich über den Tod durch Seuchen schrieben. Sie drückten solche Gefühle und Gedanken nicht schriftlich aus. Dazu fehlten den Dörflern sowohl die Bereitschaft als auch die Ausdrucksmittel.[8]

Auch ein weiteres Zeugnis eines Landbewohners, das im Fürstentum Lüneburg einzigartig ist, lässt sich in seiner Bedeutung kaum entschlüsseln. Der Bauer Johann Parum Schultze (1677-1740) aus dem Wendland beschreibt in seiner Chronik im 18. Jahrhundert ein sagenhaftes Geschehen aus früherer Zeit. Er erzählt, dass einst Hans Niebuhr mit seinem Wagen von Lüchow zurück in sein Dorf Süthen (Landkreis Lüchow-Dannenberg) gefahren sei. Dabei nahm er einen erschöpften Mann mit, den er während der Fahrt ausfragte. Erst wollte dieser nicht antworten, doch schließlich sagte der Fremde, er sei die Pest und nun auf dem Weg zum Heimatdorf des Bauern. Auf Niebuhrs Flehen hin verriet der Fremde dem Bauer ein Vorgehen, durch das er seinen Hof vor der Krankheit schützen könnte. Hans Niebuhr war so klug, den Fremden mit Pferd und Wagen vom Dorf entfernt zurückzulassen. Er nahm seinen Kesselhaken und lief von Ost nach West nackt um das Dorf herum. Zum Schluss vergrub er den Kesselhaken unter der Brücke des Ortes. Der Fremde sah, dass er überlistet worden war: Der Bauer hatte mit dem Ritual nicht nur seinen Hof, sondern das ganze Dorf geschützt. Niebuhr nahm seine Pferde und ließ den Mann auf dem Wagen sitzen. So wurde Süthen von der Krankheit verschont, welche die Umgegend schwer traf. Damit endet die Geschichte des Bauern aus dem Wendland. Aufschlussreich ist noch sein Hinweis, dass der Schutzbann durch den Geruch, der in den Kleidern von Kranken sei, gebrochen werden könne. Johann Parum Schultze, der selbst in

7 Ebd., Hans Wentken in Eißendorf an das Amt Harburg, Eißendorf 5.2.1665.

8 Schikorsky, Schriftlichkeit, S. 155-156. Vgl. Medick/Sabean, Emotionen, S. 30-35. Bemerkenswert ist auch folgende Bemerkung von Vogtherr, Uelzen, S. 431, über die Aufzeichnungen des Uelzener Ratsherrn Tile Hagemann (um 1530-1592): »Epidemien werden kaum kommentiert, es scheint, als würden sie als Alltag empfunden, der sich von selbst versteht.«

Süthen wohnte, hat 1690 bei einer Reparatur der Brücke den inzwischen fast ganz verrosteten Kesselhaken gesehen.[9]

Glaubte die Landbevölkerung an eine personifizierte Pest, die in Gestalt eines Mannes von Ort zu Ort zog? Oder hoffte sie, die Krankheit durch bestimmte Rituale bannen zu können? Letzteres ist anzunehmen, denn aus dem Amt Reinbek (nördlich von Hamburg) ist ein Bericht von 1639 überliefert, dass sich Menschen vor der Pest zu schützen versuchten, indem sie ihren Hof nackt mit einem Kesselhaken umrunden wollten.[10] Die Parallelen zur Geschichte aus dem Wendland sind offensichtlich. Auch anderswo in Schleswig-Holstein sowie in Ostpreußen, Sachsen usw. gab es entsprechende Überlieferungen, wo die Umkreisung, die Kesselhaken und teilweise die Nacktheit bei der Bannung der Pest eine Rolle spielten.[11] Zu einer fundierten Analyse dieser »Schicht volkstümlicher Glaubensformen«[12] im Fürstentum Lüneburg fehlen die notwendigen weiteren Quellen. So kann die allgemeine Bedeutung und Reichweite der Sage von Johann Parum Schultze nicht abgeschätzt werden. Auf jeden Fall belegt sie die Kenntnis der Dorfbewohner, dass einzelne Orte bei schlimmen Seuchenzügen verschont blieben. Zudem war ihnen bekannt, dass Krankheiten durch Textilien verschleppt werden konnten, wie es im Zusammenhang mit der Pest immer wieder belegt ist.

8.2 Luther und die Pest

Es muss weitgehend unklar bleiben, wie die Bevölkerung über die Epidemien dachte, doch es gibt Quellen dazu, was sie denken sollte. Der Seuchendiskurs wurde von Gelehrten geführt, um ihre Vorstellungen und Handlungsanweisungen der Bevölkerung nahezubringen. Dabei konkurrierten Theologen und Mediziner um die Deutungshoheit. Zur Pest und anderen Seuchen entstanden zahlreiche gedruckte Schriften, welche für eine weite Verbreitung bestimmt waren. Die vielen einschlägigen Texte sind ein deutlicher Hinweis auf die Bedeutung von Epidemien in dieser Zeit.

Im Zusammenhang mit verheerenden Krankheiten waren in der frühen Neuzeit Geistliche als Tröster und Mahner gefordert, denn die christliche Religion bildete die Grundlage der Weltauffassung der Zeitgenossen. Seuchen-

9 Nachricht, S. 282-283; Wendland Chronik, S. 32-34.

10 Kramer, Volksleben, S. 280-281.

11 Handwörterbuch, Bd. 6, Sp. 1514-1515.

12 So der Ausdruck bei Ginzburg, Benandanti, S. 8. Er macht in seinem Werk nachdrücklich auf die Bedeutung solcher Glaubensformen noch im 16. und 17. Jahrhundert aufmerksam. Vgl. auch ders., Hexensabbat.

züge führten zu grundlegenden Fragen zum Verhältnis zwischen Gott und Menschen. Warum schickte der Allmächtige Epidemien? Und weshalb starben Fromme und unschuldige Kinder, während offensichtliche Sünder überlebten? Was konnten Gläubige tun? Theologen spielten bei der Wahrnehmung, Deutung und Verarbeitung von Seuchen eine zentrale Rolle. Im Zusammenhang mit der Bewältigung und Sinngebung von Epidemien verfassten sie Pestschriften; religiöse Texte über andere Seuchen wie Ruhr oder Fleckfieber gab es nicht oder doch nur wenige. In den theologischen Pestschriften[13] ging es zwar mehr um das Heil der Seele als des Körpers, doch verstanden die Autoren ihre Ratschläge – ähnlich wie die Mediziner – durchaus auch als Mittel zur Verhütung der Seuchen bzw. zur Bewahrung der Einzelnen vor dem Seuchentod.

Die wohl bekanntesten frühneuzeitlichen theologischen Seuchenschriften sind die gedruckten Predigten des katholischen Geistlichen Abraham a Sancta Clara (1644-1709), vor allem sein »Mercks Wienn« (1680).[14] Doch weit mehr als im katholischen (oder auch calvinistischen) Milieu entstanden im lutherisch geprägten Bereich theologische Seuchentexte. Während die medizinischen Seuchenschriften in den letzten Jahren immer wieder in der Forschung behandelt wurden (vgl. Kapitel 9.1.1), haben die einschlägigen protestantischen theologischen Texte über die Pest weniger Aufmerksamkeit erhalten.[15]

Im Fürstentum Lüneburg wie im ganzen lutherischen Raum blühte diese Literaturform von der Mitte des 16. Jahrhunderts bis in die Zeit des Dreißigjährigen Kriegs hinein, wobei besonders in der zweiten Hälfte des 16. Jahrhunderts zahlreiche Texte erschienen. Nach 1650 wurden fast keine von lutherischen Geistlichen neu verfassten theologischen Pestschriften mehr veröffentlicht. Vermutlich war die Deutungsmacht medizinischer Autoren in Seuchenfragen zu groß geworden.[16] Doch die theologischen Auffassungen zur Pest wirkten in anderen Literaturgattungen und vor allem in den Predigten der Landpastoren weitaus länger fort.[17]

13 Begriff nach LANG, Vrsprung, S. 134.

14 SANCTA CLARA, Mercks Wienn. Vgl. LANG, Vrsprung, S. 179, Anm. 114.

15 Beispielsweise Görge HASSELHOFF, Pestlied, S. 198-205; BAUER, Valet, S. 206-211; KOCIUMBAS, Repertoire, S. 137-155; GÓRSKA, Theatrum; LANG, Vrsprung.

16 LANG, Vrsprung, S. 137, 179. Lutherische theologische Pestschriften wurden auch nach dem Dreißigjährigen Krieg vereinzelt neu verfasst. Vgl. den Text des späteren Celler Generalsuperintendenten Joachim Hildebrand (1623-1691) von 1658, als dieser noch Theologieprofessor in Helmstedt war. HILDEBRAND, Frage.

17 Vgl. beispielsweise für das frühe 18. Jahrhundert WENDLER, Toppius, S. 149, 154-156, 164-168, 399-400.

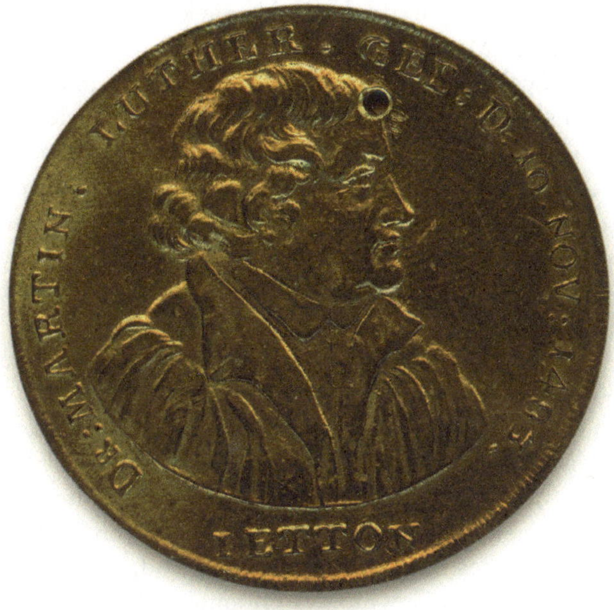

Abb. 8.1: Martin Luther prägte die frühneuzeitlichen Vorstellungen vom richtigen Umgang mit der Pest in weiten Teilen Norddeutschlands; Vorderseite eines Jetons von 1817

Für das protestantische Seuchenverständnis der frühen Neuzeit zentral war die 1527 gedruckte Schrift »Ob man vor dem Sterben fliehen möge« von Martin Luther (1483-1546, Abbildung 8.1).[18] Auf die Bedeutung dieses Texts auch im Fürstentum Lüneburg verweist, dass er 1576 als Anhang einer medizinischen Seuchenschrift in Uelzen sowie 1625 verändert und vereinfacht in einer theologischen Schrift in Lüneburg veröffentlicht wurde.[19] Luther hatte angesichts eines Pestzuges Grundsätze formuliert, welche in allen Texten der lutherischen Orthodoxie Beachtung fanden.

Nach Meinung des Reformators ist die Pest, die von »bosen geister[n]« verbreitet wird, eine Strafe Gottes für die Sünden der Menschen. Alle sollen die Strafe des Allmächtigen mit Geduld ertragen und ihre Pflichten gegenüber

18 LUTHER, Sterben, S. 323-386. Vgl. STEGMANN, Arznei, S. 11-18. Zur vergleichbaren Haltung im Calvinismus, die auf den Pesttraktat von Theodor Beza (1519-1605) zurückging, siehe CUNNINGHAM/GRELL, Horsemen, S. 287-289.

19 MARSTALLER, Bericht, S. 141-171; PESTBÜCHLEIN, S. 5-40.

den Nächsten erfüllen. Während der Epidemie kann sich der Glaube an Gott und die Liebe zu den Mitmenschen bewähren.[20]

Aus dieser sinngebenden Erklärung leitet der Reformator tröstliche Gedanken ab: Menschen müssen und dürfen im Angesicht des Todes nicht an Gott verzweifeln.[21] In anderen Schriften baut Luther seine Überlegungen weiter aus. Die Menschen sollen erkennen, dass Angehörige und Freunde lediglich ein zeitliches Geschenk des Allmächtigen sind. Durch den Tod gehen Christen nicht nur in ein besseres, ewiges Leben ein, sondern dieser kann ihnen auch künftige Qualen auf Erden ersparen. Die Menschen sind in einen höheren Heilsplan eingebettet, sodass sie durch das Sterben nicht aus Gottes Obhut fallen. Außerdem werden im Jenseits die durch den Tod auseinandergerissenen Familien wieder vereint. Wichtig ist vor allem ein gutes Sterben im Glauben, der auf dem Totenbett unerschütterlich öffentlich bekannt werden soll. Damit zeigt der Kranke vor seinem Ableben, dass er sich in der von Gott mit Seuche und Tod geschickten Prüfung bewährt. Daraus ist auf das Heil im künftigen Leben zu schließen, denn vom Glauben hängt alles ab. Gerade ein besonders schmerzlicher Tod, wie ihn auch Christus erduldet hat, kann auf den Gewinn des Himmelreiches deuten.[22] Mit solchen tröstlichen Vorstellungen ist die Angst zu bewältigen, denn überhaupt sollen Menschen ihr Augenmerk nicht auf irdisches Wohlergehen, sondern auf das ewige Heil richten. Ihre Gedanken haben nicht um die aktuelle Bedrohung des Lebens durch die Seuche zu kreisen, sondern sollen auf das Erreichen des ewigen Lebens ausgerichtet sein.[23]

Der Reformator gibt für Seelsorger und Gemeinde Anweisungen im Sinne eines Verhaltensmanagements während der Seuche. Die Pastoren sollen die Menschen auffordern, in die Gottesdienste zu gehen, damit sie Gottes Wort kennenlernen. Welche sich nicht dazu bewegen lassen, denen soll im Krankheitsfall auch nicht das Sakrament gereicht werden, außer wenn die Patienten ehrliche Reue zeigen. Wenn es zum Äußersten kommt, müssen die Seelsorger beizeiten gerufen werden und nicht erst, wenn den Kranken Vernunft und Stimme fehlen. Die Gemeindemitglieder werden ermahnt, zu beichten und alle acht oder vierzehn Tage das Abendmahl zu empfangen, sich mit ihren Nächsten auszusöhnen und ein Testament zu machen. Sie sollen sich auf das

20 LUTHER, Sterben, S. 354.

21 Ebd., S. 354-356.

22 MENNECKE-HAUSTEIN, Trostbriefe, S. 119-126; WILHELM-SCHAFFER, Gottes Beamter, S. 117-122, 194-207.

23 LUTHER, Sterben, S. 340, 356-360. Vgl. WILHELM-SCHAFFER, Gottes Beamter, S. 196-198.

Sterben vorbereiten und ihre Angelegenheiten in geistlicher wie weltlicher Hinsicht ordnen.[24]

Nach Luthers Vorstellung dürfen Menschen grundsätzlich vor einer Seuche fliehen, denn zu entweichen, um das Leben zu retten, »ist naturlich von Gott eingepflantzt vnd nicht verboten, wo es nicht widder Got vnd den nehesten ist«.[25] Allerdings fasst der Reformator letztere Verpflichtungen sehr weit. So haben sowohl die Seelsorger als auch die weltliche Obrigkeit und die öffentlich Bediensteten vor Ort zu bleiben, um ihre Pflichten zu erfüllen. Doch nicht nur diese, sondern auch Haushaltsvorstände und Gesinde, Eltern und Kinder, Vormünder, Freunde oder Nachbarn sollen nicht fliehen. Sie haben ihre Nächsten zu unterstützen und bei Bedarf zu pflegen.[26] Luther verharmlost die eventuellen Folgen eines solchen Umgangs mit Kranken: Die Erfahrung zeige, dass jene, die Kranke pflegten, sich nur selten ansteckten bzw. die Infektion ihnen nicht schade.[27]

Wichtig ist für Luther die Aufrechterhaltung der Gesellschaftsordnung aufgrund seiner positiven Einstellung zur Obrigkeit, die von Gott geschaffen wurde, um die Menschen vom Bösen abzuhalten. Diese kann in der Krisensituation einer Seuche nur Bestand haben, wenn die Amtsträger nicht vor der Pest fliehen. So verbietet Luther dies, weil Gott die weltliche Obrigkeit eingesetzt habe, um Stadt und Land zu regieren und zu schützen: »Denn es gar eine grosse sunde ist, Ein gantze gemeine die yemand zu versehen befolhen ist so lassen on heübt vnd regiment sitzen, in aller fahr, als ist, fewr, morder, auffrür, vnd allerley vnfal, das der teuffel mocht zu richten, weil kein ordnung da ist, [...]«.[28]

Die Menschen sollen aber nicht im Hinblick darauf, dass Gott über Leben und Tod entscheidet, etwa Arzneien zurückweisen oder infizierte Personen und Orte aufsuchen. Dies hieße Gott versuchen, der schließlich die Möglichkeiten zur Heilung bzw. zur Vermeidung der Infektion geschaffen hat.[29] Des Teufels sind für Luther diejenigen, welche ihre Erkrankungen verheimlichen, den Kontakt mit anderen Menschen nicht vermeiden oder bewusst Menschen infizieren, damit auch diese und nicht nur sie an der Pest leiden. Einige glauben sogar, dass sie von der Krankheit befreit werden, wenn sie andere damit anstecken.[30]

24 Ebd., S. 370-372.
25 Ebd., S. 346. Vgl. DORMEIER, Ertzeney, S. 74-76.
26 LUTHER, Sterben, S. 340-346.
27 Ebd., S. 358.
28 Ebd., S. 342.
29 Ebd., S. 364.
30 Ebd., S. 366-368.

8.3 Theologische Seuchentraktate

Im Anschluss an und in Bezug auf Martin Luther wurden im 16. und 17. Jahrhundert im Fürstentum Lüneburg theologische Schriften zu Seuchen verfasst bzw. gedruckt. Während sich die medizinischen Seuchenschriften in ihrer Aufmachung und ihrem Aufbau ähneln, nutzten Theologen unterschiedliche Textsorten, um ihre Ansichten zu popularisieren. Neben theologischen Seuchentraktaten wurde das Thema auch in Predigt-, Andachts-, Gebet- und Gesangbüchern behandelt.

Jahr	Typ	Kurztitel	Druckort	Umfang*	Bemerkungen
1576	Gebetbuch	Celichius, Officina Salvtis	Uelzen	72	spätere Auflagen in Magdeburg und Leipzig
1577	theologischer Seuchentraktat	Fischer, Artzney	Uelzen	73	2 Auflagen
1580	Predigtsammlung	Fischer, Leichpredigten	Uelzen	1146	
1621	Gebetbuch	Arndt, Paradiesgärtlein	Lüneburg	621 (Ausgabe 1638)	1612 zuerst in Magdeburg gedruckt
1625	theologischer Seuchentraktat	Anonym, PestBüchlein	Lüneburg	158	
1625	Predigt	Müller, Bußpredigt	Lüneburg	37	
1628	Predigt	Händel, Leichgedächtniß	Lüneburg	62	
1628	Trostschrift	Scherertz, Manuale	Lüneburg	336 (ohne Vorwort)	
1654	Gebetbuch	Cubach, Danckopfer	Leipzig	1292	
1661	Gesangbuch	Cellisches Gesangbuch	Lüneburg	415	

* bedruckte Seiten (ohne Deckblatt)

Tabelle 8.1: Theologische Seuchenschriften des Fürstentums Lüneburg in chronologischer Reihenfolge 1576-1661

Durch diese Uneinheitlichkeit des theologischen Schrifttums lässt sich nicht immer genau bestimmen, was eigentlich zu den Seuchenschriften zu zählen ist. Im Folgenden werden zehn Texte aus der Zeit von 1576 bis 1661 behandelt, von denen sich einige ausschließlich, aber manche nur am Rande mit der Pest beschäftigen (Tabelle 8.1). Sie popularisieren bestimmte Vorstellungen der lutherischen Orthodoxie zur Pest. Die Publikationsjahre zeigen, dass viele theologische Seuchenschriften erschienen, als die Region von Epidemien getroffen wurde (1576-1580, 1625-1628).

Die »Artzney aus der Himlischen Apotecken« von 1577

Den ersten theologischen Pesttraktat mit Bezug zum Fürstentum Lüneburg veröffentlichte 1577 Christoph Fischer (ca. 1520-1597/1600) bei seinem Schwiegersohn, dem Drucker Michael Kröner in Uelzen.[31] Seine »Artzney aus der Himlischen Apotecken« wurde noch im gleichen Jahr (auch bei Kröner in Uelzen?) nachgedruckt.[32] Fischer stammte aus Joachimsthal, hatte in Wittenberg studiert und korrespondierte mit Philipp Melanchthon (1497-1560). Nach verschiedenen Stellen als Pastor und Superintendent wurde er 1574 Hofprediger in Celle, 1577 Oberpfarrer in Halberstadt und 1583 Generalsuperintendent in Celle.[33] Fischer war somit dem Fürstentum Lüneburg eng verbunden.

Die »Artzney aus der Himlischen Apotecken« besteht aus einer langen Einleitung, drei Kapiteln über Vorbeugung, Heilung und dem Verhalten der Genesenden sowie einem abschließenden Pestgebet. Die Einteilung in Prävention, Kur und Nachbehandlung folgt dem Vorbild zeitgenössischer medizinischer Seuchenschriften. Fischer stellt in diesen Textteilen den Empfehlungen der Ärzte beständig das notwendig christliche Verhalten der Menschen gegenüber, um die Seuche abzuwenden, zu ertragen oder im schlimmsten Fall Sterbenden den Zugang zum himmlischen Leben zu sichern.

In der Einleitung führt der Geistliche aus, dass nach der Bibel Gott Sünden durch die Pest bestrafe.[34] Als Vergehen erwähnt er Fluchen, Gotteslästerung und Hochmut sowie mangelnde Bußbereitschaft, Undankbarkeit, Ungeduld, Klagen über Gott, Ausbeutung armer Menschen, das Fordern von Wucherzinsen, unerlaubten Sexualverkehr, Missbrauch des Abendmahls usw.

31 Fischer, Artzney Kröner. Zur engen Beziehung zwischen Fischer und Kröner vgl. Vogtherr, Buchdrucker, S. 59-61.

32 Fischer, Artzney.

33 Kellner, Fischer, S. 51-52; NN, Vischer, S. 30-31. Auf ihn geht auch beiläufig Lang, Vrsprung, S. 156, Anm. 51, ein.

34 Fischer, Artzney, S. A ij v.

Bei vielen führen Sattheit, Überdruss und Unglaube dazu, dass sie Gottes Wort ebenso wie Eucharistie verachten und sich nach dem Papsttum sehnen.[35] Fischer ruft zu ehrlicher Buße und einem Gebet auf, »das aus einem busfertigen/ gekrenckten/ vnd mit dem Blute Christi besprengtem Hertzen kommt«.[36] Falls dennoch jemand von der Seuche heimgesucht wird, soll er diese Strafe demütig annehmen.

Im Kapitel über die Prävention rät Fischer zur Selbstprüfung anhand der zehn Gebote, die beachtet werden müssen. In ihrer Reue über die begangenen Sünden sollen die Menschen nicht verzweifeln, sondern auf die Gnade Gottes vertrauen und nicht weiter sündigen. Sie haben flehentlich zu beten und den Allmächtigen anzurufen sowie morgens und abends in der Bibel zu lesen. Ein fester Glaube ist entscheidend und die Menschen dürfen sich nicht um das Beispiel der sündigen Welt kümmern. »[H]eidnische« Verzweiflung und Sorgen sind zu meiden, denn Christen können auf Gott bauen. Sie sollen ein frohes Gemüt bewahren und sich nicht durch Angst vom Gottesdienst und dem Empfang des Abendmahles abhalten lassen. Fischer ruft zu einem mäßigen und frommen Lebenswandel auf.[37]

Im Kapitel zur Heilung geht es um die an der Seuche erkrankten Menschen. Fischer mahnt erneut zur Buße und zu demütiger Geduld, warnt vor einer falschen Sicherheit, rät zur Vorstellung der Herrlichkeiten im Himmel und zur Abkehr vom früheren sündigen Leben. Kranke sollen ihr Vertrauen auf Jesus Christus setzen und sich dessen Gnade empfehlen. Zudem haben sie ihre Zuflucht zu Gottes Wort zu nehmen, ihre Sünden zu bekennen und zu bereuen. Die Patienten können mit Hilfe des Heiligen Geistes auf ihren Glauben vertrauen. Wenn sie sterben, so winkt ihnen nach dem irdischen Jammertal der »Himlische Freudensaal mit dem Gnadenschos Christi«.[38]

Ratschläge nach überstandener Krankheit werden im kurzen dritten Kapitel gegeben. Die Menschen sollen sich die Epidemie eine stete Warnung sein lassen und sich vor weiteren Sünden hüten, sonst würde der Unmut des Allmächtigen erneut und noch stärker über sie kommen.[39] Fischer spart nicht mit heftigen Worten: »So wird der gerechte gestrenge Gott vns mit seinem gerechten fewrigen zorn bas auff die haube greiffen/ vns den Türcken/ Moscowiter/ oder andere auswertige Nationen nicht allein vnser hab vnd gut rauben/ sondern auch vnser Weib vnd Kind für vnsern augen schenden vnd

35 Ebd., S. A iiij r-A v r. Vgl. zu solchen Lasterkatalogen Lang, Vrsprung, S. 143-147.
36 Fischer, Artzney, S. B j r.
37 Ebd., S. B iiij r-C vj r.
38 Ebd., S. C vj r-D viij v, Zitat S. D viij r.
39 Ebd., S. E j r-E iij v.

schmehen/ vnd vnsere Kindlein auff die Zaunpfele spiessen lassen/ das wir werden sagen/ Ach wer im sterben an der Pestilentz selig gestorben were/ Wie wol ist denen geschehen/ die Gott dazumal gnediglich hinweg genommen«.[40] Den Abschluss des Werkes bildet ein längeres Gebet mit Sündenbekenntnis und demütiger Unterwerfung unter Gottes Willen, das während Pestzeiten häufig mit Bußbereitschaft hergesagt werden sollte.[41]

Das »PestBüchlein« von 1625

Ganz anders als Fischers »Artzney« ist ein 1625 anonym in Lüneburg erschienenes »PestBüchlein« aufgebaut. Das ungewöhnliche Werk umfasst vier Kapitel. Im ersten Abschnitt sind Luthers auf die Pest anwendbare Texte in der Art zusammengestellt, dass auf zehn Fragen jeweils eine Antwort aus den Schriften des Reformators folgt. Im zweiten Kapitel wird ähnlich mit sieben Fragen und Texten von Nikolaus Selnecker verfahren. Anders ist der dritte Abschnitt gestaltet, der aus zwölf Pestgebeten von Ludwig Rabus besteht. Im abschließenden vierten Kapitel sind verschiedene biblische Texte und einschlägige Gebete und Lieder zusammengestellt.[42]

Von Luther nutzte der anonyme Kompilator vor allem die oben behandelte Schrift, ob ein Christenmensch vor der Seuche fliehen dürfe. Die beiden anderen zitierten Autoren gehörten zu den bedeutenden Geistlichen in der Nachfolge des Reformators. Nikolaus Selnecker (1530-1592) war ein wichtiger Theologe und Kirchenlieddichter des 16. Jahrhunderts. Er stammte aus Franken und studierte in Wittenberg, wo er sich eng an Melanchthon anschloss. Nach seinem Studium wurde er u.a. Hofprediger in Dresden, Theologieprofessor in Jena und Leipzig, Generalsuperintendent und Hofprediger in Wolfenbüttel sowie Superintendent in Hildesheim. Er wirkte an der Erarbeitung der Konkordienformel mit und veröffentlichte zahlreiche theologische Werke.[43] Die im »PestBüchlein« von Selnecker herangezogenen Texte stammen aus dessen »Christliche[n] bericht/ Wie sich ein jeder Christ/ inn Sterbsleufften trösten vnnd halten soll« von 1565.[44] Im »PestBüchlein« werden teilweise direkte Zitate, teilweise Zusammenfassungen der Formulierungen von Selnecker gebracht. Der »Christliche bericht« hat ein Kapitel

40 Ebd., S. E ij v.

41 Ebd., S. E iiij r-E vj r, Zitat S. E iiij r.

42 PESTBÜCHLEIN.

43 KLOEDEN, Selnecker, Sp. 1376-1379.

44 SELNECKER, Bericht.

zur Pest, das Fragen und Antworten umfasst. Vielleicht hat der anonyme Verfasser des »PestBüchleins« bei Selnecker nicht nur Texte, sondern auch die Form für sein Werk übernommen.

Dem dritten Kapitel des »PestBüchleins« liegen Gebete von Ludwig Rabus (1523-1592) zugrunde. Er stammte aus Süddeutschland und studierte in Tübingen und Wittenberg, bevor er Pastor und Professor in Straßburg wurde. Anschließend wirkte Rabus 34 Jahre lang als Superintendent in Ulm. Er war ein produktiver religiöser Schriftsteller, der u.a. ein zweibändiges Gebetbuch veröffentlichte.[45]

Das »PestBüchlein« ist eine geschickte Zusammenstellung und Aufbereitung von Texten protestantischer Autoren für die religiösen Bedürfnisse von Lesern im Zusammenhang mit der Seuche. Die pädagogische Absicht zeigt sich am klaren Aufbau und der Verwendung einer einfachen Sprache. In dem Text werden eindeutige Handlungsanweisungen gegeben, dass man beispielsweise auch in Pestzeiten trotz der Ansteckungsgefahr zur Kirche gehen solle,[46] sich nicht zu mutig und nicht zu furchtsam verhalten dürfe[47] und unverzagt auf Gott vertrauen könne.[48]

Das Buch will Hoffnung spenden. Obwohl der Allmächtige die Menschen wegen ihrer Sünden durch den Teufel mit der Pest strafen lässt,[49] sind da Sinn und Trost. In einem zentralen Abschnitt des Textes werden die Kerngedanken zusammengefasst. Da die Menschen sündig sind, erkennen die Frommen erstens, dass Gott sie mit Recht durch die Pest straft. Sie sind geduldig, demütigen sich und beten um Gnade. Zweitens wissen sie, dass der Allmächtige nicht den Tod der Menschen, sondern ihre Bekehrung möchte. So wenden die Gläubigen drittens ihre Herzen im Gebet zu Gott, denn dieser kann die Wunden wieder heilen, die er schlägt. Sie können sich viertens mit dem Beispiel zahlreicher Heiligen trösten, die viel erdulden mussten. Vor allem aber hat Jesus Christus durch sein Leiden dem Tod seinen Schrecken genommen. So steht Gott fünftens den Gläubigen auch in höchster Not bei, errettet sie und gibt ihnen ewige Freuden.[50]

45 Appenzeller, Rabus, Sp. 1177-1180.
46 Pestbüchlein, S. 60-69.
47 Ebd., S. 69-73.
48 Ebd., S. 73-82.
49 Ebd., S. 55-56.
50 Ebd., S. 58-60.

Das »Manuale Parentum Lugentium« von 1628

Wenige Jahre nach dem »PestBüchlein« erschien 1628 in Lüneburg ein »Manuale Parentum Lugentium«, eine Trostschrift für Eltern, die ihre früh verstorbenen Kinder betrauern.[51] Der Verfasser Sigismund Scherertz (1584-1639) war eine interessante Persönlichkeit. Er stammte aus Sachsen, machte als Pastor in Böhmen Karriere, bis er Prag 1622 nach Beginn des Dreißigjährigen Kriegs und der Niederlage der protestantischen Partei in der Schlacht am Weißen Berg verlassen musste. Scherertz ging noch im gleichen Jahr als Pastor an die St.-Lamberti-Kirche nach Lüneburg und wurde 1629 Superintendent der Stadt. Zehn Jahre später verschied er in der Hansestadt.[52]

Als 1626 in Lüneburg die Pest grassierte, starben sieben Kinder des Geistlichen an der Krankheit.[53] So ist es nicht erstaunlich, dass das »Manuale Parentum Lugentium« einen Abschnitt über den Pesttod enthält. Nach Scherertz ist die Krankheit eine gerechte Strafe Gottes für die Sünden der Menschen, welche sie daher mit Demut, Geduld und ohne mit dem Allmächtigen zu hadern ertragen sollen. Viele gute Christen fallen der Seuche zum Opfer, weil auch sie nicht sündlos sind. Dabei kann gerade das Elend der Gläubigen als ein Hinweis auf ihre Errettung im Jenseits gewertet werden. Denn es ist kein Zeichen von Gottes Zorn über besondere Sündhaftigkeit, wenn ein Haushalt von der Epidemie erfasst wird, sondern das kann im Gegenteil auf die Errettung der Opfer zum ewigen Leben hindeuten. Da die Pest ein Aufruf Gottes zu Buße und Reue ist, lässt der Allmächtige zahlreiche Fromme sterben, um dadurch wahre Sünder zur Umkehr zu bewegen.[54]

8.4 Predigten

Die 54 Leichenpredigten von 1580

Neben theologischen Pesttraktaten und Trostschriften thematisierten Geistliche die Pest besonders in gedruckten Predigten. Christoph Fischer veröffentlichte nicht nur 1577 seine oben erwähnte »Artzney«, sondern drei Jahre später bei Michael Kröner in Uelzen auf über 1.100 Druckseiten 54 Leichenpredig-

51 SCHERERTZ, Manuale.
52 BITZEL, Anfechtung, S. 23-35.
53 HÄNDEL, Leichgedächtniß. Vgl. ARNOLD, Pestjahr, S. 39-42.
54 BITZEL, Anfechtung, S. 244-247.

ten aus der Zeit der Pest in Halberstadt.[55] Während an der Epidemie in der Stadt angeblich mehrere Tausend Menschen starben, versuchte Fischer seine Gemeinde gegen die Angst vor dem Tod zu wappnen. Dies gelang ihm nach eigener Einschätzung auch, sodass nicht nur zahlreiche Zuhörer durch die Predigten gestärkt wurden, sondern »Jr viel sind auch selig vnd Christlich auff den Trost entschlaffen/ haben sich in jrem angst Todes schweis daraus getröstet«.[56]

Nach Fischer bringt der Teufel die Pest über die Menschen, was aber nur mit Gottes ausdrücklichem Willen geschehen kann.[57] An anderer Stelle spricht er aber vom durch den Allmächtigen gesandten »Würgeengel«, der mit seinem »Würgeschwert« die Menschen tötet (Abbildung 8.2).[58] Auf jeden Fall ist Gott der Herr über Leben und Tod.[59] Wie es die Gattung der Leichenpredigt verlangt, will Fischer die Menschen vor allem trösten und aufmuntern. Er fordert die Zuhörer (bzw. Leser) auf, über die christliche Lehre nachzudenken und in der Notzeit daraus Trost zu schöpfen. Dann werden sie nicht schwermütig und zweifeln nicht am Allmächtigen. Denn dieser verbirgt sich nur eine kurze Zeit, um das Gottvertrauen der Gläubigen auf die Probe zu stellen.[60]

In den 54 Leichenpredigten beschäftigt sich der Geistliche mit vielen Bereichen des Verhältnisses zwischen Gott und den Menschen, besonders aber mit dem Tod. Er mahnt zur Buße, was er als Aufgabe eines aufrechten Predigers ansieht.[61] Sein Ziel ist es, den Gläubigen das gerechte und weise Handeln des Allmächtigen vor Augen zu führen.[62] Anschaulich beschreibt Fischer die menschlichen Verluste: »Gott suchet manchen schwerlich zu Haus/ reist jm ein stück vom Hertzen/ nimpt jm sein liebes Weib/ damit er sich Christlich vnd freundlich begangen/ lest der Frawen jren lieben Hauswirt/ jren höchsten jrrdischen trost/ sterben/ manchem hat er zwey/ drey/ ja vier/ fünff liebste Kinderlein genomen/ vnd etzliche wider nider geworffen/ die an der Pestilentz ligen/ kömpt er vom Grabe heim/ so findet er ein armes elendes Spittal daheim/ alle winckel im Haus sind jm zu weit/ er mus sich auch besorgen/ das jm die reye mit der zeit eben so wol bringen vnd die sterbliche Seuche jn anstossen werde/ als sein Weib vnd Kinder.«[63] Gott hat jedem mit seinen Angehörigen das Leben geschenkt, er kann es ihnen deshalb

55 Fischer, LIIII. Leichpredigten.
56 Ebd., S.)(v v.
57 Ebd., S. 224 v-225 r, 232 v, 246 v.
58 Ebd., S. 266 v.
59 Ebd., S. 483 v.
60 Ebd., S. 238 v. Vgl. ebd., S. 159 v.
61 Ebd., S. 203 v, 216 r.
62 Ebd., S. 7 v, 266 v.
63 Ebd., S. 215 r-215 v.

auch nehmen.[64] Fischer versichert, dass sich der Allmächtige besser um die verstorbenen Kinder kümmern könne, als es einem Menschen möglich sei.[65] Die Toten werden im Jenseits wieder mit ihren verstorbenen Verwandten und Freunden vereint.[66] Ein früher Tod kann für einen Frommen eine Gnade sein, denn Gott beruft diesen ab, bevor er Schlimmeres erleiden muss bzw. Sünden begehen kann oder von Ketzern verführt wird.[67] Der Tod ist eine Erlösung vom Elend und der Not auf Erden, vor denen der Verstorbene im Himmel bewahrt wird.[68]

Der Prediger stellt hohe moralische Anforderungen an seine Berufskollegen. Mit ihren Gebeten und ihrem Beispiel können Pastoren dafür sorgen, dass Gott eine Epidemie enden lässt. Seelsorger sollen ihre Gemeinde unter keinen Umständen verlassen und wenn sie an der Pest sterben, so sind sie Märtyrer des Glaubens.[69] Hier ist Fischer strenger als Luther, der Pastoren das Weggehen erlaubte, wenn sie in einem pestverseuchten Ort zu bleiben bereit wären, dort aber nicht benötigt würden.[70]

Die Leichenpredigt von 1628

Ähnlich wie Christoph Fischer versuchte auch der Pastor Matthias Händel, Trost zu spenden. Über ihn ist nur bekannt, dass er von 1628 bis 1637 die erste Pfarrstelle in Hitzacker innehatte.[71] Händel hielt eine Leichenpredigt für die sieben Kinder des oben erwähnten Pastors Scherertz, welche 1626 in

64 Ebd., S. 205 r-205 v.
65 Ebd., S. 225 v-226 r, 268 v-269 v, 468 v-470 v.
66 Ebd., S. 206 r-206 v.
67 Ebd., S. 462 r-464 r.
68 Ebd., S. 206 v-209 v.
69 »Also sollen auch trewe Seelsorger nicht wie die Miedling/ wenn die not heran trit/ fliehen/ Eine abseite für dem sterben bawen/ den jren raus zihen/ kranke vnbesucht lassen/ die Leichpredigten vnterlassen/ nicht mit den verstorbenen zum grabe gehen/ vnd andere gescheffte vnterlasen/ damit sie nicht mit der plage angesteckt werden/ Sondern sie sollen getrost vnd freudig jrem beruff obligen/ sich sampt jrem Leib vnd Seele Gott befehlen/ die fürstehende straffe auff Gottes allmechtige Machtschultern legen/ der ist der Pestilentz Herr/ hat derselbigen zu gebieten vnd zuverbieten. Sie sollen trewlich mit jrem andechtigen/ gleubigen/ sehnlichen Gebete zu jrer lieben hochuertrawten Gemeine setzten/ vnd Gott damit ins schwert greiffen/ den riss damit auffhalten. Vnd ob sie darüber stürben/ welches doch gleichwol selten geschicht/ so stürben sie doch selig in jrem beruff/ vnd weren Merterer/ […]«. Ebd., S. 147 r-147 v.
70 LUTHER, Sterben, S. 342-343.
71 PASTOREN, S. 520.

Lüneburg an der Pest starben.[72] Er kannte das Elternpaar und anscheinend besonders die Ehefrau Elisabeth Scherertz gut.

Matthias Händel rechtfertigt in seinem Text den Hingang der Söhne und Töchter durch die Seuche. Gott hat zwar die Kinder sterben lassen, doch die Eltern und einen Sohn geschützt. Zudem ist auch schon ein weiterer Sohn geboren worden. Im Himmel werden die Eltern ihre verstorbenen Kinder wiedersehen.[73] In seiner eigentlichen Predigt weist Händel darauf hin, wie elend und hinfällig der Mensch auf Erden sei. Dann erwähnt er Gottes Gnade am Beispiel Hiobs, dem ebenfalls seine Kinder genommen wurden. Der Allmächtige handelt so an Hiob und macht dies bei frommen Menschen, weil jede und jeder (1.) sündig ist und deshalb gestraft werden muss, (2.) durch Leiden gebessert wird und (3.) ihren bzw. seinen Glauben zeigen kann. Außerdem geschieht dies (4.) als Warnung an die Gottlosen. Zwar schildert Händel teilweise das Sterben der Kinder durch die Pest, doch sonst geht er nur am Rande auf die Seuche ein.[74] Es geht ihm primär um Trost über den Verlust der Kinder durch theologische Sinngebung und Erklärung, nicht um die Seuche als Ursache.

Die »Bußpredigt« von 1625

Einen anderen Tenor als die bisher behandelten Schriften hat ein Text von Johann Müller (1590-1673). Der Autor stammte aus Breslau und studierte Theologie in Wittenberg und Leipzig. 1624 wurde Müller als Pastor nach Lüneburg an die St. Michaeliskirche berufen. Von dort ging er 1626 nach Hamburg, wo er als erster Pastor der St. Petrikirche und Senior des Ministeriums in eine führende Position aufstieg. Müller war ein produktiver Schriftsteller, der im 18. Jahrhundert folgendermaßen charakterisiert wurde: Er zeigte »grossen Eifer zu der Lutherischen Religion, und wider die Ausrottung anderer Lehren. König Gustav Adolph in Schweden soll ihn in eigner Person zu fernerer Fortsetzung seiner Arbeit ermahnet, und dabey auf sein Exempel gewiesen haben, daß er mit dem Schwerdt thun wolte, was jener mit der Feder ausrichten mögte.«[75]

Bekannt und berüchtigt ist Müllers antijüdisches Eifern in Hamburg. Der bedeutende jüdische Historiker Heinrich Graetz (1817-1891) beschreibt

72 Händel, Leichgedächtniß. Vgl. Arnold, Pestjahr, S. 39-42.

73 Händel, Leichgedächtniß, S. A iij r-A iij v, C j r-C j v.

74 Ebd., S. B ij v-D ij r.

75 Zedler, Universal-Lexicon, Bd. 22, Sp. 231.

temperamentvoll den Pastor als einen »protestantische[n] Großinquisitor und Hauptverketzerer, ein[en] schmäh- und skandalsüchtige[n] Mensch[en], welcher seine ehrbarsten Amtsbrüder von der Kanzel und in Schmähschriften begeiferte. Es verstand sich bei diesem giftigen Pastor, der sich für eine Säule der lutherischen Rechtgläubigkeit hielt, von selbst, daß es eine Gewissenssache für ihn sei, die Juden gründlich zu hassen und zu demütigen.«[76]

Die Charakterisierung Müllers als einen fundamentalistischen Eiferer wird bestätigt durch eine gedruckte »Bußpredigt« des Pastors von 1625. Er veröffentlichte sie zu einem Zeitpunkt, als in Lüneburg die Pest herrschte.[77] Seine Schrift gliedert sich in einen Bibeltext (Ez 6,11-12), eine Einleitung und vier Kapitel. Ein langes Pestgebet ohne Seitenzählung schließt das Werk ab.[78]

Der alttestamentliche Text aus dem Buch Ezechiel spricht von einem strafenden und richtenden Gott, der Pest, Krieg und Hunger schickt.[79] Diesen Gedanken führt Müller mit Bezug auf weitere Bibelstellen in der Einleitung weiter aus. Von allen göttlichen Strafen fürchten die Menschen die Pest am meisten, die nun in Lüneburg herrscht. So ist es nicht nur notwendig, dass die Obrigkeit befiehlt, wie der Körper der Menschen bewahrt werden kann, sondern auch die Geistlichen müssen Ratschläge zur Vorbereitung der Seele geben. Sie sollen verkünden, welche Gedanken in dieser Situation ratsam sind.[80]

Das erste Kapitel behandelt den Ursprung der Pest. Gott sendet durch Engel die Krankheit zu den sündigen Menschen (Abbildung 8.2), was der Theologe wortwörtlich für Realität hielt: »Vnd wenn vns GOtt vnsere Augen öffnete/ würden wir […] vber vnserer Stadt Lüneburg schweben sehen einen WürgeEngel mit einem blossen Schwerdt/ welcher bißhero aus Gottes Befehl vnter vns geschlagen.«[81]

Ausführlich beschäftigt sich Müller mit dem Verhältnis zwischen Gottes Willen auf der einen und den natürlichen Ursachen auf der anderen Seite. Erfahrene Ärzte können die natürlichen Ursachen der Seuche benennen, wie unordentliches Leben mit maßlosem Essen und Trinken, vergiftete Luft durch schädliche Winde, Gewitter, feuchtes Wetter, verwesende Leichen oder ein Übermaß an Ungeziefer sowie die Entstehung eines »contagium[s]«, welches durch Hunde, Katzen oder andere Tiere bzw. durch Kleider und Bettzeug verbreitet wird. Doch sind die natürlichen Ursachen Gott untergeordnet.[82]

76 Graetz, Geschichte, S. 20-21. Vgl. Böhm, Sephardim, S. 25.
77 Vgl. zur Pest in Lüneburg 1624-1628 Wendler, Pest und Pocken, S. 40.
78 Müller, Bußpredigt.
79 Ebd., S. 1.
80 Ebd., S. 1-7.
81 Ebd., S. 9.
82 Ebd., S. 11.

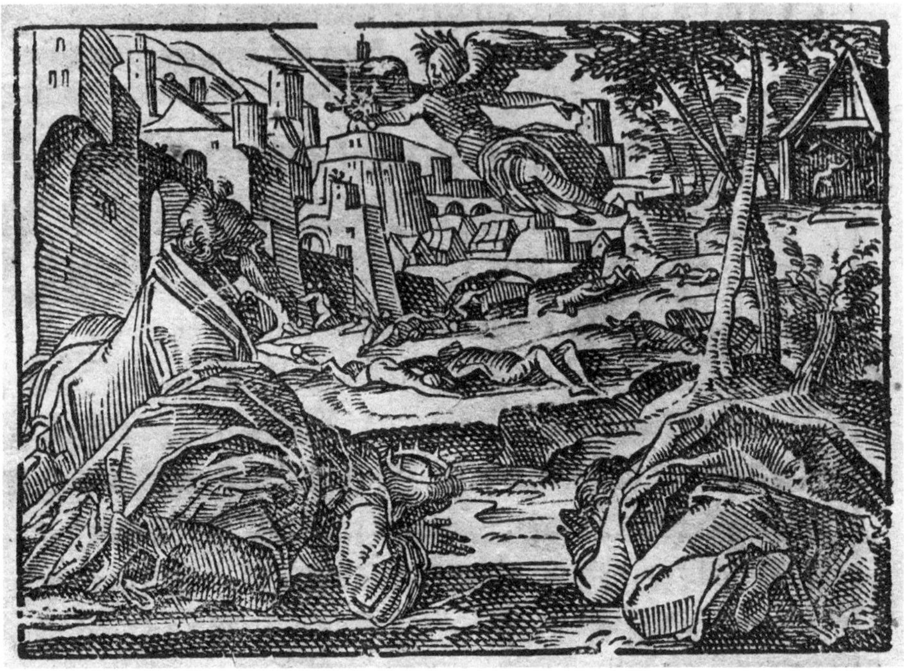

Abb. 8.2: Pastor Johannes Müller predigte 1625, dass der »Würgeengel« Gottes über Lüneburg schwebe und die Pest verbreiten werde. Er bezog sich auf das biblische Beispiel von König David und Jerusalem (2 Sam 24,16); Druckgrafik, um 1700

Daher soll niemand behaupten, sie allein riefen die Pest hervor. Aus Erfahrung ist bekannt, dass viele an der Epidemie sterben, die maßvoll in guter Luft und ohne Kontakt zu Kranken gelebt haben. Andere hingegen bleiben auch bei einem engen Umgang mit Seuchenopfern verschont. Dies liegt am Willen des Allmächtigen, der die einen sterben lässt und die anderen verschont.[83]

Der Pastor diskutiert im zweiten Abschnitt die Frage, warum der gerechte und gütige Gott die Menschen mit der Pest heimsucht. Die Seuche ist für ihn eine Strafe für die Vergehen der Christen. Er führt sechs Sünden mit Belegen aus der Bibel an, welche der Allerhöchste mit der Pest ahndet: Abgötterei, Gotteslästerung, Ungehorsam gegen »Lehrer/ Regenten/ Eltern vnd Herrn«, unsittlichen Lebenswandel, Hochmut und Unbußfertigkeit.[84] Nach Müllers Meinung sind diese Sünden weit verbreitet, denn die Bibel dient nicht mehr als Richtschnur des Handelns, sondern die Menschen lassen sich von Träumen,

83 Ebd., S. 7-12.
84 Ebd., S. 14-16.

Offenbarungen und seltsamen Ideen leiten. Niemand gilt als richtiger Mann, der nicht bei den Wunden Christi und den Sakramenten schwört oder flucht und damit Gott lästert. Hurerei wie Unzucht sind normal geworden und Hochmut ist weit verbreitet, sodass man sich wundern muss, dass sich »ein stinckender Koth so viel darff einbilden«. Viele verachten ihre Mitmenschen. Die Prediger sollen nach Meinung mancher nicht die Sünden anprangern, sondern im Gegenteil den Leuten nach dem Munde reden, obwohl zahlreiche Personen ihr Herz voller Unbußfertigkeit verhärten.[85] Da die Menschen nicht auf die Pastoren hören, schickt der Allmächtige mit Krankheiten neue Prediger, die nicht mit Worten, sondern mit Taten Gottes Willen verkünden. Müller meint: »der newe Bußprediger die Pestilentz jaget vns Schrecken ein/ etliche jaget er in die Kirche/ etliche jaget er zur Stadt hinaus/ etliche prediget er gar zu tode; [...]«.[86]

Das darauffolgende Kapitel handelt von denen, die an der Pest erkranken, was nur mit Gottes Willen geschehen kann. Die Seuche ist eine Strafe für menschliche Sünden, doch ist zu beobachten, dass Gottlose sich nicht infizieren, während Fromme sterben. Die Sünder werden verschont, damit sie Zeit haben, sich zu bekehren und Buße zu tun. Geschieht dies nicht, so wird die Strafe des Allmächtigen umso härter ausfallen. Gott demütigt Fromme durch die Krankheit, weil auch sie nicht sündlos sind. Für sie ist die drohende Epidemie Veranlassung, sich im Glauben, im Gebet und in der Unterwerfung unter Gottes Willen zu üben. Auch dient der Tod von Gläubigen den Sündern als Mahnung zur Umkehr.[87]

Der abschließende vierte Abschnitt enthält Verhaltensvorschriften für den Seuchenfall auf der Grundlage der Bibel und den Ausführungen Luthers. Die Menschen sollen und dürfen sich von Erkrankten und infizierten Orten fernhalten, wenn dabei das Gebot der Nächstenliebe beachtet wird. Doch niemandem ist zu fliehen erlaubt, der vor Ort Pflichten gegenüber seinen Mitmenschen zu erfüllen hat: Fürsten, Amtspersonen, Seelsorger und Prediger, Eheleute, Eltern und Kinder. Wichtig ist dabei die innere Einstellung, denn keiner soll glauben, dass er dem Zorn des Allmächtigen durch eine räumliche Veränderung entkommt. Es gilt, Gott wahrhaft zu fürchten. Wer flieht, soll für Essen, Trinken, Medikamente und Pflegepersonal bei den Zurückgebliebenen sorgen. Ist jemand zu arm dafür, hat er für Stadt, Obrigkeit, Seelsorger und Mitbürger zu beten.

85 Ebd., S. 17.
86 Ebd., S. 12-18, Zitat S. 17-18.
87 Ebd., S. 18-24.

Arzneien können verwendet werden, denn sie gehören zu den erlaubten Hilfsmitteln, die der Allmächtige den Menschen zur Verfügung stellt. Doch wichtiger als Medikamente für den Körper sind geistliche Arzneien für die Seele. Durch aufrichtiges Gebet sind alle Krankheiten, besonders aber die Pest zu kurieren. Die Anrufung Gottes soll inbrünstig und ausdauernd sein. Es dürfen nicht nur Gebete aus Büchern heruntergeleiert werden, sondern das Herz muss beteiligt sein, damit der Allmächtige die Bitte erhört. Grundlage dafür ist das Vertrauen auf Gott, denn ohne Glauben ist ein Gebet ebenso wirkungslos, wie wenn es nicht mit der Bereitschaft zur Buße verbunden ist. Die Sünde trennt Gott und Menschen voneinander. Bußfertigkeit ist der Entschluss, sich von der Sünde abzuwenden und sich auf die Seite des Allmächtigen zu stellen. Gebete von Personen finden kein Gehör, wenn diese gleich darauf wieder die christlichen Gebote missachten. Doch falls das Flehen inbrünstig, mit großem Gottvertrauen und in Bußfertigkeit erfolgt, so wird die Seele des Beters vom Allmächtigen vor allen Gefahren, insbesondere vor der Pest bewahrt.[88]

Den Abschluss des Traktats bildet ein Pestgebet. Es besteht aus einer Anrufung Gottes, der gerecht ist und die Menschen vor den Strafen für ihre Untaten gewarnt hat. Doch die Menschen wollten nicht hören, sodass nun die Pest herrscht. Es folgen ein Sündenbekenntnis und der Ausdruck der Reue. Darin wird der Allmächtige um seiner Barmherzigkeit willen gebeten, die Seuche zu beenden.[89]

8.5 Andachts-, Gebet- und Gesangbücher

Die Vorstellungen der lutherischen Theologen wurden nicht nur durch die teilweise umfangreichen Pesttraktate und Predigten, sondern auch in anderen religiösen Werken wie Andachts-, Gebet- und Gesangbüchern verbreitet. Bei ihnen handelt es sich um religiöse Texte und Sammelwerke, die in hohen Auflagen gedruckt wurden und in denen die Abschnitte über die Pest nur einen kleinen Teil ausmachen. Diese Bücher erschienen aufgrund ihres umfassenden Ansatzes häufig nicht in Jahren mit akuter Seuchengefahr.

In den Andachtsbüchern hatten neben frommen Ausführungen zur privaten Erbauung von allem die abgedruckten Gebete eine große Bedeutung. Obwohl Luther nachdrücklich das freie Beten empfahl, entsprachen vorgefertigte Gebete einem Bedürfnis der Zeit. Seit der zweiten Hälfte des

88 Ebd., S. 24-32.
89 Ebd., S. E ii r-E iv r.

16. Jahrhunderts erschien eine Vielzahl von Gebetbüchern, die innerhalb der lutherischen Bevölkerung zu Volksbüchern wurden. Sie hatten im 17. Jahrhundert eine weitere Verbreitung als die vergleichsweise teuren Bibeln oder angeblich sogar als die Gesangbücher.[90]

Das »Officina Salvtis Adversvs Pestem« von 1576

Das erste einschlägige Andachts- und Gebetbuch mit Bezug zum Fürstentum Lüneburg stammt von Andreas Celichius oder Zelicke (gest. 1599), einem Autor zahlreicher theologischer Werke. Der Geistliche stammte aus Spandau und war Superintendent in der Altmark und in Mecklenburg (Güstrow).[91] Von ihm wurde 1576 in Uelzen unter dem Titel »Officina Salvtis Adversvs Pestem« eine der wichtigsten lutherischen Trostschriften zur Pest gedruckt,[92] die später in Magdeburg (1578) und Leipzig (1596) erneut publiziert wurde.

Das Werk beginnt mit einer lateinischen Widmung an Levin von der Schulenburg (1528-1587), dem Domdechanten der Magdeburger Stiftskirche und Dompropst von Havelberg. Darauf folgen 31 lateinische und deutsche kurze Texte oder Gebete u.a. mit folgenden Titeln: »Ein Preseruatiue wider die aller schedlichste Pestilentz«, »Das aller köstlichste vnd treffligste Reuchwerck wider Pestilentz ist das Gebet«, »Die aller heiligste vnd sicherlichste flucht für der Pestilentz« und »Wie man Pestilentzische Drüsen solle heilen«. Daran schließen sich drei lateinische Pestgebete an Gottvater, Sohn und Heiligen Geist an.[93]

Einige Texte verdienen eine nähere Betrachtung. Celichius benutzt bewusst medizinische Begriffe und Wendungen, um sie in einem geistlichen Sinne umzudeuten. Dies zeigt sich deutlich beim Text »Wie man Pestilentzische Drüsen solle heilen«, der sich auf Jes 39 (richtig Jes 38,21) und 2 Kön 20 bezieht:

»Wo trawrigkeit das Hertz beschwert/
Vnd eims Gewissen versert/
Da hilfft kein leiblich Artzeney/
Für gros vnd klein Melancholey/
Ein pflaster mach aus Feigen süs/
Das kann bald heilen solche Drüs/

90 Wallmann, Frömmigkeit, S. 84-86.
91 Beck/Burtorff, Supplement, S. 668.
92 Bitzel, Anfechtung, S. 245, Anm. 102.
93 Celichius, Officina Salvtis.

Wie Jesaias Kunst bezeugt/
Ein Geistlich lehr sich drin ereugt/
Die Feign sind Gottes Gnadenwort/
Das ist der armen Seelen Hort/
Es wircket trost in angst vnd not/
Vnd fürt ins leben durch den Todt.«[94]

Der Geistliche nimmt aufgrund einer Bibelstelle Bezug auf die Pflaster, welche Mediziner bei Pestkranken auf die Schwellungen legten. Bei seiner Deutung geht es ihm aber nicht um die Heilung des Körpers in der diesseitigen Welt, sondern um das Heil der Seele der Betroffenen im Jenseits. Durch ihr Vertrauen in Gottes Wort erhalten sie nicht nur Trost, sondern können so nach ihrem Tod das ewige Leben gewinnen. Drastisch führt Celichius diesen Gedanken in einem anderen Text (»Ein wirckender Schweistranck«) aus:

»Viel schlams wir han gesoffen ein/
Sünd schmeckt vns besser denn kein Wein/
Der gantze Leib ist vnflats voll/
Ein Schweistranck dient vns trefflich wol/
Den hat Gott selbst aus lieb bereit/
Manch Creutz vnd Trübsal auff vns leit/
Dazu kömpt Pestilentzisch Seuch/
Das ist ein Myrr[he] für böse Beuch/
Trincks ein/ schwitz fein/ halt fus bey Bett/
Mit gdult verbeis dein not vnd todt/
Das wird dir gantz bekommen wol/
Gesundheit drauff erfolgen sol.«[95]

Mit ihren Sünden bringen die Menschen Gott dazu, sie »aus lieb« durch manche Widrigkeiten und schließlich mit der Pest zu einem christlichen Leben aufzufordern. Auf diese Weise gebessert, kann nach dem Tod die Gesundheit, also das ewige Leben erlangt werden. Der Geistliche bezieht sich in seinem Lied auf einen Trank, den die Mediziner als Heilmittel einsetzten, denn das Schwitzen galt als wichtigste Maßnahme nach Ausbruch der Pest bei einem Menschen. An anderer Stelle empfiehlt Celichius den Besuch der Kirche als

94 Ebd., S. C 2 r.
95 Ebd., S. B 8 r.

das »recht Lazareth« für alle Pestpatienten (= Sünder) sowie die Predigt und den Empfang des Abendmahls als die richtige Nahrung.[96]

Das letzte Drittel der Texte oder Gebete beschäftigt sich nicht hauptsächlich mit der Pest, sondern bereitet auf einen guten Tod vor. Das Andachts- und Gebetbuch von Andreas Celichius mit seinen gereimten deutschen Versen, aber umfangreichen lateinischen Abschnitten wandte sich an eine Schicht von Gebildeten.

Das »Paradiesgärtlein voller christlicher Tugenden« von 1612 (1621)

Populärer als das Werk von Celichius wurde das wichtigste lutherische Andachts- und Gebetbuch, verfasst von Johann Arndt (1555-1621), dem berühmtesten frühneuzeitlichen Theologen des Fürstentums Lüneburg. Dieser stammte aus der Gegend von Köthen und wirkte in Badeborn, Quedlinburg, Braunschweig und Eisleben, bevor er von 1611 bis zu seinem Tode zehn Jahre später in Celle als Generalsuperintendent im Fürstentum Lüneburg amtierte. In seiner Celler Zeit wurde 1612 in Magdeburg die erste Auflage des »Paradiesgärtleins voller christlicher Tugenden« publiziert, welches zu den einflussreichsten Andachtsbüchern des deutschen Protestantismus gehört.[97] Es erlebte zahlreiche Nachdrucke und Übersetzungen. Allein im mit Arndt eng verbundenen Lüneburger Verlag Stern erschienen noch im 17. Jahrhundert zehn Auflagen. Der früheste Druck aus dieser Offizin stammt von 1621.[98]

Teil des »Paradiesgärtleins« ist die »Geistliche Seelen-Artznei/ Wider die abscheuliche Seuche der Pestilentz/ und andere Strafen«, ein Andachtsbuch eigener Art.[99] Große Epidemien erlebte Arndt 1598 in Quedlinburg und 1610 in Eisleben. Die »Seelen-Artznei« entstand vor dem Hintergrund dieser Geschehnisse.[100] Sie umfasst vier Kapitel: (1.) Die Seuche ist eine Strafe Gottes, (2.) die Strafe ist durch Buße abzuwenden, (3.) welche Gebete dafür öffentlich und privat benutzt werden sollen sowie (4.) wie sich Erkrankte trösten können.

Arndt beruft sich im ersten Kapitel auf die Bibel (Lev 26), wo u.a. folgende Worte Gottes zitiert werden: »Werdet jhr mir nicht gehorchen/ so wil ich euch heimsuchen mit Schrecken/ Schwulst vnd Fieber/ daß ewre Angesichte

96 Ebd., S. B 6 r.

97 Krumwiede, Kirchengeschichte, S. 194-195. Vgl. Lang, Vrsprung, S. 179-180.

98 Dumrese/Schilling, Lüneburg, S. 16, 19.

99 Arndt, Paradyszgärtlein, S. 413-454.

100 Schneider, Arndt, S. 180-183.

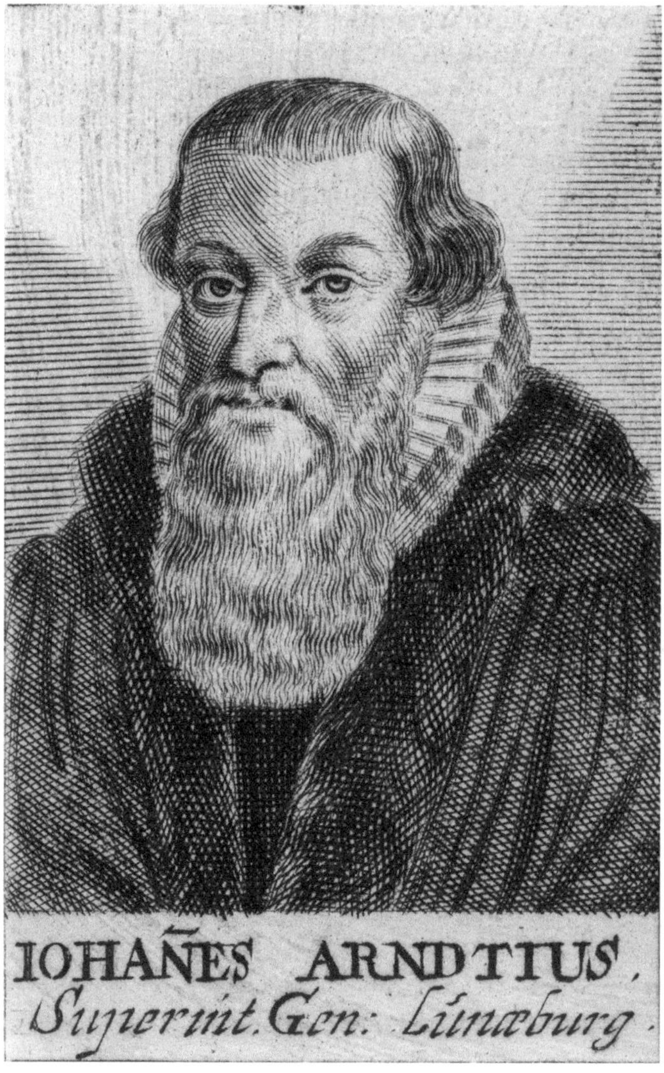

Abb. 8.3: Johann Arndt verfasste mit seinem »Paradiesgärtlein« eines der wichtigsten lutherischen Gebetbücher, in denen er den Menschen u.a. angesichts der Pest Trost spendete; Druckgrafik, ca. 1680

verfallen/ vnd ewre Leiber verschmachten. So jhr aber vber das noch nicht mir gehorchet/ so wil ichs noch siebenmal mehr machen/ euch zu straffen vmb ewre Sünde/ biß ich ewren Stoltz vnd Halßstarrigkeit breche/ etc. Vnd ob jhr euch in ewre Städte versamlet/ wil ich doch die Pestilentz vnter euch senden.«[101]

Der zweite Abschnitt ist ein Aufruf zum Bekenntnis der Sünden wie Verachtung von Gottes Wort und Gotteslästerung, Hochmut, Unbarmherzigkeit, Geiz, Heuchelei und Unzucht. Jeder hat sich selbst zu erforschen und seine Vergehen vor dem Allmächtigen zu bekennen, damit er als Büßer seinen Gebeten Kraft geben und um Vergebung flehen kann. Aufgrund dieser Zuflucht zum wahren Glauben an Jesus Christus wird der gnädige Gott barmherzig sein und die Strafe beenden.[102] Im darauffolgenden Kapitel sind vier Gebete enthalten, denn der Allmächtige erhört das Flehen der Gottesfürchtigen. In einem heißt es: »O HErr Gott heiliger Geist/ du höchster Tröster/ erhalte/ sichere vnd stärcke vns Gesunde/ tröste alle Erschrockene vnd Furchtsame/ besuche vnd erquicke alle Verstossene vnd Verlassene/ heile vnd mache gesund alle Angesteckte vnd Niederliegende. Vnd da du etliche durch diese Kranckheit abfordern vnd hinnehmen wilst/ so verleihe jhnen doch ein gläubiges vernünfftiges Ende/ vnd eine fröliche/ friedliche Simeons Heimfarth in das ewige Vaterland.«[103]

Im abschließenden vierten Abschnitt sind vier weitere Gebete abgedruckt. Die erkrankten Menschen haben eine Epidemie als Aufruf zu Buße, Gebet und Demut zu verstehen. Da die goldene Himmelspforte ins Paradies noch weit offen steht, sollen sie sich bekehren und um Abwendung oder Milderung der Strafe ununterbrochen intensiv und eifrig bitten. Auch wenn Kranke sterben, so wird ihre Seele ewig leben. Arndt betont, dass die Christen fest auf Gott vertrauen, aber weder die Gefahr gering achten noch übertrieben furchtsam sein sollten.[104]

Ein »Tägliches Bet-, Buß-, Lob- und Danckopffer« von 1654

Während im »Paradiesgärtlein« alle Texte von Arndt stammen, gab in der zweiten Hälfte des 17. Jahrhunderts der Lüneburger Buchhändler Michael Cubach (geb. um 1600, gest. nach der Mitte des 17. Jahrhunderts) ein »Täg-

101 Arndt, Paradyszgärtlein, S. 413-414.
102 Ebd., S. 419-426.
103 Ebd., S. 432.
104 Ebd., S. 438, 442-444, 446.

liches Bet-, Buß-, Lob- und Danckopffer« heraus, welches Gebete für alle Lebenslagen enthält. Es führt mehrere Hundert Texte von 65 Autoren (und Gebetsammlungen) von A wie Ambrosius bis Z wie Zeämann auf. Das Werk ist in zehn Kapitel geteilt, wobei die siebte Sektion Gebete zu Kriegs-, Teuerungs- und Pestzeiten enthält.[105] Das umfassende Werk hatte großen Erfolg und bildet einen Höhepunkt der lutherischen Sammelgebetbücher. Zwar wirkte Cubach als Buchhändler und Verleger in Lüneburg, doch scheint er das Gebetbuch vor allem in Leipzig gedruckt zu haben. Nach dem Tod des Kompilators wurde das Werk bis zur Mitte des 18. Jahrhunderts neu aufgelegt, erweitert und den Zeitumständen angepasst.[106] In der vermutlich ersten Ausgabe von 1654 sind 14 Pestgebete abgedruckt.[107] Cubach fand seine Texte vor allem in früheren Gebetbüchern, die in der Regel bereits Sammlungen aus verschiedenen Quellen waren. Vier der Pestgebete stammen von Johann Arndt aus dessen »Seelen-Artznei«.[108]

In den Gebeten werden die üblichen Themen angesprochen: Gott schickt die Pest als Strafe für die Sünden der Menschen, die durch Buße und Gebete die Seuche abwenden bzw. beenden können. Der Grundton ist tröstlich und hoffnungsvoll: Die Menschen können auf den Allmächtigen bauen und ihm vertrauen. Es steht in Gottes Macht, ob jemand weiterlebt oder stirbt, deshalb sollen die Menschen mit Geduld, Bußbereitschaft und einem christlichen Lebenswandel auf eine Epidemie reagieren. Mit den Gebeten versprechen sie, sich als »gehorsame Kinder/ [zu] bessern/ und frömmer [zu] werden/ und unser Leben hinfüro zubringen/ in rechter wahrer Busse und gottseligen wandeln [...]«.[109] Damit vermitteln die Gebete denselben Inhalt wie die theologischen Seuchenschriften.

105 Cubach, Danckopffer.

106 Wallmann, Frömmigkeit, S. 85, S. 98, Anm. 35.

107 Cubach, Danckopffer, S. 978-1003.

108 »Gebet in Sterbensläufften und Pestzeiten« in Cubach, Danckopffer, S. 990-993 = Arndt, Paradyszgärtlein, S. 429-433; »Ein ander Gebet in Sterbensläufften und Pestzeiten« in Cubach, Danckopffer, S. 993-994 = Arndt, Paradyszgärtlein, S. 433-435; »Gebet der Kinder/ in Sterbensläufften« in Cubach, Danckopffer, S. 994-995 = Arndt, Paradyszgärtlein, S. 435; »Ein anders« in Cubach, Danckopffer, S. 995-996 = ersten Teil in Arndt, Paradyszgärtlein, S. 439-441.

109 Cubach, Danckopffer, S. 1003.

Das Cellische Gesangbuch

Eine ähnliche oder eventuell noch größere Bedeutung als Gebetbücher hatten Gesangbücher,[110] die in großer Zahl verbreitet wurden. Allein der Verlag Stern in Lüneburg veröffentlichte zwischen 1667 und 1674 vom Cellischen 30.500, vom Lüneburger 23.000 und vom Hannoverschen Gesangbuch 1.800 Exemplare.[111] Als 1667 das Cellische Gesangbuch offiziell im Fürstentum Lüneburg eingeführt wurde, erhielten die Pastoren und Küster kostenlos ein Exemplar. Für die breite Bevölkerung war das Buch durch einen billigen Druck erschwinglich, sodass die Eltern dazu angehalten wurden, es für ihre Kinder zu kaufen.[112] Ähnlich wie bei der Gebetsammlung von Cubach enthalten die Gesangbücher nur wenige Texte, die sich direkt auf die Pest beziehen.

Das erste Cellische Gesangbuch – eine umgearbeitete Fassung des Hannoverschen Gesangbuches von 1646 – wurde vom Verlag Stern in Lüneburg 1661 für den Celler Hof und 1665 für das ganze Herzogtum[113] gedruckt. Das »Voll-ständige Gesang-Buch« enthält keine Vorrede. Seine 415 Seiten sind in 39 Rubriken mit Gesängen zu nahezu allen Gelegenheiten gegliedert. Das Werk konnte durch beigebundene Bücher mit einem engen Bezug zum Gesangbuch ergänzt werden: eine Sammlung der »Evangelia und Episteln« für die Sonn- und Festtage (90 Seiten), eine »Historia des Leidens unsers HErrn und Heilandes Jesu Christi« (106 Seiten) und ein »GEbet-Buch« (226 Seiten).

Der 25. Abschnitt des Gesangbuchs beschäftigt sich mit der Pest. Die Seuche hat im Gesamtzusammenhang des Werkes nur geringe Bedeutung. Lediglich 4 (bzw. 5) von 421 Gesängen thematisieren die Krankheit. Allerdings gibt es den Hinweis, dass in Pestzeiten auch andere Lieder über die allgemeine Not, die Buße usw. gesungen werden können.[114] In den Liedversen wird betont, dass nichts ohne den Willen Gottes geschieht und die Pest eine Strafe für die Sünden der Menschen ist. Die Gläubigen sollen ihr Schicksal in die Hand des Herrn geben und nicht furchtsam sein, sondern Buße tun und bereuen. Die Pest gilt als Rute, mit der Gott die Vergehen der Christen bestraft. So hatten sie beispielsweise zu singen:

110 Vgl. zum Thema Gesangbücher und Pest Kociumbas, Repertoire, S. 137-155.

111 Dumrese/Schilling, Lüneburg, S. 94.

112 Stalmann, Geschichte, S. 188-192; Dumrese/Schilling, Lüneburg, S. 87-88; Lorbeer, Sterbe- und Ewigkeitslieder, S. 62-67.

113 Stalmann, Geschichte, S. 188-191.

114 Gesang-Buch, Nr. 322-325, S. 302-308.

»Nuhn mag ich nicht verstokket sein/
Ich will mich schuldig nennen/
Gesündigt hab' ich dihr allein/
Bin würdig drum zu brennen/
Wi mancher schohn durch solche Ruht
in dieser Pest und Krankheit tuht/
Di Schuld mus ich bekennen.«[115]

In Bezug auf die Pest wird die Geschwindigkeit des Sterbens hervorgehoben:

»Man höret in so manchem Haus
Ein grohsses Wehe-klagen:
Man trägt di Todten häuffig aus/
Als wären si erschlagen:
Der Pestilentz geschwindes Gift
Di meiste Leute plözlich trift/
Und ist fast nicht zu heilen.«[116]

Ein dem Cellischen Gesangbuch beigegebenes Gebetbuch enthält zwar keine Texte explizit über die Pest, aber dafür fünf Gebete über »Sterbens-Läufften«, die sich direkt auf die Liedtexte beziehen.[117] Die Seuche wird hervorgerufen durch die Missachtung von Gottes Wort und seinen Geboten, Fluchen und Schwören, Gier nach Geld und Gut sowie Unzucht.[118] Aus theologischer Sicht ist das schnelle Sterben durch die Pest bedrohlich, weil sie keine »Zeit zur Buhsse/ Raum zur Bekerung/ Kraft und Vermögen zur Übung der Gottseligkeit« im Angesicht des Todes lässt.[119] So ist das Seelenheil während einer Epidemie in großer Gefahr.

Durch die weite Verbreitung der Gebet- und Gesangbücher sind diese für große Teile der Bevölkerung verfügbar gewesen. Doch zur Pest enthalten sie nur wenige Texte, die aber vermutlich in Seuchenzeiten intensiv rezipiert wurden. So ist ihre Bedeutung nicht zu unterschätzen. Bei dem Arzt und Theologen Marstaller (vgl. Kapitel 9.1.2) finden sich beispielsweise folgende Empfehlungen: Um Gott zu versöhnen, ist das Gebet nötig, daher sollte jeder täglich um die Gnade des Allmächtigen bitten (»viel solcher Christ-

115 Ebd., Nr. 324, S. 305.
116 Ebd., Nr. 322, S. 302.
117 Ebd., beigebundenes Gebetbuch, S. 128-134.
118 Ebd., beigebundenes Gebetbuch, S. 129.
119 Ebd., beigebundenes Gebetbuch, S. 134.

licher Gebet in den gemeinen Betbüchern zu finden«). Weiter ist neben dem Vaterunser zumindest der 91. Psalm häufig herzusagen, aber auch der 43., 50., 108. und 148. Psalm werden empfohlen. Vor allem aber sollen die Kinder dazu gebracht werden, morgens und abends sowie nach den Mahlzeiten zu beten.[120]

Die theologischen Vorstellungen wurden noch auf andere Art verbreitet. Hier wirkten in erster Linie die Pastoren als Multiplikatoren, welche diese Ideen in den Kirchen predigten. Direkte Belege dafür fehlen zwar für das 16. und 17. Jahrhundert, doch aus dem frühen 18. Jahrhundert sind sie vorhanden.[121] Auch die Obrigkeit übernahm die Vorstellungen. Um Gott zu versöhnen, wurden in Seuchenzeiten von der Regierung beispielsweise kollektive Gebete und Bußübungen angeordnet (vgl. Kapitel 9.3). Die geistlichen Vorstellungen über die Pest wurden nicht nur durch die gedruckten theologischen Schriften verbreitet.

Während die theologischen Pestschriften im engeren Sinne nur bis zur Mitte des 17. Jahrhunderts veröffentlicht wurden, erschienen Andachts-, Gebet- und Gesangbücher mit ihren Inhalten zur Pest entsprechend der Vergeltungstheologie auch in der zweiten Hälfte des 17. und im 18. Jahrhundert. Während sich die Eliten langsam von diesen Vorstellungen abwandten, wurden sie in weiten Teilen der Bevölkerung weiterhin rezipiert. Dieser Prozess wird als »sinkendes Kulturgut« bezeichnet, bei dem u.a. Denkformen der Oberschichten, die diese als überholt ansehen, in niederen sozialen Schichten weiterwirkten.[122] Dies führte später bei der Seuchenbekämpfung in der Zeit des Absolutismus zu Konflikten.[123]

120 MARSTALLER, Bericht, S. 9-10.

121 WENDLER, Toppius, S. 149, 154-156, 164-168, 399-400.

122 Ein solcher Einstellungswandel in Bezug auf den Umgang mit Gewittern wird anschaulich geschildert bei KITTSTEINER, Entstehung, S. 74-79, 87-94. Zum Begriff des »gesunkenen Kulturguts« vgl. NAUMANN, Grundzüge, S. 4-5. Zur Entstehung und Kritik dieses Konzepts vgl. WEBER-KELLERMANN/BIMMER, Einführung, S. 77-85. Den Prozesscharakter des »sinkenden Kulturguts« (und des »aufsteigenden Kulturguts«) hat Günter Wiegelmann immer wieder betont. Vgl. beispielsweise WIEGELMANN, Volkskunde, S. 51-60; ders., Konzepte, S. 33, 40, 56-59, 113.

123 WENDLER, Toppius, S. 151-152, 167-168.

9. Die medizinische Seuchenschriften

9.1 Die Autoren und ihre Texte

9.1.1 Überblick

Die frühneuzeitlichen Theologen glaubten, dass Gott die Pest als Strafe für die Sünden der Gläubigen schicken würde. Die Ärzte stellten dies zwar nicht infrage, gingen aber in ihren Seuchenschriften meist nur beiläufig darauf ein.

Schon bald nach dem Auftreten der Pest Mitte des 14. Jahrhunderts entstanden kurze medizinische Texte, welche die angeblichen Ursachen erläuterten und Behandlungsmöglichkeiten aufzeigten. Sie boten vor dem Hintergrund eines besonderen Weltbildes und den damit verbundenen medizinischen Vorstellungen Ansätze für einen bewussten Umgang mit der Krankheit. Diese Schriften waren vor der Erfindung des Buchdrucks nur wenigen zugänglich, selbst wenn sie nicht in Latein, sondern in einer Volkssprache verfasst waren.

Mit der Verbreitung des Buchdrucks setzte die massenhafte Produktion deutschsprachiger medizinischer Seuchenschriften ein. Das früheste »Pestbüchlein« erschien 1473 in Ulm und stammte vom Stadtarzt Heinrich Steinhöwel (um 1411/12-1479).[124] Es wurde wiederholt nachgedruckt, und 1506 erschien in Braunschweig eine niederdeutsche Übersetzung.[125] Dies war für das Spätmittelalter nicht ungewöhnlich. Bei den norddeutschen medizinischen Pesttraktaten dieser Zeit handelte es sich meistens nicht um vor Ort geschriebene Texte, sondern um in anderen Regionen Europas verfasste lateinische und hochdeutsche Schriften, die zum Teil ins Plattdeutsche übersetzt wurden.[126] Die Traktate fanden rasch Verbreitung, sodass ein Historiker resümiert: »Um 1500 sind [...] weite Gebiete des [deutschen] Reiches mit Pestbüchern versorgt.«[127] Doch die große Zeit der Seuchenschriften begann erst in den 1560er Jahren, als plötzlich die Anzahl veröffentlichter Texte stark anstieg.[128]

124 Klebs/Sudhoff, Pestschriften, S. 169-211.
125 Steinhöwel, Regiment.
126 Berndzen, Pesttraktat, S. 95-96.
127 Giesecke, Buchdruck, S. 374.
128 Vgl. die Grafiken bei Cohn, Cultures, S. 31; Heinrichs, Plague, S. 11.

Seuchenschriften beschäftigen die Forschung seit etwa einhundert Jahren. Vor allem sind es mittelalterliche lateinische und volkssprachliche Traktate,[129] welche neu herausgegeben und intensiv untersucht werden.[130] Die frühneuzeitlichen deutschen Texte stehen etwas im Schatten dieser Bemühungen, obwohl bekannte Persönlichkeiten wie Theophrastus Paracelsus (1493/94-1541), Georgius Agricola (1494-1555), Johann Amos Comenius (1592-1670) usw. solche verfasst haben.[131] Auch von unbekannteren Autoren des 16. bis 18. Jahrhunderts werden Seuchenschriften neu herausgegeben,[132] doch steht die Erforschung dieser Literatur noch am Anfang.[133] Das europaweit zunehmende Interesse an spätmittelalterlichen und frühneuzeitlichen Seuchenschriften zeigen verschiedene Studien, die in den letzten Jahren erschienen sind.[134]

Bei dieser Literaturgattung fällt auf, dass Seuchenschriften in der frühen Neuzeit nicht allzu häufig nachgedruckt wurden. Obwohl die medizinischen Fortschritte im 16. und 17. Jahrhundert bei der Bekämpfung von Epidemien überschaubar blieben, verfassten Ärzte immer wieder neue Texte. Die Autoren waren oft Stadtärzte oder Leibärzte von Fürsten, welche die Schriften für ihre Städte bzw. Residenzstädte oder Territorien verfassten. Diese häufig

129 Nockels Fabbri, Continuity; Jones, Concepts; Pérez Fuentes, Scriptum; Aberth, Doctoring; Wolff, Theorie.

130 Besonders Sudhoff und Eis haben selbst Seuchenschriften herausgegeben bzw. die Herausgabe angeregt und ermöglicht. Bergmann, Pesttraktat; Eis, Hohenkirche, S. 78-80; ders., Münsinger, S. 81-90; Franke, Pest-Brief; Gräter, Sinn; Klebs/Sudhoff, Pestschriften; Mayer, Pest, S. 167-192; Rutz, Übersetzungen; Sudhoff, Pestschriften; Werthmann-Haas, Übersetzungen. Für Norddeutschland siehe Berndzen, Pesttraktat, S. 87-118 und S. 37-75. Zu den Inhalten der mittelalterlichen Pestschriften vgl. Haage, Pestliteratur, S. 301-313.

131 Agricola, De Peste, S. 233-367; Comenius, Bericht, S. 9-18; Paracelsus, Zwey Bücher, S. 124-195; ders., Pestilentz, S. 108-123; ders., De Pestilitate, S. 24-107.

132 Häuser, Quelle (vgl. Benning, Sterbensleufften, S. 203-226); Seel, Pest, S. 33-36; Weißer, Pestschrift, S. 7-21; Dienel, Pestschrift, S. 164-235; Eikermann/Kaiser, Pest, S. 103-107; Offner/Sindilariu, Schwarzer Tod, S. 63-200; Widmann, Schriften. Für Norddeutschland siehe Müller, Schwarze Kunst, S. 9-124; Wendler, Pestilentz, S. 229-271; ders., Seuchenschriften, S. 78-80; ders., Pestschriften, S. 215-227; ders., Stadtarzt, S. 89-90.

133 McDowell, Plague Text; Feuerstein-Herz, Druck, S. 27-36; Heinrichs, Plague; Dienel, Pestschrift; Eikermann/Kaiser, Pest; Kellner, Pesthauch, S. 122-132; Stegmann, Arznei; Werfring, Ursprung; Talib-Benz, Pestschriften, bietet weniger eine Analyse, als einen kommentierten Katalog von 24 deutsch- und französischsprachigen Pestschriften der Züricher Zentralbibliothek.

134 Nockels Fabbri, Continuity; Lähteelä, Order; Cohn, Cultures; Eckkrammer, Medizin; Montagne, Médecine; Ginnaio, Antidotes. Vgl. auch Gilman, Plague Writing.

kurzen Texte waren offensichtlich für die lokale bzw. regionale Bevölkerung zu einem bestimmten Zeitpunkt bestimmt.

Seit den 1560er Jahren wuchs der Bedarf an Seuchenschriften, denn im nun beginnenden Jahrhundert der großen Seuchenzüge waren die Auswirkungen der Epidemien besonders spürbar. Eine entsprechende Bedeutung hatte die Produktion einschlägiger Traktate. Im Folgenden werden die im oder für das Fürstentum Lüneburg verfassten Texte untersucht, welche zwischen 1565 und 1666 entstanden. Für diesen Zeitraum lassen sich 26 medizinische Seuchenschriften (inklusive Neuauflagen dieser Texte innerhalb des Fürstentums) mit einem Bezug zum Herzogtum nachweisen. Davon thematisieren 18 die Pest, 6 Darmerkrankungen (»Hofgang«, »Weiße bzw. Rote Ruhr«), 1 Fleckfieber (»Hauptkrankheit«) sowie 1 bestimmte Fieber (Tabelle 9.1). Einzelne Texte erlebten eine zweite Auflage (3 zur Pest und 1 zur Ruhr, Tabelle 9.2). Zwei der Pesttraktate sind zwar belegt, aber nicht erhalten.

Die insgesamt 13 Autoren dieser Texte gehörten zu einer bürgerlichen, teilweise international ausgerichteten Elite und lassen sich in drei Gruppen einteilen. Da waren erstens die Stadtärzte von Lüneburg bzw. Uelzen, zweitens die Leibärzte der in Celle residierenden Lüneburger Herzöge sowie drittens die (Stadt-)Ärzte von außerhalb des Fürstentums. In Lüneburg gab es Stadtärzte bereits im 14. Jahrhundert. Seit 1598 amtete der Lüneburger Stadtphysikus auch in Uelzen, bis die Stadt 1640 einen eigenen Arzt anstellte.[135] Der Forschungsstand zu den einzelnen Autoren ist unterschiedlich. Bei den meisten ist kaum mehr als ihr Name und ihre Position bekannt, doch zu Gervasius Marstaller und Tobias Dornkreil als den bedeutendsten Verfassern lässt sich mehr herausfinden. Bei beiden ist es im Folgenden möglich, die Bedeutung der Seuchenschriften in ihrem Gesamtwerk und ihrem Werdegang zu umreißen.

Die meisten ärztlichen Seuchenschriften des Fürstentums beschreiben Ursachen, Symptome und Krankheitsverlauf, die Möglichkeiten der Prophylaxe sowie Rezepte zur Vorbeugung und Heilung. In der Regel sind die Texte ähnlich gegliedert: (1.) Einleitung mit Zueignung an eine Obrigkeit,[136] (2.) Hilfsmittel zur Prävention, (3.) Hilfsmittel zur Heilung und abschließend (4.) ein Schlusswort mit einer Anrufung Gottes.

135 Deichert, Geschichte, S. 223-224, 335-346; Keyser (Hrsg.), Städtebuch, S. 233, 353; Lindemann, Health, S. 72-95. Allgemein für das frühneuzeitliche Europa dies., Medicine, S. 166-172.

136 Vgl. zu Funktion und Inhalt der Einleitungen Eckrammer, Medizin, Bd. 2, S. 883-886.

Jahr	Pest	Fleckfieber	Ruhr	Fieber
1565	1			
1576	1			
1577	3			
1583	1			
1596	2			
1597	1			
1599			3	
1602				1
1604	1			
1605	1			
1609	1			
1618		1		
1623			1	
1624			1	
1625	2			
1629			1	
1639	1			
1657	1			
1664	2			
Summe	**18**	1	**6**	1

Tabelle 9.1: Medizinische Seuchenschriften des Fürstentums Lüneburg 1565-1666 nach Krankheiten

Häufig sind die Schriften kurz. Bei 24 der 26 nachweisbaren ärztlichen Traktate ist der Umfang bekannt. Darunter befinden sich vier Einblattdrucke, drei Texte von bis zu 10 Seiten und vier Traktate von 11 bis 20 Seiten Umfang. Länger sind sieben mit 21 bis 30 Seiten und je eine von 31 bis 40, 41 bis 50 und 51 bis 60 Seiten. Vier lange Texte haben über 130 Druckseiten Umfang (Tabelle 9.2).

Adressiert wurden die ärztlichen Seuchenschriften in der Regel unspezifisch an den »Gemeinen Mann« oder »Jedermann« bzw. allgemein an die Einwohner der Städte (bei den Stadtärzten) oder der Territorien (bei den fürstlichen Leibärzten). Eventuell hatten die Autoren einiger kürzerer Seuchenschriften tatsächlich die Allgemeinheit im Blick, doch meist war der Kreis der Adressaten deutlich eingeschränkter.[137] Es war vermutlich wie bei den späteren Werken der medizinischen Volksaufklärung: Auch wenn sich diese explizit an das einfache Volk wandten,[138] bildeten Mediziner (Ärzte, Barbiere, Apotheker) und gebildete Laien (Pastoren, Beamte) die eigentlichen Zielgruppen.[139] Diese sollten die empfohlenen Ratschläge umsetzen und als Multiplikatoren ihr Wissen an die Bevölkerung weitergeben. Das war im 16. und 17. Jahrhundert nicht anders. Entsprechend forderte der Verfasser eines langen Pesttraktats 1576 »alle trewhertzige Leute/ insonderheit aber die Seelsorger vnd Apotecker« auf, denjenigen die »diesen meinen Bericht nicht lesen noch verstehen können/ [...] das sie jnen [...] anzeigen/ was sie in diesem allen thun vnd lassen sollen/ damit sie auch in diesem Leben nach Gottes willen mügen erhalten werden. Dazu auch billich eine jede Obrigkeit allen jren Predigern vnd Apoteckern diese meine oder eine andere dergleichen Schrifft zustellen werden.«[140] In einigen ärztlichen Seuchenschriften wurden Empfehlungen an die Obrigkeit abgegeben, d.h., hier waren die Adressaten politische Mandatsträger. Vielleicht sollten aber auch deren Maßnahmen schon im Voraus durch die Autorität der Ärzte als medizinisch notwendig öffentlich gerechtfertigt werden.

Bei der Publikation der ärztlichen Seuchenschriften des Fürstentums Lüneburg lassen sich vier Phasen unterscheiden. In der ersten wurden 1565-1580 ausschließlich Pesttraktate und in der zweiten 1581-1617 Seuchenschriften zu Pest, Ruhr sowie Fieber veröffentlicht. Auch im Verlauf der dritten Phase 1618-1648 im Dreißigjährigen Krieg erschienen Texte zu Pest, Ruhr und Fleckfieber, während in der vierten Phase 1649-1666 nach Ende des Kriegs wieder nur noch Pesttraktate gedruckt wurden.

137 Vgl. Deichert, Geschichte, S. 226.

138 Lindemann, Health, S. 262-263.

139 So bestimmte Dornkreil, Consilivm, S. D iij r, seinen Text ebenso für den »Gemeinen Mann« wie für Ärzte. Feuerstein-Herz, Druck, S. 33-36; Lindemann, Health, S. 64-65.

140 Marstaller, Bericht, S. 71.

Jahr	Krankheit(en)	Autor(en)	Umfang*	Auftraggeber / Widmung an	Adressat
1565	Pest	Hebenstreidt	?	Rat von Lüneburg	?
1576	Pest	Marstaller	195	Fürsten, Grafen und Stände des Niedersächsischen Kreises	Gemeiner Mann
1577	Pest	Marstaller	1	–	–
1577	Pest	Dobbin	187+X	Bürgermeister, Ratsverwandten und Bürgerschaften der Städte Lübeck und Lüneburg	Gemeiner Mann
1577	Pest	Reuchlin	138	Bürgermeister, Ratsmänner und Bürgerschaften der Städte Lübeck, Hamburg und Lüneburg	Jedermann
1583	Pest	Mellinger	21	–	Hof und Bürgerschaft in Celle
1596	Pest	Sylvius/ Schröder	1	?	?
1597	Pest	Marstaller	195	Fürsten, Grafen und Stände des Niedersächsischen Kreises	Gemeiner Mann
1596	Pest	Dornkreil	28	–	Jedermann
1599	Rote Ruhr	Mellinger	8	–	Hof und Bürgerschaft in Celle
1599	Ruhr	Dornkreil	12	Rat von Uelzen	–
o.J. [1599]	Rote Ruhr	Dornkreil	37	Bürgermeister und Rat von Lüneburg	Jedermann
1602	Fieber	Dornkreil	28	–	Gemeiner Mann, Ärzte
1604	Pest	Dornkreil	57	Bürgermeister und Rat von Lüneburg	Gemeiner Mann
1605	Pest	Dornkreil	1	–	Gemeiner Mann, Jedermann

1609	Pest, pestilenzisches Fieber	Mithobius	20	–	Stadt in Celle; Hof in Celle; Untertanen des Fürstentums Lüneburg
1618	Hauptkrankheit / Fleckfieber	Mithobius	46	–	Untertanen der Fürstentümer Braunschweig-Lüneburg und Grubenhagen; Gemeiner Mann, der Ärzte nicht konsultieren kann
1623	Weiße und Rote Ruhr	Mithobius	23	–	Untertanen der Fürstentümer Braunschweig-Lüneburg und Grubenhagen
1624	Rote Ruhr	Dornkreil	27	Bürgermeister und Rat von Lüneburg	–
1625	Pest	Bacmeister/Eler	14	Rat von Lüneburg	Bürger und Einwohner von Lüneburg
1625	Pest	Bachmeister/Eler	1	–	–
1629	Rote Ruhr	Eler/Schmid	22	mit Konsens der Lüneburger Obrigkeit	–
1639	Pest	Eler	8	–	Stadt Lüneburg
1657	Pest	Behrens	14	–	Einwohner von Celle und Untertanen des Fürstentums Braunschweig-Lüneburg
1664	Pest	Behrens	21	–	Einwohner von Celle und Untertanen des Fürstentums Braunschweig-Lüneburg
1664	Pest	Eler	8	–	–

* bedruckte Seiten (ohne Deckblatt)

Tabelle 9.2: Medizinische Seuchenschriften des Fürstentums Lüneburg in chronologischer Folge 1565-1666

9.1.2 Phase 1: Die Anfänge 1565-1580 (Pest)

Zwischen 1565 und 1580 erschienen fünf Seuchenschriften, die alle die Pest thematisieren. Die Texte dieser ersten Phase kennzeichnet eine gewisse Unsicherheit über die Form für eine möglichst große Wirksamkeit bei der Leserschaft. Drei Traktate sind umfangreich und erheblich länger als die späteren Schriften im Fürstentum Lüneburg. Ein kurzer vierter Text vermittelt seine Lehren in Reimform, was ebenfalls keine Nachfolge fand. Über die fünfte (und früheste) Schrift kann wenig ausgesagt werden, da sie nicht erhalten ist. Drei Texte verfassten Autoren von außerhalb des Fürstentums – auch dies sollte in Zukunft nicht mehr vorkommen.

Der erste gedruckte deutschsprachige Pesttraktat mit einem klaren Bezug zum Fürstentum Lüneburg wurde 1565 in Erfurt veröffentlicht. Der Autor Johannes Hebenstreidt (1525-1569) studierte in Erfurt und Wittenberg und amtete als Physikus in Göttingen und dann als Leibarzt des Herzogs Erich II. von Braunschweig (reg. 1540-1584). Spätestens seit 1558 war er Stadtarzt in Erfurt, wo er 1562 an der Universität Doktor der Medizin wurde und beim Seuchenausbruch im gleichen Jahr die Kranken der Stadt pflegte. Später wirkte Hebenstreidt als Professor an der Universität. Dieser hoch angesehene Arzt verfasste mehrere Seuchenschriften,[141] u.a. schrieb er 1565 für den Lüneburger Rat einen »Pestilentz Schutz«.[142] Diese Schrift ist heute in keiner Bibliothek mehr nachweisbar, sodass über den Inhalt keine sicheren Aussagen gemacht werden können.

Nach seinen erhaltenen Pestschriften zu urteilen, vertrat der Erfurter Arzt ähnliche Auffassungen wie seine Nachfolger. Aber in einer Hinsicht war Hebenstreidt radikal – er forderte von den Ärzten, sich aus christlicher Nächstenliebe persönlich und intensiv um Patienten aus allen sozialen Schichten zu kümmern. Sie sollten ihre Diagnosen und Empfehlungen daher nicht nur anhand des Urins (vgl. Abbildung 9.1) oder aufgrund von Beschreibungen anderer stellen.[143]

1577 publizierten die zwei Lübecker Ärzte Reuchlin und Dobbin umfangreiche Pestschriften, die u.a. auch an die Stadt Lüneburg adressiert waren. Ernst Reuchlin (um 1525 - nach 1577) konnte auf eine lange Karriere zurück-

141 Jöcher, Gelehrten-Lexicon, Bd. 2, Sp. 1420; Leppin, Antichrist, S. 299; Spiegler, Geschichte, S. 143-150.

142 Hebenstreidt, Pestilentz Schutz. Diese Schrift führt Woehlkens, Pest, S. 156, an. Sie ließ sich jedoch weder durch Fernleihe noch durch Nachforschungen im Stadtarchiv Lüneburg und in der Stadtbibliothek Lüneburg ermitteln.

143 Hebenstreidt, Artzney Schutz, S. A ij r.

blicken. Er wurde 1546 ein Magister der Universität Wittenberg und amtierte anschließend als Stadtarzt in Brandenburg. 1563 erwarb er den medizinischen Doktortitel in Wittenberg. Zu dieser Zeit oder etwas später war er Stadtarzt in Stendal. Spätestens 1570 kam er nach Lübeck, wo er Stadtarzt wurde.[144] Er veröffentlichte deutsche und lateinische Schriften über die Pest.[145] Seine »Zwo Haußtafeln vnd vnderricht« waren für die norddeutschen Hansestädte Lübeck, Hamburg und Lüneburg bestimmt und umfassen 138 Seiten.

Kaum etwas ist zum Arzt Henrich Dobbin (Lebensdaten unbekannt) überliefert. Bei ihm handelte es sich wahrscheinlich um den Bruder des bekannten Hauptpastors am Lübecker Dom, Joachim Dobbin (1534-1614), dem Sohn des Barbiers Heinrich. Der Vater und die beiden Söhne schrieben sich gemeinsam am 8. Juli 1555 an der Universität Wittenberg ein.[146] Es ist nicht bekannt, wann und wo Henrich Dobbin den Doktortitel erwarb. Er war beim Erscheinen seines Pestbuchs anscheinend weder Stadtarzt noch Leibarzt eines Fürsten, wie aus der Einleitung hervorgeht.[147] Dobbins »Regiment« ist nur in einem unvollständigen Exemplar erhalten, das in diesem Zustand noch 187 Seiten umfasst.

Die erste in den Grenzen des Fürstentums Lüneburg geschriebene und gedruckte deutschsprachige Seuchenschrift entstand 1576 sowie eine Kurzfassung davon im Jahr darauf. Der Autor, Gervasius Marstaller, war ein bedeutender Intellektueller seiner Zeit und seine Texte zur Pest gehören zu den wichtigsten Norddeutschlands. Um die Bedeutung dieser Seuchenschriften besser einschätzen zu können, wird ausführlicher auf sein Leben und sein Gesamtwerk eingegangen.

Marstaller wurde im frühen 16. Jahrhundert (um 1520?) in Neuenburg am Rhein im Breisgau als Sohn seines gleichnamigen Vaters und der Elisabeth Warner geboren. Der Vater war Bürgermeister der Stadt.[148] Der künftige Gelehrte immatrikulierte sich am 17. Oktober 1537 an der Universität Freiburg im Breisgau,[149] wo er 1539 das Bakkalaureat erwarb. Wegen der Pest von 1541 verließ er die Stadt.[150]

144 Melanchthons Briefwechsel, Bd. 8, S. 86, Nr. 8262.

145 Reuchlin, Büchlein; ders., Amuletum.

146 Förstemann, Album, S. 309.

147 Dobbin, Regiment, 1577, S. A ij r-A vii v.

148 Cramer, Predigt, S. D i v.

149 Mayer, Universität Freiburg, S. 311.

150 Schreiber, Geschichte, S. 3, Anm.; Jenny, Amerbachkorrespondenz, Bd. 6, S. 167-168, Nr. 2737.

Am 18. Oktober 1541 schrieb er sich an der Universität Wittenberg ein[151] und war sechs Jahre lang bis zum Tode des Reformators ein Schüler Martin Luthers (1483-1546).[152] Angeblich wurde er erst in Wittenberg Protestant,[153] wobei der Übertritt zum Luthertum für ihn weitreichende Konsequenzen hatte. Er bedeutete einen Bruch mit seiner engeren Verwandtschaft und mit seiner Heimatregion.[154] In Wittenberg wurde er u.a. von Melanchthon unterrichtet[155] und erlangte am 4. September 1544 den Magistertitel.[156] Als der Vater 1544 starb, kehrte Gervasius für den Winter 1544/45 in seine Heimatstadt Neuenburg zurück. Er besuchte auch mehrere Wochen Basel, von wo er nach Wittenberg zurückreiste.[157]

Marstaller blieb nicht lange in der sächsischen Universitätsstadt, denn er wollte der drohenden Gefahr durch den Schmalkaldischen Krieg entgehen. In einem auf den 15. Juli 1546 datierten Zeugnis bestätigt Philipp Melanchthon, dass Marstaller rund fünf Jahre in Wittenberg studiert habe und Magister geworden sei. Gervasius beabsichtigte, zusammen mit seinem Freund Johannes Mercurius von Morschheim[158] nach Worms zu reisen.[159] Dieser beschäftigte sich intensiv mit Astrologie und Astronomie, über welche er 1548 ein Werk veröffentlichte. Er hatte dazu in Wittenberg Anregungen wohl u.a. von Melanchthon erhalten.[160] Dies ist auch für Marstaller anzunehmen.

Am 28. August 1546 ließ sich Marstaller als Magister aus Wittenberg an der Universität Heidelberg immatrikulieren,[161] wo er Hebräisch unterrichtete.[162] Hier hielt er sich nicht lange auf: Am 13. Mai 1547 schrieb er sich an der Universität Dole ein, und am 16. Mai war er in Orléans.[163]

151 Förstemann, Album, S. 192.
152 Marstaller, Bericht, S. A iiii v.
153 Cramer, Predigt, S. Di v.
154 Marstaller, Bericht, S. A iiii v-B r.
155 Merian, Lehrjahren, S. 48.
156 Köstlin, Baccaleurei, S. 17.
157 Jenny, Amerbachkorrespondenz, Bd. 6, S. 168.
158 Vgl. zu ihm Thüringer, Brief, S. 25-29.
159 Melanchthons Briefwechsel, Bd. 4, S. 400, Nr. 4328; Jenny, Amerbachkorrespondenz, Bd. 6, S. 243, Anm. 7.
160 Thüringer, Brief, S. 27.
161 Toepke, Matrikel, S. 595.
162 Pressel, Chyträus, S. 6.
163 Gervasius Marstaller (RAG-ID: ngQG5f577Q039fmQkQZfoOcB), https://resource.database.rag-online.org/ngQG5f577Q039fmQkQZfoOcB (Zugriff 3.3.2023). Der Nachweis für den Aufenthalt in Orléans befindet sich nicht an der angegebenen Stelle.

1547 ging Marstaller nach Paris, wo er in der Nähe des Collège de (Dormans-)Beauvais in der heutigen Rue Jean-de-Beauvais wohnte.[164] Im Sommer dieses Jahres drohte die Pest auszubrechen, sodass die philosophische Fakultät im Juli vorzeitig den Unterrichtsbetrieb einstellte.[165] In der Stadt schloss sich ihm der junge Basler Nicolaus Bischoff (1531-1565) an, der sich hier von 1546 bis 1549 zu Ausbildungszwecken aufhielt. Seit Herbst 1547 war Marstaller sein Präzeptor, der ihn u.a. in das Griechische einführte.[166] Bischoff erwähnte, dass Marstaller vor einem größeren Hörerkreis über Mathematik referierte, ohne aber ein ordentlich bestallter Lehrer zu sein.[167] Damit spielte der Student anscheinend auf den Unterricht an, den der Gelehrte am Collège de France hielt.[168]

In Paris begann Marstaller zu publizieren. Als Erstes gab er einen lateinischen Sammelband vorwiegend deutscher Autoren (Philipp Melanchthon, Jakob Milich, Joachim Heller, Eberhard Schleusinger) zur Astrologie heraus, deren Widmungsepistel vom Januar 1549 stammt.[169] Für ihn war die Astrologie mit dem christlichen Glauben vereinbar und insbesondere für die Medizin nützlich. Marstaller behauptete, eine Pestepidemie vorhergesagt zu haben. Der Band war dem Mathematiker, Astronom und Kartografen Oronce Fine (1494-1555) gewidmet, der am Collège de France lehrte. In der Epistel erwähnte Gervasius seine Bekanntschaft mit Antonio Mizauld (1510-1578),[170] einem engen Freund von Fine, der als Arzt und Sterndeuter später Ratgeber von Marguerite de Valois (1553-1615) wurde. Als Mizauld im gleichen Jahr 1549 ein Buch über Kometen veröffentlichte, dessen Vorrede auf den März datiert, wurde ein einleitendes Gedicht von Marstaller zu Ehren des Autors abgedruckt.[171] Als weitere Schrift erschien von Gervasius in diesem Jahr eine kurze Dichtung in der Nachfolge der »Bucolica« Vergils, in dem die Hirten

164 Merian, Lehrjahren, S. 42-43.

165 Ebd., S. 38.

166 Ebd., S. 44, 49, 52.

167 Ebd., S. 50.

168 Marstaller, Artis diuinatricis, S. 8. Vgl. Merian, Lehrjahren, S. 43-44.

169 Marstaller, Artis diuinatricis, S. 12. Vgl. zum Werk Jenny, Amerbachkorrespondenz, Bd. 7, S. 323-324, Anm. 5. Er verwechselt fälschlich das »Bvcolicon« mit den »Artis diuinatricis«.

170 Marstaller, Artis diuinatricis, S. 12.

171 Mizauld, Cometographia, S. 7-8. Seinerzeit ungedruckte lateinische Gedichte von 1545 bei Jenny, Amerbachkorrespondenz, Bd. 6, S. 563-573.

Tityrus und Meliboeus ein Zwiegespräch führen. Sein »Bvcolicon« ist auf den August 1549 datiert[172] und war bereits Anfang Oktober gedruckt.[173]

Im November 1549 verließ Marstaller Paris und begab sich nach Montpellier, wo er am 7. Januar 1550 immatrikuliert wurde.[174] Er verfolgte den Unterricht in der Medizinschule von Antoine Saporta (1507-1573).[175] Von hier aus reiste er anscheinend in der zweiten Jahreshälfte bis längstens zum Frühjahr 1551 nach Spanien. Zurück in Montpellier hielt er sich dort bis mindestens März 1552 auf.[176] Vielleicht war es im Zusammenhang mit der Spanienreise, dass Marstaller in Agen den Arzt und Naturforscher Julius Caesar Scaliger (1484-1558) kennenlernte. Aus der Hand von dessen Sohn Joseph (1540-1609) ist ein Schreiben erhalten, in dem Scaliger sein Bedauern über Marstallers Abreise betont, das nur durch die Briefe des inzwischen zum Braunschweiger Stadtarzt ernannten Freundes gemildert werde. Der deutsche Gelehrte hatte Scaliger Pflanzen gezeigt, die dieser noch nicht kannte.[177] Angeblich besuchte Marstaller zu einem unbekannten Zeitpunkt England, doch ist über diese Reise nichts Näheres bekannt.[178]

Wohl 1552 begab sich der angehende Arzt nach Italien, wo er u.a. in Florenz war. In Pisa wurde er am 8. Dezember 1552 als Abschluss seines sechsjährigen Studiums zum Doktor der Medizin promoviert.[179] Im März und Oktober 1553 hielt er sich in Bologna auf;[180] am 1. November war er in Ferrara, am 5. Dezember in Padua,[181] wo er auch im Januar und April 1554 weilte.[182] Am 21. Oktober kehrte er von Rom und Neapel nach Padua zurück.[183] Hier nahm er ein Darlehen mit 20% Zinsen auf, doch setzte er sich ohne zu zahlen im Herbst nach Wittenberg ab. Angeblich plante er, nur den Winter 1554/55 dort zu verbringen, um dann wieder nach Italien zurückzukehren. Doch dies geschah nicht. Seine Verwandten weigerten sich, die offene Schuld

172 Marstaller, Bvcolicon.

173 Jenny, Amerbachkorrespondenz, Bd. 7, S. 322, Nr. 1549.

174 Ebd., Bd. 6, S. 168; Bd. 7, S. 375-376, Nr. 3235.

175 Cilly, Zwinger, S. 774.

176 Jenny, Amerbachkorrespondenz, Bd. 8, S. 131, Nr. 3468, Anm. 5; S. 182-183, Nr. 3508.

177 Amoenitates Literariae, S. 278-283. Vgl. Hall, Life, S. 132.

178 Beier, Syllabus, S. 868; Jenny, Amerbachkorrespondenz, Bd. 8, S. 131, Anm. 5, Nr. 3468.

179 Jenny, Amerbachkorrespondenz, Bd. 9,1, S. 33-38, Nr. 3607; Weigle, Studenten, S. 211, Nr. 250.

180 Jenny, Amerbachkorrespondenz, Bd. 9,1, S. 33-38, Nr. 3607; S. 155-158, Nr. 3676.

181 Ebd., S. 182-183, Nr. 3689; S. 197-199, Nr. 3698.

182 Ebd., S. 227-229, Nr. 3716; S. 306-307, Nr. 3759.

183 Ebd., Bd. 8, S. XXV.

aus Padua zu begleichen, u.a. weil Gervasius Marstaller sein väterliches Erbe schon erhalten hatte. Sie hatten 1556 angeblich seit zwei Jahren nichts mehr von ihm gehört.[184]

Der Arzt baute sich nun ein Leben im Osten und Norden Deutschlands auf. 1555 heiratete er in Wittenberg. Die Eheschließung erfolgte wohl im Februar, er wohnte zu dieser Zeit in Halle an der Saale. Seine Braut Dorothea Trutiger (oder Treutger) stammte aus dieser Stadt.[185] Das Paar hatte mindestens drei Söhne: Gervasius, Protasius (gest. 1614) und Martin (1561-1615), der am 31. Januar 1561 in Braunschweig geboren wurde. Die Mutter starb um 1568.[186] Von Wittenberg ging Marstaller nach Braunschweig, wo er 1556 Stadtarzt wurde und 1565 eine Pfründe des Braunschweiger Blasiusstifts erhielt.[187]

Trotz seiner weiten Reisen und den vielen Einflüssen blieb Marstaller fest im Luthertum verwurzelt, wie 1564 der konservative Theologe Tilemann Heßhusen (1527-1588) ausdrücklich betonte: Zwar sei er in Frankreich, Spanien, Italien und anderswo mit dem Calvinismus in Kontakt gekommen, aber beständig bei der Lehre des Wittenberger Reformators geblieben.[188]

Zu einem unbekannten Zeitpunkt erlangte Marstaller das Amt als Leibarzt des Dessauer Herzogs Bernhard VII. von Anhalt (reg. 1551-1570). Am 28. Juli 1570 wurde er in Jena Professor der Medizin.[189] Als in diesem Jahr Bernhard VII. verstarb, verfasste er eine lateinische Trauerschrift, ein »Carmen Heroicvm«.[190] Er war dann einer der drei Leibärzte von Johann Wilhelm I. von Sachsen(-Weimar, reg. 1554-1573). In dieser Funktion unterschrieb er in Weimar als einer der Zeugen das Testament des Fürsten vom 19. Februar 1573 und veröffentlichte nach dessen Tod eine Trauerschrift.[191]

Der Leibarzt und Professor in Jena heiratete in zweiter Ehe Benigna Güntzel von Berneck (1552-1604) und zeugte einen weiteren Sohn (Wilhelm, gest. 1615). Mit seiner zweiten Frau lebte er bis zu seinem Tod 1578 fünf Jahre in Celle.[192] In die Stadt kam er als Leibarzt, da er 1574 in die Dienste Herzog

184 Ebd., Bd. 6, S. 168, Nr. 2737; Bd. 8, S. XXV; Bd. 9,2, S. 736, Anm. 22, Nr. 3962.

185 Goebel, Epitalamion, A 2 r; Jenny, Amerbachkorrespondenz, Bd. 8, S. XXV.

186 Cramer, Predigt, S. D i r-D ii v. Dort auch eine kurze Beschreibung der Erziehung der Söhne.

187 Reitemeier, Reformation, S. 115; Marstaller, Bericht, S. A ij v; Kintzinger, Pfründe, S. 48.

188 Heßhusen, Warnung, S. C ii r.

189 Jenny, Amerbachkorrespondenz, Bd. 6, S. 169, Nr. 2737.

190 Marstaller, Vita.

191 Döring, Chronik, S. 690-691; Marstaller, De Morbo.

192 Mylius, Leichpredigt, S. C iij r-C iij v; Heinemann, Genealogie, S. 8-9.

Wilhelms von Braunschweig-Lüneburg (reg. 1559/69-1592) trat.[193] Der auch als Theologe, Philosoph, Mathematiker und Dichter geschätzte Mediziner starb wohl in Celle am 3. Juni 1578.[194]

Als Celler Hofarzt ließ Marstaller in Uelzen beim Verleger Michael Kröner zwei Seuchenschriften drucken, die beide auf ihre Weise außergewöhnlich sind: die eine durch ihre Länge, die andere durch ihre Form in Reimen. 1576 veröffentlichte der Leibarzt eine Schrift mit dem Titel: »Kurtzer vnd einfeltiger Bericht/ Wie man/ soviel Gott gefellig/ sich für der grawsamen vnd schrecklichen Pestilentz bewaren/ Oder so man damit behafft/ sie vertreiben müge«. Es handelt sich um einen für die Literaturgattung der deutschsprachigen Seuchenschriften ungewöhnlich langen Traktat von fast 200 Druckseiten, der ebenso sehr eine medizinische wie eine theologische Schrift ist, was angesichts des Werdegangs des Autors nicht verwundert. Das Werk enthält eine Einleitung mit der Zueignung an die Fürsten, Grafen und Stände des Niedersächsischen Kreises. Der erste Teil behandelt Präventionsmaßnahmen, der zweite Heilmethoden. Angehängt sind ein deutsches und einige lateinische Lehrgedichte des Autors, Martin Luthers Abhandlung »Ob man für dem Sterben fliehen möge« sowie ein Brief zum gleichen Thema von Joachim Morlini (Superintendent von Braunschweig und späterer Bischof von Samland). Ein Register schließt das Werk ab.[195] Marstallers langer »Bericht« erfuhr 1597 in Halle eine unveränderte Neuauflage.[196] Die Schrift war für sehr lesegeübte Personen bestimmt, welche sich intensiv für die medizinischen und theologischen Aspekte der Pest interessierten.

Der lange »Bericht« konnte nur ein beschränktes Publikum ansprechen, denn für die Bedürfnisse der meisten Leser war der Text zu ausführlich und anspruchsvoll. Um eine Breitenwirkung zu erreichen, eigneten sich kurze Handreichungen besser, also Einblattdrucke oder Texte von wenigen Seiten Umfang. Dies war auch Marstaller bewusst. So bemühte er sich selbst um die Popularisierung seiner Vorstellungen und gab 1577 einen Einblattdruck heraus.[197]

In dieser »kurtzen Summa« zieht der Arzt in Versen mit Endreimen die Quintessenz aus dem langen »Bericht«. In einer Vorbemerkung, den ersten Strophen und am Ende weist er darauf hin, dass Gott die Seuche als Strafe für

193 OHE, Zentral- und Hofverwaltung, S. 184.

194 ADAM, Vitae, S. 237-238.

195 MARSTALLER, Bericht.

196 MARSTALLER, Einfeltiger Bericht; WOEHLKENS, Kröner, S. 139, nennt fälschlicherweise 1596 als Datum der Neuauflage.

197 MARSTALLER, Summa. Vollständig abgedruckt bei WENDLER, Seuchenschriften, S. 78-80.

menschliche Sünden schickt und nur Buße die Krankheit abwenden könne. Dies entspricht den Vorstellungen der Theologen in ihren Pestschriften. Im Hauptteil gibt Marstaller praktische Verhaltensvorschriften zur Prävention und Heilung. Er empfiehlt zur Vorbeugung einen mäßigen Lebenswandel, das Purgieren und den Aderlass (um die Säfte des Körpers in das richtige Verhältnis zu bringen), das Reinigen der Luft, das Meiden von Dreck und Gestank, ein frohes Gemüt und die Einnahme von Pillen. Wenn jemand erkrankt, soll dieser u.a. einen Aderlass vornehmen lassen, mit Maßen schwitzen und schlafen, die auftretenden Beulen öffnen lassen sowie auf Gott vertrauen. Den Abschluss des Textes bildet eine Strophe, in welcher der Gelehrte davor warnt, die Mediziner zu verachten. Bemerkenswert ist, dass Marstaller ausdrücklich Werbung für seinen langen »Bericht« macht.

Mit Versen versuchte der Arzt, seine Ansichten für viele Menschen eingängig zu gestalten. Dies war zu seiner Zeit ungewöhnlich, denn es gibt zwar verschiedene mittelalterliche gereimte Seuchenschriften, in der frühen Neuzeit bildete diese Form aber die Ausnahme.[198]

Marstaller war als Autor erstmals um 1549 mit zwei lateinischen Abhandlungen an die Öffentlichkeit getreten. In den darauffolgenden Jahrzehnten publizierte er lediglich ein paar Gelegenheitsschriften, die mit seiner Tätigkeit als fürstlicher Leibarzt und Höfling zusammenhingen. Erst 1576 schrieb er mit seinem Pestbericht wieder einen längeren Text, der neben dem lateinischen astrologischen Traktat von 1549 als sein Hauptwerk anzusehen ist. Er war vermutlich trotz seines Umfanges eine mehr oder minder rasch verfasste Gelegenheitsschrift – ebenso wie die gereimte Kurzfassung. Wahrscheinlich wurde der Mediziner wie bei allen seinen Schriften nach 1549 von seinem Fürsten direkt oder indirekt aufgefordert, die Texte zu verfassen.

9.1.3 Phase 2: Seuchenschriften 1581-1617 (Pest, Ruhr, Fieber)

Der zweiten Phase von 1583 bis 1618 sind zwölf Seuchenschriften zuzuordnen. Sie behandeln neben der Pest (7) auch weitere Krankheiten wie Ruhr (3), Fleckfieber (1) und andere epidemisch auftretende Fieber (1). Die Texte sind in der Regel erheblich kürzer als in der ersten Phase. Der Umfang reicht von Einblattdrucken zu Schriften von bis zu 57 Seiten (Tabelle 9.2). Eine Ausnahme bildet nur der unveränderte Nachdruck des umfangreichen »Berichts«

198 Haage, Pestliteratur, S. 312-313; Werthmann-Haas, Übersetzungen, S. 25-26; Schluchtmann, Medizin, S. 256, führt eine 1593 publizierte und 1624 erneut veröffentlichte gereimte Seuchenschrift an.

von Gervasius Marstaller 1597 in Halle. Dieser Text war aber vermutlich nicht für das Publikum des Fürstentums Lüneburg bestimmt.[199]

Die zweite Phase ist sozusagen die klassische Zeit der Seuchenschriften, die für die Zukunft prägend wurde, bis diese Literaturgattung im Fürstentum Lüneburg im frühen 18. Jahrhundert verschwand. Einerseits bildete sich nach den früheren Versuchen eine angemessene Form der Seuchenschriften heraus, andererseits sorgten zahlreiche unterschiedliche Seuchenzüge bei einer – im Vergleich zu der Zeit des Dreißigjährigen Kriegs – guten wirtschaftlichen Situation dafür, dass es einen aufnahmefähigen Markt für Texte dieser Art gab.

Nach Marstallers Tod 1578 wurde Johannes Mellinger (um 1538-1603) sein Nachfolger als fürstlicher Leibarzt. Mellinger studierte 1555 bis 1562 in Wittenberg, bevor er 1567 an das Weimarer Gymnasium ging. Dort beschäftigte er sich mit der Kartografie. 1569 kam Mellinger an das Gymnasium in Jena, wo er erst Philosophie, dann Medizin studierte. Ohne sein Studium abzuschließen, ging er nach Hildesheim. 1578 wurde Mellinger Hofarzt in Celle, obwohl er erst ein Jahr später an der Universität Rostock seinen Doktortitel erlangte. Er blieb bis zu seinem Tod 1603 als Arzt (und Kartograf) am Celler Hof.[200]

Mellinger publizierte 1583 eine Pestschrift, die deutlich weniger von frommen Gedanken geprägt ist als Marstallers Werke. Auf dem Titelblatt der Schrift nennt er den Celler Hof und die Bürgerschaft als Adressaten. Auf die Einleitung folgt das erste Hauptkapitel zur Prävention und das zweite Hauptkapitel zur Heilung. In einer Schlussbemerkung bittet Mellinger um die Gnade Gottes, dass die empfohlenen Mittel die gewünschten Wirkungen entfalten.[201]

Aus dem Jahr 1599 stammt Mellingers zweite Seuchenschrift für die Stadt und den Hof in Celle[202] und »gemeiner notdurfft zum besten«,[203] bei der es um die Ruhr geht. Ungewöhnlich ist die Aufteilung des Textes. Eine Vorrede und Zueignung fehlt, das Werk beginnt mit der »Curatio«, woran sich eine »Diaeta« für die Kranken anschließt. Dann folgen Ratschläge zur Prävention. Die letzten Zeilen des kurzen Textes bildet eine Anrufung Gottes, der seinen Segen zur Behandlung und Vorbeugung geben soll.

In Uelzen erschien 1596 eine »Kurtze Haustaffel«, in der Abel Sylvius und Henricus (Heinrich) Schröder erläutern, »wie sich ein jeder in itzigen gefähr-

199 Marstaller, Einfeltiger Bericht.
200 Ohainski, Mellinger, S. 11-17; Deichert, Geschichte, S. 337-338.
201 Mellinger, Bericht, S. C iij v.
202 Mellinger, Kurtzer Bericht, Titelblatt.
203 Ebd., S. A v v.

lichen Zeiten der Pestilentz verhalten sol«.[204] Doktor Sylvius (ca. 1540-1598) war von 1588 bis zu seinem Tod zehn Jahre später erster Lüneburger Stadtarzt, nachdem er zuvor in Hamm praktiziert hatte. Doktor Schröder amtierte seit 1595 als zweiter Stadtarzt. 1601 reiste er nach Moskau ab, von wo ein Ruf an ihn ergangen war.[205] Leider ist über die gemeinsame Schrift der beiden nichts Näheres bekannt, da sich anscheinend kein Exemplar erhalten hat.[206]

Der bedeutendste Autor dieser zweiten Phase ist Tobias Dornkreil ab Eberherz (1571-1605). Er war Uelzener und Lüneburger Stadtarzt und gehörte zu den begabtesten Medizinern Norddeutschlands seiner Zeit, weswegen hier ausführlicher auf sein Leben und Werk eingegangen wird.[207] Mit einer beeindruckenden Anzahl von lateinischen und deutschen Schriften hinterließ Dornkreil ein umfangreiches Werk für einen Mann, der mit kaum 33 Jahren starb. Er ist mit fünf Seuchenschriften der produktivste einschlägige Autor des Fürstentums Lüneburg.

Tobias Dornkreil wurde am 18. August 1571[208] in Iglau (Jihlava im heutigen Tschechien) in Mähren nahe der Grenze zu Böhmen geboren. Seine Eltern waren Markus Dornkreil (1533-1591) und Margaretha Goeskel (Lebensdaten unbekannt), die 1570 geheiratet hatten.[209] Er schrieb sich 1591 zusammen mit seinem Landsmann Tobias Freisleben an der Universität Frankfurt an der Oder ein und beendete sein Studium im darauffolgenden Jahr unter dem Rektor Joachim Pistorius (um 1544-1599).[210] Dornkreil verteidigte in Frankfurt am 23. Juni 34 Thesen vor Georg Seiler und am 26. August 1592 in einer zweiten Disputation weitere Thesen vor Johannes Fersius (1558-1611).[211] Er erwarb den Magistergrad, wozu 1593 eine lateinische Gratulationsschrift erschien.[212]

204 SYLVIUS/SCHRÖDER, Haustaffel; MANECKE, Lüneburg, S. 148, Anm. c. Diese Schrift erwähnt auch DEICHERT, Geschichte, S. 224.

205 MÜLLER, Stadtärzte, S. 4.

206 Im Katalog der Gottfried Wilhelm Leibniz Bibliothek – Niedersächsische Landesbibliothek, Hannover, ist unter der Signatur C 7147, Stück 6, ein Exemplar vermerkt. Doch dieses ist nicht mehr auffindbar. Email-Auskunft 6.8.2021.

207 Vgl. zu ihm WENDLER, Stadtarzt, S. 85-87.

208 In dem ausführlichen Lebenslauf in NOVA LITERARIA, S. 278, ist 1572 als Geburtsjahr angegeben.

209 Ebd., S. 278, hier auch die weiteren Vorfahren von Tobias Dornkreil. Die Leichenpredigt auf Markus Dornkreil in EPICEDIA.

210 UNIVERSITÄTS-MATRIKELN, S. 358.

211 ABVSV; MODO INTELLIGENDI.

212 GRATVLATIONES.

Kurz danach verließ er Frankfurt und ging an die Universität Helmstedt, wo er sich am 11. September 1593 für das Medizinstudium einschrieb und 1595 promoviert wurde.[213] Zusammen mit vier anderen Studenten verteidigte er am 8. Dezember 87 Thesen beim Medizinprofessor Jakob Horst (1537-1600). Es ging um Paralyse, also Lähmungen.[214] Dornkreil erhielt am 18. Dezember 1595 ein Doktordiplom auf einem großen Pergament-Folioblatt, welches später in die Bibliothek von St. Michaelis in Lüneburg gelangte.[215] Nach seiner Promotion präsidierte Dornkreil mehrere Disputationen in Helmstedt: Am 28. Februar waren Peter Finx aus Lüneburg (ein Verwandter seiner späteren Frau?), am 6. März Georg Boetius und am 13. April 1596 Sebastian Hondorf aus Naumburg die Respondenten.[216]

Professor wurde Dornkreil in Helmstedt nicht,[217] sondern er ging 1596 nach Lüneburg.[218] In Uelzen amtierte er als Stadtarzt angeblich seit dem 21. Mai 1597 und in Lüneburg ab dem 18. August 1598.[219] Anscheinend war er in Lüneburg nach dem Tod des Stadtarztes Abel Sylvius zuerst ein Gehilfe des oben erwähnten Stadtphysikus Heinrich Schröder,[220] der 1601 Lüneburg in Richtung Moskau verließ. So wurde Dornkreil am 29. Oktober 1602 zusammen mit einem anderen Arzt in Lüneburg als zweiter Physikus eingestellt und legte auf der Schreiberei einen Eid ab.[221] Auch wenn es bei den Daten der Anstellungen in Uelzen und Lüneburg Unklarheiten gibt, so war er spätestens seit 1599 Stadtarzt in beiden Städten, da er sich als solcher auf dem Titelblatt seiner unten behandelten Lüneburger Ruhrschrift nennt.

Der Mediziner heiratete 1597 Barbara Finck (oder Finx), die aber bald starb – offensichtlich im Kindbett – und am 11. August 1598 begraben wurde.[222] Das einzige Kind aus dieser Ehe hieß nach seinem Vater. Tobias Dornkreil der Jüngere wurde am 12. August 1598 in Lüneburg getauft und studierte Theologie in Helmstedt, wo er sich am 2. August 1616 als ein Lüneburger einschrieb. Er amtierte seit 1626 als Pastor in Uelzen und erwarb

213 Album Academiae Helmstadiensis, S. 98, 107-108, 117.

214 Theses de Paralysi, S. B 3 r-D 2 r. Zu Horst vgl. Triebs, Fakultät, S. 54-55.

215 Martini, Beiträge, S. 84. Vgl. Tschirner, Museum, S. 185-186, 230.

216 Dispvtatio; Theses medicae; Nova Literaria, S. 278.

217 Entsprechend nicht bei Triebs, Fakultät, die auch die erwähnten Disputationen nicht aufführt.

218 Dornkreil, Pestilentz, Titelblatt: »TOBJA DORNKREJL/ der freyenkünsten [!] vnnd Artzney Doctorn/ jtziger zeit zu Lüneburg.«

219 Funke/Fricke, Pastoren, S. 256.

220 Tschirner, Museum, S. 185; Vogtherr, Uelzen, S. 414.

221 Müller, Stadtärzte, S. 4.

222 Nova Literaria, S. 278.

am 12. Februar 1629 den Magistertitel der philosophischen Fakultät der Universität Helmstedt. 1631 ging er an die St. Michaeliskirche in Lüneburg. Der jüngere Dornkreil veröffentlichte mehrere theologische Werke und verschied am 13. Dezember 1658.[223]

Über eine zweite Ehe des Arztes Tobias Dornkreil ist nichts bekannt. Er starb jung am 30. Juni 1605 mit nur 33 Jahren und wurde in der St. Michaeliskirche in Lüneburg begraben.[224] Ein Epitaph mit Holzfiguren von seiner Frau und ihm, das später in die Sammlung der Ritterschaft bzw. des Museums Lüneburg gelangte, erinnerte an das Paar. Während seine Statue erhalten ist,[225] war 1957 die Skulptur seiner Frau noch »stark beschädigt vorhanden«, doch 2018 nicht mehr auffindbar.[226]

Bereits als Magister, also vor der Promotion, veröffentlichte Dornkreil sein erstes größeres medizinisches Werk, eine lateinische Schrift über die Purgation im Umfang von 57 Druckseiten. Den Text widmete er am 18. August 1595 der Obrigkeit seiner Heimatstadt Iglau.[227] In den nächsten Jahren publizierte Dornkreil weitere Schriften auf Latein. In Uelzen ließ er bei Michael Kröner 1600 die erste Auflage des »DISPENSATORIVM NOVVM« drucken, eine rund 80 Druckseiten umfassende Arzneimittelsammlung, die der Lüneburger Obrigkeit gewidmet war.[228] Mit diesem Werk hatte er großen Erfolg, denn weitere Auflagen erschienen in Hamburg 1603 und 1604, in Leipzig 1623 und 1626 und in Erfurt 1645. In einem Überblickstext von 1831 heißt es dazu: »Unter den zur Richtschnur für die Apotheker aufgesetzten Arzneibüchern waren das Antidotarium Nicolai im 13ten Jahrh., ein Recettario Florentinscher Aerzte (1498) und des Valerii Cordi Dispensatorium (1535), auf die bald Dornkreilii Dispensatorium (1600) und Joseph Duchesne (Quercetani) Pharmacopoea dogmaticorum restituta (1602) folgten, die ersten, welche mit obrigkeitlicher Billigung bekannt gemacht wurden.«[229] Dornkreils Werk steht in Zusammenhang mit den städtischen Pharmakopöen des 16. und 17. Jahrhunderts, die das Medizinal- und Apothekenwesen direkt oder indirekt im Auftrag der jeweiligen Obrigkeit neu ordneten.[230]

223 Bertram, Lüneburg, S. 759; Album Academiae Helmstadiensis, S. 252, 318; Funke/Fricke, Pastoren, S. 256.
224 Nova Literaria, S. 278; Rotermund, Hannover, Bd. 1, S. 482.
225 Tschirner, Museum, S. 185-186.
226 Tschirner, Museum und Musealisierung, S. 450.
227 Dornkreil, Purgatione, S. A 2 r-A 3 v.
228 Dornkreil, Dispensatorivm.
229 Niemann, Anleitung, S. 3-4.
230 Schmitz, Geschichte, Bd. 2, S. 195-214.

Das nächste lateinische Werk von Dornkreil war die Herausgabe eines bislang unveröffentlichten Textes des Ulmer Stadtarztes Hans oder Johannes Stocker (um 1453/55-1513), der zu den bekanntesten Medizinern seiner Zeit gehörte.[231] Zu ihm schreibt ein Medizinhistoriker, dass er »eine Menge von Manuskripten medizinischen Inhalts, meist therapeutische Abhandlungen und Arzneimittelsammlungen, hinterlassen [hat]. Da sich solche Schriften naturgemäss an einen kleinen Kreis wandten und nicht Aufklärungsschriften waren, hätte wohl auch kaum ein Drucker das Wagnis ihrer Herausgabe übernommen. Abgesehen davon hätten aber wohl auch nur wenige Ärzte begehrt, ihre Geheimmittel einer grössern Öffentlichkeit durch den Druck bekannt zu geben; der Nimbus, im Besitz solcher Mittel zu sein, war ihrem Ruf nur förderlich.«[232] Eine umfangreiche Sammlung der Rezepte von Stocker veröffentlichte Dornkreil 1601 in Frankfurt mit einer Widmung an die Lüneburger Obrigkeit auf 230 Druckseiten.[233]

Dornkreil konnte aufgrund seines frühen Todes nicht alle seine Schriften selbst in den Druck geben. Bei seinem Tod hinterließ der Arzt ein Manuskript, in dem er (nach Sachgruppen geordnet) wichtige Zitate von antiken, mittelalterlichen und frühneuzeitlichen Medizinern aufführte. Das Werk ist eingeteilt in die Abschnitte, (1.) wie die Gesundheit zu bewahren bzw. (2.) wiederherzustellen sei, sowie Aussagen zu (3.) Medikamenten und (4.) zur Chirurgie. Diese »Aphoristica« wurden 1656 von Joachim Schelius und Andreas Möllenbrock erweitert in einem umfangreichen Band mit über 600 Druckseiten in Erfurt bzw. Arnstadt veröffentlicht.[234]

Bei aller Bedeutung Dornkreils als lateinischer Schriftsteller, ist er heute vor allem noch wegen seiner fünf deutschsprachigen Seuchenschriften wichtig. Besonders beschäftigte er sich mit der Pest. Den ersten Text verfasste der gerade nach Lüneburg gezogene Dornkreil über die »Pestilentz dieses [15]96. Jahres«, welchen er in Hamburg drucken ließ, als ein schwerer Seuchenzug die Region heimsuchte.[235] Der Traktat zur Ehre Gottes und dem Nutzen der Menschen umfasst 28 Druckseiten. Er besitzt keine Widmung und keine Einleitung und ist in zehn kurze Kapitel gegliedert: (1.) Beschreibung der Pest, (2.) Ursachen, (3.) Symptome, (4.) zwei Arten der Vorbeugung, (5.) Prävention, (6.) Heilung, (7.) Behandlung der Symptome, (8.) Ernährung der Kranken, (9.) Behandlung von Schwangeren und säugenden Kindern sowie (10.) Behandlung der Beulen

231 KEIL, Stocker, S. 371-372.
232 MILT, Beitrag, S. 308.
233 STOCKER, Empirica.
234 DORNKREIL, Medulla.
235 WENDLER, Pest und Pocken, S. 52, 59-62; WOEHLKENS, Pest, S. 45, 50-75, 135, 151.

und Blattern. Eine Anrufung Gottes schließt das Werk ab, doch betont Dornkreil die Rolle Gottes noch weniger als Mellinger.[236]

Bereits 1603/04 drohte die Pest in Lüneburg erneut auszubrechen, sodass Dornkreil nun als Stadtarzt wieder über die Krankheit schrieb. Er wurde angeblich von vielen Leuten innerhalb und außerhalb der Stadt aufgefordert, seine Ansichten für den »Gemeinen Mann« niederzulegen.[237] Der Inhalt dieser Schrift ähnelt seinem Traktat von 1596, der Text ist aber mit 57 Druckseiten umfangreicher. Auf die dreiseitige Widmung an Bürgermeister und Rat der Stadt Lüneburg folgen dreizehn Kapitel: (1.) Beschreibung der Pest, (2.) Ursachen, (3.) Symptome, (4.) Vorhersage, (5.) Prävention, (6.) Prävention bei Schwangeren und kleinen Kindern, (7.) Prävention bei Seelsorgern und Krankenpflegern, (8.) Heilung, (9.) Ernährung der Kranken, (10.) Behandlung der Schwangeren und säugenden Kinder, (11.) Behandlung der Symptome, (12.) Behandlung der Beulen und Blattern und (13.) Verhalten der Geheilten sowie Reinigung der infizierten Gegenstände und Häuser. Die gleiche kurze Anrufung Gottes wie in seiner Pestschrift von 1596 schließt das Werk ab.

Um die breite Bevölkerung zu erreichen, war der Text von Dornkreil zu lang und zu kompliziert. Dies empfand anscheinend auch der Arzt, denn ein Jahr später veröffentlichte er 1605 eine Kurzform seines Traktates als Einblattdruck. In dem »Kurtzen Bericht« fasst Dornkreil seine Vorstellungen von der Pest und seine Ratschläge gegen die Krankheit zusammen. Der Einblattdruck besteht aus einer Vorrede, der Empfehlung von Arzneien zur Behandlung verschiedener Patientengruppen und der üblichen Anrufung Gottes am Schluss. 1604 verbreitete sich die Pest nach Dornkreil als »anklebrigkeit«, also durch den direkten Kontakt mit Personen und Tieren. Doch im darauffolgenden Jahr nahm die Seuche eine gefährlichere Form an, da nun die Luft vergiftet war. Die Menschen würden das »Gift« einatmen und schnell daran sterben. Hilfe tat Not, sonst müssten alle daran zugrunde gehen. Der Text führt besondere Medikamente an, die mit Buchstaben gekennzeichnet und in der Lüneburger Apotheke zu erhalten waren. Die Zusammensetzung der Rezepte nannte Dornkreil nicht, sodass die Arzneien nicht von anderen Apothekern herzustellen waren. Der Einblattdruck diente in erster Linie dazu, diese Mittel bekannt zu machen. Jeder Familienvorstand sollte nach Dornkreil am besten solche Medikamente auf Vorrat bereit haben, zumal diese lange haltbar waren.

Der Arzt empfiehlt, die Patienten zuerst schwitzen zu lassen und anschließend mit verschiedenen Mitteln zu stärken. Die weitere Behandlung – vor

236 Dornkreil, Pestilentz.
237 Dornkreil, Gründtlicher Bericht, S. A ij r-A ij v.

allem bei denen die Krankheit begleitenden Beulen und Geschwüre – beschreibt er nicht mehr in seinem Einblattdruck, sondern verweist auf seinen umfangreicheren Traktat vom Vorjahr und macht auf diese Weise dafür Werbung. In diesem hat er dargelegt, wie man sich vor der Krankheit schützen könne, welche Ernährungsregeln zu befolgen seien und wie nach Ende der Seuche Dinge und Gebäude zu desinfizieren wären.[238]

Neben der Pest 1596 und 1603-1605 suchte mit der roten Ruhr 1599 eine weitere Epidemie das Fürstentum Lüneburg heim. Dornkreil verfasste einen »Sendebrieff«, einen kurzen Text von zwölf Seiten.[239] Er wurde am 26. Juli 1599 vom Uelzener Bürgermeister und Rat mit der Abfassung beauftragt, weil die Ruhr in der Stadt zu grassieren begann.[240] Der Arzt war vorher von Lüneburg nach Uelzen gereist, um die Apotheke zu visitieren und sie mit den notwendigen Medikamenten gegen die Krankheit zu versorgen. Diese wurden zumindest teilweise, vielleicht aber auch ganz in der Lüneburger Apotheke hergestellt und nach Uelzen geschickt. Dornkreil schrieb eine Anleitung nieder, wie die Arzneien zu gebrauchen und einzusetzen seien. Der Uelzener Rat befahl dem Drucker Michael Kröner, den »Sendebrieff« zu drucken, damit jeder ein Exemplar erhalten könnte.[241]

In nur knapp vier Tagen verfasste Dornkreil seine Schrift, um der Bevölkerung medizinische Ratschläge zu geben. Er stellt zu Beginn klar, dass es sich bei der Krankheit nicht um normalen Durchfall handelte, sondern die Krankheit von Mensch zu Mensch übertragen werden könne.[242] Nach der Widmung erläutert er Ursache und Symptome, die Vorbeugung sowie die Heilung durch Arzneien, Aderlass und Diät. Buchstaben kennzeichnen die Medikamente, die nur in der Apotheke zu erhalten waren, denn die Rezepturen werden nicht angegeben. Am Schluss steht eine Anrufung Gottes. Dornkreil führt aus, dass sein eilig verfasster Text wahrscheinlich nicht ausreichend sei, er jedoch bei Bedarf gerne weitere Empfehlungen niederschreiben werde.[243]

Noch im gleichen Jahr legte der Arzt eine überarbeitete und erweiterte Fassung vor, welche den Lüneburger Bürgermeistern und Ratsherren gewidmet ist. Diese umfasst 37 Seiten und ist nach der Vorrede wie der kürzere »Sendebrief« gegliedert. Verschiedene Umstände machten eine überarbeitete Neuauflage des Uelzener Textes notwendig, der vergriffen war. Neben der

238 DORNKREIL, Kurtzer Bericht, Einblattdruck. Vollständig abgedruckt bei WENDLER, Stadtarzt, S. 89-90.
239 Vgl. WOEHLKENS, Pest, S. 75; VOGTHERR, Uelzen, S. 414-415.
240 DORNKREIL, Sendebrieff, S. A ij r.
241 DORNKREIL, Rote Ruhr, S. A ij r-A ij v.
242 DORNKREIL, Sendebrieff, S. A ij r.
243 Ebd., S. B iij v.

städtischen Obrigkeit verlangten Privatpersonen nach medizinischem Rat in einer Krisensituation. Ein Stadtarzt wie Dornkreil konnte und wollte sich diesem Ansinnen nicht verschließen. Vor allem die Rezepturen der Medikamente wurden vermisst. Der Text sollte eine weitere Verbreitung über die Stadtmauern Lüneburgs hinaus finden – in andere Städte mit ihren jeweiligen Apotheken, die diese Arzneien herstellen konnten.[244] Er schrieb den Text, um der Stadtgemeinde nützlich zu sein, aber »zum teil auch/ das ich möge schutz haben/ wider abgönnische falsche angeber vnd verleumbder/ vnd vnverschämbte Tadler.«[245] Der Arzt fühlte sich offensichtlich zumindest teilweise von seinen Mitmenschen missverstanden. Jedoch wurden seine Ruhrtraktate in späterer Zeit anerkannt. So rühmte der Medizinhistoriker Heinrich Deichert 1908 Dornkreils Empfehlungen als einfache, verständige Ratschläge, die sich positiv von den Anweisungen anderer zeitgenössischer Autoren abhoben.[246]

Im Zusammenhang mit den – nach den Vorstellungen der Zeit – bösartigen Fiebern steht eine von Tobias Dornkreil 1602 verfasste Schrift. Der Text von 28 Seiten über zwei »ungewöhnliche/ Newe vnd anklebiche Kranckheiten« enthält keine Zueignung und keine Einleitung. In Bezug auf die beiden Fieber geht er nacheinander jeweils auf Ursache, Vorbeugung und Heilung ein. Die übliche kurze Anrufung Gottes schließt den Text ab. Nach der Schilderung des Mediziners dauerte das eine Fieber nur kurz und war bei richtiger Behandlung ungefährlich, während das andere schlimme Folgen haben konnte.[247] Es ist unklar, welche Krankheit(en) Dornkreil beschrieb. Der Medizinhistoriker Heinrich Haeser lobte im 19. Jahrhundert den Text als einen »tüchtigen Bericht«, der nach seiner Meinung die Grippe behandelte,[248] während sein Kollege Adam Ripperger diese Einschätzung anzweifelte. Denn es würde sonst keinen Nachweis für eine Grippewelle in Deutschland existieren und »die Schilderung bei Dornkreyl [sei] lange nicht charakteristisch genug für Influenza«.[249]

Dornkreil war ein produktiver Autor und trotz seines frühen Todes hinterließ er ein umfangreiches Oeuvre. Dabei sind zwei Bereiche zu unterscheiden: die lateinische Fachliteratur und die fünf deutschen Seuchenschriften. Die erste Pestschrift 1596 veröffentlichte er zu einem Zeitpunkt, als er noch kein Stadtarzt war. Vielleicht wollte er sich mit dem Text aber für die Position ins Gespräch bringen. Falls dies seine Absicht war, hatte er Erfolg. In der Folge-

244 Dornkreil, Rote Ruhr, S. A ij v.
245 Ebd., S. A iij r.
246 Deichert, Geschichte, S. 248-249.
247 Dornkreil, Consilivm.
248 Haeser, Lehrbuch, S. 944.
249 Ripperger, Influenza, S. 42.

zeit publizierte er immer wieder Seuchenschriften und fasste dies anscheinend als Teil seines Amts als Stadtarzt von Uelzen und Lüneburg auf. Daneben arbeitete er parallel weiter an lateinischen gelehrten Abhandlungen, von denen zumindest eine in engem Zusammenhang mit der Lüneburger Obrigkeit entstand. Obwohl Dornkreil als lateinischer Schriftsteller im 17. Jahrhundert erfolgreich war, sind es vor allem seine deutschsprachigen Seuchenschriften, die seit der zweiten Hälfte des 19. Jahrhunderts das Interesse der Forschung erregen.[250] Er selbst wäre darüber vermutlich erstaunt gewesen, denn diese Texte waren für ihn Gelegenheitsschriften, die er bei grassierenden Krankheiten rasch verfasste.

Nach dem frühen Tod Dornkreils publizierte wieder ein Mediziner in fürstlichen Diensten Seuchenschriften. Konrad Mithobius (1575-1633) stammte aus einer berühmten protestantischen Ärztefamilie und war Leibarzt des Herzogs Christian von Braunschweig-Lüneburg.[251] 1609 veröffentlichte er eine kurze Schrift über die Pest. Eine Zueignung gibt es nicht. Das Werk umfasst eine Vorrede, ein erstes Kapitel über die Prävention, ein zweites über die Heilung und ein drittes »[v]on den schädlichen zufällen«: Ohnmachten und Herzzittern, Kopfschmerzen, Delirium, übermäßiges Wachen oder Schlafen, Halsbräune, Durst, Erbrechen, Schluckauf, Durchfall oder Verstopfung, Seitenstechen, Nasenbluten, Beulen und Flecken. Der Arzt ging davon aus, dass die Krankheit von Mensch zu Mensch übertragen wird.[252]

In der Vorrede verweist Mithobius auf den Allmächtigen als Ursprung aller Krankheiten, die als Strafe für die Sünden der Menschen geschickt werden. Doch wenn »man alsdenn dem lieben GOtt alleine/ Leib vnd Leben befohlen/ sol man auch gebürliche Mittel in der Zeit suchen vnd gebrauchen.«[253] Nach ausführlicher Besprechung der Heilmittel endet die Schrift entsprechend mit einer Anrufung Jesu, dass dieser für das Wirken der angeführten Mittel sorgen möge.

Ein paar Jahre später veröffentlichte der Arzt 1618 einen Traktat über die »Haupt Kranckheit«, den letzten Text dieser Phase, bevor der Dreißigjährige Krieg die Region erreichte. Die Schrift besitzt keine Zueignung, sondern nur eine »Vorrede an den günstigen Leser«. Der Autor hat die Schrift aus christlichem Mitleid und aufgrund seines medizinischen Berufs zugunsten des »Gemeinen

250 Vgl. beispielsweise neben den schon genannten Autoren VOGTHERR, Buchdrucker, S. 69.

251 KRAUSE, Mithobius, S. 12-14; ELOY, Dictionnaire, Bd. 2, S. 304; DEICHERT, Geschichte, S. 336.

252 MITHOBIUS, Bericht, S. A ij r.

253 Ebd., S. A ij r.

Mannes« verfasst, der im Notfall keine Ärzte konsultieren kann.[254] Es folgen allgemeine Ausführungen zum Fleckfieber. Anschließend behandelt Mithobius die Prävention mit Diät, Reinigung des Geblüts (Purgieren, Aderlass) und Stärkung des Herzens. Ratschläge zur Heilung schließen sich an, bevor der Autor auf die Behandlung verschiedener Begleiterscheinungen der Krankheit (u.a. Unsinnigkeit, Bräune, Flecken) eingeht. Den Abschluss bilden einige Zeilen, mit denen Gottes Hilfe bei Bekämpfung der Krankheit erfleht werden.

9.1.4 Phase 3: Der Dreißigjährige Krieg 1618-1648 (Pest, Ruhr, Fleckfieber)

In der dritten Phase prägte der Dreißigjährige Krieg die Seuchenschriften. Es erschienen sechs Texte, vom Einblattdruck bis zum 27-seitigen Traktat (Tabelle 9.2). Die Not der Zeit spiegelt sich im geringen Umfang der Texte. Die umfangreichste Schrift war ein Nachdruck von Dornkreils Abhandlung zur Ruhr und gehört so inhaltlich der vorhergehenden Phase an. Fünf Traktate wurden in den 1620er Jahren publiziert, in der übrigen Kriegszeit erschien also nur eine weitere Schrift als Nachdruck. Je drei Texte thematisierten die Pest und die Ruhr.

Die 1620er Jahre kennzeichneten schwere Seuchenzüge.[255] In diesem Zusammenhang entstand 1623 von Mithobius ein Text zum »Hoffgang«.[256] Die auf den 3. Oktober 1622 datierte Schrift hat keine Zueignung und ist in elf Kapitel eingeteilt: (1.) Symptome der Weißen und Roten Ruhr, (2.) Ursachen, (3.) Anzeichen der Erkrankung, (4.) Vorhersage, (5.) Ernährung, (6.) Purgation und Aderlass, (7.) Prävention, (8.) Ernährung der Kranken, (9.) purgierende und abführende Mittel, (10.) stopfende Mittel und (11.) Linderung der Schmerzen. Eine Anrufung Gottes steht am Ende der Schrift. Die Kapitel 5 bis 7 gehören zur Prävention, die Abschnitte 8 bis 11 zur Heilung.

1624 wurde in Hamburg die 1599 für Lüneburg geschriebene Ruhrschrift von Tobias Dornkreil erneut aufgelegt (»Wegen mangel der Exemplaren/ auff begehren vnd anmahnen vieler vnd fürnemer Leute«).[257] Sie unterscheidet sich durch die Vorrede von der ersten Fassung. Den Traktat gab der gleichnamige Sohn des Autors heraus, der die mehrseitige deutsche Vorrede des

254 MITHOBIUS, Haupt Kranckheit, S. A v-A ij r.

255 SCHAUERMANN, Pest, S. 11-13; BULST, Jahrhunderte, S. 257; WENDLER, Pest und Pocken, S. 245.

256 MITHOBIUS, Hoffgang.

257 DORNKREIL, Hoffgang, Titelblatt.

früheren Textes durch eine kurze lateinische Widmung an Bürgermeister und Rat der Stadt Lüneburg ersetzte.

Nach den beiden Ruhrschriften von 1623 und 1624 rückte 1625 die Pest ins Zentrum der Aufmerksamkeit der Autoren. In diesem Jahr publizierten zwei Lüneburger Stadtärzte zwei Texte. Der hoch geachtete Matthäus Bac(k)- oder Bachmeister (1580-1626) aus Rostock hatte dort sowie in Kopenhagen und Leiden Medizin studiert. 1606 praktizierte er in seiner Heimatstadt und ab 1607 fünf Jahre in Kiel, bevor er 1612 nach Rostock zurückkehrte. 1616 wurde er Lüneburger Stadtarzt und 1621 Leibarzt von Herzog August von Sachsen-Lauenburg (reg. 1619-1656). Er starb 1626 an einem hitzigen Fieber.[258] Bacmeister veröffentlichte seine Pestschriften 1625 zusammen mit seinem Berufskollegen Johann Eler oder Elers (gest. 1651). Dieser Doktor der Medizin war »Assessor« an der medizinischen Fakultät in Königsberg gewesen. Seit 1624 bekleidete er das Amt des zweiten, nach dem Tod Bacmeisters 1626 das des ersten Stadtarztes von Lüneburg. Er war Leibarzt verschiedener Persönlichkeiten: 1626 des Herzogs August von Sachsen-Lauenburg in Schwarzenbek, 1631 des Grafen von Tilly in Halberstadt und 1642 der Äbtissin Anna von Buchwald in Itzehoe.[259]

Die Pestschrift ist 16 Seiten lang. Bacmeister und Eler beginnen mit einer Vorrede, in welcher auf die Traktate von Dornkreil und eine kürzlich veröffentlichte Abhandlung Rostocker Ärzte verwiesen wird.[260] Die Lüneburger Mediziner schreiben auf Befehl des städtischen Rates für die Bürger und Einwohner der Stadt, damit diese sich vor der Pest in Acht nehmen. Falls es notwendig wird, erfahren die Lüneburger daraus, welche Arzneien sie aus den Apotheken beziehen können, sodass sie nicht aus ihren infizierten Häusern zu Ärzten, in Apotheken oder in nicht infizierte Gebäude gehen müssen, um Rat zu erhalten. Die Medikamente in den Apotheken sollen gesunde Leute abholen und zu den Erkrankten bringen. Falls dies nicht möglich ist, haben die Kranken außerhalb der Apotheke auf die Arzneimittel zu warten (Abbildung 9.2). Diese Maßnahmen verhindern, dass die Krankheit weitergetragen wird. Die Autoren berichten, dass ein »besonderer Balbierer oder Pestmeister« ernannt worden ist, um die Kranken zu versorgen.[261]

258 Kestner, Gelehrten-Lexikon, S. 70; Lexikon, Bd. 6, S. 436; Müller, Stadtärzte, S. 5-6; Reinecke, Geschichte, Bd. 2, S. 238-239.

259 Müller, Stadtärzte, S. 6-7.

260 Bacmeister/Eler, Kurtzer Bericht, S. A 1 v. Es handelt sich um die Rostocker Pestordnung von 1624, an der Bacmeisters älterer Bruder Johannes als Arzt mitgearbeitet hat. Schluchtmann, Medizin, S. 217, 250-257.

261 Bacmeister/Eler, Kurtzer Bericht, S. A 1 v.

An die Vorrede schließt sich ein Abschnitt über die Prävention an. Dabei wird ausführlich auf die »Praeservatio Theologica« eingegangen, weil gottgefälliges Leben und Buße die Pest abwenden können. Dann folgt die »Praeservatio Politica« mit zwölf Empfehlungen zur Verwaltung der Stadt in Seuchenzeiten, wobei auf das Vorbild von Venedig verwiesen wird. In der »Praeservatio Medica« werden Ratschläge zur Diätetik und zur vorbeugenden Einnahme von Arzneien gegeben. Das kürzere zweite Kapitel beschäftigt sich mit der Heilung. Es werden das Schwitzen, der Aderlass und das Schröpfen empfohlen und auf die Rezepte von Tobias Dornkreil und anderer verwiesen. Den Abschluss der Schrift bilden Anrufungen von Gott (auf Deutsch) und Christus (auf Lateinisch).

Der nicht allzu umfangreiche Text wurde von den Autoren wahrscheinlich als zu lang empfunden – auf jeden Fall erschien noch im gleichen Jahr mit einem Einblattdruck eine Kurzfassung. Dieser hat keine Einleitung, sondern beginnt mit Empfehlungen zur Prävention: gottgefälliges Leben, Mäßigkeit in der Lebensführung, besondere Diät, Sauberkeit, Räuchern des Hauses und Ratschläge, welche Arzneien der Ratsapotheke für unterschiedliche Personengruppen heilsam sind. Darauf folgen Empfehlungen zur Behandlung von Kranken durch Schwitzen und das Öffnen der Beulen sowie ein abschließendes Gebet zu Gott.[262]

Bacmeister starb schon 1626 mit Mitte vierzig, doch Johann Eler verfasste weitere Seuchenschriften. Er arbeitete gern mit anderen zusammen, sodass seine nächste Schrift wieder ein Gemeinschaftswerk war. Sein Kollege Wilhelm Schmid (gest. 1640) hatte von 1627 bis zu seinem Tod 13 Jahre später das Amt des zweiten Lüneburger Stadtarztes inne. Mit ihm verfasst Eler 1629 eine Schrift über den »Hoffgang«. Sie enthält keine Zueignung, obwohl sie mit dem Konsens der Lüneburger Obrigkeit veröffentlicht wurde. Zu Beginn formulieren die Autoren ihre Motivation, denn sie hielten es angesichts der Krankheit für ihre Aufgabe als Stadtärzte, »die wir dieser löblichen Stadt mit Eyd vnd Pflicht verwand/ gebühren vnd obliegen/ nicht alleine gegenwertig mit der Cura dem Patienten beyzuspringen/ sondern auch mit schrifftlichen vnd deutlichen Vnterricht jhn vnterweisen/ wovon diese Kranckheit entstehe/ wie man sich dafür hüten/ vnd wie man dieselbe heilen vnd curiren sol.«[263] Am Anfang des Textes stehen allgemeine Ausführungen zur Ruhr, dann folgen Abschnitte über Vorbeugung und Heilung. In den letzten Zeilen wird um die Gnade Gottes gebeten. Zu Beginn der Schrift warnen die Autoren vor jungen Medizinern, die frisch von der Schule kommen, von keiner Universität

262 Bachmeister/Eler, Bericht, Einblattdruck.
263 Eler/Schmid, Bericht, S. A ij v.

approbiert sind und nicht von erfahrenen Praktikern angeleitet werden. Diese maßen sich an, die Ruhr zu behandeln, verursachen aber mit ihrem Vorgehen den Tod von Menschen.[264]

In der zweiten Hälfte des Dreißigjährigen Kriegs erschien nur noch eine Seuchenschrift. Es war den schlechten Zeiten geschuldet, dass es sich lediglich um eine Neuauflage handelte. In Abstimmung mit Schmid gab Eler beim Seuchenzug von 1639 seine und des verstorbenen Bacmeisters Pestschrift in einer zweiten Auflage heraus.[265] Dieser Text ist mit acht Seiten (ohne Seitenzählung) deutlich kürzer als die erste Version und anspruchsloser gedruckt, sodass z.B. ein eigentliches Deckblatt fehlt und kein Drucker genannt ist. In der kurzen Vorrede weist Eler auf die erste Auflage von ihm und Bacmeister im Rahmen des Pestzugs von 1625 hin. Beim jetzigen erneuten Auftreten der Krankheit habe der Autor – aufgefordert durch mehrere vornehme Personen – den alten Text in aller Eile durchgesehen, um alles zu ändern, was durch die verflossene Zeit und die Umstände notwendig gewesen sei. Diesen überarbeiteten Text ließe er, Eler, nun für das Beste der Stadtgemeinde drucken. Sollte die Pest sich weiter ausbreiten, so würde er zusammen mit Schmidt eine umfangreichere Pestschrift veröffentlichen. Dieser Traktat erschien anscheinend nicht. Die vorliegende Schrift umfasst nach der Vorrede einen Abschnitt zur Vorbeugung und einen über die Heilung, der mit einer Anrufung Gottes schließt. Den Schluss bildet ein Appendix mit Arzneimittelpreisen und drei Pestgebeten.

9.1.5 Phase 4: Nach dem Dreißigjährigen Krieg 1649-1666 (Pest)

Der vierten Phase unmittelbar nach Ende des Dreißigjährigen Kriegs gehören drei Seuchenschriften an, welche die Pest behandeln. Zwei der drei Schriften waren Neuauflagen; es wurde also nur eine neu geschrieben. Der Umfang der Texte reicht von 8 bis 21 Seiten (Tabelle 9.2). Diese anspruchslose Produktion ist wohl eine Folge der schwierigen Verhältnisse nach dem Krieg.

Die letzte originäre medizinische Seuchenschrift des Untersuchungszeitraums stammt vom fürstlich braunschweig-lüneburgischen Arzt Johann Behrens (1596-1674). Er studierte in Helmstedt und Leiden, wo er Doktortitel in Medizin und Philosophie erwarb. Behrens wirkte in Celle als fürstlicher Leibarzt und war in zweiter Ehe mit einer Tochter seines Vorgängers Konrad Mithobius verheiratet.[266]

264 Ebd., S. A ij r; Müller, Stadtärzte, S. 6.
265 Eler, Bericht.
266 Meurer, Streiter; Heidemann, Recept; ders., Jesus; Deichert, Geschichte, S. 339.

Der Mediziner veröffentlichte 1657 eine Schrift, »[w]ie man sich jegen die itzige geschwinde einfallende Pest verwahren und verhalten soll«.[267] Aus der Vorrede geht hervor, dass der Text vor dem Auftreten der Seuche in Celle veröffentlicht wurde. Einen Auftraggeber erwähnt Behrens nicht. Auf die Vorrede folgen Abschnitte über die Prävention, über die Heilung und zu den Begleitumständen der Krankheit (Beulen und Karbunkel) sowie eine Bitte um Gottes Hilfe. Eine Liste der Apothekenpreise für die im Traktat erwähnten Medikamente steht am Ende. Eine zweite Auflage dieser Schrift erschien 1664, wobei bei der Neuauflage nicht einmal das Vorwort verändert wurde.[268]

Ebenfalls 1664 erschien eine dritte Auflage der Pestschrift von Bacmeister und Eler. Während das Vorwort bei diesem anspruchslosen Druck ohne Titelblatt fehlt, sind die Abschnitte über Vorbeugung, Heilung und die Apothekenpreise mit denen der zweiten Auflage identisch. Am Ende stehen zwei andere Pestgebete. Die zweifache Wiederauflage einer Seuchenschrift ist im Fürstentum Lüneburg ohne Parallele. Offensichtlich ist Elers (und Bacmeisters) Schrift in Lüneburg großer Erfolg beschieden gewesen.

9.1.6 Die Bedeutung der Druckereien

Die theologischen und medizinischen Seuchenschriften hätten ohne die Entwicklung des Buchdrucks im frühneuzeitlichen Europa keine große Bedeutung erlangt. Mit der neuen Vervielfältigungstechnik fanden diese Texte in hoher Stückzahl und vergleichsweise preiswert eine weitere Verbreitung in der Bevölkerung als die handschriftlichen mittelalterlichen Traktate. Seuchenschriften waren im 16. und 17. Jahrhundert ein so wichtiger Teil der Buchproduktion, dass sie fast jede Druckerei herstellte.

Im Fürstentum Lüneburg entwickelte sich die schwarze Kunst nur langsam. Die ersten Druckwerke waren zwei 1493 von Johannes Luce in Lüneburg veröffentlichte Bücher. Doch als 1565 Johannes Hebenstreidt seine Seuchenschrift für den Lüneburger Rat schrieb, wurde diese in Erfurt verlegt, denn im Fürstentum gab es keine Druckerei mehr.[269]

Den zweiten einschlägigen Betrieb des Fürstentums gründete gegen Ende des 16. Jahrhunderts Michael Kröner (nach 1540-1609) in Uelzen. Er wurde in Schweinfurt in eine Buchdruckerfamilie hineingeboren. Zuerst arbeitete

267 Behrens, Kurtzer Bericht, Titelblatt = Wendler, Pestilentz, S. 229. Der Text ist vollständig abgedruckt in ebd., S. 229-238.

268 Behrens, Nothwendiger Bericht.

269 Grotefend, Geschichte, ohne Seitenzählung.

Kröner in Schmalkalden, bevor er 1575 nach Uelzen übersiedelt. Bis 1607 veröffentlichte er verschiedene Schriften, doch blühte das Geschäft vor allem in den 1580er Jahren, als Kröner auch größere Buchprojekte verwirklichen konnte. Gegen Ende des 16. Jahrhunderts verlegte die Uelzener Offizin nur noch kleine Gelegenheitsschriften. 1609 starb Kröner verarmt, der Betrieb wurde aufgegeben. Insgesamt sind rund 250 Drucke von ihm bekannt.[270] Er veröffentlichte die Seuchenschriften von Marstaller 1576 und 1577, von Mellinger 1583 und 1599, von Sylvius und Schröder 1596, von Dornkreil 1599 und 1602 sowie das Andachtsbuch von Celichius 1576 und die theologischen Pestschriften seines Schwiegervaters Fischer 1577 und 1580.[271]

Mit der Offizin von Kröner arbeitete im ausgehenden 16. Jahrhundert der Lüneburger Buchhändler und Verleger Stern zusammen. Nach Ende des Uelzener Betriebs baute die Familie Stern einen Verlag mit Druckerei auf, der bis zur Gegenwart existiert. Über eine eigene Druckerei verfügten die Sterns um 1620.[272] Dort wurden 1629 die Seuchenschriften von Eler und Schmid sowie 1625 die Predigt von Müller, 1628 die Leichenpredigt von Händel, 1628 das Manuale von Scherertz und zahlreiche andere theologische Werke (Arndt, Gebet- und Gesangbücher) hergestellt. Wahrscheinlich sind noch weitere Lüneburger Drucke im Verlag Stern erschienen, doch fehlen hier die Druckerangaben.

Vor dieser Offizin hatte sich in Lüneburg als Ratsdrucker bereits der aus Hamburg stammende Andreas Michaelsen etabliert. Er stellte vor allem kleine Schriften her, wobei ihm der Verlag Stern keine Konkurrenz machen durfte. Als Michaelsen bereits 1627 starb, bedeutete dies das Ende für den Betrieb.[273] Die einzige bekannte medizinische Seuchenschrift dieser Druckerei ist jene von Bacmeister und Eler 1625, und hier erschien im gleichen Jahr auch das theologische »PestBüchlein«.

Früher als in Lüneburg hatte sich eine Offizin in der Residenzstadt Celle etabliert. Zwischen 1618 und 1625 ist dort der Drucker Sebastian Schmuck nachzuweisen, der sich seit 1624 »Hof-Buchdrucker« nannte.[274] Es war eine naheliegende Wahl für den vor Ort ansässigen Hofmedikus Mithobius, bei ihm 1618 und 1623 zwei Seuchenschriften zu veröffentlichen. Schmucks Nach-

270 WOEHLKENS, Kröner, S. 134-144; ders., Kröner Nachtrag, S. 151-153; VOGTHERR, Uelzen, S. 408-418; VOGTHERR, Buchdrucker, S. 53-59.

271 Zur Zuschreibung der Drucke ohne Druckerangabe siehe WOEHLKENS, Kröner, S. 138-144. Zu Kröners Drucken mit Pestbezug vgl. VOGTHERR, Buchdrucker, S. 65, 70.

272 DUMRESE/SCHILLING, Lüneburg, S. 9-23.

273 Ebd., S. 20-24, 137-138. Vgl. das Druckprivileg für den Sternverlag von 1623, abgedruckt bei REINECKE, Geschichte, Bd. 2, S. 295-296.

274 GROTEFEND, Geschichte, ohne Seitenzählung.

folger als Hofdrucker wurde Elias Holwein, von dem keine Seuchentraktate bekannt sind. Es gab in dieser Zeit einen Elias Holwein in Wolfenbüttel, in Hannover und in Stade. Man weiß nicht, ob es sich dabei um eine oder mehrere Personen handelte. Auf Elias folgte in Celle 1651 Andreas Holwein als fürstlicher Drucker, dessen Offizin bis weit in die erste Hälfte des 18. Jahrhunderts unter diesem Namen firmierte. Auf welche Weise Elias und Andreas Holwein miteinander verwandt waren, ist nicht bekannt.[275] In Holweins Offizin entstand 1664 nachweislich die zweite Auflage der Pestschrift von Behrens, wobei dort vermutlich auch schon die erste Auflage von 1657 gedruckt wurde.

Aufgrund seiner Bedeutung als Druckzentrum ist es nicht verwunderlich, dass verschiedene Seuchenschriften des Fürstentums Lüneburg in Hamburg veröffentlicht wurden. Die Druckgeschichte der Hansestadt begann vergleichsweise spät und zögerlich. Ein erster Druck ist 1491 nachweisbar. In der Reformationszeit um 1530 entstand eine größere Zahl von Publikationen, danach verringerten sich die Veröffentlichungen pro Jahr bis zur Jahrhundertmitte. Von diesem Tiefpunkt ausgehend, wuchs die Buchproduktion bis 1580 erst langsam, dann schnell. In Hamburg wurden besonders viele niederdeutsche Publikationen hergestellt. In dieser Beziehung nahm die Stadt um 1600 eine bedeutende Stellung im niederdeutschen Sprachraum ein – doch befand sich Plattdeutsch als Schriftsprache im Vergleich zum Hochdeutschen bereits auf dem Rückzug.[276] Eine niederdeutsche Seuchenschrift für das Herzogtum Lüneburg ist nicht bekannt.

Von den ärztlichen Seuchentraktaten aus dem Fürstentum Lüneburg erschienen in Hamburg Dornkreils Texte 1596 bei Heinrich Binder, 1605 bei Paul Langen sowie 1604 und 1624 bei Georg Ludwig Frobenius, der 1609 auch eine Seuchenschrift von Mithobius druckte. Heinrich Binder arbeitete zwischen 1587 und 1597 in der Hansestadt und publizierte die Verordnungen des Rates, gehörte also zu den führenden Druckern der Stadt. Er war Nachfolger seines Onkels Hans Binder, des ersten Hamburger Ratsdruckers. Binder arbeitete u.a. für den Verleger Hans Stern, sodass er Verbindungen zu Lüneburg besaß.[277] Als Dornkreil im frühen 17. Jahrhundert weitere Werke veröffentlichen wollte, war Binder nicht mehr aktiv. Seine Funktion als Ratsdrucker übte nun Paul Lange aus, der von 1602 bis 1625 in der Stadt tätig war.[278] Lange arbeitete als Drucker u.a. mit Georg Ludwig Frobenius (1566-1645) zusammen, dem

275 Ebd., ohne Seitenzählung; KELCHNER, Holwein, S. 20.

276 KAYSER/DEHN, Bibliographie, S. 1-2; KAYSER, Hamburger Bücher, S. 13-14. Zur Entwicklung von Niederdeutsch und Hochdeutsch allgemein vgl. SANDERS, Sachsensprache, S. 162-165.

277 KAYSER/DEHN, Bibliographie, S. 11; KAYSER, Hamburger Bücher, S. 14, 40.

278 KAYSER, Hamburger Bücher, S. 14, 50.

wichtigsten Verleger seiner Zeit in Hamburg. Der hochgelehrte, umfassend gebildete Magister kam Ende des 16. Jahrhunderts in die Hansestadt. Frobenius verlegte vor allem wissenschaftliche Werke, die häufig auf Latein geschrieben waren. Es sind rund 190 Texte bekannt, darunter auch medizinische Werke.[279] Wegen dieses Hintergrunds ist es nicht erstaunlich, dass Frobenius die erwähnten Traktate von Dornkreil und Mithobius herausgab.[280]

9.2 Krankheits- und Seuchenvorstellungen der frühen Neuzeit

9.2.1 Überblick

Die frühneuzeitlichen Seuchenschriften wurden auf der Grundlage von Vorstellungen der zeitgenössischen Medizin verfasst, die im Folgenden kurz skizziert werden sollen. Die Auffassungen von epidemischen Krankheiten beruhten im Wesentlichen auf den Konzepten der Humoralpathologie mit den Körpersäften der »res naturales«, den sechs Bereichen der »res non naturales« sowie den Vorstellungen vom Miasma bzw. vom Kontagium.

Die Humoralpathologie wurde in Hippokrates (um 460 - um 370 v. Chr., Abbildung 9.1) zugeschriebenen Schriften (»Corpus Hippocraticum«) formuliert und später von Galen (um 129-199 oder später, Abbildung 9.1) weiter ausgearbeitet. Zu den »res naturales«, also der vom Willen nicht zu steuernden Natur des Menschen, gehörten u.a. die »humores«, die vier Körpersäfte, wobei diesen bestimmte Primärqualitäten entsprachen. Zudem konnten sie mit der Lehre von den Temperamenten (Menschentypen) und Lebensaltern verbunden werden, die ebenfalls zu den »res naturales« gehörten (Tabelle 9.3).

279 Ebd., S. 48; HOFFMANN, Buchhändler, S. 14-17.
280 Die Schriften werden nicht bei HOFFMANN, Buchhändler, S. 21-32, angeführt.

Körpersaft	Primärqualitäten	Geschmack	Temperament	Lebensalter
Blut (sanguis)	nass, heiß	süß	Sanguiniker	Kindheit
gelbe Galle (cholea)	trocken, heiß	bitter	Choleriker	Jugend
schwarze Galle (melancholia)	trocken, kalt	scharf, sauer	Melancholiker	Erwachsenenalter
Schleim (pflegma, pituita)	nass, kalt	salzig	Phlegmatiker	Greisenalter

Tabelle 9.3: Zuordnung einiger Bereiche der »res naturales« zueinander; Quelle: ENZYKLOPÄDIE MEDIZINGESCHICHTE, *S. 641-643*

Die vier Säfte spielten im menschlichen Körper in einem komplexen System zusammen. Bei einem Gleichgewicht der Säfte waren die Menschen gesund, während Krankheiten und Seuchen als Folge eines nicht mehr ausgewogenen Verhältnisses der »humores« galten.[281] Die Pest setzten die Mediziner in diesem System mit Feuchtigkeit und Fäulnis in Beziehung. Die sechs »res non naturales«, also die fundamentalen Lebensbedingungen des Menschen, beeinflussten nach frühneuzeitlicher Vorstellung das Zusammenspiel der Säfte im Körper. Es handelte sich dabei um 1. »aer« (Licht und Luft), 2. »cibus et potus« (Speis und Trank), 3. »motus et quies« (Arbeit und Ruhe), 4. »somnus et vigilia« (Schlafen und Wachen), 5. »excreta et secreta« (Ausscheidungen und Absonderungen) sowie 6. »affectus animi« (Leidenschaften).[282] Die Ärzte berücksichtigten im Zusammenhang von Prävention und Heilung von Seuchen alle sechs Aspekte, aber bei der Übertragung war vor allem die Vergiftung der Luft wegen ihrer verheerenden Wirkung gefürchtet. Denn auf die »Miasma« genannte krankheitsverursachende Luftverschmutzung gingen Epidemien als gleichzeitige Erkrankungen vieler Menschen zurück. Die frühneuzeitlichen Mediziner stellten sich Pest als ein »Gift« vor, wobei diese unsichtbare und unfassbare Substanz nur an ihrer starken Wirkung zu erkennen war.

281 ECKART, Geschichte, S. 60; ENZYKLOPÄDIE MEDIZINGESCHICHTE, S. 641-643.
282 SCHIPPERGES, Medizin, S. 104-105.

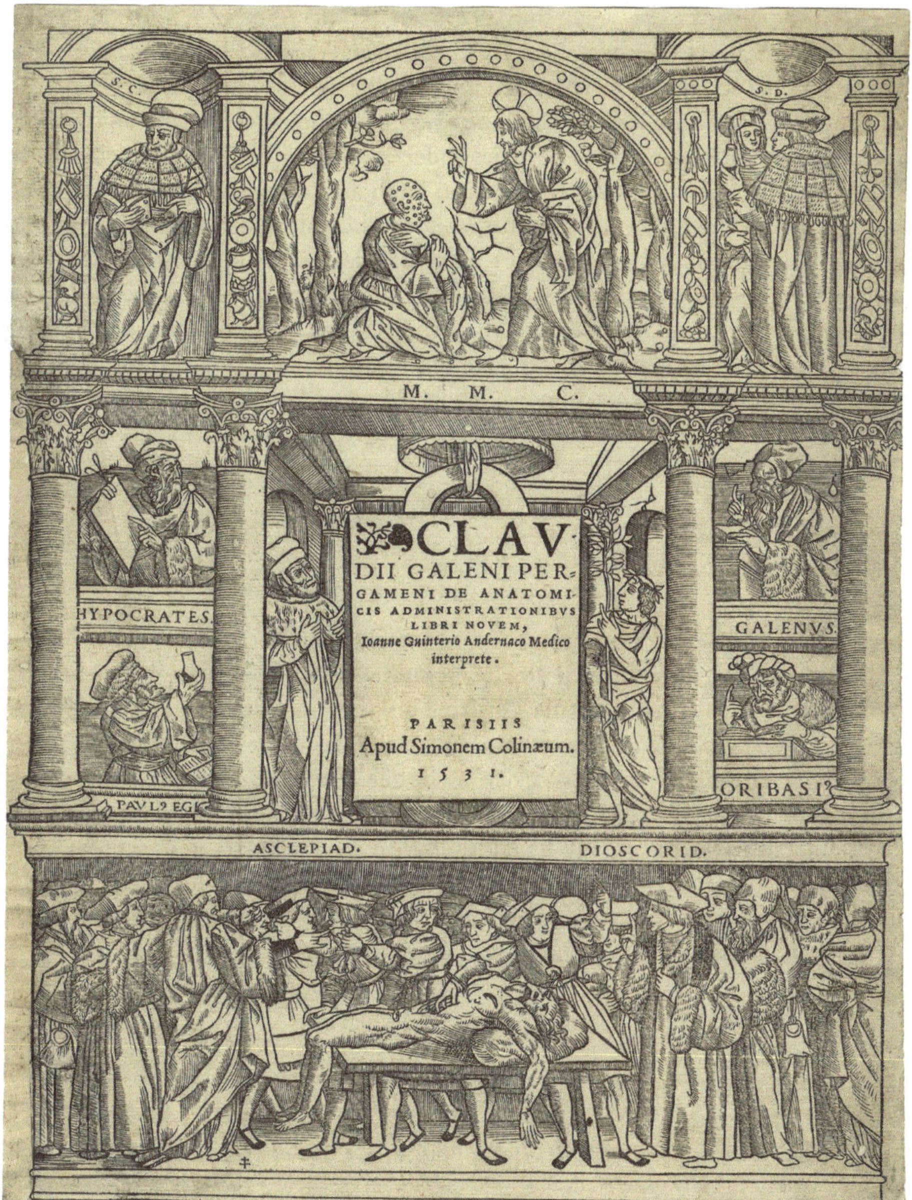

Abb. 9.1: Die frühneuzeitliche Medizin beruhte auf den Lehren antiker Ärzte wie Hippokrates und Galen. Typisch für die Zeit waren die zweimal abgebildeten Harngläser, mit denen Diagnosen erstellt wurden; Titelblatt einer Ausgabe von Galens Anatomie, Paris 1531

Sie konnte sich auf Lebewesen und an Gegenständen festsetzen und so in Form einer »Kontagion« weiterverbreitet werden oder als die Luft verseuchendes »Miasma« die Krankheit bei Mensch und Tier hervorrufen.[283] »Miasmata« stiegen aus Sümpfen oder Leichenhaufen auf, gingen aber auch beispielsweise vom Atem eines Pestkranken aus. Eine besondere Rolle bei der Vergiftung der Luft spielten in der mittelalterlichen Medizin auch astrologische Ursachen.[284] Das Miasma vergiftete nicht nur die Luft, sondern konnte auch an Tieren und Gegenständen haften bleiben, wodurch sich dann Menschen mittels Hautkontakt infizierten. Besonders leicht nistete sich die Krankheit in Fellen, Kleidern und überhaupt auf rauen Oberflächen ein, während glatte Oberflächen dazu wenig geeignet waren.[285] Hier berührten sich die Vorstellungen vom Miasma mit denen vom Kontagium. Die frühneuzeitliche Miasmatheorie stellte sich folgende Übertragungswege bei Seuchen bzw. ansteckenden Erkrankungen vor:

Miasma	→	Mensch		
Miasma	→	Tier	(→	Mensch)
Miasma	→	Objekt	(→	Mensch).[286]

Der anklebende Charakter einer Krankheit bildete den Kern des Konzepts vom Kontagium, der Übertragung der Krankheit u.a. von Mensch zu Mensch. Tobias Dornkreil beschrieb die »gifftige anklebrigkeit die zu Latein Contagium« genannt wird, im Zusammenhang mit der Pest anschaulich: »Diese [Krankheit] ist bey einem Menschen nicht geblieben/ sondern hat nach seiner anfelligen gifftigen art/ durch den athem/ Kleider vnd ander Haußgeräth/ etc. auch andere angestecket/ biß es endtlich von einem Dorff in das ander/ von einer Stadt in die ander/ von einem Landt in das ander/ vnd also auch zu vns/ durch Wahren vnd durch reisende Leut ist gebracht worden/ [...].«[287] Nach der Kontagionstheorie bestanden folgende Seuchenformeln:

infizierter Mensch	→	Mensch
infiziertes Tier	→	Mensch
kontaminiertes Objekt	→	Mensch.[288]

283 LEVEN, Geschichte, S. 21-25; GIBBS, Poison, S. 122-141.

284 BERGDOLT, Schwarze Tod, S. 21-26; LEVEN, Geschichte, S. 23-25.

285 LEVEN, Geschichte, S. 21-25; CIPOLLA, Miasmas, S. 3-6; BERGDOLT, Schwarze Tod, S. 21-26.

286 Verändert nach CIPOLLA, Miasmas, S. 4.

287 DORNKREIL, Gründtlicher Bericht, S. 3.

288 Verändert nach CIPOLLA, Miasmas, S. 4. Vgl. dazu beispielsweise MARSTALLER, Bericht, S. 10-12, 66; MELLINGER, Bericht, S. A ij v; BACMEISTER/ELER, Kurtzer

Eine Krankheit konnte angeblich durch die Luft, direkten Körperkontakt oder durch die Vermittlung von Tieren und Objekten zwischen Menschen weitergegeben werden. Diese Übertragungswege waren anscheinend schon in der Antike bekannt bzw. wurden nicht ausgeschlossen. Seit dem Spätmittelalter schenkten Mediziner der Kontagion zwar mehr Beachtung, doch blieb die Lehre vom Miasma dominierend. Die Vorstellungen von Miasma und Kontagium fassten die Ärzte nicht als sich ausschließende Konzepte, sondern als Ergänzungen auf. Für die Verbreitung einer Seuche und ein massenhaftes Sterben der Menschen wurde eine Vergiftung der Luft als entscheidend angesehen, während in einem solchen Fall das Kontagium angeblich von vernachlässigbarer Bedeutung war.[289]

Zu diesem Krankheitsverständnis kamen teilweise iatromagische Vorstellungen hinzu. Nach Rothschuh, der diesen Begriff prägte, ist Iatromagie »magisches Denken und Handeln, soweit es sich auf die Erhaltung der Gesundheit, die Stärkung körperlicher Kräfte, die Wiedererlangung der Gesundheit u.a.m. bezieht, [...]«.[290] In der frühen Neuzeit wurde häufig versucht, die magisch vorgestellten Wirkungszusammenhänge durch sachliche Begründungen zu rationalisieren.[291]

Stark beeinflusste die Iatromagie die Vorstellungen von Paracelsus (1493-1541). Nach ihm waren Makro- und Mikrokosmos untrennbar miteinander verbunden. Die Bosheit der Menschen (Neid, Hass, Falschheit, Zorn, Laster und Üppigkeiten) stieg zu den Sternen auf und infizierte den Himmel. Im Himmel »generirte« der Mars die Pest, die durch einen Strahl auf die Erde gelangte. Die Astronomen konnten die Infektion des Himmels erkennen und daher Pestausbrüche vorhersagen. Gott ließ die Krankheit als Strafe für die menschlichen Sünden zu, doch aufgrund seiner Barmherzigkeit nur für kurze Zeit.[292] Die Ansichten von Paracelsus fanden in den Seuchenschriften des Fürstentums Lüneburg nur wenig Berücksichtigung[293] – hier prägten die Humoralpathologie und das Miasma-Modell das Denken der Ärzte.

Bericht, S. A 2 v, A iij v; Behrens, Kurtzer Bericht, S. A ij r = Wendler, Pestilentz, S. 229.

289 Leven, Geschichte, S. 21-25; Sudhoff, Handbuch, S. 206-208.

290 Rothschuh, Konzepte, S. 106. Vgl. ders., Iatromagie, S. 7.

291 Rothschuh, Konzepte, S. 106. Vgl. ders., Iatromagie, S. 8-9.

292 Paracelsus, Zwey Bücher, S. 129, 134-135, 169-170, 183-184.

293 Vgl. die beiläufige Bemerkung zu »Pestilentz stralen« bei Marstaller, Bericht, S. 7. Paracelsisches Gedankengut referieren Eler/Schmid, Bericht, S. C iij r, in Bezug auf die Ruhr. Pestschriften anderer Regionen nahmen durchaus auf Paracelsus Bezug. Vgl. Dienel, Pestschrift, S. 24-28, 87-92; Werfring, Ursprung, S. 94-99. Die wichtigste Ausbildungsstätte für die Ärzte des Fürstentums Lüneburg

9.2.2 Pest

9.2.2.1 Ursachen

Für die Zeitgenossen spielte bei der Sinngebung von Epidemien die Aufdeckung der angeblichen Ursachen eine entscheidende Rolle. In der Regel gingen die Ärzte am Beginn ihrer Texte auf die äußeren himmlischen und irdischen Ursachen der Krankheit ein – durch die Herstellung von Kausalketten erhielt das Unbegreifbare Sinn.[294] Dabei verwiesen sie zuerst wie die Theologen auf die Rolle Gottes als Ursprung aller Erscheinungen auf Erden. Der Zorn des Allmächtigen über die Sünden der Menschen führte zur Pest. Buße und gottesfürchtiges Leben könnten entsprechend vor einer Ansteckung schützen bzw. den Seuchenzug abwenden oder beenden.[295] Doch dieses Hauptthema der theologischen Pestschriften behandelten die medizinischen Seuchentexte meist nur beiläufig.

Aber einige Ärzte beschäftigten sich ausführlicher mit der Rolle Gottes. In diesem Punkt am weitesten ging Marstaller, der ebenso Theologe wie Arzt war, in seinem umfangreichen »Bericht«. Nach Meinung dieses Gelehrten brachten die Christen nicht nur mit ihrem gottlosen Leben allgemein, sondern durch ganz bestimmte Sünden die Krankheit über sich. Er zählt ungeordnet verschiedene Sünden auf: unmäßigen Alkohol- und Lebensmittelgenuss, allgemeines Wohlleben, Müßiggang, Totschlag, sexuelle Ausschweifungen, Vergewaltigungen, Verleumdungen, Neid, Hass, Undankbarkeit und das Wiegen in falscher Sicherheit auf dieser Welt.[296]

Mit dieser ausführlichen Behandlung der Rolle Gottes und der Sünden bildete Marstaller unter den Medizinern des Fürstentums Lüneburg zu seiner Zeit eine Ausnahme. Die anderen Ärzte um 1600, also die Autoren der ersten und zweiten Publikationsphase von Seuchenschriften, thematisierten zwar die Bedeutung Gottes (bzw. des Teufels) als Ursache der Pest, legten aber nicht allzu viel Gewicht darauf. Die entsprechenden Textteile fielen

war im 16. und 17. Jahrhundert die Universität Helmstedt, die als eine Hochburg der Humoralpathologie galt und den Ideen des Paracelsus entsprechend kritisch gegenüberstand. Deichert, Geschichte, S. 11-12.

294 Kinzelbach, Gesundbleiben, S. 209, 284-288.

295 Vgl. Esser, Pest, S. 35-38, 43-45; Stegmann, Arznei, S. 25, 120-124.

296 Marstaller, Bericht, S. 5-6.

bei umfangreichen Schriften[297] länger aus als bei kürzeren,[298] doch häufig waren die Verweise auf Gott in den Seuchenschriften wenig konkret und blieben formelhaft. Teilweise fehlten sie ganz bzw. beschränkten sich auf den Schlussabschnitt, wo regelmäßig in häufig floskelhaften Wendungen um Gottes Beistand für die Wirkung der Heilmittel gebeten wurde.[299]

Das Medizinische stand im Mittelpunkt der Ausführungen der Ärzte, zum Beispiel bei Mellinger. Dieser verwies auf die Sünden als Ursache von Gottes Zorn bzw. damit der Pest, leitete davon aber geschickt auf das Thema der medizinischen Mittel über, die vom Allmächtigen geschaffen worden waren. Es sollten alle bereuen und Buße tun, doch Gott hatte den Menschen Hilfsmittel zur Bekämpfung der Pest geschenkt. Als Geschöpfe des Allmächtigen durften die Gläubigen diese nicht verachten, sondern mussten sie dankbar annehmen. Der Arzt verfasste seinen Text, damit die Menschen wussten, was sie für Prävention und Heilung benötigten.[300]

Bei den Autoren der dritten Phase während des Dreißigjährigen Kriegs (Bacmeister, Eler, Schmid) gewann der Bußgedanke aber an Bedeutung. So wurde in der Seuchenschrift von Bacmeister und Eler von 1625 ausführlich zur Aussöhnung mit Gott als Mittel gegen die Pest geraten. Die Menschen sollten ihre Sünden bereuen und büßen, den Zorn des Allmächtigen mit demütigen Gebeten besänftigen, ein christliches Leben führen und fest auf Gottes Hilfe vertrauen. Das sei die Voraussetzung, damit medizinische Maßnahmen überhaupt wirken könnten: »Vnd helffen andere Mittel/ wofern diese nicht vorher gehen/ weniger als nichts. Wann man sich aber zu Gott bekeret/ [...] vnd alsdann der Mittel gebrauchet/ hat man sich der Hülffe vnd Besserunge desto gewisser zuvertrösten.«[301] In der späteren Auflage dieser Schrift von Eler 1639 wurden der Seuchenschrift drei Pestgebete beigegeben.[302] Diese stammten vielleicht nicht vom Arzt selbst, machten seinen Text aber zu einer sowohl medizinischen als auch theologischen Schrift.

297 Reuchlin, Haußtafeln, S. B ij v-C v; Dobbin, Regiment, S. A viii r-B r, B iiij r-B iiij v.

298 Mithobius, Bericht, S. A ij r, 19.

299 Dornkreil, Pestilentz, S. D iij r (Schlussabsatz); ders., Sendebrieff (kein Hinweis auf Gott als Ursache der Ruhr); ders., Rote Ruhr, S. E iv v (Schlussabsatz); ders., Consilivm, S. D iij v (Schlussabsatz); ders., Gründtlicher Bericht, S. H v (Schlussabsatz); ders., Hoffgang, S. D ij v (Schlussabsatz); Mithobius, Haupt Kranckheit, S. A iv r (ganz beiläufig), F iv r (Schlussabsatz).

300 Mellinger, Bericht, S. A ij r.

301 Bacmeister/Eler, Kurtzer Bericht, S. A 2 r. Vgl. Eler/Schmid, Bericht, S. A ij r, A iij r.

302 Eler, Bericht, S. A iij v-A iv v.

Beim Nachdruck von Elers Text 1664 in der vierten Phase wurde der medizinische Text nicht verändert, aber durch zwei andere Pestgebete ergänzt.[303] In der neu verfassten Seuchenschrift des Johann Behrens von 1657 und in der zweiten Auflage von 1664 blieben dagegen die Verweise auf Gott erneut wenig konkret und formelhaft.[304]

Die Ärzte hatten unterschiedliche Vorstellungen, wie Gott die Pest verursachte. Teilweise wirkte er nach ihnen über den oder die Teufel, denen der Allmächtige erlaubte, die Menschen zu verderben. Dabei konnten sich die teuflischen Mächte teilweise böser Menschen bedienen, welche die Pest absichtlich verbreiteten.[305] Reuchlin berichtete von Prager Juden, die Brunnen vergiftet hätten, und Dobbin glaubte an Zauberer und Hexen.[306]

Für die Mediziner war Gottes Wille der Ursprung der Seuchen, doch war dieser nur durch religiöse Übungen und nicht durch ärztliche Methoden zu beeinflussen. Sie konzentrierten sich in ihren Erklärungsversuchen darauf, dass der Allmächtige Krankheiten durch äußere oder innere Ursachen entstehen ließ. Erstere waren alle Einflüsse, durch welche Menschen von außen mit der Pest infiziert wurden. Daneben gab es Vorgänge im Inneren des menschlichen Körpers, welche die Pest entweder selbst hervorbrachten oder zumindest eine Ansteckung beförderten.[307]

Die äußeren Ursachen führten angeblich zur Korrumpierung der Luft aufgrund von Miasmata bzw. zur Übertragung der Krankheit durch Kontagion. Die Pest nahm ihren Anfang mit einer Vergiftung der Luft, die aus verschiedenen Ursachen feucht, faulig und verdorben wurde. So konnten sich Menschen infizieren. War die Luft eines Ortes oder eines Territoriums erst einmal verseucht, so folgte unvermeidlich eine hohe Sterblichkeit: »Nach dem die jetzt regierende Pest nicht mehr bloß anklebrigkeit/ als die vor einem Jahr grassirende/ sondern auch auß verderbter Lufft die Leute anstecket/ vn[d] dergestallt geschaffen ist/ daß sie gleicher weiß/ als hette man Gifft eingetruncken/ eilend zu dem Hertzen tritt/ vnd plötzlich die Leute hinreumet/ [...]«, wie Dornkreil ausführte. Deshalb musste umgehend gehandelt werden, sonst konnten nur wenige oder niemand von der Krankheit geheilt werden, wie die Erfahrung zeigte.[308]

303 Eler, Kurtzer Bericht, S.)(iij v-)(iiij v.

304 Behrens, Kurtzer Bericht, S. B ij v = Wendler, Pestilentz, S. 236; Behrens, Nothwendiger Bericht, S. C v-C ij r.

305 Reuchlin, Haußtafeln, S. B iij v-C v.

306 Ebd., S. B iv r; Dobbin, Regiment, S. B iij r.

307 Werfring, Ursprung, S. 100, 169-174.

308 Dornkreil, Kurtzer Bericht, Einblattdruck = Wendler, Stadtarzt, S. 89.

Es gab verschiedene Ursachen für die Vergiftung der Luft. In der frühen Neuzeit war es unklar, ob bestimmte Sternenkonstellationen bzw. das Auftauchen von Kometen eine drohende Seuche nur anzeigen konnten oder diese mit auslösten.[309] Die Autoren der Seuchenschriften der beiden ersten Phasen gingen auf die Astrologie ein, doch später wurde sie nicht mehr erwähnt. Wenn Ärzte die Astrologie berücksichtigten, dann nur beiläufig. Beispielsweise verwies Marstaller auf einige »schreckliche finsternis[se]«, die er aber nicht als Ursachen der Seuche, sondern nur als Warnungen Gottes für die Unbußfertigen betrachtete.[310] Dagegen konnten nach Meinung zweier anderer Autoren Kometen, Sonnen- und Mondfinsternisse oder bestimmte Planetenkonstellationen den Ausbruch der Pest bewirken.[311]

Dornkreil schrieb in Hinsicht auf ein epidemisch auftretendes Fieber, dass als Ursachen zwar schlechte Aspekte der Planeten und mehrere große Finsternisse angegeben werden könnten. Doch diesen auf den Grund zu gehen, sei nicht seine Aufgabe als Mediziner. Von den natürlichen Ursachen interessierte ihn nur die plötzliche Veränderung der Luft.[312] Er meinte, dass die Ärzte beim Medizinischen bleiben und sich weder mit der Theologie noch der Astrologie abgeben sollten: »Das ich aber eingedenk meiner Profeßion dieser Pestilentz Theologische un[d] geistliche vrsachen/ die nichts anders sein als vnsere schwere vnd mannichfaltige sünde/ damit wir Gottes zorn erregen/ vnd solche schreckliche straffe vns auff den hals laden/ mit dem Astrologischen/ die den bösen aspecten der Planeten/ vnd dem nechst erschienen Cometen mügen zugeschrieben werden/ fahren lassen/ vnd allein gedencke der Medicinischen/ die man etlicher massen verhüten vnd wenden mag.«[313]

Diese Ablehnung oder Nichtbeachtung der Astrologie bedeutete nicht unbedingt, dass die Ärzte nicht an den Einfluss der Sterne glaubten. So bestritt Dornkreil beispielsweise nicht, dass Himmelserscheinungen die Luft auf der Erde vergiften und dadurch Seuchen auslösen konnten.[314] Doch hielten die medizinischen Autoren eine ausführliche Diskussion dieses Aspektes in einer Schrift, die sich an breite Bevölkerungsschichten richtete, nicht für notwendig. So fehlten Hinweise auf die Astrologie schon in verschiedenen Seuchenschriften der zweiten Phase, vor allem aber in späterer Zeit.

309 WERFRING, Ursprung, S. 55-60.

310 MARSTALLER, Bericht, S. 7-8. Ähnlich erwähnt Hebenstreidt verschiedene Vorzeichen am Himmel. HEBENSTREIDT, Artzney Schutz, S. A v.

311 DOBBIN, Regiment, S. B v-B ij r; REUCHLIN, Haußtafeln, S. C v-C ij v.

312 DORNKREIL, Consilivm, S. A iij r.

313 DORNKREIL, Pestilentz, S. A ij v.

314 DORNKREIL, Gründtlicher Bericht, S. 1-2.

Andere äußere Ursachen für schädliche Luft waren giftige Dämpfe, die nach Erdbeben aus der Erde oder aus verseuchten Gewässern aufstiegen oder wenn etwa nach großen Schlachten die Leichen von Menschen und Tieren unter freiem Himmel verwesten.[315] Auch allgemein feuchtes Wetter beförderte die Entstehung von Seuchen. Dornkreil vermerkte beispielsweise die schlechte Luft im ganzen Jahr 1595. Ein Jahr später war nun die Witterung unbeständig, und es gab häufig Gewitter und Regen. Durch das feuchte Wetter konnte leichter als durch trockenes eine »mehr tödtliche vnd/ insonderheit faule vnd vergifftige Kranckheit« hervorgerufen werden.[316]

Nach der Miasmatheorie spielten Tiere als Ursache für epidemische Krankheiten in den Seuchenschriften zwar nur eine Nebenrolle,[317] aber sie wiesen auf eine drohende Seuche hin. Es war ein Zeichen für die Vergiftung der Luft, wenn Hunde und Hühner an verschimmeltem Brot, das ihnen zum Fressen gegeben wurde, erkrankten oder starben.[318] Kleine Vögel konnten durch ihre Flügelbewegungen die Luft in Bewegung setzen und damit der Vergiftung entgegenwirken. Doch zeigten Vögel vor allem die Vergiftung der Luft an, weil sie vor dieser flohen. Deshalb war es ein schlechtes Zeichen, wenn sie ungewöhnlicherweise nachts flogen. Falls Vögel in Käfigen gehalten wurden und deshalb nicht entkommen konnten, starben sie an vergifteter Luft. Auch wenn Wölfe häufiger heulten als sonst, konnte korrumpierte Luft die Ursache sein.[319] Als weitere Hinweise für eine drohende Pest galten das massenweise Auftreten von Fröschen, Schlangen, Fliegen, Mücken und anderem Getier.[320]

Tiere wurden wiederholt als erste Opfer der vergifteten Luft betrachtet. Nach Reuchlin konnte das Erdreich giftige Dünste ausscheiden. Deshalb war es naheliegend, dass grasende vierfüßige Tiere die ersten Opfer waren, da sie das »Gift« mit dem Kopf nahe dem Boden unmittelbar einatmeten – eine bereits aus der Antike bekannte Vorstellung. Dies traf besonders auf Schafe, aber auch für Rinder, Schweine und Ziegen zu, während Pferde und Hunde die Pest nicht so leicht bekamen.[321] Marstaller wies beiläufig darauf hin, dass viele Tiere, darunter Schafe, an vergifteter Luft stürben und ihr Fleisch nicht gegessen werden sollte.[322] Etwas anders als Reuchlin argumentierte Dobbin,

315 Reuchlin, Haußtafeln, S. C ij v-C iij v; Dobbin, Regiment, S. B ij r-B ij v; Dornkreil, Gründtlicher Bericht, S. 1-2.

316 Dornkreil, Pestilentz, S. A v r.

317 Vgl. jedoch Dobbin, Regiment, S. B ij v-B iij r; Reuchlin, Haußtafeln, S. B ij r.

318 Marstaller, Bericht, S. 21, 67.

319 Ebd., S. 20, 68.

320 Reuchlin, Haußtafeln, S. B i v-B ii r.

321 Ebd., S. B i r; Leven, Ratten, S. 29.

322 Marstaller, Bericht, S. 61.

der beschrieb, wie sich Dämpfe als stinkende Nebel oder giftiger Tau auf die Weide legen würden und die darauf grasenden Tiere an der Pest verenden ließen.[323] Um Tau zu testen, riet Marstaller dazu, diesen in einem Leintuch zu sammeln und in ein Gefäß auszupressen. Die Flüssigkeit sollte Hühnern hingestellt werden. Falls sie nach dem Trinken krank würden oder verendeten, wäre die Luft verdorben.[324] Trotz ihrer Rolle als erste Opfer einer drohenden Pest erwähnten die Verfasser der Texte des Fürstentums Lüneburg an der Seuche sterbende Tiere nur beiläufig mit Bezug auf frühere Autoren.[325] Dies entsprach dem Grundtenor der zeitgenössischen Seuchenschriften.[326]

Zwar nahmen die Mediziner an, dass sich Epidemien vor allem durch eine Vergiftung der Luft verbreiten würden, doch häufig schien die Kontagion für die (ersten) Seuchentoten verantwortlich zu sein. Sie begann, weil Menschen vergiftetes Wasser tranken bzw. verdorbenes Getreide oder Ähnliches aßen.[327] Diese Vorstellung stand in Beziehung zum Bereich der inneren natürlichen Ursachen allgemein. Ein unordentlicher Lebenswandel führte dazu, dass die zu große Feuchtigkeit im Blut zu faulen begann, was leicht die Pest im Körper eines Menschen hervorrief. Eine schädliche Lebensführung, bei der das rechte Maß in den »res non naturales« verfehlt wurde, konnte Verschiedenes umfassen: zu viel und falsches Essen, unmäßiges Trinken, zu wenig oder zu viel Schlaf, zu große Faulheit oder im Gegenteil zu schwere schweißtreibende Arbeit, Jähzorn, Traurigkeit und Angst vor der Krankheit bzw. Schrecken vor Seuchenopfern.[328]

9.2.2.2 Prävention und Eindämmung

Im Vorfeld der Pest empfahlen die Ärzte den Menschen präventive Maßnahmen. Sie sollten sich von infizierten Personen, Gegenständen und Orten fernhalten, die Luft in ihren Häusern reinigen, den Körper von überflüssiger Feuchtigkeit befreien, vorbeugende Arzneien einnehmen, eine gute Diät halten und starke Gefühlsregungen meiden.[329]

323 Dobbin, Regiment, S. B ij r-B ij v.
324 Marstaller, Bericht, S. 21, 67.
325 Beispielsweise Dobbin, Regiment, S. G viii v-H r. Vgl. Sticker, Abhandlungen, Bd. 1, Teil 2, S. 125-135, 171-177, der Informationen aus vielen verschiedenen Quellen und Zeiten undifferenziert zusammenstellt.
326 Vgl. die ausführliche Diskussion bei Bernt, Pestansteckung, S. 101-110.
327 Dornkreil, Gründtlicher Bericht, S. 1-2.
328 Dornkreil, Pestilentz, S. A v r-A v v; ders., Gründtlicher Bericht, S. 3-4.
329 Dornkreil, Gründtlicher Bericht, S. 7-24; Bachmeister/Eler, Bericht, Einblattdruck; Behrens, Kurtzer Bericht, S. A ij r-A iv r = Wendler, Pestilentz, S. 230-232.

Mithobius beispielsweise riet allen, die durften und konnten, infizierte Orte schnell zu verlassen und erst spät wieder zurückzukehren. Die Luft in den Häusern sollte gereinigt werden, indem bei trockenem Ostwind gelüftet wurde. Zudem empfahl er das Räuchern mit bestimmten Pulvern, Kerzen und Wacholder. Arme Leute konnten auch Essig auf einen heißen Ziegelstein gießen. Weiter empfahl der Arzt besondere Medikamente als herzstärkende Mittel; sie sollten vor allem benutzt werden, wenn die Menschen außer Haus gehen mussten. Auch war es ratsam, wenn sie sich mit gut riechenden Salben beim Herzen und an den Handgelenken einrieben. Als schädlich galten Mittagsschlaf und zu viel Bewegung (laufen, ringen, springen und tanzen). Wichtig war die Stimmungslage: Die Menschen sollten positiv sein (»ein frisch Gemüet/ machet gut geblüte«) und alle depressiven Gedanken, Ängste und Schreckensbilder beiseitelassen.[330] Um das Herz äußerlich zu stärken, riet Mithobius, Amulette um den Hals zu tragen, etwa eine mit Quecksilber gefüllte Nussschale. Wohlhabenden empfahl er einen Anhänger aus Edelsteinen (Hyazinth, Saphir, Smaragd[331]) zusammen mit »Einhorn« und orientalischem Bezoar.[332]

Die Amulette gehören in den Bereich der Iatromagie, doch mit seinen entsprechenden Ratschlägen war der Arzt nicht allein. Ähnliche Ausführungen lassen sich bei Marstaller finden, der zusätzlich Elchklauen und gebranntes Hirschgeweih als Bestandteile erwähnte. Dennoch war er skeptisch, was die Wirkung der Amulette anging.[333] Dies traf auch auf Dornkreil zu, der mit Hinweis auf Paracelsus ein »Secklein« aus getrockneten Kröten, Arsen und weiteren Materialien anführte, welches über dem Herzen getragen werden sollte. Das Amulett schützte seinen Träger angeblich vor der Pest.[334] Er erwähnte noch weitere, äußerlich zu tragende Amulette, die teilweise giftige Substanzen enthielten. Dabei mahnte er zur Vorsicht: Es bestehe die Gefahr, dass diese Inhaltsstoffe eventuell nicht nur die Haut verätzten, sondern sogar einen Menschen töten könnten.[335] Auch Behrens warnte vor solchen Amuletten, doch befürwortete er, Quecksilber in einer Haselnuss oder einen Beutel »Hertzküßlein« aus der Apotheke zu tragen.[336]

330 Mithobius, Bericht, S. 1-7.
331 Zur Edelsteinmedizin in mittelalterlichen Pestschriften vgl. Wolff, Theorie, S. 94-97.
332 Mithobius, Bericht, S. 7.
333 Marstaller, Bericht, S. 36.
334 Dornkreil, Gründtlicher Bericht, S. 17-19.
335 Ebd., S. 18.
336 Behrens, Kurtzer Bericht, S. A iij r = Wendler, Pestilentz, S. 231.

Die meisten Ratschläge zur Prävention hatten das richtige Gleichgewicht der Säfte zum Ziel. Sie empfahlen ein ausgeglichenes Leben, weil jede Art von Unmaß oder starker Gemütsbewegung zur Pest führen bzw. dieser Krankheit zumindest Vorschub leisten könnte. Eine wichtige Rolle zur Bewahrung des Gleichgewichts der Säfte bildete das Maßhalten bei der Ernährung. Da die Pest auf einen Überschuss an Feuchtigkeit zurückgeführt wurde, meinten die Ärzte, dass zu viel Essen (besonders von unreifem Obst) und Trinken das Blut vermehren und die Adern verstopfen würde. So beginne das Blut zu faulen und giftig zu werden. Davon seien besonders Menschen betroffen, die ohnehin zur Ansammlung von böser Feuchtigkeit neigten.[337] Nachdrücklich wurde die Bedeutung dieser Ratschläge von Marstaller betont: »Wer aber essen vnd trincken/ auch sonst thun vnd lassen wil was jm gefelt/ vnd dafür leiden was sich gebüret/ der bleibet von mir wol vngehalten vnd vngezwungen/ Er mag seinen willen haben/ vnd des gewarten/ dauon der weise Mann saget/ Der die gefahr liebet/ verdirbet darinnen. Wer sich rahten lest/ dem ist auch zu helffen/ derselbige [...] bleibe bey nachfolgenden Speisen vnd Getrenken.«[338]

Bei der Ernährung war nicht nur das Maßhalten wichtig, sondern einige Lebensmittel galten als schlechter oder besser als andere. Zur Prävention wurde allgemein von Essen abgeraten, das schwer verdaulich war und leicht faulte.[339] Meiden sollte man beispielsweise nach Mithobius Gänse, Enten, Fische ohne Schuppen, Schweinefleisch, rohes Obst, Kohl, Milch, verschimmeltes oder feuchtes Brot und alles, was leicht faulte oder schwer verdaulich war. Gewürze hatten maßvoll verwendet zu werden. Dagegen riet der Arzt zu Essig und sauren Lebensmitteln, »welche Fäulnuß des Geblütes hindern/ vnd wehren.« Vor hochprozentigem Alkohol (»starck Getränke/ vnde dickes Bier«) warnte er, doch empfahl er Wein und normales Bier, versetzt mit Zitronen, Benediktenkraut, Salbei, Rosmarin, Alant oder Wermut.[340] Andere Autoren vertraten ähnliche Ansichten, auch wenn die Ärzte bei einzelnen Lebensmitteln nicht immer gleicher Meinung waren.[341]

337 Dornkreil, Pestilentz, S. A v r-A v v, A vi v-C r; ders., Gründtlicher Bericht, S. 3-6; Mithobius, Bericht, S. 3-4; Werfring, Ursprung, S. 174-187. Vgl. Kinzelbach, Gesundbleiben, S. 209-210; Jankrift, Löwenfleisch, S. 35.

338 Marstaller, Bericht, S. 41.

339 Ebd., S. 40, 55-56; Dornkreil, Gründtlicher Bericht, S. 20; ähnlich ders., Pestilentz, S. B iv r; Mithobius, Bericht, S. 4.

340 Mithobius, Bericht, S. 3-4.

341 Marstaller, Bericht, S. 40-54; Dornkreil, Gründtlicher Bericht, S. 20; ders., Pestilentz, S. B iv r-B iv v.

Tendenziell war die Liste der nicht zu empfehlenden Speisen unendlich, sodass sich beispielsweise Marstaller nicht lange mit ihnen befasste, sondern vor allem gute Nahrungsmittel empfahl.[342] Wie Dobbin es ausdrückte, sollten diese leicht verdaulich sein, »vnd ein gut natürlich vnd rein geblüt bringen/ das bös temperiren/ das dick vnd grobe subtiler machen/ die geng der Glieder offen halten/ auch mehr külen denn hitzigen/ vnd nicht leichtlich faulen.«[343] So riet beispielsweise Dornkreil generell zu frischem Fleisch, Hühnern und Wildgeflügel, Fischen aus klaren fließenden Gewässern mit Schuppen und festerem Fleisch, frischen Eiern, gut gebackenem Brot, Limonen, Pomeranzen, Zitronen, Granatäpfel, Rosinen, Sauerkirschen usw.[344]

Wenn Menschen erkrankten, wurde eine etwas abgeänderte, doch nicht grundsätzlich andere Ernährung als bei der Prävention empfohlen. Es ging darum, die Kranken zu stärken »mit anmutiger vnnd gesunder kost/ die schleunig gut geblüt vnd kräffte geben« konnte.[345] Marstaller riet zu Hühner-, Kapaunen- und Rindfleischsuppen bzw. Suppen aus dem Gelée dieser Tiere, eine Brühe mit weichgekochten Eiern etc. Wenn der Appetit der Kranken groß genug war, durften diese Fleisch von Rebhühnern, Wildvögeln, Zicklein, Schaflämmern oder mürbes Schaffleisch essen.[346]

Das Gleichgewicht der Säfte ließ sich auch mit Aderlass und Purgieren gewährleisten bzw. wieder in das richtige Verhältnis bringen. Während im Mittelalter der Aderlass als wichtige präventive Maßnahmen galt,[347] rieten die frühneuzeitlichen Seuchenschriften je länger, je mehr zur Zurückhaltung. Er wurde im 16. und in der ersten Hälfte des 17. Jahrhunderts zur Vorbeugung und Heilung der Pest angewandt, besonders bei Personen, die reich an Blut und das Abnehmen von Blut gewohnt waren. Mellinger empfahl Aderlässe im Frühjahr und Herbst. Auch dem Schröpfen stand er positiv gegenüber. Während der Krankheit sollte der Aderlass nur bei kräftigen Personen und erst ab dem zweiten Tag der Krankheit vorgenommen werden.[348] Damit setzte er sich in Widerspruch zu Marstaller, der die Blutabnahme gleich zu Beginn der Krankheit empfahl. Ansonsten riet dieser, damit besonders bei Kindern, Älte-

342 Marstaller, Bericht, S. 40.

343 Dobbin, Regiment, S. 40.

344 Dornkreil, Gründtlicher Bericht, S. 20; ähnlich Marstaller, Bericht, S. 41-54, der aber Vorbehalte gegenüber Eiern hatte. Ebd., S. 45-46.

345 Dornkreil, Gründtlicher Bericht, S. 34; ähnlich Mellinger, Bericht, S. C ii r.

346 Marstaller, Bericht, S. 110-111; ähnlich Mellinger, Bericht, S. C ii r; Dornkreil, Gründtlicher Bericht, S. 34; Mithobius, Bericht, S. 11.

347 Werthmann-Haas, Übersetzungen, S. 16-21, 81-82; Franke, Pest-Brief, S. 58-63.

348 Mellinger, Bericht, S. C ij v-C iij r.

ren und Schwangeren vorsichtig zu sein.[349] Aderlässe empfahlen andere Ärzte gemäß der Stärke und dem Blutreichtum der Patienten zur Vorbeugung wie bei der Heilung, wobei sie zur Vorsicht rieten.[350] Dornkreil meinte, dass ein Mediziner von Fall zu Fall entscheiden müsse, ob ein Aderlass zur Prävention sinnvoll sei. Aber grundsätzlich könne das Abnehmen von Blut bei Menschen gut sein. Während der Krankheit sollten blutreiche, starke und am Aderlass gewöhnte Menschen ihr Blut fließen lassen. Die Abnahme des Körpersaftes hatte vorsichtig angewandt zu werden, sonst würde der Blutverlust die Kräfte des Patienten schwächen und seinen Tod beschleunigen. Der Arzt gab genaue Anweisungen, welche Ader geöffnet werden sollte, wenn an bestimmten Körperteilen Beulen auftraten.[351] Spätere Autoren von Pestschriften standen dem Aderlass noch kritischer gegenüber, so wurde dieser im Traktat von Behrens 1657 nicht einmal erwähnt.

Häufig vertrauten die Mediziner auf das Purgieren des Darmes durch Abführmittel und Klistiere, das Entleeren des Magens durch Brechen, die Entnahme von Blut mit Schröpfköpfen o.Ä. Ein regelmäßiger Stuhlgang wurde als wichtig angesehen. Falls es schlecht damit stand, empfahlen die Ärzte abführende Mittel. Durchgängig wurde die Purgation mit sogenannten »Pestilentz-Pillen«[352] zur Prävention angeraten.[353]

Obwohl sich die Seuchenschriften an den »Gemeinen Mann« wandten, enthalten einige Pesttraktate auch Ratschläge für die Obrigkeit. Offensichtlich wurden Ratsherren als potenzielle Leser aufgefasst oder die Ärzte propagierten künftige medizinalpolizeiliche Maßnahmen, um deren Akzeptanz bei den

349 Marstaller, Bericht, S. 97-103.

350 Mithobius, Bericht, S. 4-5, 10-11, 14, 18; Bacmeister/Eler, Kurtzer Bericht, S. B ij r.

351 Dornkreil, Pestilentz, S. A vi v-B r, C r-C v; ders., Gründtlicher Bericht, S. 11, 24-26.

352 »Welche dann nicht alleine den Leib/ insonderheit aber den Magen/ vnd das Jngeweide von böser vnd fauler Feuchtigkeit reinigen/ sondern auch den leib für gifftiger Infection verwahren«. Dornkreil, Gründtlicher Bericht, S. 11.

353 Marstaller, Bericht, S. 25-27, 37, 39, 81; Mellinger, Bericht, S. B v-B ij r; Dornkreil, Pestilentz, S. A vi v-B ij r; Eler, Bericht, S. A v; Behrens, Kurtzer Bericht, S. A iij v = Wendler, Pestilentz, S. 232. Dornkreil, Gründtlicher Bericht, S. 11, empfahl Purgation und Aderlass nicht in jedem Fall, sondern machte es vom Urteil des Arztes abhängig, ob diese dem Patienten nützen würden. Mithobius, Bericht, S. 5, riet es für Menschen mit »viel Vberflüssigkeit« an. Bacmeister/Eler, Kurtzer Bericht, S. A iv r, B ij v, vertraten im Gegensatz zu anderen Medizinern die Meinung, dass auch starker Durchfall und übermäßiges Brechen nicht gestillt werden sollten, weil sich der Körper so schädlicher Substanzen entledigen würde. Allerdings hatten Ärzte diese Vorgänge nicht zu verstärken.

Bürgern zu vergrößern. Zur Prävention und Eindämmung der Krankheit empfahlen die Mediziner die Isolierung von Kranken, die Aussperrung von Leuten aus potenziell infizierten Orten sowie die Einrichtung von Pestlazaretten.[354] Die Menschen sollten sich von allem fernhalten, was mit eventuell pestbefallenen Personen zu tun hatte, wobei besonders Kleidung und Bettzeug als gefährlich galten. Menschenansammlungen waren zu meiden, alle Zusammenkünfte (Hochzeiten, Taufen usw.) sollten verboten und die Badstuben nicht besucht werden. Doch schon aufgrund der Begräbnissitten sei dies schwierig umzusetzen, wie Marstaller schrieb. In der Region, vor allem in Celle selbst, gab es keine Totengräber, sondern die Nachbarschaft half mit, den Leichnam in der Erde zu bestatten. Dadurch würden unsichere Leute geängstigt. So sollte die Obrigkeit die Art der Bestattung möglichst verändern.[355] Die notwendigen Gottesdienste hatten in gut ausgeräucherten Kirchen stattzufinden.[356]

Auch Tiere gerieten in den medizinalpolizeilichen Fokus, da sie die Pest weitergeben konnten, obwohl sie selbst nur selten daran erkrankten. Aufgrund der Beobachtung, dass die Seuche durch Kleidung und Pelze verbreitet wurde, fürchteten die Menschen behaarte Tiere, die nahe bei ihnen lebten, aber viel herumstreunten. Deshalb standen vor allem Hunde und Katzen im Verdacht, das »Pestgift« weiterzutragen. Diese waren aus dem Haus zu schaffen oder zu töten.[357] Daneben wurden Schweine als potenzielle Verunreiniger der Luft angesehen, sodass sie, ihr Mist und ihr Gestank aus den Städten geschafft bzw. beseitigt werden sollten.[358] Dornkreil forderte dies auch bei Gänsen.[359]

Bacmeister und Eler stellten 1625 einen ganzen Katalog von Maßnahmen auf, die von der Stadt Lüneburg zur Prävention umgesetzt werden sollten. Erstens hatten die Gassen und Häuser gereinigt sowie die Schweine aus der Stadt gebracht zu werden. Zweitens waren der Verkauf von Obst und anderen Lebensmitteln zu verbieten, die an sich ungesund waren oder die aus infizierten Orten kamen. Drittens durften weder Wolle noch Flachs, Hanf sowie Leinen, Kleidungsstücke und Bettzeug aus infizierten Orten eingeführt werden. Viertens war niemandem aus infizierten Orten das Betreten der Stadt zu erlau-

354 Marstaller, Bericht, S. 12-14, 69-71.

355 Ebd., S. 13.

356 Ebd., S. 12.

357 Ebd., S. 10-12; Bacmeister/Eler, Kurtzer Bericht, Einblattdruck; Eler, Bericht, S. A i v.

358 Reuchlin, Haußtafeln, S. E ii v; Dornkreil, Gründtlicher Bericht, S. 11; Bacmeister/Eler, Kurtzer Bericht, S. A 2 v; Eler, Bericht, S. A i v; ders., Kurtzer Bericht, S. A i v.

359 Dornkreil, Gründtlicher Bericht, S. 11.

ben. Auch sollte unterbunden werden, dass Leute aus infizierten Häusern zu gesunden Menschen gingen. Fünftens war es Totenträgern, Krankenwärtern und anderen Personen, die mit Infizierten zu tun hatten, zu untersagen, mit Gesunden mehr als notwendig umzugehen oder sich diesen auf den Straßen zu nähern, um das »Pestgift« nicht zu verbreiten. Sechstens mussten Bettler vertrieben, aber ausreichend versorgt werden, weil sie häufig die Krankheit weiterverbreiteten. Siebtens sollte jeder darauf achten, sich nicht leichtfertig in Gefahr zu begeben. Dazu waren infizierte Häuser und Personen sowie belebte Orte wie öffentliche Bäder zu meiden. Achtens mussten Infizierte rasch in ein Lazarett oder andere isolierte Orte gebracht werden. Dies sollte aber geschehen, ohne die Bevölkerung zu erschrecken. Die Leichen waren umgehend zu bestatten. Neuntens hatten die gesunden Personen aus einem infizierten Haus und ihre nächsten Nachbarn ihre Wohnstätten zu verlassen, um sich eine Zeitlang an einem reinen Ort aufzuhalten. Erst wenn das infizierte Gebäude gereinigt worden war und nach mindestens sechs Wochen keine Gefahr mehr bestand, durften die Menschen wieder in ihre Häuser zurückkehren. Zehntens sollten die Wohnstätten, in denen jemand verstorben war, verschlossen und von bestimmten Personen durch Räuchern, Feuer und Ausweißen gereinigt werden. Stroh, Lumpen und andere gefährliche Sachen waren vor der Stadt in Gruben zu verscharren oder zu verbrennen. Elftens sollten Kleidungsstücke, Bettzeug und Leinensachen außerhalb der Stadt dem Wetter ausgesetzt, gewaschen und gereinigt werden. Diese Textilien durfte niemand in Lüneburgs öffentlichen Straßen aufhängen. Zwölftens schließlich war es zu untersagen, etwas aus infizierten Häusers wegzunehmen, zu verkaufen oder an gesunde Orte zu bringen. Dies konnte nämlich zu einer Verbreitung der Seuche führen.[360]

9.2.2.3 Krankheitsbild, Krankheitsverlauf und Behandlung

Zwar konnte jede in kurzer Zeit viele Menschen tötende Krankheit in der frühen Neuzeit als Pest bezeichnet werden,[361] doch in den Seuchenschriften der Ärzte wurde eine bestimmte, an ihren Symptomen erkennbare Krankheit als Pest beschrieben. Die Autoren verwandten viel Mühe darauf, medizinische Laien in die Lage zu versetzen, sie zu erkennen. Die Beschreibungen sind auch heute noch von besonderer Bedeutung, denn sie zeigen, welche Merkmale die Zeitgenossen bei der damaligen Form der Pest unter frühneu-

360 Bacmeister/Eler, Kurtzer Bericht, S. A 2 v-A iij v.
361 Wendler, Pestilentz, S. 51.

zeitlichen Lebensbedingungen beobachteten. Aufgrund der zeitgenössischen Krankheitskonzepte entsprechen die von den Ärzten angeführten Symptome aber nur bedingt heutigen Beurteilungen.

Die Pest der frühen Neuzeit war in den Beschreibungen der zeitgenössischen Mediziner ein schweres Fieber mit Hitzeschüben, Kälteschauern, Durst und trockenem Mund sowie kalten Schweißausbrüchen. Damit hingen Mattigkeit und Antriebslosigkeit, großes Schlafbedürfnis oder im Gegenteil Schlaflosigkeit sowie Appetitlosigkeit oder Brechen zusammen. Ein ungleichmäßiger Puls, Herzklopfen sowie ein kurzer, ungleicher Atem fanden sich typischerweise bei den Kranken, die häufig unter Schwermut litten. Zudem stellten die Ärzte starke Kopfschmerzen und Sinnesverwirrung bis hin zum Delirium bzw. Ohnmachten fest. Markant waren die Beulen und Karbunkel unter den Armen, hinter den Ohren und im Schritt, zudem konnten Flecken am Körper auftreten. Als weitere Symptome wurden seltsame Gesichtsausdrücke, Seitenstechen und veränderter Harn genannt (Tabelle 9.4).[362]

Die meisten Autoren vermerkten mit eher allgemeinen Worten Veränderungen des Gesichtsausdrucks bei Pestkranken. Diese beschrieb am eindrücklichsten Dobbin: »[…] denn das Angesicht plötzlich sich von seiner Natürlichen farbe vorendert/ wirt dürre/ bleich/ Bleyfarbich/ die Nase wirt spitzig/ […]/ der schlaff felt ein/ die Ohren sein kalt/ die Stirn ist hart/ vnd voll runtzelen/ die Augen könne kein Licht leiden/ sein vnbestendig/ vorkeret vnd holl/ die Lippen sein weiss vnd kalt/ die Zunge wirt balde dürre vnd schwartzlechtig/ das gantze Gesicht beweist sich traurich/ forchtsam vnd engstich/ die Augen sein feurich vnd flammich.«[363] Er wies weiter auf eine bestimmte Körperhaltung des Pestkranken hin: »Der Krancke wil stetes die Füsse bloss haben/ kan die Handte nirgend sanfft legen/ helt den Mundt stetes offen/ ligt auff dem Rücken ausgestreckt/ felt wider sein gewonheit stetes krum zusammen/ redet wenig/ ist stetes traurich vnd frochtsam [= forchtsam]/ hat mangerley fantasey/ leidet zerstörung der vernunfft/ […].«[364] Eine große Rolle spielte die Herzensangst oder Bangigkeit des Herzens. Diesen Zustand beschrieb später ein Arzt anschaulich, dass die Kranken meinen, das

362 Marstaller, Bericht, S. 76-79; Reuchlin, Haußtafeln, S. K ij v-K iv r; Dobbin, Regiment, S. H vi r-H viii r; Mellinger, Bericht, S. Biij r, C iij r (»Beulen vnd Blattern«); Dornkreil, Pestilentz, S. A ij r, A v [richtig: iii] v-A iv r; ders., Gründtlicher Bericht, S. 4-5; Mithobius, Bericht, S. 8; Bacmeister/Eler, Kurtzer Bericht, S. B v; Behrens, Kurtzer Bericht, S. A iiij r-A iiij v = Wendler, Pestilentz, S. 232-233. Eler, Bericht, enthält keine Auflistung der Symptome, auch wenn sich indirekt aus dem Text auf einzelne Symptome schließen lässt.

363 Dobbin, Regiment, S. H vi r-H vi v.

364 Ebd., S. H viii r.

Herz würde ihnen mit Kraft zusammengepresst.[365] Heute würde man vermutlich von einem Engegefühl, Druck oder Schmerzen in der Brust sprechen.

Ein wesentliches Diagnosemittel der frühneuzeitlichen Ärzte war die Harnschau (Abbildung 9.1),[366] obwohl diese bei der Pest nur von eingeschränktem Wert war. Den Harn von Pestkranken beschrieb Marstaller als normalerweise trüb, dick und stinkend wie bei Pferden. Doch manchmal war er unverändert, doch das galt eher als schlechtes Zeichen.[367] Wegen dieser uneinheitlichen Erscheinung blieb die Deutung des Harns bei dieser Krankheit unsicher.[368]

Beulen, Karbunkel (Apostemata) und Flecken (Petechien) gehörten zu den markanten Kennzeichen der Pest.[369] Dobbin wies darauf hin, dass die Beulen die Haut nicht veränderten, aber sich hart anfühlten und sehr schmerzhaft waren.[370] Karbunkel beschrieb er als »eine schwartze braune oder rotlafftige Bletter/ welche wie ein glöinde Kole/ oder Eisen/ Blasen umbher brennet/ vnd ein Escaram/ das ist/ ein dicke harte vorbrante Haut setzet.«[371] Die Karbunkel konnten sich verändern: »Antrax ist/ wenn die braune Bletter oder Carbunculus beginnet blaw/ grün/ schwartz/ vnd lestlich fressig zu werden.«[372] Beulen traten hinter den Ohren, unter Armen oder Achseln, im Schoß sowie an anderen Orten (Hüfte, Knie usw.) auf (Tabelle 9.5).[373]

365 Diderich, Historia, S. 22. Vgl. Wendler, Pestilentz, S. 52.
366 Stolberg, Harnschau, S. 34-36.
367 Marstaller, Bericht, S. 78; ähnlich Reuchlin, Haußtafeln, S. K ij v.
368 Reuchlin, Haußtafeln, S. K ij v; Dobbin, Regiment, S. H vi v.
369 Marstaller, Bericht, S. 78.
370 Dobbin, Regiment, S. L v v-L vi r.
371 Ebd., S. L vi r.
372 Ebd., S. L vi r.
373 Marstaller, Bericht, S. 7; Reuchlin, Haußtafeln, S. K iij v; Dobbin, Regiment, S. L v v-L vi v; Mellinger, Bericht, S. C iij r; Dornkreil, Pestilentz, S. C r; ders., Gründtlicher Bericht, S. 1. Die anderen Autoren gingen nicht näher auf Beulen und Blattern als Symptome der Krankheit ein. Mithobius, Bericht, S. 17-18; Bacmeister/Eler, Kurtzer Bericht, S. B iij r-B iij v; Eler, Bericht, S. A ij v; Behrens, Kurtzer Bericht, S. B v-B ij r = Wendler, Pestilentz, S. 234-235.

Symptome	Marstaller (1576)	Reuchlin (1577)	Dobbin (1577)	Mellinger (1583)	Dornkreil (1596)	Dornkreil (1604)	Mithobius (1609)	Bacmeister/ Eler (1625)	Behrens (1657)
Fieber	X	X	X	X	X	X	X		X
Schüttelfrost	X			X	X	X	X	X	X
Durst, trockene Zunge, trockener Mund	X	X	X	X	X	X			X
kalter Schweiß	X	X							X
stinkender Schweiß		X	X						X
Mattigkeit, Kraftlosigkeit		X		X	X	X	X		X
Schwermut	X	X	X	X		X			X
Kopfschmerzen	X	X	X	X	X	X	X	X	X
Verstandesverwirrung	X		X		X	X	X		
Ohnmacht			X		X	X	X	X	X
Schlafbedürfnis	X	X	X	X		X	X		X
Schlaflosigkeit, Unruhe	X	X	X		X	X			
Herzensangst, Engegefühl in der Brust		X	X	X	X		X	X	X
ungleichmäßiger Puls	X	X	X	X	X	X			
Veränderungen im Gesicht	X	X	X		X		X		
geschwollene und rote Augen		X	X		X				

(Fließschnupfen)									
Kurzatmigkeit	X	X	X		X	X	X		
stinkender Atem			X						
Husten ohne Auswurf			X						
Ausschlag im Mund	X								
Ohrensausen			X		X				
Seitenstechen / Gliederschmerzen	X						X		
Appetitlosigkeit, Widerwillen zum Essen	X	X	X			X	X		X
Brechreiz / Brechen	X	X (auch Blut)	X	X	X	X	X	X	X
trüber, dicker, stinkender Harn	X	X	X		X				
unveränderter Harn	X	X	X		X	X			
Stuhlgang (mit ungewöhnlicher Zusammensetzung)			X			X		X	
Beulen	X	X	X	X		X	X	X	X
Blattern / Karbunkel / Apostemata (Geschwüre)	X	X	X	X	X	X	X	X	X

Tabelle 9.4: Die Symptome der Pest; Quellen: MARSTALLER, *Bericht, S. 76-79;* REUCHLIN, *Haußtafeln, S. K ij v-K iv r;* DOBBIN, *Regiment, S. H vi r-H viii r;* MELLINGER, *Bericht, S. Biij r, C iij r;* DORNKREIL, *Pestilentz, 1596, S. A ij r, A v [richtig: iii] v-A iv r; ders., Bericht, 1604, S. 4-5;* MITHOBIUS, *Bericht, S. 8;* BACMEISTER/ELER, *Kurtzer Bericht, S. B v;* BEHRENS, *Kurtzer Bericht, S. A iiij r-A iiij v =* WENDLER, *Pestilentz, S. 232-233*

Körperteil	Marstaller (1576)	Reuchlin (1577)	Dobbin (1577)	Mellinger (1583)	Dornkreil (1596)	Dornkreil (1604)
am Kopf				X	X	
hinter den Ohren	X	X	X			X
am Hals, an der Kehle			X	X	X	
unter den Achseln	X	X				X
unter den Armen		X	X	X	X	
an der Hüfte		X		X		
im Schritt	X	X			X	X
am Schenkel				X	X	
Beine innen			X			
Beine außen			X			
am Knie		X				
anderswo		X				X

Tabelle 9.5: Das Auftreten von Beulen am menschlichen Körper bei der Pest; Quellen: MARSTALLER, *Bericht, S. 7;* REUCHLIN, *Haußtafeln, S. K iij v;* DOBBIN, *Regiment, S. L v v-vi v;* MELLINGER, *Bericht, S. C iij r;* DORNKREIL, *Pestilentz, S. C r; ders., Bericht, 1604, S. 1*

Zusammenfassend lässt sich sagen, dass die Symptome der Pest vielfältig und teilweise widersprüchlich waren. Sie mussten nicht alle gleichzeitig auftreten, sondern einige Patienten wiesen diese, andere jene auf.[374] In ihren Beschreibungen der Symptome stimmten die verschiedenen Ärzte weitgehend überein. Dies liegt daran, dass sich ihre Texte auf die gleichen medizinischen Autoritäten sowie die Schriften ihrer Vorgänger bezogen. Viele Ärzte kannten die Pest auch aus eigenem Erleben. Wenn es große Unterschiede zwischen den Beschreibungen in der medizinischen Literatur und den beobachteten Vorgängen gegeben haben sollte, hätte dies eigentlich Niederschlag in den Seuchenschriften finden müssen. Da dies nicht geschah, entsprachen wohl die geschilderten Symptome den beobachteten bzw. aufgrund der vergangenen Erfahrungen erwarteten Begleitumständen der Krankheit Pest, die sich beispielsweise von denen des Fleckfiebers unterschieden.

374 MARSTALLER, Bericht, S. 78-79; DORNKREIL, Pestilentz, S. A v [richtig: iii] v; ders., Gründtlicher Bericht, S. 5.

Behandlung der Pestkranken

Wenn die Pest auftrat, war das Schwitzen neben der Verabreichung von Medikamenten die wichtigste Maßnahme. Die Kranken sollten sich zu Bett legen, um möglichst viel und lange zu schwitzen. Dies konnte durch heiße Ziegelsteine, mit warmem Wasser gefüllte Zinnflaschen, heiße Eichenbretter u.a.m. sowie durch bestimmte Arzneitränke befördert werden. Das Schwitzen sollte einige Stunden andauern und während mehrerer Tage wiederholt werden. Dabei durfte der Patient am ersten Tag nicht einschlafen. Bettzeug und Schlafhemden hatten regelmäßig gewechselt und der Schweiß abgetrocknet zu werden. Zur Stärkung der Patienten dienten leicht verdauliches Essen und besondere Medikamente.[375]

Ein festes Schema für die Behandlung von Pesterkrankungen stellte Marstaller auf, wobei er die ersten vierundzwanzig Stunden nach Krankheitsausbruch als die wichtigste Zeit betrachtete. Er riet dazu, bereits prophylaktisch Aderlässe und Purgationen vorzunehmen, sodass nach Ausbruch der Krankheit keine mehr nötig seien. Wenn die Patienten erkrankten, sollten sie zuerst brechen. Anschließend hatten bei Verstopfung abführende Mittel verabreicht oder Klistiere angewandt zu werden. Die Kranken mussten sich zum Schwitzen ins Bett legen. Starkes Schwitzen war je länger, desto besser, doch hatte es wenigstens drei bis vier Stunden zu dauern. Leib und Glieder konnten mit Öl eingerieben werden, um die »Schweislöcher« zu öffnen, durch welche das »Pestgift« den Körper verließe. Der Schweiß sollte den Kranken abgetrocknet und diese mit sauberen und vorgewärmten Bettzeug versehen werden. Nach dem Schwitzen durften sich die Patienten eine Stunde lang erholen und durch eine Suppe stärken. Dann konnten wieder Abführmittel gegeben werden.

Anschließend sollten die Erkrankten Pulver und andere Arzneien einnehmen, welche das »Gift« im Körper bekämpften bzw. zur Stärkung dienten. Erbrachen sie die Mittel, hatten diese so lange verabreicht zu werden, bis die

375 Marstaller, Bericht, S. 89-92, 104-107, 117-118, 126; Mellinger, Bericht, S. B iij v-C ij r; Dornkreil, Pestilentz, S. C v-C ij v, D r-D v; ders., Gründtlicher Bericht, S. 28-30, 37-39; Eler, Bericht, S. A ij v-A ij r; Behrens, Kurtzer Bericht, S. A iv r-B v = Wendler, Pestilentz, S. 232-234. Mithobius, Bericht, S. 8-10: »Die Schweißträncklein müssen etzliche tage nach einander gebraucht werden/ nach vermügenheit der Kreffte/ vnd daß der Patient gute linderung befinde/ denn vor dem 7. tage in dieser Kranckheit keinem guten Zeichen zu trawen ist« (S. 9). Bacmeister/Eler, Kurtzer Bericht, S. B r-B iij r. Das Schwitzen musste wiederholt werden, »biß der Gifft gar herauß ist/ vnnd entweder per poros cuius mit dem Schweiß weg gehet/ oder ad Superficiem getrieben vnd sich Bäulen vnd Blattern äusserlich mercken lassen« (ebd., S. B ij v-B iij r).

Patienten die Medikamente bei sich behalten konnten. Als Stärkungsmittel dienten u.a. »Puls[-] oder Sterckwasser«, in welche kleine Kissen getränkt wurden, die dann auf die Pulsadern zu binden waren. Die Patienten durften während der ersten vierundzwanzig Stunden nicht einschlafen.

Wenn Beulen auftraten, waren sie zu behandeln. Ein paar Stunden nach dem Schwitzen konnten Aderlässe vorgenommen werden, falls dies notwendig war. Meist empfahl es sich jedoch, es zu unterlassen. Nach einem Aderlass sollten sich die Kranken mit einer Suppe stärken. Wurde kein Blut abgenommen, so war stattdessen mit dem Schwitzen fortzufahren. Drei bis vier Stunden nach dem Aderlass, aber spätestens nach sieben Stunden sollten die Patienten einen Schweißtrank erhalten. Nach mehrstündigem Schwitzen hatten sie mit besonderen Lebensmitteln und Arzneien gestärkt zu werden.[376]

Am zweiten Tag der Krankheit konnte das Brechen, Blutabnehmen und Purgieren unterbleiben, dagegen waren das Schwitzen und die stärkenden Maßnahmen fortzusetzen. Die Kranken hatten zwei bis drei Mal pro Tag alle acht bis zehn Stunden mit Arzneitränken zum Schwitzen gebracht zu werden. Anschließend waren sie mit Essen und stärkenden Mitteln zu versehen, wobei alle Speisen möglichst sauer sein sollten. Die Patienten durften am zweiten Tag schlafen. Die Beulen wurden nach dem Schwitzen behandelt und sollten spätestens nach zwei Tagen durch die Behandlung von selbst aufbrechen, sonst mussten sie geöffnet werden. Das Schwitzen und die Pflege danach waren über mehrere Tage hinweg bis zur vollkommenen Genesung der Patienten fortzusetzen. Diese sollten noch mindestens einen Monat lang zu Hause bleiben.[377]

Die anderen Ärzten regelten die Reihenfolge der Maßnahmen nicht so strikt wie Marstaller. Mellinger empfahl in Anlehnung an seinen Vorgänger für die ersten vierundzwanzig Stunden: (1.) Gebet, Reue und Buße, (2.) Brechen, (3.) Schwitzen von drei bis vier Stunden, (4.) Verabreichung von Stärkungsmitteln sowie (5.) ein- bis zweimaliges Wiederholen des Schwitzens und der anschließenden Stärkungsmittel. Zwischendurch sollten die Patienten häufig kleine und leicht verdauliche Mahlzeiten erhalten. Nach dem Schwitzen konnten sie zum ersten Mal fünf bis sechs Stunden schlafen. Für den weiteren Verlauf der Behandlung wurden keine zeitlichen Vorgaben mehr gemacht.[378]

Dornkreil empfahl ein ähnliches Vorgehen. Auch er betonte, dass nach Ausbruch der Krankheit schnell gehandelt werden sollte. Statt des Brechens bevorzugte er das Klistier bzw. das Purgieren oder den – vorsichtig

376 Marstaller, Bericht, S. 80-109.
377 Ebd., S. 110-128, 135-136.
378 Mellinger, Bericht, S. B iij r-C ij r.

angewandten – Aderlass.[379] Mithobius riet zu vergleichbaren Maßnahmen, allerdings fehlte bei ihm der Hinweis auf Gebet und Buße. Er hielt eine schnelle Purgation und die Anwendung des Klistiers für gut. So bald als möglich sollten die Patienten innerhalb der ersten zwölf Stunden schwitzen. Bei Bacmeister und Eler stand von Anfang an das Schwitzen im Vordergrund, auch wenn sie vorheriges Purgieren und Zur-Ader-Lassen nicht ablehnten. Bei Behrens schließlich war nur noch vom Schwitzen die Rede.[380]

Uneinigkeit bestand darin, ob während der Krankheit abführende Mittel genommen werden sollten. Einige empfahlen dies, wenn die Patienten Probleme mit dem Stuhlgang hatten und nicht zu schwach waren.[381] Nach anderen sollte davon Abstand genommen werden.[382] Das Brechen wurde als Heilmittel denen angeraten, die dazu geneigt waren. Doch bei den Übrigen sollte es nicht erzwungen werden.[383]

Behandlung von Beulen und Karbunkel

Die Ärzte rieten, Beulen und Feuerblattern bzw. Karbunkel weich und reif zu machen, damit das »Gift« aus dem Körper komme.[384] Um es herauszuziehen, konnten Medikamente oder Tiere angewandt werden. Es gab verschiedene Salben und Pflaster zum Auflegen auf die Beulen, die nach ein, zwei oder

379 Dornkreil, Pestilentz, S. C r-C ij v; ders., Gründtlicher Bericht, S. 24-35.

380 Mithobius, Bericht, S. 8-11; Bacmeister/Eler, Kurtzer Bericht, S. B v-B iij r; Eler, Bericht, S. Aij r-A ij v; Behrens, Kurtzer Bericht, S. A iv r-B v = Wendler, Pestilentz, S. 232-234.

381 Marstaller, Bericht, S. 82-83, 92, 108, 118; Mellinger, Bericht, S. C ij v; Eler, Bericht, S. A ij r. Mithobius, Bericht, S. 8, 10-11, 16-17, empfahl ein Abführmittel ganz am Anfang der Krankheit. Später sollten Aderlass und Purgation nur nach Rücksprache mit einem Arzt vorgenommen werden, weil »leichtlich hirinn zu viel geschehen kan«.

382 Dornkreil, Pestilentz, S. C iij v-C iv r, D r, und ders., Gründtlicher Bericht, S. 37, 43, schrieb, falls Patienten von selbst brechen oder Durchfall bekämen, sollte dies nicht verhindert werden, wenn es nicht zu stark sei. Bei Schwangeren sollte der Aderlass bzw. das Purgieren nur unter besonderen Umständen vorgenommen werden, im Allgemeinen habe man davon Abstand zu nehmen. Andererseits hieß es ebd., S. 26-27, 36, 44, dass nur in Ausnahmefällen eine Purgation von Pestkranken ratsam sei, wenn der Patient den Höhepunkt der Pest schon überwunden habe. Doch empfahl Dornkreil sanfte Abführmittel, wenn »der Stuhlgang sich in dieser gifftigen vnd hitzigen kranckheit schliessen würde«.

383 Marstaller, Bericht, S. 81, 108; Mellinger, Bericht, S. B iij v.

384 Mellinger, Bericht, S. C iij r.

spätestens drei Tagen offen sein sollten. Falls sie sich durch die Behandlung nicht öffneten, hatte dies gewaltsam zu geschehen, damit die giftige Materie abfließe. Ein Zuheilen der Wunde war deshalb eine Zeitlang zu verhindern.[385] Einfache Rezepte zur Behandlung von Karbunkeln führten beispielsweise Bacmeister und Eler an, die empfahlen, zerstoßene »frisch scabiosen oder Apostembletter vnd Blumen« auf die Feuerblattern zu legen. Die Pflanzen konnte man auch mit zwei Eigelb und etwas Salz vermischt auf die Karbunkel tun. Eine weitere Methode war, eine Scheibe Brot, das frisch aus dem Ofen kam, aufzulegen, wodurch nicht nur das »Gift« herausgezogen, sondern auch die Schmerzen gelindert wurden.[386]

Bei der Behandlung von Beulen und Karbunkeln kamen vielfach tote und lebende Tiere zum Einsatz, wobei diesem Vorgehen iatromagische Vorstellungen zugrunde lagen. Marstaller empfahl, die Lunge eines frisch geschlachteten Lammes, Zickleins oder Schafes – solange diese noch warm war – auf Beulen, Karbunkel oder schmerzende Stellen des Kranken zu platzieren. Anstelle dessen konnten auch ein kleiner dicker Hund, eine Taube, ein Huhn u.a.m. aufgeschnitten und ihr warmes Fleisch sofort aufgelegt werden. Dies sollte das »Gift« aus den Beulen und Karbunkeln ziehen sowie deren Reifung fördern.[387] Auch Reuchlin kannte dieses Vorgehen. Er empfahl, lebendige Tauben oder Frösche entzweizureißen und die Teile sofort auf die geöffneten Beulen zu legen. Falls auf die Öffnung der Geschwüre verzichtet werden sollte, war Theriak[388] und eine warme halbe Taube darauf zu platzieren. Während sich die Taube grün verfärbte, wurde der Theriak rötlich. Die aus der Taube fließende grüne Flüssigkeit war das »Pestgift«.[389]

Marstaller meinte, dass – wenn die erkrankten Menschen am Meer lebten und arm seien – auch Austern auf Geschwüre gelegt werden könnten. Zudem führte er einen italienischen Arzt an, der 1450 Bauern beobachtet habe, die lebendige Frösche und Kröten ganz oder in zwei Teile zerschnitten auf Geschwüre banden, wobei die Tiere starben (falls sie nicht ohnehin schon tot waren).[390] Dagegen bevorzugte Dornkreil getrocknete Kröten, die nach Auflegung auf die Beulen durch das »Gift« anschwollen. Wurden sie entfernt,

385 Marstaller, Bericht, S. 94-97, 119-126, 132; Dornkreil, Pestilentz, S. D v-D ij v; ders., Gründtlicher Bericht, S. 46-47; Mithobius, Bericht, S. 18; Bacmeister/Eler, Kurtzer Bericht, S. B iij r-B iij v.

386 Bacmeister/Eler, Kurtzer Bericht, S. B iij v.

387 Marstaller, Bericht, S. 93. Vgl. Heinrichs, Chicken, S. 222-223.

388 Vgl. zu diesem angeblich besonders gegen Gifte wirkenden Universalheilmittel Schmitz, Geschichte, Bd. 1, S. 441-442.

389 Reuchlin, Haußtafeln, S. N iij r-N iij v.

390 Marstaller, Bericht, S. 122.

mussten sie tief vergraben werden, sodass weder Mensch noch Tier zufällig auf sie stoßen konnten.[391] Behrens wollte ein Pflaster aus Skabiosenkraut, Eidotter und Salz auf die Beule legen, bevor ein im warmen Wasser gereinigter Frosch oder eine in Wein eingelegte getrocknete Kröte auf den Karbunkel getan werden sollte. Auch er empfahl, Hühner oder Tauben zu zerreißen und das warme Fleisch auf die Beulen zu legen.[392]

Kröten und Frösche galten als giftige Tiere, sodass den vorgeschlagenen Verfahren wahrscheinlich die Vorstellung zugrunde lag, Gleiches müsse mit Gleichem bekämpft werden bzw. »Gift« könne »Gift« an sich ziehen. Zudem waren diese Tiere preiswerter als Hühner und Tauben, was ihre Verwendung für Arme möglich machte. Kröten und Frösche zur Behandlung von Beulen wurden seit dem frühen 16. Jahrhundert empfohlen, u.a. von Paracelsus.[393]

Die Autoren verwiesen stets auf die Wärme der aufgelegten Tierteile. Sie unterstütze die – nach den Vorstellungen der antiken Medizin – angeborene Hitze im Körper der Menschen, welche das »Gift« bekämpfen könne.[394] Der Medizinhistoriker Erik Anton Heinrichs hielt es jüngst nicht für ausgeschlossen, dass dadurch die Behandlung eine positive Wirkung hatte haben können: »Man kann spekulieren, dass sogar die Anwendung von milder, feuchter Wärme […] einen gewissen therapeutischen Nutzen bringen konnte, wenn auch vielleicht nur in geringem Maße und lokal begrenzt.«[395]

Neben toten wurden lebende Tiere verwendet. Um das »Pestgift« durch Beulen und Karbunkel aus dem Körper zu ziehen, sollten Hühnern oder Tauben die Federn am Hintern ausgerupft und die Tiere über die Schwellung gehalten werden. Dies war so lange zu wiederholen, bis ein Vogel die Behandlung überlebte. So seltsam dieses Verfahren heute anmutet, so häufig wurde es angeraten. Dobbin empfahl einen schwarzen Hahn oder eine Taube,[396] Reuchlin einen einjährigen Hahn oder eine einjährige Henne[397] sowie Dorn-

391 Dornkreil, Gründtlicher Bericht, S. 45. Dieses Vorgehen kannte auch Mithobius, Bericht, S. 18. Backmeister und Eler rieten dazu, die getrockneten Kröten vorher in Skabiosenwasser einzuweichen. Bacmeister/Eler, Kurtzer Bericht, S. B iij v. Skabiosenwasser wurde aus dem Kraut und der Blüte der Skabiosen gebrannt. Onomatologia, Sp. 1208-1209.

392 Behrens, Kurtzer Bericht, S. B ij r = Wendler, Pestilentz, S. 235.

393 Heinrichs, Chicken, S. 223-225.

394 Ebd., S. 228.

395 »Yet one can speculate that even the application of mild, moist heat […] might yield some therapeutic benefit, if perhaps small and localized.« Ebd., S. 230.

396 Dobbin, Regiment, S. L iii r.

397 Reuchlin, Haußtafeln, S. N iij r.

kreil, Mithobius und Behrens Hühner oder Tauben.[398] Die detaillierteste Beschreibung des Verfahrens bot Marstaller. Seine Behandlungsmethode bestand aus fünf Elementen: 1. das Rupfen der Federn am Sterz des Hahnes, 2. das Einreiben des Sterzes mit Salz, 3. das Zuhalten des Schnabels, 4. das Drücken des Sterzes auf die Beule und 5. das Wechseln des Tieres, wenn es an der Behandlung starb.[399]

Die Ursprünge der Verwendung von lebenden Hühnern zum Herausziehen von »Gift« lassen sich bis in das Hochmittelalter zurückverfolgen und wurden seit dem Schwarzen Tod Mitte des 14. Jahrhunderts von medizinischen Autoren empfohlen.[400] Die anderen bei Marstaller genannten Elemente kamen später hinzu. Die Verwendung von Salz ist seit dem frühen 15. Jahrhundert, das Zuhalten des Schnabels seit der Mitte des 15. Jahrhunderts belegt.[401] Letzteres ist ein deutlicher Hinweis darauf, wie sich die Mediziner die Wirkung des Verfahrens vorstellten. Das »Gift« sollte vom Tier durch seine Kloake in sein Inneres gezogen und so aus dem Körper des Kranken entfernt werden. Da der Schnabel zugedrückt wurde, musste das Huhn sozusagen durch seine Kloake »atmen«. Das »Pestgift« in seinem Körper tötete dann das Tier.[402]

Diese rationale Erklärung war aber nur eine Seite der Angelegenheit, denn Dobbin empfahl explizit die Verwendung eines schwarzen Hahnes,[403] der als ein Teufels- und Hexensymbol galt.[404] Offensichtlich sollte Negatives (das »Gift« im Körper des Kranken) durch Negatives (den »teuflischen« schwarzen Hahn) ausgetrieben werden. So ungewöhnlich die Behandlung mit lebendigen Hühnern auch erscheinen mag, es ist nicht ausgeschlossen, dass sie sich in der Praxis bewährte. Einige Autoren vermuten, dass in den »Ausscheidungen der Tiere Substanzen enthalten waren, die das Wachstum der Pestkeime verhinderten, also antibiotisch wirkten. Man kann also von Vorläufern der heutigen antibiotischen Therapie der Pest reden.«[405] In diese

398 Dornkreil, Gründtlicher Bericht, S. 45; Mithobius, Bericht, S. 18; Behrens, Kurtzer Bericht, S. B i v = Wendler, Pestilentz, S. 234.
399 Marstaller, Bericht, S. 93-94, 126 (Hahn oder »ander Thierlein«).
400 Heinrichs, Chicken, S. 213-218.
401 Ebd., S. 219-220.
402 Ebd., S. 220.
403 Dobbin, Regiment, S. L iii r. Vgl. für ein mittelalterliches Beispiel Wolff, Theorie, S. 92.
404 Vgl. zum Beispiel Fehrle, Hahn, S. 65-75; Wolff, Theorie, S. 92, Anm. 21.
405 Schimitschek/Werner, Malaria, S. 150-151.

Richtung deutet auch die Empfehlung von Reuchlin, Taubenmist gemischt mit Mehl als Pflaster zu nutzen, um Pestbeulen zur Reife zu bringen.[406]

Rezepte

Neben Vorschriften zur Behandlung der Beulen und Karbunkel bzw. für die Herstellung von Pflastern enthalten manche Seuchenschriften Rezepturen für Arzneien. In ihren Ratschlägen empfahlen die Ärzte oftmals unterschiedliche Medikamente für Reiche und Arme, wobei die Wohlhabenden ihre Heilmittel überwiegend aus den Apotheken beziehen sollten. Dort konnten sie beispielsweise besondere Pulver, Kerzen und Küchlein zum präventiven Räuchern kaufen. Die einfachen Leute sollten sich auf Wacholdersträucher oder -beeren und Kräuter beschränken oder einen heißen Ziegelstein mit Essig übergießen.[407] Obwohl sich die Seuchenschriften häufig an den »Gemeinen Mann« wandten, enthalten sie vergleichsweise wenige anspruchslose Rezepte für die Anfertigung von Arzneien und Pflastern. Denn die Autoren der Seuchenschriften wollten die Allgemeinheit keineswegs unabhängig von den Pharmazeuten machen, um nicht das Kurpfuschertum zu fördern. Da Privatleute die Arzneien nicht selbst herstellen sollten, ist es nicht erstaunlich, dass einige Seuchenschriften keine oder nur wenige Rezepte enthalten. Teilweise mussten die nur durch Buchstaben (»Tranck A«, »Gifftlatt werge B« etc.) oder sonst nicht näher bezeichneten Schweißtränke, Brech- und Purgiermittel usw. ohnehin in den Apotheken (Abbildung 9.2) geholt werden.

Viele der in den Texten angeführten Rezepte waren auf Latein oder setzten sich aus außergewöhnlichen Bestandteilen zusammen. Sie wurden offensichtlich in erster Linie für Apotheker geschrieben, welche die Medikamente herstellen sollten. In Nürnberg wurden im Laufe der frühen Neuzeit die Ratschläge zur Selbstmedikation durch Verweise auf Arzneien in den Apotheken abgelöst, sodass die Patienten immer mehr statt einer aktiven eine passive Rolle einnahmen.[408] Eine solche Entwicklung ist in den Seuchenschriften des Fürstentums Lüneburg nicht zu beobachten, denn bereits in der zweiten Hälfte des 16. und im 17. Jahrhundert sollten die Medikamente ganz überwiegend aus den Apotheken bezogen werden.

406 Reuchlin, Haußtafeln, S. O iiij v.

407 Dornkreil, Gründtlicher Bericht, S. 9-11; Mithobius, Bericht, S. 2; Bacmeister/Eler, Kurtzer Bericht, S. A iij v; Behrens, Kurtzer Bericht, S. A ij v = Wendler, Pestilentz, S. 230.

408 Porzelt, Pest, S. 161-162.

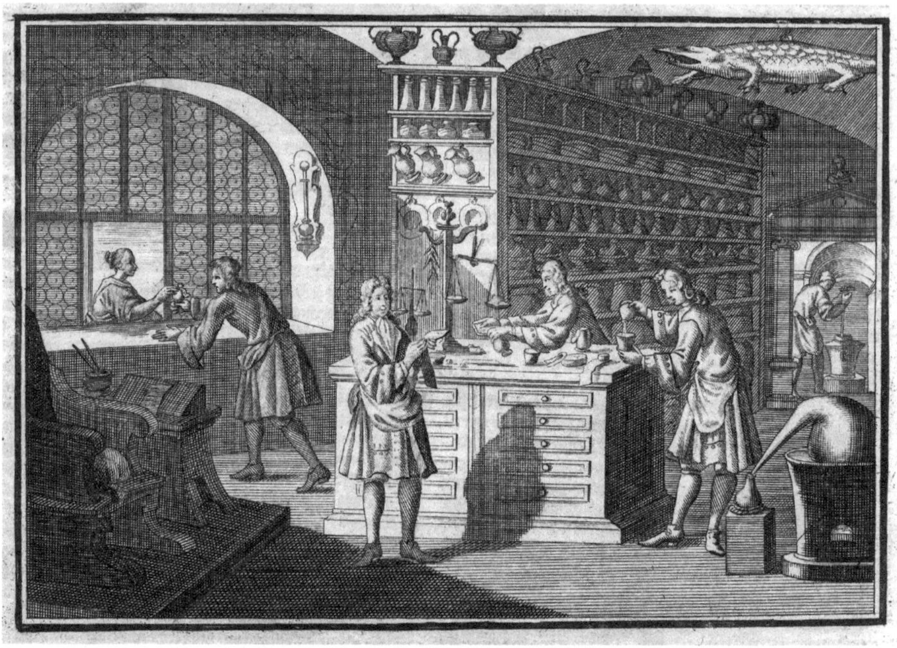

Abb. 9.2: Blick in eine frühneuzeitliche Apotheke. Auf dem Tisch in der Mitte werden Arzneien gemischt und abgefüllt. Dahinter sind viele Gefäße zu sehen, die Ingredienzien aus teilweise weit entfernten Weltgegenden enthielten. Ein fertiges Medikament wird links durch ein Fenster an eine Frau abgegeben, welche die Apotheke nicht betreten musste, was besonders in Seuchenzeiten empfohlen wurde; Druckgrafik aus FLORINUS, *Oeconomvs, 8. Buch, S. 72*

Theriak und Mithridat waren wichtige Bestandteil der Schweißtränke und anderer Pestmedikamente. Beide hochgeschätzten Arzneien gegen Gift (Antidota) setzten sich aus zahlreichen Bestandteilen zusammen. Während Mithridat überwiegend nur als Antidot verwendet wurde, war Theriak ein Universalheilmittel gegen fast jede Krankheit.[409] Der am höchsten geschätzte venezianische Theriak konnte in Apotheken bezogen werden, doch boten ihn

409 DIENEL, Pestschrift, S. 319-321. »Es gedencket Galenus, daß der König Mithridates, den Mithridat/ den er selbst erfunden vnd gemacht hat/ in täglichem gebrauche gehabt habe: vnd als er von den Feinden gefangen/ hat er lieber sich mit Gifft tödten wollen/ dann von der Feinde Hende sterben/ hat aber kein Gifft finden mögen/ dadurch er sich hette vergeben können/ weil sein Leib durch den Mithridat dermassen ist verwahret gewesen/ daß kein Gifft hat hefften/ viel weniger sein wirckung haben können.« DORNKREIL, Gründtlicher Bericht, S. 15.

auch umherwandernde Händler feil. Dornkreil warnte davor, die Arznei von Landstreichern zu erwerben, die häufig nur vorgaben, echten venezianischen Theriak zu verkaufen. Im Falle einer Erkrankung könnten Leute diese Arznei nehmen und die Zeit für die Einnahme wirksamer Medikamente verstreichen lassen, sodass sie schließlich stürben.[410]

Theriak und Mithridat waren beispielsweise Bestandteile des folgenden, nicht ungewöhnlichen Schweißtranks: »Dazu gebraucht man deß Sachsischen Gifftpuluers I. quent. Andernaci Pestilentzwassers 2 Vntz/ mit Nußlauben/ Carduibenedicten/ oder Sawrampffer wasser/ Theriac/ Mithridat/ vom gülden Ey/ Diascordii I. quent vom Orientalischen Bezoar von 12. biß zu 15. Gerstenkörner/ Extract von Angeliken/ Carduibenedicten/ Ehrenpreiß/ Alant/ Eysenhart. Jtem/ Wermuten/ Angeliken/ Scordii, Zitwar/ Carduibenedicten/ oder ScabiosenSaltz ein quent. mit Sawrampffer/ Nußlauben/ oder Carduibenedicten Wasser.«[411] Angesichts der Vielzahl der zum Teil ungewöhnlichen Ingredienzien verwundert es nicht, dass nach einigen Seuchenschriften Schweißtränke generell aus den Apotheken geholt werden sollten.[412]

9.2.3 Fleckfieber und andere Fieber

Im Gegensatz zu den theologischen Seuchenschriften beschäftigten sich die medizinischen Autoren nicht nur mit der Pest. Es gibt auch einige Texte zum Fleckfieber und anderen Fiebern und vor allem zur Ruhr. In der Forschung herrscht keine Einigkeit darüber, ob in Europa das Fleckfieber bereits im ganzen Mittelalter in begrenztem Maße vorkam[413] oder erstmals in der zweiten Hälfte des 15. Jahrhunderts auftrat.[414] In der Literatur wird allgemein angenommen, dass das in der frühen Neuzeit grassierende Fleckfieber mit der bis heute vorkommenden Krankheit identisch ist. Dies liegt daran, dass die Krankheit bis in die Gegenwart immer wieder grassiert und mit modernen Methoden untersucht werden konnte. Zudem beschrieben verschiedene frühneuzeitliche Autoren Fleckfieber anschaulich, ausführlich und eindeutig. Am bekanntesten sind die Ausführungen des Italieners Girolamo Fracastoro (1478-1553) in seinem 1546 erschienenen »De contagionibus et contagiis morbis et eorum curatione«, einer der wichtigsten Seuchenschriften

410 Dornkreil, Gründtlicher Bericht, S. 32.

411 Mithobius, Bericht, S. 9.

412 Bacmeister/Eler, Kurtzer Bericht, S. B v; Behrens, Kurtzer Bericht, S. A iv v = Wendler, Pestilentz, S. 232.

413 Winkle, Geißeln, S. 627-630; Zinsser, Mikroben, S. 230-237.

414 Vasold, Pest, Not, S. 110-111; ders., Grippe, S. 74-75.

überhaupt. Unter den deutschsprachigen Autoren zum Fleckfieber ragt der Schaffhauser Stadtarzt Heinrich Skreta von Schotnau und Zavorzig (1637-1689) heraus.[415]

Auch norddeutsche Autoren verfassten Seuchenschriften zum Fleckfieber, wenn sich der Umfang dieser Literatur auch bei Weitem nicht mit jener über die Pest messen kann. Im Fürstentum Lüneburg erschien nur eine einschlägige Schrift, publiziert 1618 von Konrad Mithobius, der die Krankheit aus eigener Anschauung kannte.[416] Der Aufbau seines Traktats ähnelt dem der Pestschriften. Der Arzt konzentrierte sich auf Ratschläge zur Verhütung und Behandlung. Den Ursprung des Fleckfiebers sah er nicht in einer Vergiftung der Luft, sondern in den »innerlichen Fäulnissen des Geblütes« dazu disponierter Menschen. Diese Fäulnis konnten große Hitze oder rasche Wetteränderungen vor Gewittern sowie übermäßiges Essen und Trinken hervorrufen.[417]

Als präventive Maßnahme empfahl der Mediziner wahre Buße, um Gott zu besänftigen.[418] Räuchern sollte die Luft reinigen. Entsprechend der Lehre der »res non naturales« waren maßvolles Essen von leicht verdaulichen, möglichst sauren Speisen sowie nur mäßiges Trinken von Alkohol empfehlenswert. Nicht zu langes Schlafen und Wachbleiben, keine übermäßige Bewegung und ein ausgeglichenes, fröhliches Gemüt, regelmäßiges Purgieren und Aderlässe konnten den Körper gegenüber der Seuche stärken.[419] Zudem riet Mithobius zu bestimmten Mundwassern, vor die Nase zu haltenden Präparaten sowie Medikamenten mit Essig und Zitronen als Inhaltsstoffen für »Hertz Sterckungen«.[420]

Nach ihm begann die Krankheit mit Schüttelfrost und einem anschließenden Fieber, welches den ganzen Körper erfasste. Danach kamen Kopfschmerzen, Unruhe, Schlaflosigkeit, eine trockene Zunge, Kurzatmigkeit, Herzensangst, Seitenstechen, trockener Husten, Appetitlosigkeit, Durst, Durchfall oder im Gegenteil Verstopfung, Brechreiz, Schmerzen im Rücken, in den Beinen und in den Füßen sowie Kraftlosigkeit in den Gliedern. Es mussten nicht immer Flecken auftreten, aber wenn sie vorkamen, ähnelten sie Flohbissen, wenn sie auch manchmal größer waren und verschiedene Farben haben konnten.[421] Das auffallendste Symptom waren für ihn die star-

415 Fracastoro, Bücher, S. 53-58; Skreta, Bericht. Vgl. Györy, Morbus, S. 71-81; Schwerz, Arzt, S. 71-142; Bähr, Furcht, S. 260-295.

416 Er hatte den Traktat »[a]us eigener Erfahrung zusammen gebracht«. Mithobius, Haupt Kranckheit, Titelblatt.

417 Ebd., S. A iv r.

418 Vgl. mit Bezug auf das Fleckfieber Bähr, Furcht, S. 271, 279-282.

419 Mithobius, Haupt Kranckheit, S. A iv v-B ij v.

420 Ebd., S. B iv r-C r.

421 Ebd., S. A iij r-A iij v.

ken Kopfschmerzen.[422] Im Verlaufe seines Traktates bot Mithobius weitere Details. Er erwähnte »Vnsinnigkeit«, Schmerzen in der Brust, Husten und Verlust des Bewusstseins (Ohnmacht)[423] und beschrieb anschaulich die sichtbaren Veränderungen am Körper. Er ging auf die unterschiedlichen Flecken ein, die sich am 3., 5., 7. oder 9. Tag der Krankheit zeigten. Die roten galten als die günstigsten, während die hellen, grünlichen, violetten oder blauen Flecken auf einen gefährlichen Zustand hinwiesen und häufig Vorboten des Todes waren.[424] Im Rachenraum konnten sich Mund bzw. Zunge gelb, braun oder schwarz verfärben sowie trocken und zerschrunden anfühlen. Das war die sogenannte »Breune«.[425] Unschwer lassen sich in dieser Beschreibung die Krankheitsmerkmale des Fleckfiebers erkennen (Kapitel 2.3).

War die Krankheit erst einmal ausgebrochen, hielt Mithobius das Purgieren, Zur-Ader-Lassen, Schwitzen und Abführen des Harns für vorteilhaft. Am ersten Tag der Krankheit sollte purgiert und ein Aderlass bzw. stattdessen das Schröpfen vorgenommen werden. Der Patient durfte zumindest zu Beginn nicht einschlafen. Am nächsten Morgen hatte der Kranke mit Hilfe von Schweißtränken und heißen Ziegelsteinen eine bis anderthalb Stunden zu schwitzen. Eventuell sollte das Schwitzen am Abend wiederholt werden. Diese Maßnahme war in den folgenden Tagen fortzusetzen. Stärkende Medikamente hatten verabreicht und auftretende Verstopfung mit Abführmitteln bekämpft zu werden.[426]

Die Symptome von Fleckfieber und Pest ähnelten sich in den Beschreibungen der frühneuzeitlichen Ärzte, nur das Auftreten von Beulen galt als charakteristisch für letztere Krankheit.[427] Auch bei der Behandlung der Seuchen gab es keine großen Unterschiede. Dies war kein Zufall, denn Mithobius betonte wie andere frühneuzeitliche Autoren die enge Verwandtschaft beider Seuchen, auch wenn er das Fleckfieber für nicht ganz so gefährlich hielt.[428] Während die moderne Medizin sorgfältig zwischen verschiedenen Krankheiten unterscheidet, wurden in der frühen Neuzeit Pest und Fleckfieber zur Gruppe der pestilenzischen, bösartigen oder giftigen Fieber gezählt.

422 Ebd., S. A ij v, D iv r.
423 Ebd., S. E v, E iij v-E iv v.
424 Ebd., S. F iij v-F iv r.
425 Ebd., S. A ij v, Eij r-E ij v.
426 Ebd., S. C ij r-D ij v.
427 Brunner, Observationes, S. 5; Diderich, Historia, S. 30.
428 »Ist es [das Fleckfieber] zwar wegen der bösen Zufällen der Pestilentz nicht vngleich/ aber tödtet die Leute so gar bald nicht/ Woferne mans recht wahr nimbt.« Mithobius, Haupt Kranckheit, S. A iij v. Vgl. Skreta, Bericht, S. 58-60.

Diese gab es in verschiedenen Ausprägungen, doch waren sie im Grunde von gleichem Wesen, wobei die Pest als die gefährlichste Form galt.[429]

Im Zusammenhang mit solchen bösartigen Fiebern steht eine 1602 von Tobias Dornkreil verfasste Schrift über zwei Fieber. Das eine dauerte nur einen Tag und blieb ungefährlich, wenn der Patient die richtige Behandlung erhielt.[430] Das zweite Fieber erschien bedrohlicher und konnte sich aus dem ersten heraus entwickeln oder eigenständig auftreten.[431] Als Ursache der Krankheiten galt die durch schlechtes und feuchtes Wetter faulig und giftig gewordene Luft.[432] Bei der Heilung stellte Dornkreil das Schwitzen in den Vordergrund. Aderlass und Purgation sollten beim ersten Fieber unterbleiben, beim zweiten nur in besonders gelagerten Fällen vorgenommen werden. Eine leichte Purgation oder die Anwendung eines Klistiers konnten bei letzterem Wirkung zeigen.[433]

9.2.4 Ruhr

Nach der Pest befassen sich die meisten Seuchenschriften mit den als Ruhr bezeichneten epidemisch auftretenden Durchfallerkrankungen.[434] Es lassen sich sechs entsprechende Texte nachweisen, was für die große Bedeutung solcher Erkrankungen spricht. Von diesen Schriften stammen keine aus der Phase 1 (1565-1580), drei aus der Phase 2 (1581-1617), drei aus Phase 3 (1618-1648) und keine aus der Phase 4 (1649-1666) der Seuchenschriften (Tabellen 9.1 und 9.2). Beim »Hofgang« wurde zwischen »Roter Ruhr« bzw. »Roter Wehe« einerseits und »Weißer Ruhr« andererseits unterschieden. Von Roter Ruhr wurde beim Auftreten von »Eiter« und Blut im Stuhl gesprochen, bei der Weißen Ruhr fehlte das Blut.[435] Mithobius charakterisierte die Weiße Ruhr als einen wässrigen Durchfall, während die Rote Ruhr eine schmerzhafte Diarrhöe war, die den Darm verwundete.[436] Der Arzt betonte, dass die

429 Nach- und Unterricht, S. 5. Vgl. Slack, Impact, S. 25; Diderich, Historia, S. 27-28, 83, 126; Schretter, Pest, S. 586-587; Wohlwill, Hamburg, S. 58-59, Anm. 2.

430 Dornkreil, Consilivm, S. A iv r.

431 Ebd., S. C r-C ij r.

432 Ebd., S. A iij r, C v.

433 Ebd., S. A iv v-B r, C iij r-C iij v.

434 Vgl. zu den Ruhr-Schriften allgemein Jessen, Hilfe, S. 85-92.

435 Eler/Schmid, Bericht, S. A ij v.

436 Mithobius, Hoffgang, S. A ij r.

Rote Ruhr häufig Vorbotin oder Nachfolgerin der Pest sei und auch Dornkreil wies auf die Nähe von Ruhr und Pest hin.[437]

In den Seuchenschriften wurden die Gründe für das Auftreten der Durchfallerkrankungen aufgeführt. Dornkreil ging in seiner nüchternen Art weder auf Gott noch die Sterne als Verursacher der Krankheit ein, sondern thematisierte die äußeren und inneren Ursachen.[438] Auch Mithobius erwähnte den Allmächtigen als Ursache nur mit formelhaften Worten im Schlussabsatz.[439] Doch Eler und Schmid behandelten ausführlich die menschlichen Sünden als Ursachen des göttlichen Zorns, aufgrund dessen die Ruhr wie alle Krankheiten vom Allerhöchsten den Menschen als Strafe geschickt wurde. Gott bediente sich aber natürlicher Ursachen, um die Seuche hervorzurufen. Die beiden Ärzte schrieben während des Dreißigjährigen Kriegs, als auch in den Pestschriften ein stärkerer Bezug auf den Allmächtigen und die Religion festzustellen ist.[440]

Bei den natürlichen Ursachen verwiesen die Autoren auf das Wetter sowie die falsche Ernährung und Lebensweise der Menschen. Die Seuche von 1599 entstand angeblich durch einen kalten Winter, einen feuchten Frühling und einen heißen Sommer, die Krankheit von 1623 aufgrund des unbeständigen Wetters mit Feuchtigkeit und nachfolgender großer Hitze und die Epidemie von 1629 schließlich durch einen nassen Winter, trockenen Frühling und heißen Sommer.[441] Doch wurde darauf hingewiesen, dass bei der Beschaffenheit der Luft »auch gemeiniglich etwas Verborgenes/ vnd vnser Vernunfft vnbekandts mit vnterläufft/ welches die Ruhr wie andere gifftige anklebige Kranckheiten« hervorbringe.[442]

Neben dem Wetter bestand die zweite natürliche Ursache der Seuche darin, dass sich die Menschen bei den »res non naturales« falsch verhielten, indem sie allgemein ein unordentliches Leben führten, übermäßig aßen sowie über

437 Dornkreil, Rote Ruhr, S. A iv v. »Die rothe Ruhr pflegt wol ein vorbote der pest/ auchwol ein[e] nachfolgerin derselben zusein.« Mithobius, Hoffgang, S. A iv v.

438 Dornkreil, Rote Ruhr, S. A iij v. Vgl. ders., Hoffgang, S. 3-4; Deichert, Geschichte, S. 248-250.

439 Mithobius, Hoffgang, S. C iv v.

440 Eler/Schmid, Bericht, S. A iij r-Aiij v. »Gegenüber den einfachen und im allgemeinen verständigen Ratschlägen Dornkreils zeichnen sich die ganz im Banne des Galenus und Paracelsus stehenden Ausführungen der Lüneburger Physiker Joh. Ehlers und Wilhelm Schmidt durch eine schwulstige Gelehrsamkeit aus.« Deichert, Geschichte, S. 249-250.

441 Dornkreil, Rote Ruhr, S. A iij r; Mithobius, Hoffgang, S. A ij r; Eler/Schmid, Bericht, S. A iij v.

442 Eler/Schmid, Bericht, S. A iij v.

Gebühr Alkohol und bei großer Hitze zu hastig tranken. Aber auch zu viel oder zu wenig Bewegung, übertriebenes Wachen sowie starke Gemütsbewegungen konnten die Ruhr hervorrufen.[443] Vor allem aber aßen die Menschen das Falsche, nämlich stark gewürzte und unverdauliche Speisen (z.B. unreifes Obst), zu viele Gewürze, Zwiebeln, Knoblauch, Senf usw. sowie große Mengen an Haselnüssen, Walnüssen und Pflaumen (»Spilling«).[444] Als besonders schädlich galten manche geschwefelten Weine und rohe Biere.[445] Mithobius betonte die Rolle des Biers: »Auch hilfft nicht wenig hierzu [zum Ausbruch der Krankheit] vnser frisches Bier/ welches offt dicke/ vnd dünne/ die hutte mit der mutte/ wie man sagt/ getruncken wird.«[446]

Die Wirkung der Ruhr wurde in den Texten mit großer Anschaulichkeit geschildert. Dornkreil schrieb: »Anfenglich erzeuget sich ein hefftiger schmertzen vnd reissen in den dermen/ vnd gehet scharffe feuchtigkeit ab/ mehren teil/ als ich bin/ von den Leuten die es selbest gehabt oder der krancken gewart haben/ verstendigt worden/ schleimich/ gleichsam wie ein zulassens glas mit etwas gallen vermischet/ Hernach kömpt das fette von den Dermen mit/ vnd abgeschabte heutlein von den dermen/ vnd zwar stückweis/ bald gros/ bald klein. Letzlich findet sich auch denn Blut/ vnd wenns vberhand genomen hat/ vnd die dermer nun mehr schwärig sein/ Eyter/ vn[d] rhaven der schweren. Vnd ist dis vnglück selten allein/ sondern bringet bisweilen ein F[i]eber/ durst vnd vnruhe/ bisweilen vnlust zu der Speise/ bisweilen Spulwürm/ bisweilen kalt Schweis/ vnd dergleichen mehr zufelle.«[447] Mithobius führte als sichere Anzeichen eines baldigen Todes der Patienten Krämpfe, Erbrechen, krampfhaftes Schlucken (»Schluxen«), Verstandesverwirrung, verschiedenfarbigen Stuhlgang, wiederholte Ohnmacht, kalten Schweiß, Erkalten von Armen und Beinen an.[448] Die Ausscheidungen der Totgeweihten beschrieb er als grün oder schwarzrot, als stinkend, mit Teilen von Fleisch oder den Darmwänden darin.[449]

443 Dornkreil, Rote Ruhr, S. A iv r; Eler/Schmid, Bericht, S. A iij v-A iv v.
444 Dornkreil, Rote Ruhr, S. A iv r. Vgl. ders., Hoffgang, S. 4.
445 Eler/Schmid, Bericht, S. A iij v.
446 Mithobius, Hoffgang, S. A ij v.
447 Dornkreil, Sendebrieff, S. A ij v. Vgl. dazu Deichert, Geschichte, S. 248-249. Mellinger schrieb, die Rote Ruhr »ist/ wenn ein schnell durchlauffen des stulganges (mit ehren zu melden) mit blut vermischet sich begeben würde/ darbey ein reissen vnd wehetage in dem leibe/ ich geschweige des Fibers hitze/ durst/ ohnmacht/ vnd dergleichen sich erzeigen/ […].« Mellinger, Kurtzer Bericht, S. A ij r.
448 Mithobius, Hoffgang, S. A iv r.
449 Ebd., S. A iij v-A iv r.

Ähnlich erläuterten Eler und Schmid die Krankheit in ihrem zeitlichen Verlauf im Anschluss an die medizinische Literatur der Zeit. Zuerst schieden die Kranken eine Art weißen Schaum aus. Dann folgte eine dickere Materie, die mit ein wenig Blut vermischt war. Im weiteren Verlauf der Krankheit wurden die Darmwände stärker betroffen, sodass sich im Stuhl kleinere Stücke davon finden ließen. Schließlich sonderten die Patienten auf dem Höhepunkt der Krankheit mit unerträglichen Schmerzen neben Blut und Eiter größere Stücke der Darmwände ab.[450] Weitere Symptome waren Fieber, Durst, Unruhe, Erbrechen, Ablehnung von Essen usw.[451]

Mithobius bemerkte zur Situation in Celle und der näheren Umgebung im Herbst 1622, dass vor allem Kinder und Frauen an der Weißen oder Roten Ruhr starben.[452] Dies war nach seiner Ansicht nicht ungewöhnlich, weil generell vor allem kleine Kinder, Schwangere und Alte sowie durch vorherige Krankheiten geschwächte Menschen der Seuche zum Opfer fielen.[453] Dies war auch die Meinung von Dornkreil, doch in der 1624 nachgedruckten Fassung des Werkes betrachtete er ältere Personen nicht mehr als besonders gefährdet.[454]

Die Ratschläge in den verschiedenen ärztlichen Seuchenschriften zur Ruhr unterschieden sich kaum. Zur Prävention wurde neben der wahren Buße vor Gott das Purgieren sowie das sich Fernhalten von Erkrankten und ihren Wohnungen empfohlen. Maßvolles Essen (nicht zu viel Salz, kein Pökelfleisch, kein unreifes Obst) und Trinken (kein trübes Bier) wurden angeraten.[455] Während der Krankheit sollte der Durchfall am Anfang nicht eingedämmt werden, damit die schädliche Materie den Körper verließ. Es wurden Abführmittel und Klistiere empfohlen. Erst wenn der Durchfall Blut enthielt, musste er gestoppt werden. Vom Aderlass wurde im Allgemeinen abgeraten, bei auftretendem Fieber konnte er aber zu Beginn der Erkrankung vorgenommen werden. Ausgiebiges Schlafen und möglichst wenige Körper- und Gemütsbewegungen galten als gut. Große Bedeutung hatte die Ernährung, die leicht verdaulich und stopfend sein sollte. Es hatten eher viele kleine als wenige große Mahlzeiten eingenommen zu werden.[456] Der Stuhlgang der Kranken war gefährlich.

450 Eler/Schmid, Bericht, S. A iij r.

451 Ebd., S. B r.

452 Mithobius, Hoffgang, S. A v, A iij v.

453 Ebd., S. A iij v.

454 Dornkreil, Rote Ruhr, S. B v; ders., Hoffgang, S. 7.

455 Mellinger, Kurtzer Bericht, S. A v r-A v v; Dornkreil, Sendebrieff, S. A iij r-A iv v; ders., Rote Ruhr, S. B ij v-B iv v; ders., Hoffgang, S. 7-10; Mithobius, Hoffgang, S. A iv r-B ij r; Eler/Schmid, Bericht, S. B ij r-B iij r.

456 Mellinger, Bericht, S. A iij r-A v r; Dornkreil, Sendebrieff, S. A iv v-B iij v; ders., Hoffgang, S. B iv v-E iv r; ders., Hoffgang, S. 10-28; Mithobius, Bericht, S. B ij r-C iv v.

Dieser sollte nicht auf die Straße geworfen, sondern in eine Grube getan und mit Erde bedeckt werden.[457]

9.3 Frühmoderner Staat, Medizinalpolizei und Seuchenmandate

Die medizinischen Seuchenschriften hatten einen engen Bezug zur sich langsam entwickelnden Medizinalpolizei im Fürstentum Lüneburg. Die dreizehn Autoren standen in einem besonderen Verhältnis zur Obrigkeit: Acht waren Stadtärzte und vier fürstliche Leibärzte; nur einer hatte kein offizielles Amt inne. Es bestand anscheinend zumindest eine Erwartungshaltung, dass die von den Städten und Fürsten besoldeten Mediziner solche Traktate verfassten, doch wurde ein direkter Auftrag nur in wenigen Fällen erwähnt.[458] Die Ärzte behaupteten wiederholt in ihren Widmungen und Vorreden, dass sie aus eigenem Antrieb[459] bzw. auf Anforderung von nicht namentlich genannten Personen die Texte geschrieben hatten.[460]

Nur Dornkreil sowie Bacmeister und Eler betonten einmal, dass sie im Auftrag des Uelzener bzw. Lüneburger Rates handelten; außerdem publizierten Eler und Schmidt mit dem Einverständnis der Lüneburger Obrigkeit.[461] Einen aufschlussreichen und bezeichnenden Fall stellt die 1657 veröffentlichte Pestschrift von Behrens dar. Der Text des Leibarztes enthält keinen Hinweis, dass er im fürstlichen Auftrag verfasst wurde. Doch ein

Eler/Schmid, Bericht, S. B iij r-C iij r, befürworteten den Aderlass bei blutreichen Personen bei vollen Leibeskräften (S. B iv v). Andere Autoren lehnten dagegen diese Methode während der Krankheit ab. Dornkreil, Sendebrieff, S. B v-B ij r; ders., Hoffgang, S. E v. Mithobius erwähnte den Aderlass nur beiläufig als präventive Maßnahme für blutreiche Leute. Mithobius, Bericht, S. B r. Vgl. Jessen, Hilfe, S. 90-92.

457 Mithobius, Hoffgang, S. B ij r; Dornkreil, Hoffgang, S. 7.

458 Die meisten Autoren nannten keine Personen, die sie veranlassten, eine Seuchenschriften zu verfassen: Marstaller, Bericht; ders., Summa; Reuchlin, Haußtafeln; Dobbin, Regiment; Mellinger, Bericht; ders., Kurtzer Bericht; Dornkreil, Pestilentz; ders., Hoffgang; Mithobius, Bericht; ders., Hoffgang; Behrens, Kurtzer Bericht.

459 Marstaller, Bericht, S. A ij r; Reuchlin, Haußtafeln, S. A ij v; Dobbin, Regiment, S. A vi r.

460 »[... V]iel fürneme Leut [...] bittlich gelangen lassen [...]«, Dornkreil, Rote Ruhr, S. A ij v. »[... V]on vielen guten Leuten [...] bittlich ersucht [...]«, ders., Gründtlicher Bericht, S. Aij r. »[... V]on vnterschiedenen fürnehmen Personen erfordert [...]«, Eler, Bericht, S. A r.

461 Dornkreil, Sendebrieff, S. A ij r; Bacmeister/Eler, Kurtzer Bericht, Titelblatt, S. A v; Eler/Schmid, Bericht, S. A ij v.

Seuchenmandat des Fürstentums Lüneburg von 1664 verwies beiläufig auf die Schrift, die der Hofarzt auf »special-Verordnung« der Regierung verfasst habe und die weitere Informationen enthielte, wie sich die Bevölkerung vor der Seuche schützen könne.[462] Die medizinischen Seuchenschriften wurden anscheinend häufig in enger Abstimmung mit den Obrigkeiten verfasst und gedruckt, in deren Dienst die Autoren standen.

Dies zeigt sich teilweise auch an den Widmungen. Verschiedene Seuchenschriften haben keine Zuschrift,[463] doch vier waren an die Bürgermeister und Räte von Lüneburg[464] bzw. Uelzen[465] gerichtet. Zwei Schriften wandten sich an die Bürgermeister und Räte von Hamburg, Lübeck und Lüneburg bzw. von Lübeck und Lüneburg.[466] Daneben gab es drei Texte für den fürstlichen Hof und die Stadt Celle.[467] Außerdem war eine Schrift allen Fürsten, Grafen und Ständen des Niedersächsischen Reichskreises gewidmet.[468] Selten wurden Texte an die Einwohner des Herzogtums Lüneburg adressiert.[469]

Die Vorstellungen der Theologen und Ärzte beeinflussten das Handeln von Fürsten bzw. Städten und die Obrigkeiten verbreiteten das Gedankengut der Gelehrten. Das lässt sich gut an den fürstlichen und städtischen Seuchenmandaten und -ordnungen erkennen, obwohl diese grundsätzlich eine etwas andere Ausrichtung als die theologischen und medizinischen Seuchenschriften hatten. Ging es in diesen hauptsächlich um die einzelnen Personen bzw. ihre Familien, so wollten jene überwiegend das öffentliche Gemeinschaftsleben regulieren. Es lassen sich vier Arten von Edikten unterscheiden: (1.) theologische, (2.) theologisch-medizinalpolizeiliche, (3.) medizinisch-medizinalpolizeiliche und (4.) medizinische. Medizinalpolizeiliche Mandate

462 NLA HA, Celle Br. 65, Nr. 23, Fürstliche Braunschweig-Lüneburgische Verordnung: Wornach man sich Bey ereügender Pest/ und andern dergleichen anklebenden Seuchen/ zuachten, Celle 1664.

463 Mellinger, Bericht; ders., Kurtzer Bericht; Dornkreil, Pestilentz; ders., Kurtzer Bericht= Wendler, Stadtarzt, S. 89-90; Mithobius, Bericht; ders., Hoffgang; Bacmeister/Eler, Kurtzer Bericht; dies., Bericht; Eler/Schmid, Bericht; Eler, Bericht; ders., Kurtzer Bericht; Behrens, Kurtzer Bericht; ders., Nothwendiger Bericht.

464 Dornkreil, Rote Ruhr, S. A ij r-A iij r; ders., Gründtlicher Bericht, S. A ij r-A iij r; ders., Hoffgang, S. A v.

465 Dornkreil, Sendebrieff, Titelblatt [keine Widmung!].

466 Reuchlin, Haußtafeln, S. A ij r-A iv v; Dobbin, Regiment, S. A ij r-A vii v.

467 Mellinger, Bericht, Titelblatt; ders., Kurtzer Bericht, Titelblatt; Mithobius, Bericht, Titelblatt.

468 Marstaller, Bericht, S. A ij r-B v.

469 Mithobius, Bericht, Titelblatt; ders., Haupt Kranckheit, Titelblatt; ders., Hoffgang, Titelblatt.

umfassen Bestimmungen für die Allgemeinheit wie Quarantänemaßnahmen, das Verbot von Handels- und Verkehrsbeziehungen sowie Veranstaltungen, die Anordnung von Kontrollen (beispielsweise an Stadttoren) und sonstige Vorschriften. Diese konnten mit medizinischen Bestimmungen verbunden sein, bei denen es ähnlich wie in den medizinischen Seuchenschriften um Prävention und Heilung für den einzelnen Menschen ging.

Medizinische Ordnungen lassen sich für das Fürstentum Lüneburg erst seit 1680 nachweisen,[470] denn im Untersuchungszeitraum war die Medizinalpolizei des Fürstentums Lüneburg noch nicht so weit ausgebaut. Doch von 1565 bis 1666 gibt es Beispiele für die ersten drei Formen, auch wenn über die Pestbekämpfung im Fürstentum Lüneburg während des Untersuchungszeitraumes aufgrund der wenigen erhaltenen Quellen kaum etwas bekannt ist. Ein ausschließlich theologisches Mandat mit der Anordnung eines Bußtags erließ Herzog Christian Ludwig von Braunschweig-Lüneburg (reg. 1641/48-1665). Da eine Pest drohte, befahl der Fürst für Mittwoch, den 4. November 1657, dass von 16 Uhr des Vortags an alle Arbeiten zu unterbleiben hatten. Die Menschen sollten in die Kirche gehen sowie den Tag mit frommen Gedanken und Gebeten verbringen.[471]

In anderen Verordnungen vermischten sich theologische und medizinalpolizeiliche Maßnahmen. Die zwei überlieferten Beispiele, die dies zeigen, stammen vom Harburger Herzog Wilhelm August (reg. 1603-1642). Der Fürst erließ 1626 ein Edikt, das am Sonntag Jubilate (3. Mai) von den Kanzeln verlesen wurde. Er wies darauf hin, dass die Seuche nach der Bibel eine Strafe Gottes für die vielen Sünden der Menschen sei, und befahl seinen Untertanen, den Allmächtigen vor allem mit »fleißigem Gebett, reumüttiger Buße und stettiger Andacht« zu besänftigen. Die Infizierten sollten die Strafe Gottes geduldig ertragen. Der Herzog betonte aber auch, dass sich der Allmächtige bei der Pest natürlicher Ursachen bediene. Daher könnten Medikamente und richtiges Verhalten zur Eindämmung der Seuche führen. Die Einwohner von Harburg hätten infizierte Orte und Personen zu meiden und sich des »unordentlichen, hochschedtlichen Durcheinanderlauffens« zu enthalten. Die Infizierten sollten zu Hause bleiben, um die Krankheit nicht zu verbreiten.

470 Nohtwendiger Unterricht de 1680. wie der giftigen anklebenden Seuche der Pestilentz, nechst göttlicher Hülfe vorzubauen, und dieselbe zu curiren sey, in: LANDESORDNUNGEN, Bd. 4, S. 1476-1500. Kurtze Nachricht de 1680. wie sich in Pest-Zeiten/ und wann die Rohte Ruhr grassiret, die Land-Leute durch geringe Mittel, praeserviren und curiren können, in: ebd., S. 1509-1513.

471 NLA HA, Celle Br. 65, Nr. 183, Verordnung Celle, 1.10.1657. Vollständig abgedruckt bei WENDLER, Pestilentz, S. 22-23.

Der Fürst versicherte, alles zu ihrer Versorgung Notwendige zur Verfügung stellen zu lassen.[472]

Vom nächsten Seuchenzug 1639 ist eine ähnliche Verordnung überliefert, die nicht nur theologische und medizinalpolizeiliche Abschnitte, sondern sogar beiläufig auch medizinische Ratschläge enthält. Der Herzog betonte erneut, dass die Pest eine Strafe Gottes sei und sich daher die Menschen zuerst mit dem Allmächtigen versöhnen sollten. Doch dann beschäftigte sich das Edikt ausführlicher als jenes von 1626 mit medizinisch-medizinalpolizeilichen Maßnahmen. Die Harburger sollten ein mäßiges Leben führen und alle Möglichkeiten zur Infektion meiden. Kranke durften nicht in die Häuser aufgenommen werden. Die Torwächter wurden ermahnt, keine infizierten Personen in die Stadt zu lassen. Falls jemand Seuchensymptome aufwies, sollte er »an die verordnete[n] Orter« (Lazarette?) gebracht werden, während sich seine gesunden Mitbewohner zu isolieren hatten. Die Straßen und Höfe der Häuser mussten vom Unrat und Gestank gereinigt werden.[473]

Das älteste erhaltene ausschließlich medizinalpolizeiliche Edikt stammt vom 6. August 1625 von Herzog Christian von Braunschweig-Lüneburg (reg. 1611-1633). Es war die Ergänzung eines Mandates vom 10. Februar 1625, das sich nicht erhalten hat. Im Augustedikt ging es vor allem um die Sicherheit der Residenzstadt Celle. Krämer, Kaufleute, Schuhmacher und andere reisten unerlaubt nach Lübeck und in andere pestinfizierte Orte. Dies verbot der Fürst und ermahnte die Torwachen, solchen Leuten die Rückkehr in die Stadt nicht zu gestatten. Daneben verwies er darauf, dass verschiedene Gilden ihre »Sauffgesellschafften« mit lautem Trommelschlagen wiederaufleben ließen, was Celle bei Durchreisenden in Verruf bringe. Auch fanden üppige Taufen, Verlöbnisse usw. statt. Der Bürgermeister und der Rat der Stadt sollten die Missetäter dem Fürsten melden, der diese dann bestrafen würde.[474]

In einem medizinalpolizeilichen Mandat vom 1. August 1664 verbot Herzog Christian Ludwig von Braunschweig-Lüneburg (reg. 1641/48-1665) den Postverkehr mit Karren nach Hamburg, Harburg und Lüneburg. Nur noch die Postreiter durften zur Beförderung der Briefe das Fürstentum durchqueren. Den Einheimischen war es untersagt, Hamburg oder die infizierten Orte im Land zu besuchen oder Waren von dort zu beziehen.[475] Edikte wie dieses,

472 NLA HA, Hann. 74 Harburg, Nr. 1602, Mandat Harburg, 30.4.1626. Vgl. das kürzere Zitat bei DEICHERT, Geschichte, S. 231.

473 NLA HA, Hann. 74 Harburg, Nr. 1602, Mandat Harburg, 20.4.1639.

474 NLA HA, Celle Br. 65, Nr. 178, Mandat Celle, 6.8.1625.

475 NLA HA, Hann. 74 Medingen, Nr. 696, Verordnung von Herzog Christian Ludwig, Ütze 1.8.1664. Die Verordnung ist vollständig abgedruckt bei WENDLER, Pestilentz, S. 73-75.

bei denen es hauptsächlich um Quarantäne bzw. Isolierung von Orten ging, gab es wahrscheinlich in größerer Zahl.

Die wichtigsten erhaltenen medizinisch-medizinalpolizeilichen Verordnungen des Fürstentums sind die Pestmandate für Lüneburg, Harburg und Celle von 1664. In diesem Jahr wollte der Rat von Lüneburg die Seuchenschrift von Johann Behrens nachdrucken lassen und wandte sich deshalb am 12. Mai an den Kanzleisekretär He(i)nrich Heldberg (1608-1678) in Celle. Dieser sprach mit dem Leibarzt, der aber von einer neuerlichen Drucklegung abriet, da dies schon in Hildesheim (richtig: Celle) geschehen sei. Der Mediziner ließ Lüneburg lieber am 14. Mai den vertraulichen Entwurf einer Pestordnung mit 34 Artikeln übermitteln, die er für Herzog Christian Ludwig entworfen hatte.[476]

Doch ohne die Ausführungen von Behrens zu berücksichtigen, publizierten die Lüneburger bereits am 16. Mai eine Pestordnung mit sechs Paragrafen. In der Vorrede wurde betont, dass Gott die Pest als Strafe schicke, wogegen Buße und Gebet helfen würden, doch erlaube er natürliche Mittel und Wege zur Verhütung der Seuche. Die Lüneburger Obrigkeit sah es als ihre Aufgabe an, denen in dieser gefährlichen Zeit »vorgehenden Unordnungen und manches boßhafften Menschen Unvorsichtigkeit und Begierde, andere zu inficiren,« vorzubeugen. Dreck und Gestank mussten bekämpft werden. Die Stadt wollte die Straßen soweit möglich reinhalten und die Hauseigentümer sollten ihre Häuser und Höfe sowie die Straßen säubern. Schweine wurden aus der Stadt verbannt; Katzen, Tauben und Tiere, die stanken, sollten »abgeschaffet«, d.h. wohl getötet werden (§ 1). Erkrankte Dienstboten hatten in das Lazarett gebracht zu werden und ihr Besitz war zur Deckung der Behandlungskosten zu verwenden. Ihre Wohnstätten wurden gesperrt. Wohlhabende konnten ihre Kranken in Gärten oder anderswohin ausquartieren, sodass die Häuser rein blieben (§ 2). Alle sollten Zugang zu Medikamenten aus der Apotheke erhalten. Konnte jemand die Arzneien nicht bezahlen, so trugen der Gotteskasten oder die Apotheke die Kosten (§ 3). Der Pestbarbier wurde aufgefordert, einen Gehilfen anzustellen. Er hatte die Kranken in der Stadt und im Lazarett zu behandeln und den Vorstehern des Gotteskastens Bericht zu erstatten (§ 4). Menschen mit Seuchensymptomen sollten sich von Gesunden fernhalten und diesen auf den Straßen auszuweichen (§ 5). Leichen mussten so schnell wie möglich begraben werden (§ 6).[477]

Blieb der Entwurf von Behrens in Lüneburg ohne Wirkung, so flossen seine Ratschläge in die Harburger und Celler Pestordnungen ein. In Harburg

476 StadtA LG, AA, C 3, Nr. 1 (Stück 91), Henrich Heldberg an Bürgermeister und Rat von Lüneburg, Celle 14.5.1664.

477 Ebd. (Stück 95), Pestordnung, Lüneburg 16.5.1664. Vgl. Wendler, Pestilentz, S. 79.

wurde vor dem 15. Juni 1664 eine Pestordnung mit 16 Paragrafen erlassen. Sie soll an dieser Stelle nicht näher vorgestellt werden, denn inhaltlich stimmt sie weitgehend mit der längeren Celler Ordnung überein.[478]

Das Celler Mandat von 1664 ist die erste erhaltene ausführliche gedruckte Seuchenordnung des Fürstentums Lüneburg und umfasst 23 Paragrafen.[479] Die Einleitung beschrieb kurz die Ursache für den Erlass der Verordnung: Da in der Neustadt von Celle die Pest ausgebrochen war, bestand die Gefahr, dass die Seuche die ganze Residenzstadt erfasste. Der Herzog wusste als christlicher Fürst, dass Gott die Krankheit in gerechtem Zorn als Strafe für die Sünden der Einwohner schickte. Doch war es nicht verboten, die Pest vermittels »menschlicher Vorsichtigkeit« abzuwenden bzw. die Ausbreitung zu verhindern, wozu das Mandat diente.

Bei Ausbruch der Seuche sollten die Erkrankten dem Rat gemeldet und die infizierten Häuser durch weiße Kreuze gekennzeichnet werden. Die Bewohner hatten sich von den übrigen Menschen zu isolieren (§ 1). Sie sollten Nahrungsmittel erhalten und wenn sie keine Vorräte und Geld besaßen, würden die Lebensmittel von der Armenfürsorge bezahlt (§ 2). Die Stadt musste gereinigt und »die Spinnenweben in- und ausser den Häusern fleissig abgezogen« werden. Die Gerber mit ihrer stinkenden Tätigkeit durften nur noch außerhalb der Stadt arbeiten (§ 3). Der Verkauf von verfaultem Fleisch oder Fisch wurde untersagt, die entsprechenden Waren sollten vernichtet werden (§ 4).

Der Celler Rat stellte Krankenpflegerinnen und Pesttotengräber an, die sich von Gesunden fernzuhalten hatten (§§ 5-7). Die Totengräber mussten ein weißes Kreuz auf der Kleidung tragen, damit sie auf der Straße zu erkennen waren, und sollten in einem besonderen Haus leben (§ 7). Die Seuchentoten hatten eine Stunde vor Sonnenaufgang zusammengetragen und begraben zu werden. Wenn die Epidemie sich verstärkte, war ein mit Pferden bespannter Wagen für den Leichentransport anzuschaffen (§ 8). Die Tischler sollten Särge auf Vorrat für große und kleine Erwachsene sowie Kinder anfertigen (§ 9).

478 Ebd. (Stück 107), Pestverordnung Herzog Christian Ludewigs für die Stadt Harburg, o.O. o.J. [1664, nach Lüneburg am 15.6.1664 geschickt]. Folgende Paragrafen der Harburger Ordnung entsprechen den Paragrafen der Celler Verordnung: 1 = 3, 2 = 4, 3 = 5, 4 = 6, 5 = 7, 6 = 7, 7 = 8, 9, 8 = 1, 9 = 10, 10 = 11, 11 = 12, 12 = 13, 13 = 14, 14 = 16, 15 = 23 und 16 = 22. Die Verordnung ist paraphrasiert bei Wendler, Pestilentz, S. 76-77.

479 NLA HA, Celle Br. 65, Nr. 23, Fürstliche Braunschweig-Lüneburgische Verordnung: Wornach man sich Bey ereügender Pest/ und andern dergleichen anklebenden Seuchen/ zuachten, Celle 1664.

Niemand durfte ein infiziertes Haus betreten oder verlassen. Nur um das bereitgestellte Essen zu holen und »sich mit Gott zu versühnen«, war es den Eingesperrten erlaubt, vor die Tür treten. Geheilte konnten frühestens vier bis sechs Wochen nach ihrer Genesung und erst, wenn sie die Erlaubnis dazu bekamen, wieder auf die Straße gehen (§ 10). Die Gesunden aus Häusern mit Krankheitsfällen hatten sich in zu erstellenden Hütten zu isolieren. Nach ihrem Tod bzw. ihrer Genesung sollten die provisorischen Unterkünfte verbrannt werden (§ 11). Den Nachbarn infizierter Gebäude wurde geraten, etwas Wasser im Hause stehen zu haben und am besten eine Zwiebel oder ungelöschten Kalk hineinzutun. In den Stuben und Kammern konnten Schalen mit warmem Wasser aufgestellt werden. Das Wasser sollte die Pest anziehen, jeden Morgen erneuert werden und die Luft im Haus frisch halten (§ 12).

Katzen mussten getötet, Hunde angebunden (tagsüber) bzw. eingesperrt (nachts) werden. Schweine waren entweder dem Hirten zu übergeben oder in Ställen zu halten (§ 13). Das Vieh der Erkrankten durfte erst zu Verwandten kommen, nachdem es drei Mal durch tiefes Wasser getrieben worden war. Alle Mobilien in infizierten Gebäuden sollten in die Obergeschosse gebracht werden, weil dort die Luft besser hindurchstreichen konnte. Die Truhen und Schränke mussten bis zum Ende der Seuche verschlossen bleiben (§ 14). Leinwaren, alte Kleider und Stroh aus infizierten Häusern durften nicht auf die Straße oder Nachbargrundstücke geworfen werden (§15). Die Nachbarn von Erkrankten sollten ihre Fenster frühestens zwei Stunden nach Sonnenaufgang öffnen und nach Sonnenuntergang rechtzeitig wieder schließen. Am besten lüfteten sie lediglich mit Fenstern nach Norden oder Osten. Bei Nebel und Regen hatten die Fenster geschlossen zu bleiben (§ 16). Hochzeiten durften nur im kleinen Kreise gefeiert werden, »grosse Kirchgänge zur Tauffe« waren verboten. Vom Besuch der Badestuben wurde abgeraten; das Schröpfen sollte daheim geschehen. In den Gastwirtschaften durften sich die Menschen nicht zum Trinken und Essen aufhalten. Der Alkohol sollte zwar dort gekauft, aber daheim getrunken werden (§ 17).

Die Wohnhäuser waren zweimal pro Woche mit Feuer für zwei Stunden und die Kirchen vor den Gottesdiensten auszuräuchern (§ 18). Auswärtige Bettler wurden in der Stadt nicht geduldet (§ 19). Die Celler Bettler durften nicht mehr wie gewöhnlich ihre Almosen selbst sammeln, sondern zwei Arme übernahmen diese Aufgabe. Sie lieferten das Geld dem Armenvogt ab, der es an die Bedürftigen verteilte (§ 20). Zunftzusammenkünfte wurden untersagt, stattdessen sollten spezielle Schiedsrichter die vorkommenden Streitigkeiten schlichten (§ 21). Die Stadtbewohner hatten sich nach den Ratschlägen der Ärzte zu richten und ihren Körper »von aller Feuchtigkeit reinigen«, d.h. sich zur Ader oder purgieren zu lassen. Eine besondere Warnung erging vor dem

Ausgehen mit nüchternem Magen (§ 22). Am Schluss stand eine Ermahnung an die Einwohner, Buße zu tun, häufig zu beten und die Gottesdienste zu besuchen. Den Celler Bürgern empfahl der Herzog »ein Christlich eingezogenes/ stilles/ nüchtern und mässiges Leben« (§ 23).[480]

Hofärzte verfassten nicht nur Seuchenschriften, sondern wirkten auch an der Formulierung der medizinalpolizeilichen und der medizinisch-medizinalpolizeilichen Seuchenmandate mit, sodass Edikte und Pestschriften in enger Beziehung zueinander standen. Der Celler Verordnung von 1664 diente der bereits erwähnte Entwurf des Hofarztes Behrens mit seinen 34 Paragrafen als Vorbild. Zu den Paragrafen 1, 3, 5-8, 10, 13, 17, 18, 22 und 23 der Celler Seuchenordnung finden sich zum Teil wortwörtliche Entsprechungen. Häufig sind die Bestimmungen der Celler Verordnung ausführlicher als der Entwurf des Mediziners.

Manche Vorschläge von Behrens wurden nicht in die Seuchenordnung aufgenommen. Er empfahl einerseits, frisches Wasser durch die Stadt zu leiten (»wen zu practiciren stunde«), um die Straßen zu reinigen (§ 6), und andererseits, die Kanäle, »wordurch der Schlam außerhalb des Walles geführet wirdt«, häufig zu säubern (§ 7). Anscheinend ließen sich diese Maßnahmen nicht umsetzen.

Weniger aufgrund von Sachzwängen als durch politische Entscheidungen wurde anderes nicht verwirklicht. Behrens plädierte für den Zugang aller zu Medikamenten und eine umfassende Betreuung der Kranken. Um in der Apotheke Arzneien ausgehändigt zu bekommen, sollte ein von den Pastoren oder Beamten unterschriebener Zettel reichen. Nach Ende der Seuche hatten die Beamten den Apothekern zu helfen, zu ihrem Geld zu kommen. Die ehemaligen Kranken (bzw. bei ihrem Tod die Erben) sollten die Schulden bezahlen. Waren diese dazu nicht in der Lage, kam die Armenfürsorge für die Kosten auf (§§ 11-14). Zudem sollten mindestens zwei Chirurgen bestellt werden (§ 15). Durch besondere Abzeichen gekennzeichnete Personen hatten die Bewohner infizierter Gebäude morgens, nachmittags und abends mit Lebensmitteln und Medikamenten zu versorgen sowie sich nach ihrem Gesundheitszustand zu erkundigen (§ 17). Dieses System wurde nicht umgesetzt. Außerdem forderte Behrens, die Begräbnisse strikter zu regeln. Die Nachtwachen bei den Verstorbenen waren zu verbieten und den Trauernden das Betreten der Häuser der Toten zu untersagen. Die Trauergäste durften den Leichenzügen nur aus der Ferne folgen, und es wurden keine Leichenschmäuse nach der Beerdigung erlaubt (§§ 23-25).

Viel Aufmerksamkeit schenkte Behrens Kleidern, Stroh und Besitztümern der Kranken und Toten. Deren Betttücher und »Geräthe« sollten an einen

480 Ebd.

abgelegenen Ort außerhalb der Stadt gebracht und dort gewaschen und getrocknet bzw. durchgeräuchert und dem Wetter ausgesetzt werden (§§ 26, 30). Die Frauen, welche die Kranken pflegten, mussten das Bettstroh und die Lumpen in Säcken vor die Tore der Stadt tragen und auf freiem Felde verbrennen (§ 29). Die Fenster und Türen von Häusern Infizierter sollten nur nachts und nur in Richtung auf die öffentlichen Straßen zum Lüften geöffnet werden (§ 32). Schließlich verlangte Behrens, dass die Wohngebäude von Erkrankten gründlich gereinigt würden, wenn die Seuche vorüber sei (§ 34). Das Schweigen der Mandate für Harburg und Celle über diesen Punkt erklärt sich wohl aus der Tatsache, dass darin die Bekämpfung der drohenden Seuche im Mittelpunkt stand und noch keine Maßnahmen nach Ende der Erkrankungen behandelt wurden.[481]

Ein Paragraf des Entwurfs beschrieb, wie sich Behrens den Umgang mit seiner Pestschrift wünschte. Nicht nur sollte diesen Text jeder zur Hand haben, sondern die Pastoren hatten auch ihren Gemeindemitgliedern, die nicht zu lesen gewohnt waren, den Inhalt wiederholt zu erläutern. Zeigten Personen Symptome, sollten die Pfarrer sie ermahnen, die empfohlenen Medikamente zu nehmen (§ 10).[482]

10. Zusammenfassung Teil III

Die Zeiten verheerender Epidemien waren auch die Jahre, in denen die meisten Seuchenschriften publiziert wurden. Durch den Buchdruck wurde es möglich, solche Texte im großen Stil zu verbreiten. Diese verfassten sowohl Geistliche als auch Ärzte. Im 16. und 17. Jahrhundert erschienen im Fürstentum Lüneburg theologische Seuchenschriften, die in Form und Inhalt vergleichbaren Texten aus anderen Territorien entsprachen. Die Traktate beschäftigten sich ausschließlich mit der Pest. Die Seuche war für die Geistlichen weniger eine bestimmte Krankheit als eine Metapher[483] für alle Epidemien und für die Bedrohtheit des Menschen durch einen plötzlichen Tod. Das

481 StadtA LG, AA, C 3, Nr. 1 (Stück 92), Entwurf einer Pestordnung von Johann Behrens, o.O. [Celle] o.J. [vor dem 14.5.1664]. Vgl. den Begleitbrief ebd. (Stück 91), Johann Behrens an die Stadt Lüneburg, o.O. [Celle] 14.5.1664.

482 Ebd. (Stück 92), Entwurf einer Pestordnung von Johann Behrens, o.O. [Celle] o.J. [vor dem 14.5.1664].

483 Vgl. SONTAG, Krankheit, S. 9. Die Pest gehörte nicht zu den »Krankheiten, die als einfach epidemisch verstanden werden« und zumindest in der Moderne »als Metaphern weniger gebräuchlich geworden« seien. Ebd., S. 62. Darauf weist Sontag selbst ausführlich hin. Ebd., S. 110-115, 120-122.

Nachdenken über die Pest sollte zur Klärung der Beziehung zum Allmächtigen, d.h. zu Buße und Umkehr führen. Dadurch konnten Christen von Seuchen verschont bleiben, die als Gottes Strafe für Sünden verstanden wurden.

Krankheit und massenhafter Tod erhielten eine Bedeutung und wurden in das bestehende Weltbild integriert. Nicht durch Zufall, sondern aufgrund eines höheren Ratsschlusses des Allmächtigen starben Menschen. Das grauenhafte Geschehen erschien so sinnvoll und war emotional leichter zu bewältigen. Die Religion bot den Betroffenen während der Epidemie Trost beim Verlust von Angehörigen und Freunden, die nun das irdische Jammertal hinter sich gelassen und das ewige Leben im Angesicht Gottes gewonnen hatten. Die Menschen konnten sich in dem Glauben wiegen, dass der Allmächtige die Opfer gerade durch ihren schrecklichen Pesttod von Sünden gereinigt hatte. Solche tröstlichen Vorstellungen halfen bei der Bewältigung schwerer Epidemien.

Mit ihren Ausführungen wollten die Geistlichen ihre Leser und Zuhörer meist ermutigen, obwohl die theologischen Vorstellungen zwiespältig und widersprüchlich waren. Denn einerseits schickte Gott im Allgemeinen die Pest den Christen als gerechte Strafe für ihre Vergehen. Und angesichts des Allmächtigen war niemand frei von Sünde. Die Seuche raffte also Menschen dahin, welche an ihrem Schicksal selbst schuld waren (Strafaspekt). Andererseits konnte der Allmächtige im Besonderen fromme Personen aus Gnade durch einen Seuchentod von der Welt erlösen und in den Himmel aufnehmen (Erlösungsaspekt) sowie gerade Sünder vor dem Sterben bewahren, um ihnen die Gelegenheit zu Reue und Buße zu geben (Retardierungsaspekt).

Auffallend bei den religiösen Schriften ist die Vielfalt der Formen bei einer weitgehenden Übereinstimmung des Inhalts. Es lassen sich zwei Textgruppen unterscheiden. Einerseits formulierten Geistliche ihre Ansichten in Traktaten und Predigten. Die Texte wandten sich überwiegend an gebildete und wohlhabende Schichten, welche sich den Kauf der teilweise umfangreichen Bücher leisten und diese Werke lesen konnten. Ein Massenpublikum war damit nicht zu erreichen. Andererseits wurden die Inhalte auch durch die für viele erschwinglichen Andachts-, Gebet- und Gesangbücher verbreitet. Zudem popularisierten auch zahlreiche Pastoren das religiöse Gedankengut mündlich durch ihre Predigten in den Gemeinden. So fanden die theologischen Vorstellungen der lutherischen Orthodoxie weite Verbreitung in der Bevölkerung.

Die theologischen Seuchenschriften des Fürstentums Lüneburg ähnelten sich inhaltlich, weil sich die Pastoren als Verfasser an Martin Luthers Ausführungen über die Pest als Vorbild orientierten und ein gemeinsames Weltbild hatten. Dennoch geschahen Wahrnehmung, Deutung und Verarbeitung der Pest auf unterschiedliche Art, da in den Texten das allgemeine Seuchenverständnis der lutherischen Orthodoxie den Zeitumständen und den persönlichen Schwerpunkten der Autoren angepasst wurde. Geistlichen wie Christoph Fischer und Matthias Händel ging es vor allem darum, Menschen während einer Krise Trost und Stärke zu spenden. Andere Pastoren wie Johann Müller versuchten dagegen, die Schwäche und Verunsicherung der Bevölkerung angesichts der Seuche auszunutzen, um im Sinne einer rigiden Bußideologie eine strikte Kirchenzucht zu propagieren und durchzusetzen. Charakter und Absichten der einzelnen Theologen beeinflusste wesentlich die Ausrichtung der religiösen Botschaft.

Während Geistliche in erster Linie die Pest als Metapher verwandten und die Seuche nur als Anlass nutzten, um zu Buße und gottgefälligem Leben aufzurufen, wollten Ärzte mit medizinischen Seuchenschriften vor allem eine Hilfestellung bei der Bekämpfung konkreter Krankheiten geben. Diese Texte verfassten fast nur Stadtärzte oder Leibärzte der regierenden Fürsten, die den städtischen Obrigkeiten bzw. dem herzoglichen Hof nahestanden und teilweise ausdrücklich von diesen beauftragt wurden. Auch wenn es in den Texten nicht immer direkte Hinweise gibt – die Seuchenschriften wurden vielfach in enger Abstimmung mit den Stadträten bzw. der fürstlichen Regierung verfasst und gedruckt. Das Beispiel von Johann Behrens zeigt, in welchem Maße obrigkeitlich bestellte Ärzte als Spezialisten in die sich langsam entwickelnde Medizinalpolizei involviert sein konnten. Er verfasste unter eigenem Namen eine Seuchenschrift und wirkte daneben als anonymer Mitautor beim Entwurf von Pestordnungen mit, in denen teilweise sein eigener Seuchentraktat empfohlen wurde.

Der größte Teil der von Medizinern verfassten Texte beschäftigte sich mit der Pest, aber es gab auch Werke zu anderen epidemischen Krankheiten wie Ruhr und Fleckfieber. Die Beschreibungen des Fleckfiebers wie auch zweier unbestimmter Fieber zeigen, dass die frühneuzeitlichen Ärzte diese wie die Pest als bösartige Fieber ansahen, die ähnliche Ursachen hatten, vergleichbare Symptome hervorriefen und mit den gleichen Mitteln bekämpft wurden.

Bei den Traktaten konnte es sich sowohl um kurze Handreichungen (Einblattdrucke oder Texte von wenigen Seiten Umfang) für breite Bevölkerungsschichten als auch mittellange Texte für ein gebildetes, deutsch lesendes Publikum handeln. Es erschienen auch lange Abhandlungen von 130 Druckseiten und mehr, die sich an lesegeübte Personen wandten.

Die Texte waren häufig nicht für die einfache Bevölkerung gedacht, obwohl sie sich oft vorgeblich an den »Gemeinen Mann« wandten. Die Autoren schrieben meist für andere Schichten der Bevölkerung, insbesondere die längeren Texte waren für Mediziner (Ärzte, Barbiere, Apotheker) und gebildete Laien (Pastoren, Beamte) bestimmt.[484] Diese sollten die empfohlenen

484 Feuerstein-Herz, Druck, S. 33-35.

Ratschläge umsetzen und ihr Wissen an die Bevölkerung weitergeben. In einigen ärztlichen Seuchenschriften wurden Empfehlungen an die Obrigkeit gegeben, hier waren die Adressaten die politischen Mandatsträger. Doch eventuell war das nur eine Vorspiegelung der Autoren, welche obrigkeitliche Maßnahmen zur Seuchenbekämpfung im Vorhinein als medizinisch notwendig öffentlich verteidigen wollten.

Mit den Texten wurden Anschauungen der gelehrten Medizin und damit bestimmte Medikamente und Behandlungsmethoden popularisiert. Die Furcht vor Epidemien förderte vermutlich die Rezeption dieser Vorstellungen in breiten Bevölkerungsschichten. Beschreibung und Behandlung epidemischer Krankheiten änderten sich während des untersuchten Jahrhunderts kaum, denn die Autoren orientierten sich an den Schriften ihrer Vorgänger. Neue Untersuchungs- und Behandlungsmethoden wurden nicht entwickelt, das popularisierte medizinische Wissen blieb weitgehend konstant.[485]

Einem heutigen Leser fällt der selbstsichere Ton der Schriften auf, denn die Ärzte fühlten sich angesichts der Seuchen keineswegs überfordert – oder vermittelten zumindest ihren Lesern diesen Eindruck. Unabhängig von ihrer Wirksamkeit bei der Bekämpfung der Krankheit erfüllten Seuchenschriften eine wichtige psychologische Funktion. Sie boten Erklärungen für die Ursachen der Epidemien. So konnten Menschen Seuchen in ihr Weltbild integrieren, Krankheiten wurden begreifbar und damit weniger schrecklich. Die Ratschläge der Ärzte ermöglichten den Menschen, im Voraus Maßnahmen zu treffen, mit denen sie sich zu schützen meinten, und trugen damit zur Beruhigung bei. Wenn schließlich eine Epidemie einen Menschen erfasste, vermittelten die ärztlichen Ausführungen den Eindruck, dass die Krankheit zu behandeln und zu heilen war. Damit spielten Seuchenschriften im Sinne einer psychologischen Bewältigung und des Umgangs mit verheerenden Epidemien eine nicht zu unterschätzende Rolle. Dies erklärt, warum diese Literaturgattung eine so weite Verbreitung fand. Sie florierte über Jahrhunderte, obwohl den Menschen im Verlauf der Epidemien aus leidvoller Erfahrung die Hilflosigkeit der Medizin ihrer Zeit eigentlich rasch hätte klarwerden können.

485 Deichert, Geschichte, S. 238.

11. Resümee und Schlussbetrachtungen

In diesem Buch geht es um die Gründe für die Widerstandsfähigkeit frühneuzeitlicher Gesellschaften angesichts der Herausforderungen durch Epidemien. Als Beispielregion dient das Fürstentum Lüneburg 1565 bis 1666 mit dem darin gelegenen ländlichen, aus sieben Dörfern bestehenden Kirchspiel Suderburg. Durch eine akribische Untersuchung lokaler Verhältnisse konnten allgemeine Grundlinien herausgearbeitet werden, die sich auf weite Teile Norddeutschlands übertragen lassen.

Das Jahrhundert großer Seuchenzüge im Fürstentum Lüneburg von 1565 bis 1666 stand im Zusammenhang mit allgemeinen Entwicklungen. Seit den 1560er Jahren verschlechterten sich die Lebensbedingungen der Menschen in weiten Teilen Europas aufgrund einer klimatischen Abkühlung, häufigeren Missernten und Preissteigerungen für Grundnahrungsmittel. Die negativen Entwicklungen in der zweiten Hälfte des 16. Jahrhunderts führten zu den großen Krisen im 17. Jahrhundert.

Ein Element dieser Ungunstperiode war das vermehrte Auftreten schwerer Seuchen, die vielfach als Pest bezeichnet wurden. Im Fürstentum Lüneburg kam es im Abstand von wenigen Jahren oder Jahrzehnten 1565-1568, 1596-1599, 1624-1629, 1636-1640 und 1664-1666 zu starken Epidemien. An Beispielen aus diesem Territorium lässt sich nachvollziehen, auf welche Weise die Zeitgenossen davon betroffen wurden und wie sie damit umgingen.

Das demografische System war auf Seuchenzüge eingestellt. Vor dem Dreißigjährigen Krieg (1618-1648) wuchs die Einwohnerzahl, bis eine Infektionskrankheit mit bedeutenden Opferzahlen die Population reduzierte. Die Verluste wurden rasch ausgeglichen und die Bevölkerungszahl stieg weiter an – bis zur nächsten Epidemie. Aus dem Verhältnis der Wachstumsimpulse und der mehr oder weniger regelmäßig auftretenden Seuchen resultierte ein Bevölkerungsanstieg.

Die Zeit des Dreißigjährigen Kriegs bedeutete eine extreme Belastung, zumal die Verbreitung von Epidemien durch die militärischen Auseinandersetzungen begünstigt wurde. Das bis dahin übliche Schema von Verlusten durch Infektionskrankheiten und anschließendem Ausgleich der Einbußen bzw. weiterem Bevölkerungswachstum funktionierte nicht mehr. Der Trend zum langsamen Bevölkerungswachstum im 16. und frühen 17. Jahrhundert verkehrte sich in sein Gegenteil. Während in Friedenszeiten auch schwere Bevölkerungsverluste rasch ausgeglichen wurden, war dies während des Kriegs nicht mehr möglich: Die Zahl der Menschen sank dauerhaft.[486]

486 Vgl. Wendler, Pest und Pocken, S. 71-72, 237-239.

Im Fürstentum Lüneburg gab es nur wenige Städte von Bedeutung, der Großteil der Bevölkerung lebte in Dörfern. Daher konzentriert sich diese Studie bei den demografischen Auswirkungen von Seuchen ganz auf das Land. Am Beispiel des Kirchspiels Suderburg lassen sich Verlauf und Nachwirkungen von Epidemien detailliert nachzeichnen, weil seit 1575 Angaben aus einem Kirchenbuch vorliegen. Bis zur Mitte des 17. Jahrhunderts gab es hier fünf Epidemien: 1597, 1599, 1626, 1628 und 1639. Das Auftreten starker Infektionskrankheiten innerhalb kurzer Zeit machen Suderburg zu einem typischen Beispiel für eine ländliche Gesellschaft in dieser Zeit großer Seuchenzüge. Im Kirchspiel lebten im Jahrzehnt 1591-1600 rund 641 Menschen und 1601-1620 waren es etwa 770. Im Dreißigjährigen Krieg sanken die Zahlen: 1621-1630 wohnten noch schätzungsweise 633 und 1631-1640 nur noch 547 Personen in den Dörfern.

Die Epidemien von 1597 und 1599

Im Kirchspiel lassen sich nicht nur die Begräbniszahlen bestimmen, sondern auch die familiären Zusammenhänge und die räumliche Verteilung der Seuchen nachvollziehen. Deutlich unterschieden sich die Epidemien voneinander (Tabellen 11.1 und 11.2). 1597 war nur das Doppeldorf Suderburg-Oldendorf von einer Seuche betroffen (insgesamt 37 Tote), bei der es sich anscheinend um eine Darmerkrankung handelte. Zwar verschieden im Zuge einer erhöhten Sterblichkeit im April und Mai vermehrt Frauen, doch bei der eigentlichen Epidemie von Anfang September bis Mitte Oktober starben Männer und Frauen sowie Kinder (bzw. Jugendliche) und Erwachsene gleichermaßen. Die räumliche Verteilung der Toten innerhalb des Doppelorts war zufällig.

Die Verhältnisse der Seuche von 1599 (73 Begrabene) ähnelten denjenigen zwei Jahre früher, doch zum einzigen Mal im Untersuchungszeitraum wurden alle Dörfer des Kirchspiels von einer starken Infektionskrankheit erfasst. Bei der Sterblichkeit von Mitte August bis Ende Oktober verschieden mehr über 20 Jahre alte Männer als Frauen. Ob es zwischen Kindern (bzw. Jugendlichen) und Erwachsenen markante Unterschiede gab, lässt sich aufgrund fehlender Angaben nicht sicher klären. Die räumliche Ausbreitung der Seuche innerhalb der Dörfer war ebenfalls ohne erkennbare Ordnung.

1597 wie 1599 wird die Ruhr als »Hoffgange« bzw. »Blodegang« in den Begräbnisregistern erwähnt. Alle Indizien lassen sich gut zur Diagnose von epidemisch auftretenden Darminfektionen zusammenfügen, zumal diese eine auch für Laien eindeutige Symptomatik aufweisen. 1597 scheint es sich um

Typhus gehandelt zu haben;[487] für 1599 lässt sich nicht bestimmen, welche Darmerkrankung grassierte. Kennzeichen dieser Krankheiten war es, dass sie sich in der warmen Jahreszeit (Sommer und Herbst) nicht von einem Hof auf den benachbarten verbreiteten, sondern die Anwesen scheinbar chaotisch nacheinander betroffen waren. Meist starben nur ein oder zwei Personen auf den einzelnen Höfen. Eine Übertragung von Mensch zu Mensch bzw. die gleichzeitige Ansteckung mehrerer Bewohner eines Hofs durch eine Infektionsquelle war möglich, kam aber selten vor. Da nur wenige Personen pro Anwesen verschieden, konnten die entstandenen Lücken im gesellschaftlichen Gefüge schnell geschlossen werden.

Die Epidemien von 1626, 1628 und 1639

Erst nach fast einer Generation kam es 1626 erneut zu einer Epidemie – diesmal dem schlimmsten Seuchenzug in der gesamten bekannten Geschichte des Kirchspiels (174 Tote). Betroffen waren zwischen Ende August und Ende Dezember vor allem Suderburg, Hösseringen und Hamerstorf. Weniger stark litten Oldendorf und Räber; Bahnsen und Graulingen hatten keine Opfer zu beklagen. Unter den Toten gab es anscheinend mehr Erwachsene als Kinder. Es starben mehr erwachsene Frauen als Männer, aber mehr männliche als weibliche Kinder und Jugendliche.

Bemerkenswert ist der Beginn der Epidemie, denn innerhalb der ersten Tage mussten sechs Menschen unterschiedlichen Alters und Geschlechts aus vier oder fünf Dörfern begraben werden: Die Krankheit brach wie eine Welle über einen Teil des Kirchspiels herein. Dieser fast gleichzeitige Seuchenbeginn lässt sich am einfachsten durch eine Besetzung der Dörfer mit Soldaten im Rahmen des Dreißigjährigen Kriegs erklären, auch wenn es dafür keine direkten Belege gibt und dies daher Vermutung bleiben muss. Auf den einzelnen Anwesen starben häufig mehrere Menschen, was 1597 und 1599 nur ausnahmsweise vorgekommen war. Die Krankheit verbreitete sich nicht von Hof zu Hof, sondern scheinbar zufällig. Das plötzliche Auftreten in verschiedenen Dörfern verbunden mit Kriegszügen, die zufällige Verteilung

487 Eine besondere Bedeutung erhält die Diagnose, weil 1597 im nahe gelegenen Uelzen eine Seuche auftrat, welche Erich Woehlkens in seiner grundlegenden Studie als Pest anspricht und ihre topografische Entwicklung aufzeigt. Woehlkens, Pest, S. 50-75, 83-90. In der deutschsprachigen Seuchenliteratur werden seine Ausführungen als Musterbeispiel für die räumliche Verteilung einer Pest in einer frühmodernen Stadt angesehen. Vermutlich herrschte 1597 in Uelzen eine andere Krankheit als im nur 15 km entfernten Suderburg.

der betroffenen Anwesen innerhalb der Orte sowie der größere Anteil von Erwachsenen (und von Frauen) an den Toten gleicht den Ereignissen 1758, als das Fleckfieber im Kirchspiel Suderburg grassierte. Zwar muss es letztendlich zweifelhaft bleiben, um welche Krankheit es sich 1626 handelte, doch es war nicht die Pest, die sich anders geäußert hätte.

Von der Seuche zwei Jahre früher unterschieden sich die Verhältnisse 1628, als eine Epidemie von April bis Oktober über einen langen Zeitraum ihre Opfer forderte (77 Begrabene). Es verschieden mehr Frauen als Männer; bei den Altersgruppen gab es keine markanten Unterschiede. Die Toten stammten vor allem aus Oldendorf, das 1626 noch weitgehend verschont geblieben war, und in geringerem Maße aus Suderburg. Die übrigen Dörfer hatten kaum Opfer zu beklagen. Räumliche und familiäre Nähe waren wichtig: Die Epidemie verbreitete sich von einem Hof zum Nachbaranwesen, bis ganze Dorfteile infiziert waren. Auf den einzelnen Bauernhöfen starben oft mehrere Personen.

Merkmale		**1597**	**1599**	**1626**	**1628**	**1639**
Übersterblichkeit	Kinder					ja
	Erwachsene			ja		
	Männer		ja			
	Frauen	(ja)		ja	ja	
Aufgelöste Ehen		7	8	30	16	5
Räumliche Ausbreitung	von Hof zu Nachbarhof				ja	ja
	regellos	ja	ja	ja		
Seuchenmonate	Beginn	9.	8.	8.	4.	6.
	Ende	10.	10.	12.	10.	8.
Dauer	Tage	37	80	114	199	45
Begrabene	Anzahl	37	73	174	77	49
Bruttosterberate		51	99	261	138	175
Art der Krankheit		Typhus?	Ruhr?	Fleckfieber?	Pest?	Pest?

Tabelle 11.1: Die Seuchen im Kirchspiel Suderburg

Der letzte Seuchenzug im Untersuchungszeitraum erfasste das Kirchspiel 1639 (49 Tote). Die Epidemie beschränkte sich auf den Hauptort Suderburg während eines kurzen Zeitabschnitts von Mitte Juni bis Anfang August. Wie 1628 waren räumliche und persönliche Nähe für die Verbreitung von großer Bedeutung. Ausgehend von einem Hof wurden die Nachbaranwesen infiziert und auf den Bauernhöfen starben meist mehrere Personen. Zwischen den Geschlechtern gab es keine Unterschiede, doch waren etwas mehr Kinder und Jugendliche als Erwachsene betroffen. Die Seuchengeschehen von 1628 und 1639 deuten auf die Pest als Ursache hin.

Muster und Folgen der Seuchen

Auffallend ist die räumliche Verteilung der Seuchenopfer, denn die sieben Orte des Kirchspiels waren unterschiedlich von Epidemien betroffen. Die unmittelbar an den Hauptverkehrsstraßen gelegenen großen Dörfer Suderburg und Oldendorf hatten stark zu leiden, während die nur einige Kilometer abseits liegenden kleineren Orte Bahnsen und Graulingen kaum oder gar nicht infiziert wurden. Zwischen diesen beiden Extremen gab es die Dörfer Hamerstorf, Hösseringen und Räber, die teilweise von den Krankheiten betroffen wurden, teilweise nicht. Räumliche Entfernung von den Hauptverkehrsstraßen war ein entscheidender Faktor. Und dies ungeachtet der Tatsache, dass sich ein großer Teil der Kirchspielsbevölkerung regelmäßig – vermutlich auch während der Epidemien – zu den Gottesdiensten auf engem Raum in der Kirche versammelte. Die Vorstellung ist falsch, dass Seuchen flächendeckend alle Orte einer Region erfassten. Dies passt gut zu den Angaben in der Literatur über die Ausdehnung von Pestzügen. Offensichtlich breiteten sich zahlreiche Epidemien der frühen Neuzeit entlang der Hauptverkehrsachsen aus, aber zumindest teilweise nicht darüber hinaus. Abgelegenere Siedlungen und ganze Gebiete konnten dauerhaft von Seuchenzügen verschont bleiben.

Die Pest war zwar während des 16. und 17. Jahrhunderts eine verheerende Krankheit, aber nicht die einzige, ja wohl nicht einmal die wichtigste Seuche dieser Epoche. Die weiteste Verbreitung fanden im ländlichen Raum als Ruhr bezeichnete Darmkrankheiten, die im Kirchspiel jedoch nicht die höchsten Opferzahlen forderten. Die meisten Toten gab es bei anderen Seuchen, die als Fleckfieber oder Pest angesprochen werden können, aber nicht alle Dörfer erfassten. Die Pest war vermutlich lediglich für zwei der fünf Jahre mit hoher Sterblichkeit verantwortlich und sie grassierte in auffallender Weise nur im Doppeldorf Suderburg-Oldendorf (Tabelle 11.2). In der Forschung wurde

Dörfer	verkehrsgünstige Lage	1597	1599	1626	1628	1639
Bahnsen	nein		ja			
Graulingen	nein		ja			
Hamerstorf	ja		ja	ja		
Hösseringen	ja		ja	ja		
Oldendorf	ja	ja	ja	ja	ja	
Räber	eingeschränkt		ja	ja		
Suderburg	ja	ja	ja	ja	ja	ja
Art der Krankheit		Typhus?	Ruhr?	Fleckfieber?	Pest?	Pest?

Tabelle 11.2: Die von Seuchen betroffenen Dörfer des Kirchspiels Suderburg

von britischen Autoren behauptet, dass für einen schweren Pestausbruch eine kritische Masse von mindesten 1.000 Einwohnern eines Ortes notwendig sei. In kleineren Dörfern und Kirchspielen würde sich die Seuche nicht verbreiten können, selbst wenn auf einzelnen Höfen ganze Familien daran stürben.[488] Dies lässt sich so für die Lüneburger Heide nicht bestätigen. Im ganzen Kirchspiel Suderburg lebten keine 800 Menschen und im Doppeldorf Suderburg-Oldendorf weniger als 400. Auch bei den Pestzügen 1663-1665 sowie 1707-1716 waren nachweislich kleinere Ortschaften im Fürstentum Lüneburg betroffen.[489] Es gab Pest auf dem Land, aber vielleicht vor allem in größeren Dörfern, während kleinere (wie Hamerstorf) auch bei einer verkehrsgünstigen Lage eher verschont blieben.

Mangelernährung hatte anscheinend wenig Auswirkungen auf die Epidemien im Kirchspiel, obwohl sie vielleicht im Frühjahr 1597 sowie eventuell auch im Frühjahr 1626 und 1639 eine Rolle gespielt haben könnte. Allerdings endeten dann jeweils die Zeiten mit erhöhten Begräbniszahlen, bevor im Herbst (1597) bzw. im Sommer (1626, 1639) – als schon wieder neue Nah-

488 Scott/Duncan, Return, S. 119. In dieser Hinsicht soll nur der Schwarze Tod von 1348-1350 eine Ausnahme gebildet haben. Dies., Biology, S. 103, 359, 366.

489 Wendler, Pestilentz, S. 71-90, 150-211.

rungsmittel zur Verfügung standen – das eigentliche Sterben begann. Doch die Quellenlage lässt eine genaue Analyse nicht zu.

Vor einer Seuche waren vielleicht die Menschen gleich, doch für die ländliche Gesellschaft hatte der Tod nicht bei allen Personen dieselbe Bedeutung. Die dörfliche Gemeinschaft wurde kaum durch das Sterben von Landlosen sowie von Kindern und alten Leuten erschüttert, weil sie noch nicht oder nicht mehr voll im Arbeitsprozess standen. Ihr Tod gefährdete den Fortbestand der Bauernhöfe als der wesentlichen Produktionseinheiten nicht. Wichtig waren die Hauswirte und Hauswirtinnen, welche die Anwesen bewirtschafteten. Obwohl grundsätzlich die alten Bauernfamilien nach ihrem Aussterben durch neue ersetzt werden konnten, bedeutete es für die ländliche Gemeinschaft einen Umbruch, wenn dieses als Folge einer schweren Epidemie in größerem Maße geschah. So ist die Zahl der aufgelösten Ehen, bei denen einer oder beide Ehepartner an der Seuche starben, ein Indikator für die gesellschaftlichen Folgen von Epidemien. Unter den insgesamt 66 in Seuchenjahren aufgelösten Verbindungen im Kirchspiel Suderburg betrafen 56 Bauernfamilien. Viele Partnerschaften endeten 1626 und 1628. Nicht nur die hohe Opferzahl dieser beiden Seuchenjahre an sich, sondern vor allem die vielen nicht weiter bestehenden Ehen erschütterten das gesellschaftliche Gefüge. Interessanterweise endeten 1639 trotz der an der Bruttosterberate erkennbaren hohen Sterblichkeit vergleichsweise wenige Partnerschaften aufgrund der Seuche, weil nur eine kleine Zahl von Höfen infiziert wurde. Doch ist dabei zu bedenken, dass die Epidemie allein in Suderburg grassierte. Für diesen Ort hatten die aufgelösten Ehen entsprechende gesellschaftliche Folgen (Tabelle 11.1).

Hauswirtinnen und Hauswirte waren von den Infektionskrankheiten in unterschiedlichem Maße betroffen, denn gesamthaft gesehen starben während der Epidemien deutlich mehr erwachsene Frauen als Männer. Das kann nicht an einer besonderen Anfälligkeit von jenen für eine bestimmte Seuche gelegen haben, weil die Epidemien im Kirchspiel Suderburg auf verschiedene Krankheiten zurückgingen. Vermutlich setzten sich die Bäuerinnen bei der Pflege von Angehörigen einem höheren Ansteckungsrisiko aus als ihre Männer. Während viele Witwer nach dem Seuchentod ihrer Ehepartnerin ein weiteres Mal heirateten, war dies nur für wenige Witwen möglich. Epidemien hatten für Frauen weitreichendere Folgen als für Männer, selbst wenn sie diese überlebten.

Die ländliche Gesellschaftsordnung erwies sich als stabil genug, die Folge von Seuchenzügen in normalen (Friedens-)Zeiten ohne große Schwierigkeiten zu überstehen. Dafür war das System der ungeteilt vererbten oder übertragenen Bauernhöfe verantwortlich. Die Höfe als Produktionseinheiten blieben bestehen und konnten auch beim vollständigen Aussterben einer

Bauernfamilie von Verwandten oder neuen Familien übernommen werden. Da fast nie alle Dörfer hart von einer Infektionskrankheit getroffen wurden, standen teilweise schon innerhalb des Kirchspiels genügend Menschen zur Verfügung, um die durch Seuchen entstandenen Lücken im sozialen Netz zu füllen. Es bedurfte der Auswirkungen des Dreißigjährigen Kriegs, verbunden mit den verheerendsten Epidemien der Epoche im Abstand von wenigen Jahren, um die Bevölkerungszahl nachhaltig sinken zu lassen. Viele Bauernfamilien wurden in dieser Zeit erheblich dezimiert oder manchmal ganz ausgelöscht. Das konnte zum zeitweisen Wüstfallen verschiedener Anwesen führen. Doch nach Ende des Dreißigjährigen Kriegs erholte sich die Bevölkerung, sodass die Höfe rasch wieder bewirtschaftet wurden. Dauerhaft blieb nur ein Anwesen im Kirchspiel wüst, wobei dessen Land von anderen Bauern genutzt wurde – im Dorf gab es also kein Interesse an einer Wiederbesetzung des Betriebs. So konnten mittelfristig selbst die Verluste während des Dreißigjährigen Kriegs ausgeglichen werden, wobei die Hof- und Gesellschaftsstruktur stabil blieb. Dies war im übrigen Niedersachsen ähnlich.[490]

Diese Stabilität hing auch damit zusammen, dass der Anteil von Seuchentoten an allen Begrabenen anscheinend zumindest zeitweise bzw. lokal auf dem Land niedriger war als in den Städten. Die Unterscheidung von Toten in Krisen- und Normaljahren ist ein grobes, aber nützliches Richtmaß. In der kleinen Stadt Uelzen verschied zwischen 1560 und 1610 etwas mehr als ein Drittel aller Begrabenen (35,2 %) während der drei schweren Epidemien 1566, 1597 und 1599.[491] Die Uelzener Verhältnisse waren anscheinend nicht ungewöhnlich. So lässt sich beispielsweise für die Altstadt von Kassel in der zweiten Hälfte des 16. Jahrhunderts errechnen, dass hier 37,3 % aller Toten in vier Krisenjahren (1575, 1576, 1585 und 1597) bestattet wurden.[492] In anderen Städten stiegen die entsprechenden Werte der Begrabenen in der ersten Hälfte des 17. Jahrhunderts – also während des Dreißigjährigen Kriegs – auf über 40% oder 50%.[493]

490 ACHILLES, Sozialgeschichte, S. 694.

491 Dort lebten rund 1.130-1.540 Einwohner. WOEHLKENS, Pest, Abb. 9 (nach S. 56), S. 78-83.

492 Berechnet aufgrund der Begräbniszahlen 1565 bis 1598 bei SCHLIEPER, Kirchenbuch, S. 306. Durchschnittlich wurden 76 Tote begraben, nur in den Krisenjahren stieg die Zahl auf über 100 und 1597 sogar auf 565. Vgl. WOEHLKENS, Pest, S. 114-116.

493 Hier zwei willkürliche Beispiele. In Nördlingen wurden 1619 bis 1650 durchschnittlich 273 Menschen begraben, nur in den Krisenjahren stieg die Zahl auf über 300 und 1634 sogar auf 1.549. In den Krisenjahren (1623, 1629, 1630, 1632, 1633, 1634) bestattete man 41,9 % aller Toten. Berechnet aufgrund der Begräbniszahlen bei FRIEDRICHS, Urban Society, S. 306. In Engen (Landkreis Konstanz) wurden

Diese Angaben liegen deutlich über den Werten im Kirchspiel Suderburg. Dort verschieden »nur« 29,8 % aller Toten in fünf Epidemiejahren (1597, 1599, 1626, 1628, 1639). Dabei muss aber zwischen der Zeit bis zum Dreißigjährigen Krieg (1575-1617) und danach (1618-1650) unterschieden werden. Bis 1617 starben nur 15,7 % der Toten in Krisenjahren, nach 1618 aber 44,6 %. Ein aufschlussreicher Vergleich ist mit dem Kirchspiel (Hannover-)Bothfeld möglich, dessen Kirchenbuch am Ende des 16. Jahrhunderts einsetzt. Dort starben zwischen 1588 und 1650 insgesamt 48,4 % aller Toten in Krisenjahren (1597, 1598, 1624, 1625, 1626, 1641, 1642), also deutlich mehr als es in Suderburg der Fall war. Vor dem Dreißigjährigen Krieg betrug der Anteil lediglich 19,2 %, aber von 1618 bis 1650 hohe 62,0 %.[494] Es waren sowohl in Suderburg wie in Bothfeld vor allem die Jahre vor dem Dreißigjährigen Krieg, in denen die Werte niedrig lagen, doch später entsprachen sie denen der Städte. Das Leben auf dem Land war also vor allem in Friedenszeiten gesünder.

Innerhalb des Kirchspiels Suderburg gab es zwischen den Dörfern erhebliche Unterschiede. Während in Oldendorf (38,2 %) und in Suderburg (36,4 %) viele Tote in Krisenjahren starben, waren es weniger in Hösseringen (30,5 %), Räber (29,4 %) und Hamerstorf (28,3 %). Und noch geringer war die Zahl in Graulingen (19,0 %) und Bahnsen (16,4 %). Diese ungleichmäßige Verteilung beruhte auf den Begrabenen während des Dreißigjährigen Kriegs, davor wurden die Orte in ähnlichem Ausmaß von Seuchen erfasst. In der Zeit der militärischen Auseinandersetzungen stiegen die Zahlen an: In Suderburg starben 57,2 %, in Oldendorf 51,9 %, in Hamerstorf und Hösseringen 47,5 % bzw. 44,7 % in Krisenjahren (Tabelle 6.30).

Diese Angaben weisen auf ein Muster in der zweiten Hälfte des 16. und ersten Hälfte des 17. Jahrhunderts hin. In verkehrsgünstig gelegenen Städten, in denen die Menschen unter hygienisch schlechten Bedingungen auf engem Raum lebten, forderten Epidemien erhebliche Opfer. Dieser Trend verstärkte sich noch einmal deutlich während des Dreißigjährigen Kriegs. Auf dem Land starben in Friedenszeiten erheblich weniger Menschen in Krisenjahren. Und zumindest so weit sie »nur« Darmerkrankungen zum Opfer fielen, verteilten

1611 bis 1643 (lediglich Kommunikanten) durchschnittlich 52 Personen begraben. Nur in den Krisenjahren stieg die Zahl auf über 65 und 1635 sogar auf 373. In den Krisenjahren (1611, 1633, 1634, 1635) wurden 52,8 % aller Toten bestattet. Berechnet aufgrund der Begräbniszahlen bei Brosig, Engen, S. 397.

494 Berechnet aufgrund der Begräbniszahlen von Dietrich Feldmann aus https://familienkunde-niedersachsen.de/userfiles/downloads/SV45_Bothfeld_FallZahlen_2019_10.pdf (Zugriff 23.3.2023). Zwischen 1588 und 1650 starben durchschnittlich 20 Personen pro Jahr. In Krisenjahren stieg die Anzahl von 30 (1598) bis auf 210 Begrabene (1624).

sich die Toten recht gleichmäßig über alle Dörfer. Wie weit das Auftreten von Pest und anderen Infektionskrankheiten das Bild modifizieren würde, muss offenbleiben. Im Gefolge des Dreißigjährigen Kriegs mit seinen Fleckfieber- und Pestepidemien starben jedenfalls nicht nur erheblich mehr Menschen in Krisenjahren, sondern das räumliche Muster veränderte sich grundlegend. Nun gab es die meisten Seuchenopfer in größeren Dörfern entlang überregional bedeutsamer Straßen. Hier konnten die Werte nun ähnlich hoch oder sogar noch höher sein wie in den Städten. Etwas weniger Menschen wurden in den Dörfern begraben, die entweder kleiner oder an nicht so wichtigen Handelswegen lagen. Weitgehend von Epidemien verschont blieben die reinen Bauerndörfer abseits überregional bedeutsamer Straßen. Es hing also von der Lage und Größe eines Ortes sowie der Art der Krankheit ab, wie schwer er von den Epidemien des 16. und 17. Jahrhunderts betroffen wurde.

Theologische und medizinische Seuchenschriften

Doch wo die Menschen auch wohnten, die häufigen Epidemien verlangten nach Orientierung durch Beurteilung, Erklärung und Sinngebung: Neben einer stabilen gesellschaftlichen Ordnung ist in Seuchenzeiten die geistige Widerstandskraft entscheidend. Der Verlauf von Krankheiten, ihre Übertragungswege und ihre Wirkungen als biologische Realität sind das eine, doch die gesellschaftliche Bewertung und Deutung sowie daraus folgend der Umgang mit den Epidemien sind etwas anderes. Seuchen sind immer auch ein soziales Konstrukt. Zur Bewältigung von Epidemien durch die Zeitgenossen gibt es als Quellen im Fürstentum Lüneburg fast nur Seuchenschriften, in denen Theologen und Ärzte bestimmte Vorstellungen zur Belehrung der Bevölkerung kommunizierten.

In diesen Texten wurde auf eine bestimmte Art und Weise über Krankheiten gesprochen. Die Autoren beschrieben, erklärten und deuteten Pest, Fleckfieber und Ruhr; sie boten Sinnzusammenhänge und gaben Handlungsanweisungen. Die Texte erläuterten der Leserschaft die Seuchenzüge der Vergangenheit, bereiteten sie auf die Epidemien der Gegenwart vor und formten die Erwartungen von Krankheiten der Zukunft. Dabei spiegelten und beschrieben die Schriften nicht in erster Linie reales Geschehen, sondern verbreiteten und popularisierten Vorstellungen, die in den Kreisen der Theologen und gelehrten Ärzte vorherrschten.[495]

495 Vgl. Foss, Constructing, S. 2-14.

Obwohl nur wenige gewöhnliche Dorfbewohner die Schriften in die Hände bekamen, fanden die in den theologischen Seuchenschriften ausgeführten Gedanken in der ländlichen Bevölkerung vermutlich weite Verbreitung – und dies nicht nur, weil die Andachts-, Gebet- und Gesangbücher die größte Breitenwirkung unter den einschlägigen Druckschriften hatten. Bei ihnen machten die Abschnitte zur Pest jedoch nur einen kleinen Teil des Gesamttextes aus. Durch das enge Netz der Pastoren standen viele Multiplikatoren zur Verfügung, welche die theologischen Inhalte der Seuchenschriften in ihren Predigten popularisieren konnten. Daneben entsprachen die Gedanken der geistlichen Autoren in vielerlei Hinsicht allgemeinen religiösen Vorstellungen der Zeit, die am Beispiel der Pest nur wiederholt wurden. Zusätzlich verbreitete auch der frühmoderne Staat die Inhalte durch theologische bzw. theologisch-medizinalpolizeiliche Mandate.

In den Seuchenschriften von Geistlichen ging es ausschließlich um die Pest, andere Epidemien wurden nicht thematisiert. Die Autoren verwandten diese Krankheit als eine Metapher, um durch ihre »Straf- oder Gefühlsphantasien«[496] zu Buße und gottgefälligem Leben aufzurufen. Denn dadurch konnten die Menschen von der Pest verschont bleiben, die als Sündenstrafe des Allmächtigen galt. Die Inhalte der theologischen Seuchenschriften ähnelten einander, weil sie einerseits auf Martin Luthers vorbildliche Ausführungen über das Verhalten in Seuchenzeiten und andererseits auf einem gemeinsamen, von der Buß- und Vergeltungstheologie geprägten Weltbild beruhten.

Die religiösen Deutungen wurden in medizinischen Seuchenschriften nicht infrage gestellt, sondern bildeten für die Ärzte eine selbstverständliche Grundlage ihrer Anschauungen. Es ist allerdings festzustellen, dass in deren Texten im Laufe der Zeit die Rolle Gottes als Verursacher der Krankheit – soweit sie überhaupt erwähnt wurde – zunehmend in den Hintergrund trat. Allerdings erhielt der Bußgedanke während des Dreißigjährigen Kriegs in medizinischen Seuchenschriften vorübergehend wieder stärkere Bedeutung. Die Empfehlungen der Ärzte gingen aber grundsätzlich in eine andere Richtung als jene der Theologen. Die Mediziner vertrauten nicht allein auf Reue und Buße für die Seele, sondern sie empfahlen Verhaltensweisen und Rezepte für den Körper.

Medizinische Seuchenschriften als deutschsprachige Ratgeber bildeten eine besondere Textsorte innerhalb der frühneuzeitlichen Literatur. Diese Gelegenheitsschriften erschienen in der Regel bei drohender Seuchengefahr oder kurz nach Ausbruch einer Epidemie. Die Ärzte als Autoren standen auf der Höhe der Kenntnisse ihrer Zeit, die sie in einer langen, teilweise international geprägten universitären Ausbildung erworben hatten. Auf der Grundlage der

496 Sontag, Krankheit, S. 9.

Humoralpathologie sowie der Miasma- und Kontagionsmodelle gaben sie Ratschläge zur Prävention und Heilung epidemischer Krankheiten. Die Ärzte besaßen ein einfaches, logisches und in sich konsistentes medizinisches Weltbild, das die Grundlage der einschlägigen Seuchenschriften bildete, wodurch diese viele Gemeinsamkeiten aufwiesen. Die Geschlossenheit der Schriften wurde dadurch verstärkt, dass spätere Autoren die Werke früherer Ärzte aufmerksam lasen und deren Ausführungen in ihre Texte einarbeiteten. So weisen die Texte zahlreiche Übereinstimmungen und Wiederholungen auf. Zwar gab es von Arzt zu Arzt andere Schwerpunkte, doch formal und inhaltlich lassen sich im Laufe der Zeit nur wenige Änderungen in den Seuchentraktaten beobachten.

Die Texte enthalten teilweise genaue Beschreibungen der Symptome von frühneuzeitlichen Epidemien, so wie sie erfahrenen Praktikern der Zeit erschienen. Krankheiten können sich im Laufe der Zeit verändern bzw. Seuchen konnten aufgrund der anderen Lebensumstände in der Vergangenheit andere Wirkungen auf die Menschen haben als in der Gegenwart.[497] Doch gleichen die in den medizinische Seuchenschriften angeführten Symptome von Pest, Fleckfieber sowie der unter dem Begriff Ruhr zusammengefassten Darmerkrankungen der frühen Neuzeit denen der Gegenwart. Große Veränderungen hat es im Laufe der Zeit anscheinend nicht gegeben.

Gelehrte Ärzte spielten bei der medizinischen Versorgung der Landbewohner im 16. und 17. Jahrhundert kaum eine Rolle – sie waren für die meisten Landbewohner schlicht zu teuer und wohnten zu weit weg in den Städten.[498] Seuchenschriften waren ein Versuch der Mediziner, mit dem »Gemeinen Mann« weitere Schichten der Bevölkerung zu belehren. Doch nicht der einfache Bauer sollte und konnte erreicht werden. Die meisten Seuchenschriften wandten sich an medizinisch interessierte und vorgebildete Laien mit höherer Bildung (z.B. Pastoren) bzw. an medizinische Fachpersonen (Ärzte, Chirurgen, Apotheker). Wieweit diese als Multiplikatoren die Gedanken, Rezepturen und Verhaltensempfehlungen der gelehrten Medizin unter der Landbevölkerung verbreiteten, ist nicht bekannt. Eine gewisse Wirkung hatte das einschlägige Gedankengut, denn es beeinflusste die frühstaatlichen Verordnungen, welche im ganzen Territorium verlesen wurden. Die medizinisch-medizinalpolizeilichen Seuchenmandate der frühmodernen Territorialstaaten bzw. der städtischen Obrigkeiten unterschieden sich inhaltlich nicht grundsätzlich von den durch Ärzte publizierten Schriften, wurden sie doch von Angehörigen der gleichen Berufsgruppe geprägt.

497 Vgl. dazu Jankrift, Angesicht, S. 66-67.
498 Lindemann, Health, S. 59-62, 72-75; dies., Medicine, S. 212-230.

Sinngebung und Trost

Die theologischen Pest- und medizinischen Seuchenschriften hatten gemeinsame Funktionen, aber unterschiedliche Schwerpunkte:

1. Sinngebung und Trost,
2. Verhaltensmanagement sowie
3. Stabilisierung der gesellschaftlichen Ordnung.

Sinngebung war eine Kernfunktion der Seuchenschriften, die Erklärungen für das Krankheitsgeschehen boten. Nach den Ausführungen der Geistlichen waren für die Pest zwar oberflächlich betrachtet äußere Umstände wie vergiftete Luft verantwortlich, doch dahinter erblickten sie den Willen und das Wirken des Allmächtigen.[499] Auch wenn Autoren den Teufel als Verursacher der Pest ins Spiel brachten, war es angeblich Gott, der diesem die Fähigkeit dazu zugestand. Der Allerhöchste wurde als Ursprung aller Erscheinungen auf Erden und damit auch der Epidemien betrachtet. Doch die Theologen mussten erklären, warum ein guter Gott verheerende Seuchen über die Christen brachte.

Die Pest galt als eine der Landplagen, die den Menschen als Strafe für ihre Sünden geschickt wurden. Dabei stellten die Theologen einen kausalen Zusammenhang zwischen dem Handeln der Christen und ihrem Schicksal her. Nach dieser sogenannten Vergeltungstheologie hatten Übel ihre Ursache im sündigen Verhalten der Menschen, wobei nur Buße das Böse wieder aus der Welt schaffen konnte. Nicht nur die Pastoren predigten gegen die schlechten Taten, sondern der Allmächtige selbst strafte in seinem Zorn durch Landplagen die Missetäter direkt und forderte dadurch alle Christen zur Buße und einem gottgefälligen Lebenswandel auf. Fromme konnten angesichts der Seuche ihre Standfestigkeit im Glauben beweisen, während Gottlose durch das Geschehen zu Reue über ihre Sünden gebracht werden sollten. Damit erhielten Krankheit und massenhafter Tod eine Bedeutung und konnten in das bestehende Weltbild integriert werden. Nicht durch Zufall oder ein blind wütendes Schicksal, sondern aufgrund von Gottes höherem Ratschluss starben Menschen. Das grauenhafte Geschehen erschien sinnvoll und war damit emotional leichter zu bewältigen.

Solche theologischen Deutungen stellten die Ärzte nicht infrage, aber sie konzentrierten sich in ihren Schriften auf die Erscheinungen der äußeren Welt. Sie betonten, dass Epidemien durch vergiftete Luft entstünden und sich dann weiterverbreiteten. Damit gaben sie Personen, die sich mit dem allgemeinen Hinweis auf Gottes Zorn über menschliche Sünden nicht begnügen

499 Vgl. für diese Unterscheidung von Mittelursachen und Erstursache bzw. causae secundae und causa prima LANG, Vrsprung, S. 153-155.

wollten, eine rationale, aber auch sinngebende Erklärung des Geschehens und eröffneten ihnen Handlungsmöglichkeiten. An bestimmten Anzeichen war die Seuchengefahr zu erkennen, sodass Menschen angesichts ungewöhnlicher Veränderungen der äußeren Welt reagieren konnten.

In engem inneren Zusammenhang mit der Sinngebung stand der Trost. Nach den theologischen Pestschriften strafte Gott die Menschen mit der Seuche, doch verließ er sie nicht. Wenn Angehörige und Freunde starben, so hatten diese nur das irdische Jammertal hinter sich gelassen und dafür das ewige Leben im Angesicht Gottes gewonnen. Den Toten erging es im Himmel besser als auf Erden, zumal sie dort mit ihren verstorbenen Angehörigen vereint wurden. Dagegen konnten Mediziner in Bezug auf Verstorbene keinen Trost spenden.

Verhaltensmanagement

Sinngebung und Trost der theologischen und medizinischen Seuchenschriften waren Grundlage eines Verhaltensmanagements. Nach Ansicht der Geistlichen bildete Gottes Zorn über die Sünden der Menschen die Ursache der Seuche, wodurch nicht nur ein plötzlicher Tod drohte, sondern es auch das Himmelsreich zu gewinnen oder zu verlieren gab. Die Theologen betonten, dass alle zur Rettung ihres Seelenheils aktiv werden konnten und deshalb ihrem Schicksal nicht hilflos ausgeliefert waren. Mit der Bekehrung der Gemeinde zu einem christlicheren Lebenswandel war Gott zu besänftigen und durch Buße und Gebete die Pest abzuwenden bzw. zu beenden. Damit wurde die Angst vor der realen Bedrohung Pest auf eine Ebene gehoben, auf der die Geistlichen konkrete Handlungsanweisungen geben konnten, um sie zu bewältigen. Die Gläubigen sollten die Gottesdienste besuchen, um das Wort des Allerhöchsten zu hören, und zum Abendmahl gehen. Auch Bibellektüre und überhaupt ein frommer Lebenswandel wurden empfohlen. Die Theologen boten in ihren Schriften zahlreiche Hilfestellungen an, vor allem ausformulierte Gebete, mit denen die Menschen während der Seuche ihren Frieden mit Gott machen konnten.

Die Mediziner gaben in ihren Schriften umfassende Empfehlungen zur Vorbeugung und Heilung. Die Menschen sollten als Prävention ihr Leben maßvoll führen, bestimmte Speisen meiden und andere bevorzugen, besondere Arzneien nehmen usw. Sie konnten ihr ganzes Leben nach den Ratschlägen der Ärzte gestalten, um möglichst gut vor Pest, Fleckfieber und Ruhr geschützt zu sein. Wenn diese Krankheiten ausbrachen, wurde ein Vorgehen zur Behandlung (vor allem das Schwitzen) und bestimmte Medikamente empfohlen, der Umgang mit den Beulen und Karbunkeln beschrieben etc. Die Ärzte erteilten genaue Handlungsanweisungen, die teilweise wie viele Hygienemaßnahmen auch gesamtgesellschaftlich eine positive Wirkung haben sollten.

Auffallend ist der selbstbewusste Grundton der Schriften: Die Geistlichen und Ärzte vermittelten die Überzeugung, dass Seuchen wirksam vorzubeugen war und diese nach einem Ausbruch erfolgreich bekämpft werden konnten. Einzelpersonen, Nachbarschaften, ganze Orte oder Territorien vermochten angeblich durch aktives Handeln der drohenden Seuche zu entgehen oder sie nach ihrem Ausbruch einzudämmen. Die Gelehrten befreiten die Menschen aus der Machtlosigkeit einer Opferrolle, in der diese einer Seuche nur wehrlos gegenüberstanden. Doch die Ratschläge der Mediziner waren wie teilweise jene der Theologen zweischneidig. Zwar konnte gehandelt werden, was Hoffnung gab, doch wer dies versäumte, war an seinem Seuchentod und der Weiterverbreitung der Krankheit in gewisser Weise selbst schuld.

Stabilisierung der gesellschaftlichen Ordnung

Das Leben der Bevölkerung wurde durch die Folgen der Klimaveränderungen ab 1560 schwerer und die Seuchenzüge trugen das Ihre dazu bei. Besonders während des Dreißigjährigen Kriegs erlitt das Fürstentum Lüneburg schwere demografische Krisen und viel Elend. Die Welt erschien als ein unsicherer und teilweise chaotischer Ort.

Schwere Epidemien konnten eine Bedrohung für die gesellschaftliche Ordnung darstellen. Hier ist ein Vergleich mit dem Schwarzen Tod im 14. Jahrhundert aufschlussreich, als es zu Geißlerzüge und Pogromen an Juden kam. Letztere wurden im Zusammenhang mit der Pest dämonisiert und dienten der Bevölkerung als Sündenböcke. Doch auch die Obrigkeiten provozierten Judenverfolgungen, um ihre Autorität zu festigen, indem sie demonstrativ durch die Vernichtung des Bösen die gottgewollte Ordnung bewahrten.[500] Anders war es mit den Geißlern, die als Laien nach wirkungsvollen Formen der Buße suchten, um Gottes Zorn zu mildern. Aber mit ihrem eigenmächtigen Vorgehen stellten sie die Autorität von Kirche und weltlicher Obrigkeit infrage, sodass diese die Geißler bekämpften und verboten.[501]

Im 16. und 17. Jahrhundert wurde die Bevölkerung im Zusammenhang mit den Seuchen nicht zum Suchen von Sündenböcken oder zu massiven und außergewöhnlichen Bußleistungen aufgerufen. Zwar waren in dieser Zeit schwere

500 Graus, Pest, S. 387; Bergdolt, Schwarze Tod, S. 107-119; Ginzburg, Hexensabbat, S. 67-73; Cohn, Epidemics, S. 48-51, 127.

501 Graus, Pest, S. 46-59; Bergdolt, Schwarze Tod, S. 119-145.

Epidemien nichts Ungewöhnliches mehr, was zu einer gewissen Gewöhnung führen musste, dennoch galt es, allem eventuell aufkommenden irrationalen Verhalten aufgrund von kollektiver Angst vorzubeugen. Seuchenschriften und -mandate waren eine Antwort der Eliten der frühmodernen Stadt bzw. des entstehenden Staates auf die bedrohliche Situation. Es ging darum, die Bevölkerung zu einem maßvollen und selbstdisziplinierten Handeln zu bewegen. Dies stabilisierte aus Sicht der Obrigkeiten bzw. ihrer theologischen und medizinischen Vertreter die durch die Epidemien bedrohte Ordnung.

Vor allem die medizinischen Seuchenschriften bildeten einen wichtigen Teil des Angstmanagements der Obrigkeiten, auch wenn die Texte angeblich selbstständig durch Ärzte als Privatpersonen verfasst wurden. Schon Sinngebung und Trost halfen bei der emotionalen Bewältigung der Krise, vor allem aber das Verhaltensmanagement. Dieses bot den Menschen nicht nur eine Möglichkeit, selbst aktiv zu werden, sondern schob teilweise den Einzelnen auch die Schuld zu, falls sie sich infizierten.[502] In seinem »Struggle for Stability« schrieb Theodore K. Rabb, dass die Menschen die äußere Unordnung in der Welt des 16. und 17. Jahrhunderts zu bewältigen versuchten, indem sie sich auf sich konzentrierten und Trost in ihrem eigenen Inneren fanden. Das gab ihnen die Möglichkeit der Kontrolle.[503] Und dies war der Weg, welcher der Bevölkerung in den Seuchenschriften vorgeschlagen wurde: Die Menschen sollten nicht Fehler bei anderen Personen oder der Obrigkeit suchen, sondern in sich selbst. Die privaten Sünden sowie fehlende Buße und Reue bzw. die mangelnde Beachtung der präventiven medizinischen Ratschläge waren am Ausbruch einer Seuche bei einem Menschen schuld – und nicht etwa irgendwelche Brunnenvergifter oder gar das Versagen der Obrigkeiten bei der Durchsetzung hygienischer Maßnahmen in einer Stadt, bei der unzureichenden Absperrung territorialer Grenzen usw.

Der Selbstdisziplinierung und der Verinnerlichung von Normen wurden aber nicht nur die Untertanen unterworfen. Die Seuchenschriften boten auch den Obrigkeiten Anleitungen für ein richtiges Verhalten. Mit ihrer Popularisierung wurde sozialer Druck zur Befolgung bestimmter Normen durch die obrigkeitlichen Eliten aufgebaut. Martin Dinges meinte in diesem Zusammenhang, dass die »Frage nach der Pflichterfüllung in öffentlichen Ämtern also radikalisiert« wurde.[504] Dabei ging es vor allem darum, wer vor der Seuche fliehen durfte und wer auf seinem Posten zu bleiben hatte. Nach Ansicht von

502 Vgl. zum Selbstverschulden von Krankheiten (Tuberkulose und Krebs) in einem anderen Zusammenhang SONTAG, Krankheit, S. 43-45.

503 RABB, Struggle, S. 49.

504 DINGES, Pest und Staat, S. 79.

Luther und der ihm folgenden Geistlichen war eine Flucht grundsätzlich erlaubt, wenn die Menschen vor Ort keine Verantwortlichkeiten hatten oder sie nicht die Gebote der Nächstenliebe zurückhielten. Doch der Kreis der Verpflichtungen war weit gefasst, sodass insbesondere Vertreter der Obrigkeiten ihre Aufgaben keinesfalls im Stich lassen durften. Pastoren sollten beispielsweise eher bei der Betreuung von pestkranken Gemeindemitgliedern sterben, als sich einem solchen Schicksal durch eine feige Flucht zu entziehen.[505] Dass die Vertreter der Obrigkeiten sowie Geistliche und medizinisches Personal im Fall eines Seuchenausbruchs vor Ort blieben, war ein wichtiges Moment zur Stabilisierung einer Gesellschaft während einer solchen Krise.

In der Literatur werden medizinische Seuchenschriften in der Regel nicht als Teil der frühstaatlichen »guten Policey« angesehen, weil sie keine städtischen oder frühstaatlichen Verordnungen waren. Doch greift diese Betrachtungsweise zu kurz. Gerade im Bereich der Medizinalpolizei des 16. und 17. Jahrhunderts ist zu beobachten, dass den Obrigkeiten eng verbundene Theologen und Ärzte durch Seuchenschriften Verhaltensweisen empfahlen, die parallel dazu oder zeitlich etwas später in Mandaten vorgeschrieben wurden. Die Machthaber kommunizierten indirekt über Geistliche und Mediziner bestimmte Ansichten und Handlungsmöglichkeiten. Damit waren Seuchenschriften Teil einer frühneuzeitlichen »akzeptanzorientierten Herrschaft«, bei der nicht die strikte Durchsetzung, sondern die Implementation von Normen im Vordergrund stand.[506] So sind diese Texte – vor allem die medizinischen, aber teilweise auch die theologischen – zu einer sich langsam entwickelnden Medizinalpolizei zu zählen.

Anschaulich zeigen dies die Schriften der Ärzte. In Norddeutschland wurden nach Erfindung des Buchdrucks in der zweiten Hälfte des 15. und ersten Hälfte des 16. Jahrhunderts vor allem Traktate von angesehenen Medizinern aus anderen Regionen Europas ohne einen regionalen Bezug veröffentlicht. Doch nach 1560 gab es im Fürstentum Lüneburg einen grundlegenden Wandel. Der Rat von Lüneburg beauftragte nun einen bekannten Arzt aus Thüringen, eine Pestschrift speziell für die Stadt zu verfassen. Zudem schrieben Mediziner anderer Städte Texte auch für Lüneburg. Diese Modelle fanden keine Nachfolge, sondern danach beschritten die Obrigkeiten einen anderen Weg. Nun veröffentlichten fast ausnahmslos in den Diensten von Lüneburg und Uelzen oder des Fürstentums stehende Stadt- und Hofärzte Seuchenschriften. In dieser Vorphase der eigentlichen frühstaatlichen Medizinalpolizei agierten die von den Räten der Städte oder vom Fürsten abhängigen bzw.

505 Bähr, Furcht, S. 244-246.
506 Brakensiek, Akzeptanzorientierte Herrschaft, S. 403-404.

auf das Engste mit ihnen verflochtenen Mediziner nicht mehr nur als Privatpersonen, sondern auch als Vertreter der Obrigkeiten. Dies erklärt auch die Vielzahl der medizinischen Seuchenschriften. Wie die frühneuzeitlichen Städte und Territorien immer wieder Mandate zu bestimmten Themen häufig weitgehend unverändert publizierten, hatten die Stadt- und Hofärzte bei drohenden Epidemien neue Texte zu verfassen, die sich inhaltlich kaum von denen ihrer Vorgänger unterschieden. Ihre Veröffentlichung an sich bewiesen die Bemühungen der jeweiligen Stadt- und Hofärzte (und indirekt der Obrigkeiten) um das Wohl der Bevölkerung.[507] Und die Wiederholung der Inhalte sicherte diesen nicht nur stärkere Bedeutung, Präsenz und Dauerhaftigkeit, sondern bezeugte auch ihre fortbestehende Relevanz.[508]

Interessanterweise wurde in medizinischen Seuchenschriften teilweise ein bestimmtes medizinalpolizeiliches Vorgehen in Städten bzw. im Fürstentum gefordert. Dabei ist nicht klar, ob die Ärzte von sich aus solche Maßnahmen empfahlen oder ob sie in der Öffentlichkeit den Boden für Vorschriften bereiten sollten, die von den Obrigkeiten geplant waren. In den medizinischen Seuchenschriften des Fürstentums Lüneburg spielten solche Ratschläge an die Obrigkeiten aber nur eine untergeordnete Rolle, denn sie betonten – ebenso wie die theologischen Seuchenschriften – die Verantwortung des Einzelnen für seine Gesundheit. Dies entsprach dem Geist der Zeit, indem die Selbstbeherrschung des Individuums nicht nur als Voraussetzung für ein ordentliches Leben, sondern auch für ein gutes Regieren der Obrigkeiten angesehen wurde und umgekehrt.[509]

Entsprechend waren die Städte und der frühmoderne Staat zunehmend bereit, eigenständige Texte zu publizieren. Dies geschah vor allem durch Seuchenmandate, die sich in vier Gruppen einteilen lassen: theologische, theologisch-medizinalpolizeiliche, medizinisch-medizinalpolizeiliche sowie medizinische. In theologischen Mandaten wurde zu Buße und Beten aufgefordert. Medizinalpolizeiliche Bestimmungen waren an die Gesellschaft allgemein gerichtet und betrafen Quarantänemaßnahmen, das Verbot von Veranstaltungen sowie Handels- und Verkehrsbeziehungen, die Anordnung von Kontrollen an Stadttoren usw. Sie konnten in Edikten zusammen mit theologischen Buß- und Betaufrufen oder für sich erlassen werden. In medizinischen Ordnungen schließlich ging es um die Prävention und Heilung von Krankheiten bei einzelnen Menschen, wobei diese Mandate inhaltlich den medizinischen Seuchen-

507 Vgl. zu diesem Aspekt von frühneuzeitlichen Verordnungen SCHLUMBOHM, Gesetze, S. 659.

508 LANDWEHR, Absolutismus, S. 212, in Bezug auf Polizeiordnungen.

509 HOLENSTEIN, »Gute Policey«, Bd. 1, S. 21–22.

schriften entsprachen. Es kam auch eine Mischform von medizinischen und medizinalpolizeilichen Edikten vor. Bis 1666 gab es im Fürstentum Lüneburg nur theologische, theologisch-medizinalpolizeiliche und medizinisch-medizinalpolizeiliche Mandate, denn medizinische Ordnungen kamen erst später auf.

Inhaltlich entsprachen die obrigkeitlichen Bestimmungen den Forderungen der Seuchenschriften von Geistlichen und Ärzten. Im Laufe der Zeit verloren theologische Maßregeln gegenüber medizinischen Anweisungen an Bedeutung, je mehr sich die Obrigkeiten bei der Bekämpfung von Epidemien gegenüber den Untertanen zu profilieren versuchten. Entschlossenes obrigkeitliches Vorgehen auf rationaler Grundlage demonstrierte Handlungsfähigkeit und stabilisierte eine durch Seuchen verunsicherte Gesellschaft.

Schlussbemerkung

Die Untersuchung erbrachte einige überraschende Ergebnisse. Da ist vor allem die Relativierung der Bedeutung der Pest zu nennen, die weder besonders häufig auftrat, noch für die schlimmsten Seuchenzüge verantwortlich war. Das Kirchspiel Suderburg als Beispiel zeigt, dass die Pest keineswegs das demografische Geschehen im Jahrhundert großer Seuchenzüge von 1565 bis 1666 dominierte, sondern dass auch andere Krankheiten eine bedeutende Rolle spielten.

Doch die Pest stand im zeitgenössischen Diskurs des 16. und 17. Jahrhunderts im Mittelpunkt der theologischen und medizinischen Seuchenschriften. Und auf diese Krankheit konzentriert sich die historische Forschung bis heute. Sowohl bei den Zeitgenossen wie in der historischen Rückschau führt dies zu einer Überschätzung der Auswirkungen der Pest im Vergleich zu anderen Infektionskrankheiten. Damals wie heute ist diese Seuche nicht nur eine biologische Realität, sondern mehr noch eine Angstfantasie. Die Pest als die große Metapher für verheerende Epidemien hat sich tief in das kollektive Gedächtnis eingeprägt.

Nicht nur die Rolle der Krankheit Pest ist zu relativieren, sondern auch die demografische Bedeutung der Seuchen allgemein. Epidemien erfassten und verheerten im 16. und 17. Jahrhundert kaum jemals wie eine unaufhaltsame Welle vollständig ganze Regionen. Erst die Kombination von Krieg und Seuchen, wie sie im Dreißigjährigen Krieg auftrat, stellte für die frühneuzeitliche Gesellschaft eine Herausforderung dar, die nicht kurzfristig bewältigt werden konnte. Das auf einer bestimmten Grundherrschaftsform und Erbschaftsverfassung beruhende System von Bauernhöfen geriet zwar unter Druck, doch konnte es diesem fast unverändert widerstehen. Dass die gesellschaftliche Struktur nicht zerbrach, lag auch an den Krankheitsmustern. Es gab einerseits Seuchen, die zwar alle Dörfer erfassten, aber insgesamt nur eine überschaubare Zahl von Opfern forderten. Andererseits grassierten Epidemien, an denen sehr viele Menschen starben, die aber nicht an allen Orten auftraten. Das Seuchengeschehen konzentrierte sich meist auf größere Orte, die verkehrsgünstig an überregional bedeutsamen Straßen lagen. Viele Dörfer abseits der Hauptverkehrswege waren selbst in den schlimmsten Jahren kaum von Epidemien betroffen. Dies stellt die üblichen Schätzungen von Bevölkerungsverlusten durch Seuchen in Mittelalter und früher Neuzeit infrage, bei denen dieses Faktum nicht genügend berücksichtigt wird: Tendenziell fallen diese Zahlen zu hoch aus.[510]

Während der Epidemien stabilisierten theologische und medizinische Seuchenschriften sowie frühstaatliche Seuchenmandate das soziale Gefüge. Sie boten Sinngebung, Trost und Anleitungen zum richtigen Verhalten. In diesem Zusammenhang sind die Anfänge oder Vorläufer einer »Stabilisierungsmoderne« in Bezug auf epidemische Krankheiten schon um 1560 zu erkennen. Die Seuchenschriften lassen sich daher in einem neuen Kontext sehen. Obwohl vorgeblich von Privaten veröffentlicht, bekleideten die meisten Autoren dieser Texte ein geistliches oder medizinisches Amt, waren also in die städtische oder frühstaatliche Administration eingebunden. Es ging bei diesen Traktaten um die Kommunikation und Propagierung obrigkeitlicher Normen im Rahmen einer »akzeptanzorientierten Herrschaft«.

Trotz ihrer eigentlich gegensätzlichen Ansätze bildeten die Inhalte der theologischen und medizinischen Seuchenschriften zwei sich ergänzende Aspekte eines Weltbildes. Dies zeigen deutlich die obrigkeitlichen Seuchenmandate, die religiöse und medizinische Maßregeln verbanden. Doch die Spannung zwischen religiösem Denken und rational fundierter Medizin blieb bestehen. Während die Ärzte auch nach dem Dreißigjährigen Krieg den medizinischen Diskurs fortsetzten, erschienen keine theologischen Seuchenschriften mehr. Ihre Inhalte tradierten aber Andachts-, Gebet- und Gesangbücher weiter – es handelte sich schon um sinkendes Kulturgut. Bei den Krankheiten wurde der Diskurs der Ärzte für die städtischen und frühstaatlichen Obrigkeiten wichtiger als jener der Geistlichen. Die sich ausbildende Medizinalpolizei des Absolutismus warf ihre Schatten voraus – doch da gehörte das Jahrhundert der großen Seuchenzüge bereits weitgehend der Vergangenheit an.

510 Vgl. dazu SCHUBERT, Einführung, S. 13.

12. Anhang

12.1 Verzeichnis der Abbildungen, Karten und Tabellen

12.1.1 Abbildungen

12.1.2 Karten

12.1.3 Tabellen

12.2 Quellen- und Literaturverzeichnis

12.2.1 Quellenverzeichnis

Kirchenkreisarchiv Uelzen (Kka. Ue.)
– Repositur, Nr. 1-112, Parochiallisten, 1755-1759.

Niedersächsisches Landesarchiv – Abteilung Hannover (NLA HA)
– Celle Br. 61a Ämtersachen der (Justiz-)Kanzlei zu Celle, Städtesachen,
  – Nr. 1420, Amt Bodenteich, Beschwerde der Gastwirte und Krüger zu Suderburg, Ebstorf, Gerdau und Melbeck wegen der Umfuhr und von den Fuhrleuten gesuchten neuen Heerstraße, 1650.
  – Nr. 3372, Amt Ebstorf, Reskripte an den Amtmann zu Ebstorf, 1619.
– Celle Br. 65 Konstitutionen, Verordnungen,
  – Nr. 23, Rote Ruhr (Druckschriften), 1657-1732.
  – Nr. 178, Mandat des Herzogs Christian betreffend Maßregeln gegen die Pest

und gegen Übertreter der Polizeiordnung, 1625.
- Nr. 183, Verordnung des Herzogs Christian Ludwig über einen allgemeinen Buß-, Bet- und Fast-Tag wegen der »greulichen Land-Plage« der Pest, 1657.
- Hann. 74 Harburg,
  - Nr. 1602, Pestverordnungen, 1626-1682.
  - Nr. 1603/1-4, Pestsachen, 1656-1665.
- Hann. 74 Medingen,
  - Nr. 696, Die Pest in Hamburg und Lüneburg, 1663-1664.
- Hann. 74 Oldenstadt,
  - Nr. 45, Beschreibung des Amts Bodenteich, 1614-1757.
  - Nr. 29, Abtragung der zum Schutz Norddeutschlands verursachten Landesschulden des Fürstentums Lüneburg durch die geleisteten Kostenbeiträge [im Amt Oldenstadt] laut Verordnung vom 21.7.1797.

Pfarrarchiv Suderburg (PfarrA Su)
- I.A., Nr. 112a, Äußerungen kirchlichen Lebens, 1803-1904.
- K.B. I.1, Kirchenbuch, 1575-1643.
- K.B. I.2, Kirchenbuch, 1643-1709.

Stadtarchiv Lüneburg (StadtA LG)
- AA, C 3, Nr. 1, Acta von dem zu Zeiten allhier sich ereigneten Contagio der Pestilenz, daher gesperrten Stadt und Commerzien de 1625-1676.

12.2.2 Datenbanken und Online-Quellen

Bothfeld, Fallzahlen zu Taufen, Heiraten und Sterbefällen nach Jahren 1588-1852, bearb. v. Dietrich Feldmann, Excel-Datei, 2019, https://familienkunde-niedersachsen.de/userfiles/downloads/SV45_Bothfeld_FallZahlen_2019_10.pdf.

Familiendatei Kirchspiel Suderburg 1575-1650 (Heiratsjahrgänge), bearb. v. Ulf Wendler, Excel-Datei, 2005.

Personendatei Kirchspiel Suderburg 1575-1650, bearb. v. Ulf Wendler, Excel-Datei, 2005.

Repertorium Academicum Germanicum (RAG), https://rag-online.org.

12.2.3 Literaturverzeichnis

12.2.3.1 Literatur vor 1800

Abvsv: DE ABVSV THESES de quibus D.O. M.A.Praeside D. GEORGIO SEILERO. Respondente THOBIA DORNKEIL Iglauensi Marcom. publicè disceptabitur ad diem XXIII. Iunij, Frankfurt: Sciurus 1592.

Adam, Vitae: Melchior Adam, Vitae Germanorum medicorum, Heidelberg: Johannes Georgius Geyder 1620.

Amoenitates Literariae: AMOENITATES LITERARIAE, Quibus VARIAE OBSERVATIONES, Scripta item quaedam anecdota & rariora Opuscula exhibentur. Editio altera correctior, Frankfurt/Leipzig: Daniel Bartholomäi und Sohn 1730.

Arndt, Paradiß Gärtlein: Johann Arndt, Paradiß Gärtlein/ VOLLER CHRISTlicher Tugenden/ wie dieselbige in die Seele zu pflantzen/ Durch andächtige/ lehrhaffte und tröstliche Gebet/ zu Ernewerung des Bildes Gottes/ zur Ubung des waren lebendigen Christenthumbs/ zu Erweckung des waren geistlichen Lebens, Lüneburg: Johann und Heinrich Stern 1621.

Arndt, Paradyszgärtlein: Johann Arndt, PAradyszgärtlein/ Voller Christlicher Tugenden/ Des weitberühmten/Hocherleuchteten Herrn JOHANN ARNDTS, Weyland General Superintendenten des loblichen Fürstenthumbs Lüneburg/ etc., Lüneburg: Johann und Heinrich Sternen 1638.

Bachmeister/Eler, Bericht: Matthäus Bachmeister/Johannes Eler, Bericht wie die zur Ve[r]hütunge vnd Curirunge der ietzt Einschleichenden Pest auff E. E. H. W. Raths Apoteken angeordnete Mittel/ heilsam vnd nützlich vormittelst göttlicher gnädiger Verleyhunge/ zu gebrauchen, Lüneburg: o. Druckerangabe 1625.

Bacmeister/Eler, Kurtzer Bericht: Matthäus Bacmeister/Johannes Eler, Kurtzer Bericht: Wie man der ietzt einschleichenden Pest durch GOttes Gnade heilsam begegnen/ dieselb verhüten vnd curiren möge. Auf E. L. H. W. Raths der Stadt Lüneburg Anordnunge jhren Bürgern vnd Einwohnern zum besten publiciret, Lüneburg: Andreas Michaelsen 1625.

Beck/Burtorff, Supplement: Jacob Christoff Beck/August Johann Burtorff, Supplement zu dem Baselischen allgemeinen Lexico, Basel: Johannes Brandmüller des Älteren Erben/Johannes Christ 1742.

Behrens, Kurtzer Bericht: Johann Behrens, Kurtzer und nohtwendiger Bericht: Wie man sich jegen die itzige geschwinde einfallende Pest verwahren und verhalten soll/ Zu Nutz und Wollfahrth der Eingesessenen/ der Fürstlichen Residentz-Stadt Zell/ und des löblichen Fürstenthumbs Braunschweig Lüneburgs Vnterthanen, Celle: o. Druckerangabe 1657.

Behrens, Nothwendiger Bericht: Johann Behrens, Kurtzer und nothwendiger Bericht: Wie man sich gegen die jetzige/ geschwinde/ einfallende Pest verwahren und verhalten soll/ Zu Nutz und Wolfart der Eingesessenen der Fürstlichen Residentz-Stadt Zell/ und des löblichen Fürstenthumbs Lüneburg Unterthanen, Celle: Andreas Holwein 1664.

Beier, Syllabus: Adrian Beier, SYLLABUS RECTORUM ET PROFESSORUM JENAE In Studio Generali JUDICUM in Judicio Provinciali: PASTORUM & DIACONORUM in Templo, o. O.: Kaspar Freyschmidt 1659.

Bertram, Lüneburg: Johann Georg Bertram, Das Evangelische Lüneburg: Oder REFORMATIONS- Und KIRCHEN-HISTORIE/ Der Alt-berühmten Stadt Lüneburg, Lüneburg: Ludolph Schröder 1719.

Brunner, Observationes: Wolffgang Matthias Brunner, Merckwürdige OBSERVATIONES Bey der sogenannten Contagion, welche sich Anno 1712. in Hamburg angefangen und 1714. geendiget, Regensburg: Julius Arnold Engelbrecht 1715.

Celichius, Officina Salvtis: Andreas Celichius, OFFICINA SALVTIS ADVERSVS PESTEM, Uelzen: Michael Kröner 1576.

Cramer, Predigt: Daniel Cramer, Christliche Predigt/ Bey dem Begrebnuß des weyland Gestrengen Ehrnvesten vnd Hochgelarten H. Martine Marstallers Fürst. Stettinischen Cammerraths/ Comitis Palatini, vnd des Stiffts zu S. Marien Capitularn. […], Altstettin: Rhetische Druckerey Johan Christoff Lantrachtinger 1615.

Cubach, Danckopffer: [Michael Cubach,] Einer Gläubigen und Andächtigen Seelen

Täglicheß Bet- Buß- Lob- und Danckopffer: das ist Ein grosses Gebetbuch in allerley Geistlichen und Leiblichen gemeinen und Sonderbahren Nöthen und Anligen Zu gebrauchen auß 65. Autoribus Zusammen getragen Als. 1 Tag und Wochenbuch 2 Lehr, Wehr und Nehrstand buch 3 Beicht und Communion buch 4 Fest Buch 5 Sonderbahres Buch 6 Creutz-Buch 7 Krieg Thewrung und Pest Buch 8 Jahr und Wetter buch 9 Reise Buch 10 Krancken und Sterbenß Buch Deren inhalt beygefüegte zwey Register daß Erste nach dem ABC. auff alle gebehte das ander auff alle Son- Fest und Apostel tage gerichet, Anzeigen, Lüneburg/Leipzig: Michael Cubach/Christoph Cellarius 1654.

Diderich, Historia: Andreas Christian Diderich, HISTORIA PESTIS, Das ist: Umständlige Beschreibung Wie die Pest und Flekk-Fiber sich aufführen/ Nebst HISTORIscher Untersuchung derer Pest-Curen und Pest-Medicinen, Dem zugefüget Ein Vorschlag zweyer ohnkostbahrer Medicinen zur wahrer Praeservation als Curation Welche neulig zu Danzig und Königsberg grosse Dinste gethan/ sonst aber in den Flekk-Fibern und Kriges-Krankheiten biß auff diese Stunde nicht einen einzigen verlassen Zur hoffentliger Abhelffung dieser importanten Sache ans Licht gestellet, Hamburg: Christian Libezeit 1710.

Dispvtatio: DISPVTATIO DE MORBORVM CAVSIS Ad quam D.O.M.A. praeside TOBIA DORNCREILIO phil. & M.D. pro virim tenuitate respondebit SEBASTIANVS HONDORF NAVMBVRGENSIS in illustri Academia IVLIA die 13. Cal. April. hora & loco consuetis, Helmstedt: Jakob Lucius 1596.

Dobbin, Regiment: Heinrich Dobbin, Ein nützlich Regiment vnd kurtze Instruction/ von der Pestilentz/ wie sich ein jeder Mensch in solcher schwachen zeit praeseruiren/ hüten vnd vorwaren/ vnd wie man denen solle helffen/ so mit Pestilentzischen gifft vberfallen sind, Lübeck: Johann Balhorn 1577.

Dornkreil, Consilivm: Tobias Dornkreil, Consilivm Von Zweyen/ ungewöhnlichen/ Newen vnd anklebichen Kranckheiten/ die dieses 1602. Jars entstanden vnd hin vnd wider heuffig grassiren, Uelzen: Michel Kröner 1602.

Dornkreil, Dispensatorivm: Tobias Dornkreil, DISPENSATORIVM NOVVM CONTINENS Descriptiones & usum praecipuorum medicamentorum, ab eodem pro splendidissima & instructissima inclyti Senatus Lunaeburgensis Officina ordinatorum, & felici cum successu aegrotis propinatorum, Uelzen: Michael Kröner 1600.

Dornkreil, Gründtlicher Bericht: Tobias Dornkreil, Kurtzer/ Doch gründtlicher und vollnkömlicher Bericht Von Der angehenden/ vnd hin vnd wieder bereit grassirenden Pestilentz dieses 1603. Jahrs/ Wie sich ein jeder insonderheit/ mit Gottes hülff dafür bewahren: Oder da jemandt damit behafft/ wie er dieselbige/ sampt allen jhren zufällen/ rechtmessiger weise Curiren soll, Hamburg: M. Frobenius 1604.

Dornkreil, Hoffgang: Tobias Dornkreil, Von dem Hoffgang. Kurtzer vnd Gründlicher Bericht/ WIe sich ein Jeder/ Insonderheit mit Gottes hülffe dafür bewahren: Oder Da Jemand damit behafft/ wie er dieselben sampt allen zufällen/ rechtmässiger weise Curiren vnd vertreiben müge, Hamburg: M. Frobenius 1624.

Dornkreil, Kurtzer Bericht: Tobias Dornkreil, Kurtzer Bericht Wie man der itzt regierenden Pest/ mit verleihung Göttlicher hülffe/ heilsam begegnen möge, Hamburg: Paul Langen 1605.

Dornkreil, Medulla: Tobias Dornkreil, MEDULLA TOTIUS PRAXEOS MEDICAE APHORISTICA Quam EX MEDICORUM EXCELLENTISSIMORUM MONUMENTIS extractam in quatuor libros distribuit, hrsg. v. Joachim Schelius und Valentin Andreas Möllenbrock, Erfurt/Arnstadt: Christian von Saher/Peter Schmidt 1656.

DORNKREIL, Pestilentz: Tobias DORNKREIL, Von Der Pestilentz dieses 96. Jahres. Kurtzer vnd gründtlicher bericht Wie sich ein jeder insonderheit/ mit Gottes hülff dafür bewahren: Oder/ da jemandt damit behafft/ wie er dieselbe sampt allen zufellen rechtmessiger weise Curiren vnd vertreiben müge, Hamburg: Henrich Binder 1596.

DORNKREIL, Purgatione: Tobias DORNKREIL, DE PURGATIONE TRACTATVS MEDICO FVTVRO TVM MAXIME NECESSARIVS, TVM APPRIME VTILIS: In quo non tantùm ex mente Hip. & Gal. de dextro purgationis vsu agitur; Verùm etiam, CVR PVRGANTIA FAMILIAREM SIBI HVMOREM ATTRAHANT, [...], Helmstedt: Jakob Lucius 1595.

DORNKREIL, Rote Ruhr: Tobias DORNKREIL, Von dem HOffgang/ sonst Rote Ruhr oder Rotewehe genandt/ Kurtzer vnd gründlicher Bericht/ Wie man dieselbige mit Göttlicher hülffe verhüten; oder auch in vorfallender not curiren vnd heilen soll, o.O. o.J. [Uelzen: Michael Kröner 1599].

DORNKREIL, Sendebrieff: Tobias DORNKREIL, Sendebrieff Geschrieben an die Ehrnveste/ Erbare vnd wolweise Herrn Bürgermeistere vnd Raht der Stadt Vlssen/ Von dem jetzund regierenden Hoffgang, Uelzen: Michel Kröner 1599.

ELER, Bericht: Johannes ELER, Ein kurtzer Bericht/ Wie man sich bey jetziger Zeit verhalten/ vnd derer auff der Apotheken angeordneten Mittelen/ gegen diese schleunig einfallende Pest/ gebrauchen soll, Lüneburg: o. Druckerangabe 1639.

ELER, Kurtzer Bericht: Johannes ELER, Ein kurtzer Bericht/ Wie man sich bey jetziger Zeit verhalten/ und derer auf der Apotheken angeordneten Mitteln/ gegen die einfallende Seuche gebrauchen soll, Lüneburg: o. Druckerangabe 1664.

ELER/SCHMID, Bericht: Johannes ELER/Guilielmus [Wilhelm] SCHMID, Kurtzer Bericht Vom Hoffgang: Vnd Wie man denselben mit göttlicher Hülffe verhüten/ Auch Wenn man damit/ nach Gottes Schickung/ befallen/ wie man jhn sol recht vnd glücklich curiren: Nach Galeni vnd Theophrasti Meynung verfasset, Lüneburg: Johann und Heinrich Stern 1629.

EPICEDIA: EPICEDIA IN BEATVM EX HAC VITA DISCESSUM, EGREGII ET INTEGERRIMI VIRI DOMINI MARCI/ DORNKREYLII, cuius Iglauiensis Primarij: Qui XI. Calend. Decemb. Anni M.D. XCI., piè & placidè in CHRISTO expirauit Scripta ab Amicis & Filio Iugentibus, Frankfurt (Oder): Andreas Eichhorn 1592.

FISCHER, Artzney: Christoffer FISCHER, Ein Geistliche bewerte Artzney aus der Himlischen Apotecken des Göttlichen Worts genommen/ Wie sich ein Christ in den gantz beschwerlichen leufften der Pestilentz verhalten/ was er dafür für ein heilsam Praeseruatiu/ für ein heilwertig Curatiu/ vnd wenn er genesen/ für ein Regiment brauchen solle/ damit er nicht vbel erger mache, o.O.: o. Druckerangabe 1577.

FISCHER, Artzney Kröner: Christoffer FISCHER, Ein Geistliche/ bewerte Artzney/ aus der Himlischen Apotecken des Göttlichen Worts genommen/ Wie sich ein Christ in den gantz beschwerlichen leufften der Pestilentz verhalten/ was er dafür für ein heilsam Praeseruatiu/ für ein heilwertig Curatiu/ vnd wenn er genesen/ für ein Regiment brauchen solle/ damit er nicht vbel erger mache, Uelzen: Michel Kröner 1577.

FISCHER, LIIII. Leichpredigten: Christoffer FISCHER, LIIII. LEichpredigten/ aus dem Alten Testament genomen/ gepredigET zu Halberstadt im Sterben/ da die Pestilentz regiert/ vnd folgende in druck verfertiget/ Durch M. Christofferum Fischer Pfarherrn zu S. Martin daselbst, Uelzen: Michel Kröner 1580.

Florinus, Oeconomvs: Franz Philipp Florinus, OECONOMVS PRVDENS ET LEGALIS. Oder Allgemeiner Klug- und Rechts-verständiger Haus-Vatter bestehend In Neun Büchern, Nürnberg u.a.: Christoph Riegel/Johann Leonhard Knortz 1702.

Gesang-Buch: Voll-ständiges Gesang-Buch/ in welchem nicht allein di gewöhnliche alte Kirchen-Lider/ sondern auch vihl neue/ nüzliche Gesänge/ auf mancherlei Fälle zu befinden, Lüneburg: Sterne 1661.

Goebel, Epitalamion: Severin Goebel, EPITALAMION IN NVPTIAS CLARISSIMI VIRI DOMINE GERVASII MARSTALLERI BRISGOI, PHIlosophiae ac Medicinae Doctoris, & honestißimae uirginis Dorotheae Trutigerae Hallensis, Wittenberg: Johann Lufft 1555.

Gratvlationes: Gratvlationes Et Vota Solennitati Honoris, Doctiss. [...] Iuuenis Tobiæ Dornkreylii Iglauiensis, cum Rectore [...] Dn. Ioachimo Pistorio [...] à Dn. M. Ioanne Schossero Philosophici ordinis Decano [...] Magisterij insignibus in inclyta Academia Francofordiana ad Viadrum 18. April. ornaretur. Nuncupata ab Amicis, Frankfurt (Oder): Andreas Eichhorn 1593.

Händel, Leichgedächtniß: Matthias Händel, Christlich Leichgedächtniß SJeben frommer Geschwister/ Welche Anno Christi 1626. zur Zeit der Pest/ sanfft vnd selig im HErrn Christo diese Welt gesegnet/ vnd in jhr himmlisches Vaterland/ der Seelen nach/ gelanget sind/ Des Ehrwürdigen Herrn SIGISMUNDI SCHERERTZII Pastoris zu S. Lambert in Lüneburg vielgeliebten Kinder/ Jn zweene kurtze einfältige Sermones Aus der Historia Jobs im 1. vnd 19. Capitel verfasset, Lüneburg: Johann und Heinrich Sternen 1628.

Hebenstreidt, Artzney Schutz: Johannes Hebenstreidt, Artzney Schutz: Wie der Newen jetztregierenden erschrecklichen/ gifftigen/ vnd tödtlichen Pestilentz/ durch ein ordentlich Regiment/ allerley Samen/ Blumen/ Kreutern/ Wurtzeln/ Früchte/ Wasser/ Oel/ etc. zubegegnen/ Damit allerley Stende der Menschen/ sich vermittelst Göttliches Segens/ durch solcher natürlicher mittel hülffe/ mögen errettet werden. Aus den fürnemesten Arabischen/ Griechischen vnd Lateinischen/ der Artzney/ mit höchstem flesse/ guter meinung beschrieben, Erfurt: Georg Baumann o.J. [1564].

Hebenstreidt, Pestilentz Schutz: Johannes Hebenstreidt, Pestilentz Schutz, Erfurt 1565.

Heidemann, Jesus: Johann Heidemann, Die wahre JEsus Liebe/ sampt dero grossen Nutzen/ [...] Nach der Beysetzung und Beerdigung Der weiland WolEdlen/ Hoch-Ehr und Tugendreichen Frauen Fr. Annen Margarethen Mitthoffs/ Des WolEdlen/ Vest und Hochgelahrten Herrn Johann Behrens/ Medicinae und Philosophiae Doctoris, Fürstl. Braunschw. Lüneb. wolbestalten Leib-Medici, auch des Stiffts zu Rammsloh Dechanten sel. nachgelassene Witwen/ [...], Helmstedt: Heinrich David Müllers sel. Erben 1681.

Heidemann, Recept: Johann Heidemann, Ein Evangelisches Recept Wider die Kranckheit unsrer Seelen/ [...] Bey der Christl. und ansehnlichen Begräbnis Des WolEdlen/ Vest/ und Hochgelahrten Herrn D. Johannis Behrens/ Fürstl. Braunschweig-Lüneburg. wolbestalten Leib-Medici sel. allhier in Zelle/ [...], Wolfenbüttel: Paul Weiß o.J. [1674].

Heßhusen, Warnung: Tilemann Heßhusen, Trewe Warnung/ für den Heidelbergischen Caluinischen Catechißmum/ sampt wiederlegung etlicher jrthumen desselben, o.O. [Eisleben: Urban Gaubisch] 1564.

HILDEBRAND, Frage: Joachim HILDEBRAND, Frage: Obs recht sey in Todesgefahr/ sonderlich in Pest-Zeit zu fliehen? Aus der H. Schrifft und der Ersten Kirchen/ neben Antwort auff beygebrachte Einwürffe, Helmstedt: Henning Müller 1658.

JÖCHER, Gelehrten-Lexicon: Christian Gottlieb JÖCHER, Allgemeines Gelehrten-LEXICON, Darinne die Gelehrten aller Stände sowohl männ- als weiblichen Geschlechts, welche vom Anfange der Welt bis auf ietzige Zeit gelebt, und sich der gelehrten Welt bekannt gemacht, Nach ihrer Geburt, Leben, merckwürdigen Geschichten, Absterben und Schriften aus den glaubwürdigsten Scribenten in alphabetischer Ordnung beschrieben werden, Teil 1: A-C, Teil 2: D-L, Leipzig: Johann Friedrich Gleditschens Buchhandlung 1750.

KESTNER, Gelehrten-Lexicon: Christian Wilhelm KESTNER, Medicinisches Gelehrten-LEXICON, Darinnen Die Leben der berühmtesten Aerzte, samt deren wichtigsten Schrifften, sonderbaresten Entdeckungen und merckwürdigsten Streitigkeiten, Jena: Johann Meyers Erben 1740.

LADEY, Trophaeum: Martin LADEY, TROPHAEUM MEDICUM de PESTE in Comitatu Blancoburgensi, Halberstadt: Johann Erasmus Hynitzsch 1684.

LANDESORDNUNGEN: Chur-Braunschweig-Lüneburgische Landes-Ordnungen und Gesetze (Corpus Constitutionum Ducatus Luneburgici et Comitat. Hoyensis), 6 Bde. Lüneburg: Sternische Buchdruckerei 1741-1745.

NOVA LITERARIA: NOVA LITERARIA GERMANIAE, COLLECTA HAMBURGI, Hamburg: Johannes Nicolaus Gennagel 1705.

MARSTALLER, Artis diuinatricis: Gervasius MARSTALLER, Artis diuinatricis, QVAM ASTROLOGIAM SEV iudiciarium vocant, encomia & patrocima, quorum Catalogum sequens pagella continet, Paris: Christian Wechel 1549.

MARSTALLER, Bericht: Gervasius MARSTALLER, Kurtzer vnd einfeltiger Bericht/ Wie man/ soviel Gott gefellig/ sich für der grawsamen vnd schrecklichen Pestilentz bewaren/ Oder so man damit behafft/ sie vertreiben müge, Uelzen: Michel Kröner 1576.

MARSTALLER, Bvcolicon: Gervasius MARSTALLER, BVCOLICON, o.O.: o. Druckerangabe 1549.

MARSTALLER, De Morbo: Gervasius MARSTALLER, DE MORBO ET OBITV ILLVSTRISSIMI OPTIMI AC CHRISTIANISSIMI Principis atque Domini, D. Iohannis Wilhelmi, Ducis Saxonicae, Landgrauij Thuringiae, Marggrauij Misniae, &c. Domini nostri clementiss. CARMINA QVAEDAM GERVASII Marstalleri artis Medicae Doctoris ac. Professoris in Academia Ienensi, Jena: Ernst von Gera 1573.

MARSTALLER, Einfeltiger Bericht: Gervasius MARSTALLER, Kurtzer vnd einfeltiger Bericht/ Wie man/ soviel Gott gefellig/ sich für der grawsamen vnnd schrecklichen Pestilentz bewaren/ Oder so man damit behafft/ sie vertreiben müge, Halle: Paul Gräbern 1597.

MARSTALLER, Summa: Gervasius MARSTALLER, Kurtze Summa/ Wie man sich in Pestilentz Zeitten zur vorsorg vnd in der not verhalten sol/ in Reimen gefast, Uelzen: Michel Kröner 1577.

MARSTALLER, Vita: Gervasius MARSTALLER, DE VITA ET OBITV ILLVSTRISSIMI ET CHRISTIANISSIMI PRINCIPIS AC DOMINI, DOMINI BERNHARDI, PRINCIPIS Anhaltini, Comitis etc. Alcanae, ac domini Seruestae & Bernburgi. CARMEN HEROICVM, Wittenberg: Laurenz Schwenck 1570.

MELLINGER, Bericht: Johannes MELLINGER, Kurtzer bericht/ Wie man sich/ vermittelst Göttlicher hülffe/ für die Pestilentz verwaren/ vnd sie curiren sol. Zu nutz vnd wolfahrt des Fürstlichen Lüneburgischen Hoffs vnd Bürgerschafft zu Zell, Uelzen: Michel Kröner 1583.

Mellinger, Kurtzer Bericht: Johannes Mellinger, Kurtzer Bericht/ wie diejenigen/ so mit dem rohten Hoffgang oder Dysenteria behafftet/ Artzneyen zu curiren, vnd mit essen vnd trincken zu halten sind. Darbey kürtzlich vermeldet/ wie man sich für dieser kranckheit praeserviren könne, Uelzen: Michael Kröner 1599.

Meurer, Streiter: Conrad Meurer, Rechtschaffener gläubiger Streiter Jesu Christi Cron vnd Lohn/ Eine einfältige Leichpredigt/ Vom Kampff vnd Streit rechtschaffen gläubiger Christen/ so vnter dem Fähnlein Jesu Christi hier auff Erden ritterlich gestritten/ was sie im Himmel von Christo zugewarten/ [...] Gehalten Bey Christlich-Volckreicher Sepultur Der weyland viel Ehr: vnd Tugendreichen Frawen Annen Konerdings/ Des WolEhrnvesten/ Großachtbarn vnd Hochgelahrten Herrn Iohannis Behrens Philosophiae & utriusq; Medicinae Doct. Fr. Br. Lüneb. wolbestalten Archiatri hertzlieber Haußfraw nunmehr selige/ [...], Celle: Elias Holwein 1641.

Mithobius, Bericht: Conrad Mithobius, Kurtzer Bericht/ WIe man sich in vorstehender Pestilentz Zeit/ mit Göttlicher Hülffe verhalten sol. Zu Nutz vnd Wolfarth der Statt/ Fürstlich: Lüneburgischen Hofes zu Zelle/ vnd deß löblichen Fürstenthumbs Unterthanen gestellet, Hamburg: Frobenius 1609.

Mithobius, Haupt Kranckheit: Conrad Mithobius, Kurtzer Bericht/ wie man sich vormittelst Göttlicher Hüllfe vor dem jetzo regierenden gifftigem Fieber/ oder Haupt Kranckheit vorwahren/ vnd dieselbe neben den gefährlichen zufällen curieren sol, Celle: Sebastian Schmuck 1618.

Mithobius, Hoffgang: Conrad Mithobius, Kurtzer Bericht/ WJe man sich inn der jetzigen gefehrlichen Zeit des Weissen/ vnd Rothen Hoffgangs/ oder Dysenteriae, mit beystande des Allmechtigen praeserviren, vnd verwahren/ vnd so einer damit befallen/ mit Artzneyen curiren sol, Celle: Sebastian Schmuck 1623.

Mizauld, Cometographia: Antonio Mizauld, Antonii Mizaldi MONSLVCIANI COMETOgraphia: crinitarum stellarum quas mundus nunquam impunè vidit, aliorumque ignitorum aëris Phaenomenon, naturam & portenta duobus libris philosophicè iuxtà ac stronomicè expediens: & de variis praeteritorum saeculorum obseruationibus, gentiumque ac regnorum historijs accuratè demonstrans & confirmans, Paris: Christian Wechel 1549.

Modo Intelligendi: De Modo Intelligendi Theses Secvndae Dispvtationis, In Hac Celeberrima Academia [...] pro quarum assertione [...] ad diem Augusti 26. [...] Præside M. Iohannes Fersio Strelensi Sil. Respondebit Thobias Dornkreyllius Iglauiensis Marco, Frankfurt (Main): Sciurus 1592.

Müller, Bußpredigt: Johannes Müller, Bußpredigt Von der PEstilentz/ Gehalten in Lüneburg, Lüneburg: Johann und Heinrich Stern 1625.

Mylius, Leichpredigt: Georg Mylius, EIne Christliche Leichpredigt/ oder den Spruch des heiligen Apostels Paul/ 2. Timoth. 4. [...] Bey der Begrebnis Der Erbarn/ Ehren vnd Tugendreichen Frawen Benignae/ Gentzels/ des Ehrnvesten vnd hochgelarten Herrn Detharden zur Horst/ beyder Rechten Doctorn/ etc. Ehelichen Haußfrawen. Welche den 23. Martij in Gott Seliglich verschieden/ vnd volgendt den 25. huius ihr Leichnam Christlich zur Erden ist bestattet worden. Gehalten in der Pfarrkirchen zu Wittenberg, Wittenberg: Lorentz Seuberlich 1604.

Nachricht: Nachricht von der Chronik des wendischen Bauern Johann Parum Schulze, in: Annalen der Braunschweig-Lüneburgischen Churlande 8 (1794), S. 269-288.

NACH- UND UNTERRICHT: Kurtzer/ doch Gründlicher Nach- und Unterricht/ Wie man sich/ nechst Göttlicher Hülffe und Beystand/ bey den diesen jetzt besorglichen Zeiten/ in welchen nicht allein die gifftig anstekkende Krankheiten/ und untermengete Flekk-Fieber an vielen Orten/ in Städten und auf dem Lande hefftig grassiren: Sondern auch die Pestilentzische Fieber und Peste/ in den benachbarten Ländern sich grausam verspüren lassen/ von Zeiten zu Zeiten sich ziemlich ausbreiten/ und näher zu unsern Grentzen schleichen/ vor solche gifftig-boßhafft-anstekkende Krankheiten bester massen praeserviren/ schützen/ und bewahren könne: Damit man solcher Tyrannischen Gewalt/ entweder gantz entgehen/ sich in Sicherheit stellen; Oder/ so durch Verhängnüß GOttes ein und ander von solcher überfallen würde/ desto gelinder und geschwinder davon geheilet werden möchte; Neben einem Anhang Von der Rothen Ruhr. Diesem Fürstenthum Braunschweig und Lüneburg/ In specie Der Stadt Braunschweig, Braunschweig: Christoff-Friederich Zilliger 1680.

ONOMATOLOGIA: Onomatologia medica completa oder Medicinisches Lexicon das alle Benennungen und Kunstwörter welche der Arzneywissenschaft und Apoteckerkunst eigen sind deutlich und vollständig erkläret zu allgemeinem Gebauch herausgegeben von einer Gesellschaft gelehrter Aerzte, Ulm u.a.: Gaumische Handlung 1755.

PESTBÜCHLEIN: PestBüchlein. Darinnen andächtige Gebet Vnterricht vnnd Trost/ Zur Zeit der regierenden Pestseuche zu finden. Aus D.M.Lutheri vnnd D. Ludovici Rabi. &c. Schrifften kürtzlich verfasset, Lüneburg: Heinrich Meyer/Andreas Michaelis 1625.

REUCHLIN, Amuletum: Ernst REUCHLIN, Amuletum contra pestilentiae iam passim met epibules divagantem ac proserpentem, Magdeburg: Andreas Gehne 1566.

REUCHLIN, Büchlein: Ernst REUCHLIN, Zwey kurtze Büchlein/ Aus welchen jedermenniglich Arm vnd Reich lernen kan/ wie er sich jtziger zeit in der Schrecklichen straffe der Pestilentz vorhalten sol. Dem durchleuchtigsten/ Hochgebornen/ Fürsten vnd Herrn/ Herrn Joachim des Namens dem andern/ Churfürsten zu Brandenburg/ etc. Zu gehorsamer vnd vnderthenigster dienstbarkeit, Magdeburg: Andreas Gehne 1565.

REUCHLIN, Haußtafeln: Ernst REUCHLIN, Zwo Haußtafeln vnd vnderricht vor die Reichen vnnd Armen/ zur Sommer vnd Winter zeit/ wider die fürstehende/ schreckliche vnd wegkfressende Pestilentz/ die nicht allein (wie der Königkliche prophet/ Psal. 91. saget) im finstern schleichet/ sondern auch im Mittage/ als ein wütender Mörder eilends vnzeliche Menschen tödtet. Den loblichen vnd Hochberümbten Seeh vnd Anse Stetten/ Lübeck/ Hamburgk/ vnd Lünaeburgk. Auf die hochdringende Noth/ mit dem Allmechtigen vnnd Barmhertzigen GOTTES gnade/ beystande vnd hülffe/ zu besonderm nutze vnd troste, Lübeck: Asswerus Kröger 1577.

SANCTA CLARA, Huy: Abraham a SANCTA CLARA, Huy! und Pfuy! der Welt. Huy/ oder Anfrischung Zu allen schönen Tugenden: Pfuy!/ oder Abschreckung Von allen schändlichen Lastern: Durch unterschiedliche sittliche Concept, Historien, und Fabeln vorgestellt, Würzburg: Martin Franz Hertzen 1725.

SCHERERTZ, Manuale: Sigismund SCHERERTZ, MANUALE Parentum lugentium. THränen-Tüchlein Für Christliche Eltern vnd andere Leidtragende/ die wegen jhrer Kinder vnd/ Freunde zeitlichen Todt hertzlich betrübet sind/ Samt einem tröstlichen Vnterricht/ wie die Furcht des Todes zuvberwinden, Lüneburg: Johann und Heinrich Sternen 1628.

SELNECKER, Bericht: Nikolaus SELNECKER, Christlicher bericht/ Wie sich ein jeder Christ/ inn Sterbsleufften trösten vnnd halten soll. Der XCI. Psalm ausgelegt/ Wer vnter dem Schirm des höchsten sitzt. Von Sterbsleufften/ Ein trost geschrieben an einen guten Freundt. Von Viererley losem Gesinde in Sterbsleufften. Kurtze Kinder Fragstücke von der Pestilentz/ aus dem 91. Psalm Davids/ sampt schönen tröstlichen Gebetlein, Leipzig: Jakob Berwaldt 1565.

SKRETA, Bericht: Hainrich SKRETA, Kurzer bericht fon der allgemainen anstekenden Lagersucht/ das ist/ fon dem giftigen und hizigen haubt- hals- brust- magen- und bauchwehe/ mit und one fleken, Schaffhausen: Johann Martin Maister 1685.

STEINHÖWEL, Regiment: Heinrich STEINHÖWEL, Een korth schon vnde gar trostellick regiment wedder de swaren vnd erscheckliken Krancheit der pestilencie. Dorch den achbaren Hochgelerden Heren Hinricken Steenhouel in der arstedye Doctor, dem Erbaren Rade tho Vlm tho samen gasettet vnde begrepen, Braunschweig: Hans Dorn 1506.

STOCKER, Empirica: Johannes STOCKER, EMPIRICA sive MEDICAMENTA VARIA, EXPERIENTIA DIVTVRNA COMPROBATA ET STABILITA, CONTRO PLErosq[ue]; omnes corporis humani morbos, tam internos, quam externos, in duos libros distributa: Sagacißimè primum inuenta, & adhibita prudentißimè à D. IOANNE STOCKERO, Medico olim Vlmensi celeberrimo: iam recens in lucem edita, Opera & studio TOBIAE DORNKREILII DOCTORIS MEDICI LUNAEBVRGENSIS Reip. ordinarii, Frankfurt (Main): Melchior Hartmann/Nikolaus Basse 1601.

SYLVIUS/SCHRÖDER, Haustaffel: Abel SYLVIUS/Henricus SCHRÖDER, Kurtze Haustaffel, wie sich ein jeder in itzigen gefährlichen Zeiten der Pestilentz verhalten sol, Uelzen: Michael Kröner 1596.

THESES DE PARALYSI: THESES DE PARALYSI De quibus DEO TRINO ET VNO AUSPICE In Illustri Academia IVLIA 8. die Decembris disputabitur. Praeside IACOBO HORSTIO MEDICINAE D. ET PROFESSORE ORDINARIO, DECANO Facultatis Medicae ibidem, ac Ducum Brunsuicensium & Luneburgensium Medico. Respondentibus Pro gradu Doctoratus assumendo HENRICO HESSO Saxone, Brunsuicensis Reipub. Physico Ordinatio. IEREMIA CORNARIO Hamelburgensi Franco. M. TOBIA DONRCREYLIO Iglauiensi Morauo. M. IOSEPHO LAVTENBACHIO Rhenano. TOBIA COBERO Poëta Laureato, Helmstedt: Jakob Lucius 1595.

THESES MEDICAE: Theses Medicae DE ESSENTIA, ET PRAECIPVIS PARTIVM HVMANI CORPORI DIFFERENTIIS, Quas D.O. M.A. sub prasidio TOBIAE DORNCREILII Med. Doctoris In inclyta IVLIA, die 28. Febru. hora & loco consuetis, pro ingenij sui tenuitate, defendere conabitur PETRVS FINX Lunaeburgensis, Helmstedt: Jakob Lucius 1596.

ZEDLER, Universal-Lexicon: Johann Heinrich ZEDLER, Grosses vollständiges Universal-Lexicon Aller Wissenschaften und Künste, Welche bishero durch menschlichen Verstand und Witz erfunden und verbessert worden, Bd. 22, Leipzig/Halle 1739.

12.2.3.2 Literatur nach 1800

ABERTH, Doctoring: John ABERTH, Doctoring the Black Death. Medieval Europe's Medical Response to Plague, Lanham u.a. 2021.

ACHILLES, Lage: Walter ACHILLES, Die Lage der hannoverschen Landbevölkerung im späten 18. Jahrhundert (Veröffentlichungen der historischen Kommission für Niedersachsen, Reihe 34, 9), Hildesheim 1982.

ACHILLES, Landwirtschaft: Walter ACHILLES, Landwirtschaft in der frühen Neuzeit (Enzyklopädie deutscher Geschichte 10), München 1991.

ACHILLES, Sozialgeschichte: Walter ACHILLES, Ländliche Wirtschafts- und Sozialgeschichte von der Mitte des 17. bis zum Beginn des 19. Jahrhunderts, in: → GESCHICHTE NIEDERSACHSENS, Bd. 3,1, S. 689-727.

AGRICOLA, De Peste: Georgius AGRICOLA, De Peste Libri III, in: Ders., Vermischte Schriften, übersetzt und bearb. v. Georg Fraustadt (Georgius Agricola – Ausgewählte Werke), Berlin 1961, S. 233-367.

ALBUM ACADEMIAE HELMSTADIENSIS: Album Academiae Helmstadiensis, bearb. v. Paul Zimmermann, Bd. 1: Album Academiae Juliae (Veröffentlichungen der Historischen Kommission für Hannover, Oldenburg, Braunschweig, Schaumburg-Lippe und Bremen IX, 1), Hannover 1926.

APPENZELLER, Rabus: Bernhard APPENZELLER, Rabus, Ludwig, in: Biographisch-Bibliographisches Kirchenlexikon, hrsg. v. Friedrich-Wilhelm Bautz, fortgeführt v. Traugott Bautz, Bd. 7, Herzberg 1994, Sp. 1177-1180.

ARNDT, Pestepidemie: Karl-Hans ARNDT, Die Pestepidemie von 1682/83 und ihre Auswirkungen auf Stadt und Universität Erfurt, in: Beiträge zur Geschichte der Universität Erfurt (1392-1816) 18 (1975-1978), S. 27-89.

ARNOLD, Pestjahr: Marina ARNOLD, Das Pestjahr 1626 in Norddeutschland: Leichenpredigten als seuchengeschichtliche Quellen, in: → GOTTS VERHENGNIS, S. 37-47.

ASCHENBRENNER/BAEYER, Fleckfieber: Reinhard ASCHENBRENNER/Walter von BAEYER, Epidemisches Fleckfieber. Eine klinische Einführung, Stuttgart 1944.

ASTON (Hrsg.), Crisis: Trevor ASTON (Hrsg.): Crisis in Europe 1560-1660, Abingdon 2011 (Nd. v. 1965).

AUDOIN-ROUZEAU, Chemins: Frédérique AUDOIN-ROUZEAU, Les chemins de la peste. Le rat, la puce et l'homme, Rennes 2003.

AYYADURAI u.a., Body Lice: Saravanan AYYADURAI u.a., Body Lice, Yersinia pestis Orientalis, and Black Death, in: Emerging Infectious Diseases 16 (2010), S. 892-893.

BÄHR, Furcht: Andreas BÄHR, Furcht und Furchtlosigkeit. Göttliche Gewalt und Selbstkonstitution im 17. Jahrhundert (Berliner Mittelalter- und Frühneuzeitforschung 14), Göttingen 2013.

BATHO, Plague: G.R. BATHO, The Plague of Eyam: A Tercentenary Re-Evaluation, in: Derbyshire Archaeological Journal 84 (1964), S. 81-91.

BAUER, Landesaufnahme: Hans BAUER, Die Kurhannoversche Landesaufnahme des 18. Jahrhunderts. Erläuterungen zu den farbigen Reproduktionen im Maßstab 1:25.000 mit Zeichenerklärungen und Blattübersicht, o.O. (Hannover) 1993.

BAUER, Valet: Benedikt BAUER, »Valet will ich dir geben«. Passionsmystik als Verarbeitungsmuster im Pestlied des Valerius Herberger, in: → PEST!, S. 206-211.

BAUERNLEBEN: Bauernleben im Zeitalter des Dreißigjährigen Krieges. Die Stausebacher Chronik des Caspar Preis 1636-1667, hrsg. v. Wilhelm A. Eckhardt und Helmut Klingelhöfer (Beiträge zur Hessischen Geschichte 13), Marburg (Lahn) 1998.

BAUMHAUER, Wandel: Joachim Friedrich Baumhauer, Dörflicher Wandel in der Lüneburger Heide: Hösseringen 1850-1950 (Veröffentlichungen des Landwirtschaftsmuseums Lüneburger Heide 5), Bremen 1993.

BECKER, Katzen: Valeska BECKER, Katzen, Ratten, Flöhe. Tiere als Überträger der Pest, in: → PEST!, S. 48-55.

BEGEMANN, Lebensbedingungen: Ulrike BEGEMANN, Bäuerliche Lebensbedingungen im Amt Blumenau (Fürstentum Calenberg) 1650-1850. Dargestellt anhand der Eheverträge, der Kirchenbücher des Kirchspiels Limmer und anderer registerförmiger

Quellen (Quellen und Darstellungen zur Geschichte Niedersachsens 104), Hannover 1990.

BEHRINGER, Eiszeit: Wolfgang BEHRINGER, »Kleine Eiszeit« und Frühe Neuzeit, in: → BEHRINGER u.a. (Hrsg.), Konsequenzen, S. 415-508.

BEHRINGER u.a. (Hrsg.), Konsequenzen: Wolfgang BEHRINGER u.a. (Hrsg.), Kulturelle Konsequenzen der »Kleinen Eiszeit« (Veröffentlichungen des Max-Planck-Instituts für Geschichte 212), Göttingen 2005.

BEHRINGER, Krise: Wolfgang BEHRINGER, Die Krise von 1570. Ein Beitrag zur Krisengeschichte der Neuzeit, in: Manfred Jakubowski-Tiessen/Hartmut Lehmann (Hrsg.), Um Himmels Willen. Religion in Katastrophenzeiten, Göttingen 2003, S. 51-156.

BEHRINGER, Kulturgeschichte: Wolfgang BEHRINGER, Kulturgeschichte des Klimas. Von der Eiszeit bis zur globalen Erwärmung, München [4]2009.

BENEDICTOW, Black Death: Ole J. BENEDICTOW, The Black Death 1346-1353. A Complete History, Woodbridge 2004.

BENEDICTOW, Disease: Ole J. BENEDICTOW, What Disease was Plague? On the Controversy over the Microbiological Identity of Plague Epidemics of the Past (Brill's Series in the History of the Environment 2), Leiden/Boston 2010.

BENEDICTOW, Plague: Ole J. BENEDICTOW, Plague in the Late Medieval Nordic Countries. Epidemiological Studies, Oslo 1992.

BENNING, Sterbensleufften: Stefan BENNING, Wes man sich in sterbensleufften ordentlich halten solle. Ein Pesttraktat des Schwäbisch Haller Stadtarztes Dr. Nikolaus Winkler (1529-1613) von 1563, in: Württembergisch Franken 86 (2002), S. 203-226.

BERGDOLT, Pest: Klaus BERGDOLT, Die Pest. Geschichte des Schwarzen Todes (Beck'sche Reihe 2411), München 2006.

BERGDOLT, Schwarze Tod: Klaus BERGDOLT, Der Schwarze Tod in Europa. Die Große Pest und das Ende des Mittelalters (Beck'sche Reihe 1378), München [4]2000.

BERGMANN, Pesttraktat: Heinz-Jürgen BERGMANN, »Also das ein Mensch Zeichen gewun«. Der Pesttraktat Jakob Engelins von Ulm (Untersuchungen zur mittelalterlichen Pestliteratur, II), (Diss. Universität Bonn), Pattensen (Han.) 1972.

BERNDZEN, Pesttraktat: Anke BERNDZEN, Ein Lübecker Pesttraktat aus dem Jahre 1484, in: Niederdeutsches Wort 37 (1997), S. 87-118 und 38 (1998), S. 37-75.

BERNT, Pestansteckung: Joseph BERNT, Ueber die Pestansteckung und deren Verhütung, Wien 1832.

BIRABEN, Hommes: Jean-Noël BIRABEN, Les hommes et la peste en France et dans les pays européens et méditerranéens (Civilisations et Sociétés 35-36), 2 Bde. Mouton u.a. 1975-1976.

BITZEL, Anfechtung: Alexander BITZEL, Anfechtung und Trost bei Sigismund Scherertz. Ein lutherischer Theologe im Dreißigjährigen Krieg (Studien zur Kirchengeschichte Niedersachsens 38), Göttingen 2002.

BLANC/BALTAZARD, Recherches: Georges BLANC/Marcel BALTAZARD, Recherches expérimentales sur la peste. L'infection du Pou de l'Homme, Pediculus corporis de Geer, in: Comptes Rendus des séances de l'Academie des Sciences 213 (1941), S. 849-851.

BLICKLE, Kommunalismus: Peter BLICKLE, Kommunalismus. Skizzen einer gesellschaftlichen Organisationsform, 2 Bde. München 2000.

BÖHM, Sephardim: Günter BÖHM, Die Sephardim in Hamburg, in: Die Juden in Hamburg 1590 bis 1990, hrsg. v. Arno Herzig in Zusammenarbeit mit Saskia Rohde, Hamburg 1991, S. 21-40.

Bos u.a., Draft Genome: Kirsten Bos u.a., A draft genome of Yersinia pestis from victims of the Black Death, in: Nature 2011, S. 506-510.

Bos u.a., Yersinia pestis: Kirsten I. Bos u.a., Yersinia pestis: New Evidence for an Old Infection, in: PloS One 7 (2012), Issue 11, November, S. 1-3.

Bouwsma, Herbst: William J. Bouwsma: Der Herbst der Renaissance 1550-1640, Berlin 2005.

Bradley, Plagues: Leslie Bradley, The Most Famous of All English Plagues: a detailed analysis of the Plague at Eyam 1665-6, in: The Plague Reconsidered. A new look at its origins and effects in 16th and 17th Century England (A Local Population Studies Supplement), Matlock 1977, S. 63-94.

Brakensiek, Akzeptanzorientierte Herrschaft: Stefan Brakensiek, Akzeptanzorientierte Herrschaft. Überlegungen zur politischen Kultur der Frühen Neuzeit, in: Helmut Neuhaus (Hrsg.), Die Frühe Neuzeit als Epoche (Historische Zeitschrift, Beihefte, neue Folge 49), S. 396-406.

Briese, Ansteckung: Olaf Briese, Ansteckung, in: Lars Koch (Hrsg.), Angst. Ein interdisziplinäres Handbuch, Stuttgart/Weimar 2013, S. 290-296.

Bringsken, Pesttod: Peter Bringsken, Pesttod und andere Sterbefälle. Eintragungen im Kirchenbuch von Friemersheim 1666, in: Duisburg Information 2008, Heft 4, S. 4-12.

Brooks, Pesttuch: Geraldine Brooks, Das Pesttuch, München 2006.

Brosig, Engen: Reinhard Brosig, Engen in der Frühen Neuzeit: Bevölkerung und Gesellschaft. Eine Untersuchung der Bevölkerungs-, Berufs- und Vermögensstruktur von 1600-1800 (Hegau-Bibliothek 149), Singen 2012.

Brosius, Geschichte: Dieter Brosius, Aus der Geschichte der Burg Bodenteich, o.O. o.J. (1981).

Bruneel, Mortalité: Claude Bruneel, La Mortalité dans les Campagnes: Le Duché de Brabant aux XVIIe et XVIIIe Siècles (Université de Louvain. Recueil de Travaux d'Histoire et de Philologie, 6e Série, 10), 2 Bde. Louvain 1977.

Bruns/Weczerka, Hansische Handelsstrassen: Friedrich Bruns/Hugo Weczerka, Hansische Handelsstrassen (Quellen und Darstellungen zur hansischen Geschichte, Neue Folge, XIII), 3 Bde. Köln u.a. 1962-1968.

Bucher, Pest: Silvio Bucher, Die Pest in der Ostschweiz (Neujahrsblatt des Historischen Vereins des Kantons St. Gallen 119), St. Gallen 1979.

Bulst, Jahrhunderte: Neithard Bulst, Vier Jahrhunderte Pest in niedersächsischen Städten, in: Stadt im Wandel, hrsg. v. Cord Meckseper, Bd. 4, Stuttgart/Bad Cannstadt 1985, S. 251-270.

Bulst, Pest: Neithard Bulst, Die Pest verstehen. Wahrnehmungen, Deutungen und Reaktionen im Mittelalter und in der Frühen Neuzeit, in: Dieter Groh u.a. (Hrsg.), Naturkatastrophen. Beiträge zu ihrer Deutung, Wahrnehmung und Darstellung in Text und Bild von der Antike bis ins 20. Jahrhundert (Literatur und Anthropologie 13), Tübingen 2003, S. 145-163.

Buwalda/Buwalda-Prey, Gegevens: J.M. Buwalda/E.O. Buwalda-Prey, Eenige Gegevens over de Pest te Gouda in den 17de Eeuw, in: Bijdraden tot de Geschiedenis der Geneeskunde 19 (1939), S. 261-269.

Byrne, Daily Life: Joseph P. Byrne, Daily Life during the Black Death, Westport (Connecticut)/London 2006.

Byrne, Encyclopedia: Joseph P. Byrne, Encyclopedia of the Black Death, Santa Barbara u.a. 2012.

CABOURDIN, Crise: Guy CABOURDIN, Qu'est-ce qu'une crise?, in: Jacques Dupâquier (Hrsg.), Histoire de la population française, Bd. 2, Paris 1995, S. 175-192.

CALVI, Histories: Giulia CALVI, Histories of a Plague Year. The Social and the Imaginary in Baroque Florence (Studies on the History of Society and Culture 8), Berkeley u.a. 1989.

CAMPELL, Transition: Bruce M.S.CAMPELL, The Great Transition. Climate, Disease and Society in the Late-Medieval World (The 2013 Ellen McArthur Lectures), Cambridge 2016.

CHRISTENSEN, Politics: Daniel CHRISTENSEN, Politics and the Plague in Early Modern Germany. Political Efforts to Combat Epidemics in the Duchy of Braunschweig-Wolfenbüttel during the Seventeenth Century (Diss. University of California/Riverside 2004), Saarbrücken 2008.

CILLY, Zwinger: C. CILLY, Nr. 82 Theodor Zwinger an Gervasius Marstaller, 7. Januar 1564, in: Der Frühparacelsismus, 2. Teil, hrsg. und erläutert v. Wilhelm Kühlmann/Joachim Telle (Frühe Neuzeit 89), Tübingen 2004, S. 767-817.

CIPOLLA, Christofano: Carlo M. CIPOLLA, Christofano and the Plague. A Study in the History of Public Health in the Age of Galileo, London 1973.

CIPOLLA, Fighting: Carlo M. CIPOLLA, Fighting the Plague in Seventeenth-Century Italy, Madison 1981.

CIPOLLA, Miasmas: Carlo M. CIPOLLA, Miasmas and Disease. Public Health and the Environment in the Pre-Industrial Age, New Haven/London 1992.

CLIFFORD, Eyam Plague: John CLIFFORD, Eyam Plague 1665-1666, o.O. [4]2003.

COHN, Black Death: Samuel K. COHN, The Black Death Transformed: Disease and Culture in Early Renaissance Europe, London 2003.

COHN, Cultures: Samuel K. COHN, Cultures of Plague. Medical Thinking at the End of the Renaissance, Oxford 2010.

COHN, Epidemics: Samuel K. COHN, Epidemics. Hate and Compassion from the Plague of Athens to AIDS, Oxford 2018.

COMENIUS, Bericht: Johann Amos COMENIUS, Kurzer Bericht von der Pest-Seuche, in: Comenius-Jahrbuch 9-10 (2001/2002), S. 9-18.

CREIGHTON, History: Charles CREIGHTON, A History of Epidemics in Britain, Bd. 1: From A.D. 664 to the Extinction of Plague, Cambridge 1891.

CUI u.a., Variations: Xujun CUI u.a., Historical Variations in Mutation Rate in an Epidemic Pathogen, Yersinia Pestis, in: Proceedings of the National Academy of Sciences of the United States of America 110 (2013), S. 577-582.

CUNNINGHAM/GRELL, Horsemen: Andrew CUNNINGHAM/Ole Peter GRELL, The Four Horsemen of the Apocalypse. Religion, War, Famine and Death in Reformation Europe, Cambridge 2000.

DANIEL, Story: Clarence DANIEL, The Story of the Eyam Plague with a Guide to the Village, Hassop Station 1994.

DEAN, Modeling: Katharine R. DEAN, Modeling Plague Transmission in Medieval European Cities (Thesis University of Oslo), Oslo 2015.

DEAN u.a., Ectoparasites: Katharine R. DEAN u.a., Human Ectoparasites and the Spread of Plague in Europe during the Second Pandemic, in: Proceedings of the National Academy of Sciences of the United States of America 115 (2018), S. 1304-1309.

DEHESSELLES, Policey: Thomas DEHESSELLES, Policey, Handel und Kredit im Herzogtum Braunschweig-Wolfenbüttel in der Frühen Neuzeit (Studien zu Policey und Policeywissenschaft), Frankfurt (Main) 1999.

DEICHERT, Geschichte: Heinrich DEICHERT, Geschichte des Medizinalwesens im Gebiet des ehemaligen Königreichs Hannover (Quellen und Darstellungen zur Geschichte Niedersachsens 26), Hannover/Leipzig 1908.

DE VRIES, Population: Jan DE VRIES, Population, in: Handbook of European History 1400-1600. Late Middle Ages, Renaissance and Reformation, Bd. 1: Structures and Assertions, hrsg. v. Thomas A. Brady u.a., Leiden u.a. 1994.

DICTIONARY: The Cambridge Historical Dictionary of Diseases, hrsg. v. Kenneth Kiple, Cambridge 2003.

DIENEL, Pestschrift: Sigrid Dienel, Die Pestschrift des schlesischen Arztes Heinrich Cunitz (1580-1629) aus dem Jahr 1625. Ein zeitgenössisches medizinisch-pharmazeutisches Dokument? Eine vergleichende Untersuchung mit Pestschriften aus dem 16. und 17. Jahrhundert (Diss. Universität München), München 2000.

DIJKSTRA, Beschouwing:Jan Gerard Dijkstra, Een epidemiologische Beschouwing van de nederlandsche Pest-Epidemieën der XVII[de] Eeuw, Amsterdam 1921.

DINGES, Pest: Martin Dinges, Pest und Politik in der europäischen Neuzeit, in: → MEIER (Hrsg.), Pest, S. 283-313.

DINGES, Pest und Staat: Martin DINGES, Pest und Staat: Von der Institutionengeschichte zur sozialen Konstruktion, in: Ders./Thomas Schlich (Hrsg.), Neue Wege in der Seuchengeschichte (Medizin, Gesellschaft und Geschichte, Beiheft 6), Stuttgart 1995, S. 71-103.

DOBSON, Contours: Mary J. DOBSON, Contours of Death and Disease in Early Modern England (Cambridge Studies in Population, Economy and Society in Past Time 29), Cambridge 1997.

DÖRING, Chronik: Heinrich DÖRING, Der Thüringer Chronik, Erfurt o.J. [1842].

DORMEIER, Ertzeney: Heinrich DORMEIER, »Ein geystlich ertzeney fur die grausam erschrecklich pestilentz«. Schutzpatrone und frommer Abwehrzauber gegen die Pest, in: Das große Sterben. Seuchen machen Geschichte, hrsg. v. Hans Wilderotter unter Mitarbeit v. Michael Dorrmann, Berlin 1995, S. 54-93.

DRANCOURT u.a., Detection: Michel DRANCOURT u.a., Detection of 400-year-old Yersinia Pestis DNA in human dental pulp: An approach to the diagnosis of ancient septicemia, in: Proceedings of the National Academy of Sciences of the United States of America 95 (1998), S. 12637-12640.

DRANCOURT u.a., Genotyping: Michel DRANCOURT u.a., Genotyping, Orientalis-like Yersinia pestis, and Plague Pandemics, in: Emerging Infectious Diseases 10 (2004), S. 1585-1592.

DRANCOURT u.a., Yersinia pestis Orientalis: Michel DRANCOURT u.a., Yersinia pestis Orientalis in Remains of Ancient Plague Patients, in: Emerging Infectious Diseases 13 (2007), S. 332-333.

DRANCOURT/RAOULT, Molecular History: Michel DRANCOURT/Didier RAOULT, Molecular history of plague, in: Clinical Microbiology and Infection 22 (2016), S. 911-915.

DRANCOURT/RAOULT, Past Plague: Michel DRANCOURT/Didier RAOULT, Past Plague, in: Didier Raoult/Michel Drancourt (Hrsg.), Paleomicrobiology. Past Human Infections, Berlin/Heidelberg 2008, S. 145-159.

DUMRESE/SCHILLING, Lüneburg: Hans DUMRESE/Carl SCHILLING, Lüneburg und die Offizin der Sterne, Lüneburg 1956.

DUPÂQUIER, L'analyse statistique: Jacques DUPÂQUIER, L'analyse statistique des crises de mortalité, in: Hubert Charbonneau/André Larose (Hrsg.), The Great Mortalities. Methodological Studies of Demographic Crises in the Past. Les grandes mortalités. Etude méthodologique des crises démographiques du passé, Liege o.J. (1979), S. 83-112.

EBHARDT (Hrsg.), Gesetze: Christian Hermann EBHARDT (Hrsg.), Gesetze, Verordnungen und Ausschreiben für den Bezirk des Königl. Consistorie zu Hannover, welche in Kirchen- und Schulsachen ergangen sind, 2 Bde. Hannover 1845.

ECKART, Geschichte: Wolfgang U. ECKART, Geschichte der Medizin (Springer-Lehrbuch), Berlin u.a. [2]1994.

ECKERT, Boundary Formation: Edward A. ECKERT, Boundary Formation and Diffusion of Plague. Swiss Epidemics from 1562 to 1669, in: Annales de Démographie historique 1978, S. 49-80.

ECKERT, Retreat: Edward A. ECKERT, The Retreat of Plague from Central Europe, 1640-1720: A Geomedical Approach, in: Bulletin of the History of Medicine 74 (2000), S. 1-28.

ECKERT, Seasonality: Edward A. ECKERT, Seasonality of Plague in Early Modern Europe: Swiss Epidemic of 1628-1630, in: Review of Infectious Diseases 2 (1980), S. 952-959.

ECKERT, Structure: Edward A. ECKERT, The Structure of Plagues and Pestilences in Early Modern Europe. Central Europe, 1560-1640, Basel u.a. 1996.

ECKKRAMMER, Medizin: Eva Martha ECKKRAMMER, Medizin für den Laien. Vom Pesttraktat zum digitalen Ratgebertext (Forum für Fachsprachen-Forschung 106-107), 2 Bde. Berlin 2016.

EDDY, Maunder Minimum: John A. EDDY, The »Maunder Minimum«. Sunspot and Climate in the Reign of Louis XIV, in: → PARKER/SMITH (Hrsg.), General Crisis, S. 264-298.

EIKERMANN/KAISER, Pest: Diethelm EIKERMANN/Gabriele KAISER, Die Pest in Berlin 1576. Eine wiederentdeckte »Pestschrift« von Leonhart Thurneisser zum Thurn (1531-1596), Rangsdorf 2012.

EIS, Hohenkirche: Gerhard EIS, Gerhard Hohenkirches »Kapitel und Regel für die Pest«, in: Ders.: Forschungen zur Fachprosa, Bern/München 1971, S. 78-80.

EIS/MÜNSINGER: Gerhard EIS, Heinrich MÜNSINGERS »Regimen sanitatis in fluxu catarrhali ad pectus«, in: Ders., Forschungen zur Fachprosa, Bern/München 1971, S. 81-90.

ELOY, Dictionnaire: N.F.J. ELOY, Dictionnaire Historique de la Médicine Ancienne et Moderne, 4 Bde. Brüssel 1973 (Nd. v. Mons 1778).

ENZYKLOPÄDIE MEDIZINGESCHICHTE: Enzyklopädie Medizingeschichte, hrsg. v. Werner E. Gerabek u.a., Berlin/New York 2005.

ESENWEIN-ROTHE, Einführung: Ingeborg ESENWEIN-ROTHE, Einführung in die Demographie. Bevölkerungsstruktur und Bevölkerungsprozeß aus der Sicht der Statistik (Statistische Studien 10), Wiesbaden 1982.

ESSER, Pest: Thilo ESSER, Die Pest – Strafe Gottes oder Naturphänomen? Eine frömmigkeitsgeschichtliche Untersuchung zu Pesttraktaten des 15. Jahrhunderts, in: Zeitschrift für Kirchengeschichte 108 (1997), S. 32-57.

EVERSLEY, Exploitation: D.E.C. EVERSLEY, Exploitation of Anglican Parish Registers by Aggregative Analysis, in: An Introduction to English Historical Demography from the Sixteenth to the Nineteenth Century, hrsg. v. dems., Peter Laslett und E.A. Wrigley, London 1966, S. 44-95.

EYAM PARISH REGISTER: Eyam Parish Register 1630-1700, hrsg. v. John G. Clifford/Francine Clifford (Derbyshire Record Society 21), Chesterfield 1993.

FEHRLE, Hahn: Eugen FEHRLE, Der Hahn im Aberglauben, in: Schweizerisches Archiv für Volkskunde 16 (1912), S. 65-75.

FEUERSTEIN-HERZ, Druck: Petra FEUERSTEIN-HERZ, Im Druck der Seuchen. Seuchen und Buchdruck in der Frühen Neuzeit am Beispiel der Bestände der Herzog August Bibliothek, in: → GOTTS VERHENGNIS, S. 27-36.

FÖRSTEMANN, Album: Karl Eduard FÖRSTEMANN, Album Academiae Vitebergensis. 1502-1560, Leipzig 1841.

FOSS, Constructing: Katherine A. FOSS, Constructing the Outbreak. Epidemics in Media & Collective Memory, Amherst/Boston 2020.

FRACASTORO, Bücher: Hieronymus FRACASTORO, Drei Bücher von den Kontagien, den kontagiösen Krankheiten und deren Behandlung (1546), übersetzt und eingeleitet v. Viktor Fossel (Klassiker der Medizin), Leipzig 1910.

FRANDSEN, Krieg: Karl-Erik FRANDSEN, »Das konnte nützen.« Krieg, Pest, Hunger und Not in Helsingør im Jahr 1711, in: → KROLL/KRÜGER (Hrsg.), Städtesystem, S. 205-225.

FRANDSEN, Plague: Karl-Erik FRANDSEN, The Last Plague in the Baltic Region 1709-1713, Kopenhagen 2010.

FRANKE, Pest-Brief: Hans-Peter FRANKE, Der Pest-»Brief an die Frau von Plauen«. Studien zu Überlieferung und Gestaltwandel (Würzburger medizinhistorische Forschungen 9), Pattensen (Han.) o.J. (1977).

FRANZ, Meierrecht: Günther FRANZ, Meierrecht, in: Ders./Hellmuth Rössler, Sachwörterbuch zur deutschen Geschichte, München 1958, S. 725-726.

FRIEDRICHS, Urban Society: Christopher R. FRIEDRICHS, Urban Society in an Age of War: Nördlingen, 1580-1720, Princeton 1979.

FRIESENEGGER, Chronik: Maurus FRIESENEGGER, Chronik von Erling und Heiligenberg während dem dreißigjährigen Kriege, hrsg. v. Franz Maria Ferchel, München 1833.

FRIESENEGGER, Tagebuch: Maurus FRIESENEGGER, Tagebuch aus dem 30jährigen Krieg. Nach einer Handschrift im Kloster Andechs hrsg. v. Willibald Mathäser, München [2]1996.

FUNKE/FRICKE, Pastoren: Hans FUNKE/Gabriele FRICKE, Die evangelisch-lutherischen Pastoren des Kirchenkreises Uelzen (Quellen und Darstellungen zur Geschichte von Stadt und Kreis Uelzen 2), Uelzen [2]2010.

GARBE, Kirchenbücher: Fritz GARBE, Die Kirchenbücher der Ev.-luth. Landeskirche Hannovers, Hannover 1960.

GARRELT/WIECHMANN, Detection: Christina GARRELT/Ingrid WIECHMANN, Detection of Yersinia pestis DNA in early and late Medieval Bavarian burials, in: Documenta Archaeologiae 1 (2003), S. 247-254.

GEHRMANN, Leezen: Rolf GEHRMANN, Leezen 1720-1870. Ein historisch-demographischer Beitrag zur Sozialgeschichte des ländlichen Schleswig-Holstein (Studien zur Wirtschafts- und Sozialgeschichte Schleswig-Holsteins 7), Neumünster 1984.

GEHRMANN, Methoden: Rolf GEHRMANN, Methoden der historischen Bevölkerungsforschung – historische Demographie und Bevölkerungsgeschichte, in: Ulrich Müller u.a. (Hrsg.), Handbuch der Demographie, Bd. 1: Modelle und Methoden, Berlin u.a. 2000, S. 709-728.

GERHARD/KAUFHOLD, Preise: Hans-Jürgen GERHARD/Karl Heinrich KAUFHOLD, Preise im vor- und frühindustriellen Deutschland. Grundnahrungsmittel (Göttinger Beiträge zur Wirtschafts- und Sozialgeschichte 15), Göttingen 1990.

GERHOLD, Narren: Karlheinz GERHOLD, »Seht den Narren mal, er will sich vorm lieben Gott verstecken!« Die Pest in Achim im Jahre 1712, in: Heimatkalender für den Landkreis Verden 2003, S. 135-161.

GESCHICHTE NIEDERSACHSENS, Bd. 3,1: Geschichte Niedersachsens, Bd. 3,1: Politik, Wirtschaft und Gesellschaft von der Reformation bis zum Beginn des 19. Jahrhunderts, hrsg. v. Christine van den Heuvel und Manfred von Boetticher (Veröffentlichungen der historischen Kommission für Niedersachsen und Bremen, Reihe 36, 3,1), Hannover 1998.

GIBBS, Poison: Frederick W. GIBBS, Poison, Medicine, and Disease in Late Medieval and Early Modern Europe, London/New York 2020.

GIESECKE, Buchdruck: Michael GIESECKE, Der Buchdruck in der frühen Neuzeit. Eine historische Fallstudie über die Durchsetzung neuer Informations- und Kommunikationstechnologien (suhrkamp taschenbuch wissenschaft 1357), Frankfurt (Main) 1998.

GILBERT u.a., Absence: Thomas P. GILBERT u.a., Absence of Yersinia pestis-specific DNA in human teeth from five European excavations of putative plague victims, in: Microbiology 2004, S. 341-354.

GILMAN, Plague Writing: Ernest B. GILMAN, Plague Writing in Early Modern England, Chicago 2009.

GINNAIO, Antidotes: Monica GINNAIO, Sur les antidotes contre la peste. Écrits médicaux sur la peste VIVe-XVIIe siècle, Paris 2021.

GINZBURG, Benandanti: Carlo GINZBURG, Die Benandanti. Feldkulte und Hexenwesen im 16. und 17. Jahrhundert, Frankfurt (Main) 1980.

GINZBURG, Hexensabbat: Carlo GINZBURG, Hexensabbat. Entzifferung einer nächtlichen Geschichte, Berlin 1990.

GÓRSKA, Theatrum: Liliana GÓRSKA, »Theatrum atrocissimorum fatorum«. Religiöse Pestbewältigung in Danzig 1709, Tönning u.a. 2010.

GOTTS VERHENGNIS: Gotts verhengnis und seine straffe. Zur Geschichte der Seuchen in der Frühen Neuzeit (Ausstellungskataloge der Herzog August Bibliothek 84), Wiesbaden 2005.

GRAETZ, Geschichte: Heinrich GRAETZ, Geschichte der Juden von den ältesten Zeiten bis auf die Gegenwart, Bd. 10: Geschichte der Juden von der dauernden Ansiedelung der Marranen in Holland (1618) bis zum Beginne der Mendelsohnschen Zeit (1750), Berlin 1998 (Nd. v. Leipzig [3]1897).

GRÄTER, Sinn: Volker GRÄTER, Der Sinn der höchsten Meister von Paris. Studien zu Überlieferung und Gestaltenwandel (Untersuchungen zur mittelalterlichen Pestliteratur III,1), (Diss. Universität Bonn), Bonn 1974.

GRAUS, Pest: František GRAUS, Pest – Geißler – Judenmorde. Das 14. Jahrhundert als Krisenzeit (Veröffentlichungen des Max-Planck-Instituts für Geschichte 86), Göttingen [3]1994.

GREENGRASS, Paradies: Mark GREENGRASS, Das verlorene Paradies. Europa 1517-1648, Darmstadt 2018.

GROEBNER, Ökonomie: Valentin GROEBNER, Ökonomie ohne Haus. Zum Wirtschaften armer Leute in Nürnberg am Ende des 15. Jahrhunderts (Veröffentlichungen des Max-Planck-Instituts für Geschichte 108), Göttingen 1993.

GROTEFEND, Geschichte: E.L. GROTEFEND, Geschichte der Buchdruckereien in den Hannoverschen und Braunschweigischen Landen, hrsg. v. F. G.H. Culemann, 1840.

GRUMBACH, Medicinalpolicey: Torsten GRUMBACH, Kurmainzer Medicinalpolicey 1650-1803. Eine Darstellung entlang der landesherrlichen Verordnungen (Studien zu Policey und Policeywissenschaft), Frankfurt (Main) 2006.

GYÖRY, Morbus: Tiberius von GYÖRY, Morbus Hungaricus. Ein medico-historische Quellenstudie, zugleich ein Beitrag zur Geschichte der Türkenherrschaft in Ungarn, Jena 1901.

HAAGE, Pestliteratur: Bernhard D. HAAGE, Altdeutsche Pestliteratur. Überblick und Forschungsbericht, in: Jahrbuch der Oswald von Wolkenstein Gesellschaft 2 (1982/1983), S. 297-313.

HAENSCH u.a., Clones: Stephanie HAENSCH u.a., Distinct Clones of Yersinia pestis Caused the Black Death, in: PLoS Pathogens 6 (2010), Issue 10, S. 1-8.

HAESER, Lehrbuch: Heinrich HAESER, Lehrbuch der Geschichte der Medicin und der epidemischen Krankheiten, Bd. 3: Geschichte der epidemischen Krankheiten, Hildesheim u.a. 1996 (Nd. v. Jena 1882).

HAGENAH, Gesellschaft: Ulrich HAGENAH, Ländliche Gesellschaft im Wandel zwischen 1750 und 1850. Das Beispiel Hannover, in: Niedersächsisches Jahrbuch für Landesgeschichte 57 (1985), S. 161-206.

HALL, Life: Vernon HALL, Life of Julius Caesar Scaliger (1484-1558), in: Transactions of the American Philosophical Society, New Series 40 (1950), S. 85-170.

HANDWÖRTERBUCH: Handwörterbuch des deutschen Aberglaubens, hrsg. v. Hanns Bächtold-Stäubli, 10 Bde. Augsburg 2005 (Nd. v. Berlin/Leipzig 1927-1942).

HARBECK u.a., Yersinia pestis DNA: Michaela HARBECK u.a., Yersinia pestis DNA from Skeletal Remains from the 6th Century AD Reveals Insights into Justinianic Plague, in: PLOS Pathogens 9 (2013), Issue 5, May, S. 1-8.

HÄRTEL, Frauen: Esther HÄRTEL, Frauen und Männer in den Pestwellen der Frühen Neuzeit. Demographische Auswirkungen der Seuche auf die Geschlechter, in: → ULBRICHT (Hrsg.), Seuche, S. 64-95.

HASSELHOFF, Pestlied: Görge HASSELHOFF, Huldrych Zwinglis Pestlied. Die Pest als Wendepunkt der Reformation?, in: → PEST!, S. 198-205.

HAUPTMEYER, Wirtschafts- und Sozialgeschichte: Carl-Hans HAUPTMEYER, Niedersächsische Wirtschafts- und Sozialgeschichte im hohen und späten Mittelalter (1000-1500), in: Geschichte Niedersachsens, Bd. 2,1: Politik, Verfassung, Wirtschaft vom 9. bis zum ausgehenden 15. Jahrhundert, hrsg. v. Ernst Schubert (Veröffentlichungen der Historischen Kommission für Niedersachsen und Bremen, Reihe 36, 2,1), Hannover 1997, S. 1041-1279.

HÄUSER, Quelle: Helmut HÄUSER, Gibt es eine gemeinsame Quelle zum Faustbuch von 1587 und zu Goethes Faust? Eine Studie über die Schriften des Arztes Dr. Nikolaus Winckler (um 1529-1613), Wiesbaden 1973.

HAVERSATH, Deutschland: Johann-Bernhard HAVERSATH, Deutschland – Der Norden (Das Geographische Seminar), Braunschweig 1997.

HEINEMANN, Genealogie: Otto HEINEMANN, Zur Genealogie der Familie Marstaller, in: Monatsblätter der Gesellschaft für Pommersche Geschichte und Altertumskunde 18 (1904), S. 8-9.

HEINICKE/PUSCHENDORF, Pestepidemie: Wilfried HEINICKE/Peter PUSCHENDORF, Die letzte Pestepidemie in Anhalt, 1681 bis 1684, dargestellt am Beispiel von Stadt und Amt Sandersleben, in: Mitteilungen des Vereins für Anhaltische Landeskunde 8 (1999), S. 93-113.

HEINRICHS, Chicken: Erik Anton HEINRICHS, The Live Chicken Treatment for Buboes: Trying a Plague Cure in Medieval and Early Modern Europe, in: Bulletin of the History of Medicine 91 (2017), S. 210-232.

HEINRICHS, Plague: Erik Anton HEINRICHS, Plague, Print, and the Reformation. The German Reform of Healing, 1473-1573 (The History of Medicine in Context), London/New York 2018.

HENDERSON, Florence: John HENDERSON, Florence under Siege. Surviving Plague in an Early Modern City, New Haven/London 2019.

HERZ, Pest: Andreas HERZ, Die Pest in Selbstzeugnissen aus der Zeit des Dreißigjährigen Krieges, in: → GOTTS VERHENGNIS, S. 49-57.

HILLMER, Chronik: Adolf HILLMER, Chronik der Gemeinde Suderburg-Oldendorf I, 3 Bde. Suderburg o.J. [1983-1985].

HILLMER, Friderici: Rolf HILLMER, Der Suderburger Heinrich Johann Friderici im Türkenkrieg 1685, in: Uelzener Beiträge 11 (1987), S. 128-152.

HILLMER, Geschichte Achtelhof: Rolf HILLMER, Adolf Hillmer in memoriam. Geschichte des Achtelhofes Nr. 14 in Oldendorf I-Suderburg, in: Zeitschrift für Niederdeutsche Familienkunde 1966, S. 68-73.

HILLMER, Geschichte Eimke: Rolf HILLMER, Geschichte der Gemeinde Eimke. Brambostel, Dreilingen, Eimke, Ellerndorf, Niebeck, Wichtenbeck (Schriften zur Uelzener Heimatkunde 10), Uelzen 1993.

HILLMER, Geschichte Suderburg: Rolf HILLMER, Geschichte der Gemeinde Suderburg. Bahnsen, Böddenstedt, Graulingen, Hamerstorf, Hösseringen, Holxen, Oldendorf I, Räber (Schriften zur Uelzener Heimatkunde 6), Uelzen 1986.

HILLMER, Gut Bahnsen: Rolf HILLMER, Das adelige Gut in Bahnsen und seine Besitzer, in: Uelzener Beiträge 8 (1980), S. 51-72.

HILLMER, Gut Suderburg: Rolf HILLMER, Die Familie der Besitzer des Allodial-Gutes zu Suderburg (Kr. Uelzen), in: Zeitschrift für Niederdeutsche Familienkunde 45 (1970), S. 185-207; 61 (1986), S. 23-37.

HILLMER, Höfe: Rolf HILLMER, Die Höfe des St. Michaelis-Klosters zu Lüneburg im Kirchspiel Suderburg (Vorarbeiten zur Geschichte der Vogtei Suderburg 3; maschinenschr. Manuskript), o.O. 1959.

HILLMER, Höfe Suderburg: Rolf HILLMER, Beschreibung der Höfe im Kirchspiel Suderburg 1670, in: Heimatkalender für Stadt und Kreis Uelzen 1976, S. 96-106.

HILLMER, Ising-Hof: Rolf HILLMER, Die Familien der Besitzer des Ising-Hofes (Vollhof Nr. 1) in Oldendorf I (Kirchspiel Suderburg), in: Zeitschrift für Niederdeutsche Familienkunde 48 (1973), S. 1-14, 77-100, 137-147.

HILLMER, Kirchenrechnungen: Rolf HILLMER, Die Suderburger Kirchenrechnungen des 16. Jahrhunderts. Eine wichtige kultur- und personengeschichtliche Quelle, in: Der Heidewanderer 63 (1988), S. 13-14, 19-20, 23.

HILLMER, Krugwirtschaften: Rolf HILLMER, Gastliches Suderburg. Ein Beitrag zur Geschichte der alten Krugwirtschaften im Kirchspiel Suderburg, in: Heimatkalender für Stadt und Kreis Uelzen 1989, S. 53-62.

HILLMER, Natur- und Kulturdenkmäler: Rolf HILLMER, Natur- und Kulturdenkmäler im Raum Suderburg (Schriften zur Uelzener Heimatkunde 5), Uelzen 1982.

HILLMER, Pastoren: Rolf HILLMER, Die Pastoren der St. Remigius-Kirche zu Suderburg, in: Zeitschrift für Niederdeutsche Familienkunde 57 (1982), S. 147-150, 170-178, 58 (1983), S. 4-9, 37-47, 95-99.

HILLMER, Pfarre: Rolf HILLMER, Was der Pastor zu Suderburg wegen der Pfarre daselbst jährlich zu geben und abzunützen, in: Heimatkalender für Stadt und Kreis Uelzen 1975, S. 129-131.

HILLMER, Rittmeisterhof: Rolf HILLMER, Zum 300jährigen Bestehen des »Rittmeisterhofes« in Suderburg Kreis Uelzen, in: Zeitschrift für Niederdeutsche Familienkunde 56 (1981), S. 44-49.

HILLMER, Stoltenhof: Rolf HILLMER, Der Stoltenhof, in: Zeitschrift für Niederdeutsche Familienkunde 39 (1964), S. 37-45, 73-85.

HILLMER, Vögte: Rolf HILLMER, Die Vögte und der Hof der Amtsvogtei Suderburg (1530-1864), in: Forschungsberichte der Familienkundlichen Kommission für Niedersachsen und Bremen sowie angrenzende ostfälische Gebiete e.V. (N.F. 3), Hannover 1986, S. 121-181.

HILLMER, Vorfahren: Rolf HILLMER, Die Vorfahren und Nachkommen des Suderburger Pastoren Johannes Woning, † 1590, in: Zeitschrift für Niederdeutsche Familienkunde 55 (1980), S. 38-41.

HILLMER/SIEBERT, Besitzerfolgen: Rolf HILLMER/Hans SIEBERT, Die Besitzerfolgen in älterer Zeit auf den Höfen im Kirchspiel Suderburg, Suderburg 1987 (mit beigelegten losen fotokopierten Seiten »Ergänzung und Berichtigung«).

HIPPEL, Armut: Wolfgang von HIPPEL, Armut, Unterschichten, Randgruppen in der frühen Neuzeit (Enzyklopädie deutscher Geschichte 34), München 1995.

HIRST, Conquest: L. Fabian HIRST, The Conquest of Plague. A Study of the Evolution of Epidemiology, Oxford 1953.

HOCH, Pest: Karl HOCH, Die Pest in Grau-Rheindorf 1666. Verlauf und Auswirkung, in: Bonner Geschichtsblätter 12 (1958), S. 184-202.

HOFFMANN, Buchhändler: Friedrich Lorenz HOFFMANN, Der gelehrte Buchhändler Georg Ludwig Frobenius in Hamburg. Biographisches. Verzeichniss seiner Schriften, Hamburg 1867.

HÖHL, Pest: Monika HÖHL, Die Pest in Hildesheim. Krankheit als Krisenfaktor im städtischen Leben des Mittelalters und der Frühen Neuzeit (1350-1750) (Schriftenreihe des Stadtarchivs und der Stadtbibliothek Hildesheim 28), Hildesheim 2002.

HOLENSTEIN, »Gute Polizey«: André HOLENSTEIN, »Gute Policey« und lokale Gesellschaft im Staat des Ancien Régime. Das Fallbeispiel der Markgrafschaft Baden(-Durlach) (Frühneuzeitforschungen 9,1-2), 2 Bde. o.O. 2003.

HOLTZ, Theologie: Sabine HOLTZ, Theologie und Alltag. Lehre und Leben in den Predigten der Tübinger Theologen 1550-1750 (Spätmittelalter und Reformation, Neue Reihe 3), Tübingen 1993.

HOUHAMDI u.a., Model: Linda HOUHAMDI u.a., Experimental Model to Evaluate the Human Body Louse as a Vector of Plague, in: The Journal of Infectious Diseases 2006, S. 1589-1596.

HROCH/PETRÁN, 17. Jahrhundert: Miroslav HROCH/Josef PETRÁN: Das 17. Jahrhundert – Krise der feudalen Gesellschaft? (Historische Perspektiven 17), Hamburg 1981.

IMHOF, Einführung: Arthur E. IMHOF, Einführung in die Historische Demographie (Beck'sche Elementarbücher), München 1977.

ISELI, Policey: Andrea ISELI, Gute Policey. Öffentliche Ordnung in der Frühen Neuzeit (UTB 3271), Stuttgart 2009.

JANKRIFT, Angesicht: Kay Peter JANKRIFT, Im Angesicht der »Pestilentz«. Seuchen in westfälischen und rheinischen Städten (1349-1600) (Medizin, Gesellschaft und Geschichte, Beiheft 72), Stuttgart 2020.

JANKRIFT, Löwenfleisch: Kay Peter JANKRIFT, Löwenfleisch, faule Birnen und Antoniuswein. Pest, Lepra, Heiliges Feuer und die Rolle der Ernährung aus Sicht der mittelalterlich-frühneuzeitlichen Heilkunde, in: Andrea Hofmeister-Winter u. a. (Hrsg.), Der Koch ist der bessere Arzt. Zum Verhältnis von Diätetik und Kulinarik im Mittelalter und in der Frühen Neuzeit (Mediävistik zwischen Forschung, Lehre und Öffentlichkeit 8), Frankfurt (Main) 2014, S. 19-35.

JENNY, Amerbachkorrespondenz: Beat Rudolf JENNY, Die Amerbachkorrespondenz, Bde. 6-9,2: Die Briefe aus den Jahren 1544-1555, Basel 1967-1983.

JESSEN, Hilfe: Andrea JESSEN, »Hilfe zur Selbsthilfe«. Anleitungen zur Selbstmedikation bei Ruhrerkrankungen in der Frühen Neuzeit, in: → GOTTS VERHENGNIS, S. 85-92.

JONES, Concepts: Lori JONES, Exploring Concepts of Contagion and the Authority of Medical Treatises in 14th-16th Century England (maschinenschr. Diss. University of Ottawa), Ottawa 2012.

KAMEN, Iron Century: Henry KAMEN, The Iron Century. Social Change in Europe 1550-1660 (History of Civilisation), London 1971.

KAUFHOLD, Bevölkerungs- und Sozialgeschichte: Karl Heinrich KAUFHOLD, Städtische Bevölkerungs- und Sozialgeschichte in der frühen Neuzeit, in: → GESCHICHTE NIEDERSACHSENS, Bd. 3,1, S. 731-840.

KAYSER (Hrsg.), Hamburger Bücher: Werner KAYSER (Hrsg.), Hamburger Bücher 1491-1850. Aus der Hamburgensien-Sammlung der Staats- und Universitätsbibliothek Hamburg (Mitteilungen aus der Staats- und Universitätsbibliothek Hamburg 7), Hamburg 1973.

KAYSER/DEHN, Bibliographie: Werner KAYSER/Claus DEHN, Bibliographie der Hamburger Drucke des 16. Jahrhunderts (Mitteilungen aus der Hamburger Staats- und Universitätsbibliothek 6), Hamburg 1968.

KEIL, Stocker: Gundolf KEIL, Stocker (Stockar), Hans, in: Neue Deutsche Biographie (NDB) 25, Berlin 2013, S. 371-372.

KELCHNER, Holwein: NN KELCHNER, Holwein, in: Allgemeine Deutsche Biographie, Bd. 13, Leipzig 1881, S. 20-21.

KELLER, Seuchengeschichte: Marcel KELLER, Von der Seuchengeschichte der Pest zu einer Naturgeschichte ihres Erregers. Neue Einblicke durch alte DNA, in: → PEST!, S. 30-47.

KELLNER, Fischer: H. KELLNER, Fischer, Christoph, in: Allgemeine Deutsche Biographie, Bd. 7, Leipzig 1878, S. 51-52.

KELLNER, Pesthauch: Katharina KELLNER, Pesthauch über Regensburg. Seuchenbekämpfung und Hygiene im 18. Jahrhundert (Studien zur Geschichte des Spital-, Wohlfahrts- und Gesundheitswesens 6), Regensburg 2005.

KEYSER, Deutschland: Annemarie KEYSER, Die Pestepidemien in Deutschland im 14.-18. Jahrhundert nach dem »Deutschen Städtebuch« (maschinenschr. Diss. Universität Hamburg), Hamburg 1950.

KEYSER, Pest: Erich KEYSER, Die Pest in Niedersachsen, in: Richard Drögereit (Hrsg.), Erlebtes, Erzähltes, Erforschtes. Festgabe für Hans Woltmann, Stade 1964, S. 108-115.

KEYSER (Hrsg.), Städtebuch: Erich KEYSER (Hrsg.), Niedersächsisches Städtebuch (Deutsches Städtebuch 3,1), Stuttgart 1952.

KINTZINGER, Pfründe: Martin KINTZINGER, Pfründe und Vertrag. Zur Förderung Graduierter in Herzogtum und Stadt Braunschweig im 15. und 16. Jahrhundert, in: Braunschweigisches Jahrbuch 69 (1988), 7-56.

KINZELBACH, Gesundbleiben: Annemarie KINZELBACH, Gesundbleiben, Krankwerden, Armsein in der frühneuzeitlichen Gesellschaft. Gesunde und Kranke in den Reichsstädten Überlingen und Ulm, 1500-1700 (Medizin, Gesellschaft und Geschichte, Beiheft 8), Stuttgart 1995.

KITTSTEINER, Entstehung: Heinz Dieter KITTSTEINER, Die Entstehung des modernen Gewissens, Frankfurt (Main)/Leipzig [2]1992.

KITTSTEINER, Formprobleme: Heinz Dieter KITTSTEINER, Wir werden gelebt. Formprobleme der Moderne, Hamburg 2006.

KITTSTEINER, Stabilisierungsmoderne: Heinz Dieter KITTSTEINER, Die Stabilisierungsmoderne. Deutschland und Europa 1618-1715, München 2010.

KLEBS/SUDHOFF, Pestschriften: Arnold Carl KLEBS/Karl SUDHOFF, Die ersten gedruckten Pestschriften, München 1926.

KLOEDEN, Selnecker: Wolfdietrich von KLOEDEN, Selnecker, Nikolaus, in: Biographisch-Bibliographisches Kirchenlexikon, hrsg. v. Friedrich-Wilhelm Bautz, fortgeführt v. Traugott Bautz, Bd. 9, Herzberg 1995, Sp. 1376-1379.

KOCIUMBAS, Repertoire: Piotr KOCIUMBAS, Das Repertoire von Pestliedern in den zu Danzig herausgegebenen deutschsprachigen Gesangbüchern des 17. und 18. Jahrhunderts, in: Seuche und Mensch. Herausforderung in den Jahrhunderten, hrsg. v. Carl Christian Wahrmann u.a., Berlin 2012, S. 137-155.

KÖSTLIN, Baccalaurei: Julius KÖSTLIN, Die Baccalaurei und Magistri der Wittenberger Philosophischen Facultät 1538-1546 und die öffentlichen Disputationen derselben Jahre (Osterprogramm der Universität Halle-Wittenberg 1890), Halle 1890.

KRAMER, Volksleben: Karl-Sigismund KRAMER, Volksleben in Holstein (1550-1800). Eine Volkskunde aufgrund archivalischer Quellen, Kiel 1987.

KRAUSE, Mithobius: NN KRAUSE, Mithobius, in: Allgemeine Deutsche Biographie, Bd. 22, Leipzig 1885, S. 12-14.

KROLL/KRÜGER (Hrsg.), Städtesystem: Stefan KROLL/Kersten KRÜGER (Hrsg.), Städtesystem und Urbanisierung im Ostseeraum in der Frühen Neuzeit. Urbane Lebensräume und Historische Informationssysteme. Beiträge des wissenschaftlichen Kolloquiums in Rostock vom 15. und 16. November 2004 (Geschichte: Forschung und Wissenschaft 12), Berlin 2006.

KRUMWIEDE, Kirchengeschichte: Hans-Walter KRUMWIEDE, Kirchengeschichte Niedersachsens, Göttingen 1996.

KÜCK, Wörterbuch: Eduard KÜCK, Lüneburger Wörterbuch. Wortschatz der Lüneburger Heide und ihrer Randgebiete, seit 1900 zusammen mit vielen Mitarbeitern gesammelt und sprachwissenschaftlich sowie volkskundlich erläutert, Bd. 1: A bis H (Niedersächsischer Heimatbund e.V., Schriftenreihe 24), Neumünster 1942.

KUPFERSCHMIDT, Epidemiologie: Hugo KUPFERSCHMIDT, Die Epidemiologie der Pest. Der Konzeptwandel in der Erforschung der Infektionsketten seit der Entdeckung des Pesterregers im Jahre 1894 (Gesnerus Supplement 43), Aarau u.a. 1993.

KÜTHER, Menschen: Carsten KÜTHER, Menschen auf der Straße. Vagierende Unterschichten in Bayern, Franken und Schwaben in der zweiten Hälfte des 18. Jahrhunderts (Kritische Studien zur Geschichtswissenschaft 56), Göttingen 1983.

LÄHTEELÄ, Order: Heli Maria Mirjami LÄHTEELÄ, Order and Meaning from the Chaos of Plague: Doctors Writing about the Plague in Fifteenth- and Sixteenth-Century Italy (maschinenschr. Master University of Sydney), Sydney 2010.

LAMMERT, Geschichte: Gottfried LAMMERT, Geschichte der Seuchen, Hungers- und Kriegsnoth zur Zeit des Dreissigjährigen Krieges, Vaduz 1993 (Nd. v. Wiesbaden 1890).

LANDSTEINER, Brot: Erich LANDSTEINER, Wenig Brot und saurer Wein. Kontinuität und Wandel in der zentraleuropäischen Ernährungskultur im letzten Drittel des 16. Jahrhunderts, in: → BEHRINGER u.a. (Hrsg.), Konsequenzen, S. 87-147.

LANDWEHR, Absolutismus: Achim LANDWEHR, Absolutismus oder »Gute Policey«. Anmerkungen zu einem Epochenkonzept, in: Absolutismus, ein unersetzliches Forschungskonzept? Eine deutsch-französische Bilanz, hrsg. v. Lothar Schilling (Pariser Historische Studien 79), München 2008, S. 205-228.

LANG, Vrsprung: Matthias LANG, »Der Vrsprung aber der Pestilentz ist nicht natürlich, sondern übernatürlich …«. Medizinische und theologische Erklärung der Seuche im Spiegel protestantischer Pestschriften 1527-1650, in: → ULBRICHT (Hrsg.), Seuche, S. 133-180.

LANDESAUFNAHME BLATT 92 HOLDENSTEDT: Kurhannoversche Landesaufnahme des 18. Jahrhunderts, hrsg. v. Niedersächsischen Landesvermessungsamt – Landesvermessung/Historischer Kommission für Niedersachsen, Blatt 92 Holdenstedt (Veröffentlichungen der Historischen Kommission für Niedersachsen 26), Hannover 1962.

LEHNER, Taufe: Eva Marie LEHNER, Taufe – Ehe – Tod. Praktiken des Verzeichnens in frühneuzeitlichen Kirchenbüchern (Hisorische Wissensforschung 22), Göttingen 2023.

LEIBROCK, Chronik: Gustav Adolph LEIBROCK, Chronik der Stadt und des Fürstenthums Blankenburg, der Grafschaft Regenstein und der Klöster Michaelstein und Walkenried, Bd. 1, Blankenburg 1864.

LEPPIN, Antichrist: Volker LEPPIN, Antichrist und Jüngster Tag. Das Profil apokalyptischer Flugschriftenpublizistik im deutschen Luthertum 1548-1618 (Quellen und Forschungen zur Reformationsgeschichte 69), Gütersloh 1999.

LETSCH, Aspects: Walter LETSCH, Demographic Aspects of the Early Modern Times. The Example of the Zurich Countryside in a European Perspective (Population, Family, and Society 26), Bern u.a. 2017.

LEUBE, Reformideen: Hans LEUBE, Die Reformideen in der deutschen lutherischen Kirche zur Zeit der Orthodoxie, Leipzig 1924.

LEVEN, Geschichte: Karl-Heinz LEVEN, Die Geschichte der Infektionskrankheiten. Von der Antike bis ins 20. Jahrhundert (Fortschritte in der Präventiv- und Arbeitsmedizin 6), Landsberg (Lech) 1997.

LEVEN, Krankheiten: Karl-Heinz LEVEN, Krankheiten – historische Deutung versus retrospektive Diagnose, in: Norbert Paul/Thomas Schlich (Hrsg.), Medizingeschichte: Aufgaben, Probleme, Perspektiven, Frankfurt (Main)/New York 1998, S. 153-185.

LEVEN, Ratten: Karl-Heinz LEVEN, Von Ratten und Menschen. Pest, Geschichte und das Problem der retrospektiven Diagnose, in: → MEIER (Hrsg.), Pest, S. 11-32.

LEXIKON: Biographisches Lexikon der hervorragenden Aerzte aller Zeiten und Völker, hrsg. v. August Hirsch, 6 Bde. Wien/Leipzig 1884-1888.

LIEBHART, Zeiten: Wilhelm LIEBHART, Aus den Zeiten der Pest: Der »Schwarze Tod« in Sielenbach 1679. Ein Beitrag zum Medizinalwesen im Kurfürstentum Bayern, in: Altbayern in Schwaben. Jahrbuch für Geschichte und Kultur 2003, S. 75-90.

LINDEMANN, Health: Mary LINDEMANN, Health & Healing in Eighteenth-Century Germany (The John Hopkins University Studies in Historical and Political Science, Serie 114, 4), Baltimore/London 1996.

LINDEMANN, Medicine: Mary LINDEMANN, Medicine and Society in Early Modern Europe (New Approaches to European History), Cambridge 1999.

LIVI-BACCI, Europa: Massimo LIVI-BACCI, Europa und seine Menschen. Eine Bevölkerungsgeschichte (Europa bauen), München 1999.

LIVI-BACCI, Population: Massimo LIVI-BACCI, Population and Nutrition. An Essay on European Demographic History (Cambridge Studies in Population, Economy and Society in Past Time 14), Cambridge u.a. 1991.

LORBEER, Sterbe- und Ewigkeitslieder: Lukas LORBEER, Die Sterbe- und Ewigkeitslieder in deutschen lutherischen Gesangbüchern des 17. Jahrhunderts (Forschungen zur Kirchen- und Dogmengeschichte 104), Göttingen 2012.

LUTHER, Sterben: Martin LUTHER, Ob man vor dem Sterben fliehen möge. 1527., in: M. Martin Luthers Werke. Kritische Gesammtausgabe, Bd. 23, Weimar 1901, S. 323-386.

MAHR, Pest: Helmut MAHR, Die Pest in Zirndorf, in: Fürther Heimatblätter 47 (1997), S. 3-21.

MAISCH, Unterhalt: Andreas MAISCH, Notdürftiger Unterhalt und gehörige Schranken. Lebensbedingungen und Lebensstile in württembergischen Dörfern der frühen Neuzeit (Quellen und Forschungen zur Agrargeschichte 37), Stuttgart u.a. 1992.

MANECKE, Beschreibungen: Urban Friedrich Christoph MANECKE, Topographisch-historische Beschreibungen der Städte, Aemter und adelichen Gerichte im Fürstenthum Lüneburg, 2 Bde. Celle 1858.

MANECKE, Bodenteich: Urban Friedrich Christoph MANECKE, Geographisch-historische Beschreibung des Amtes Bodenteich, hrsg. v. NN von Hammerstein, in: Vaterländisches Archiv des historischen Vereins für Niedersachsen 1839, S. 364-404.

MANECKE, Lüneburg: Urban Friedrich Christoph MANECKE, Kurze Beschreibung und Geschichte der Stadt Lüneburg, Hannover 1816.

MANFREDINI u.a., Plague: M. MANFREDINI u.a., The Plague of 1630 in the territory of Parma: Outbreak and Effects of a Crisis, in: International Journal of Anthropology 17 (2002), S. 41-57.

MARTIN, Pest: Friedrich MARTIN, Die Pest in Stalldorf und Umgebung während des 30jährigen Krieges, in: Würzburger Diözesangeschichtsblätter 2 (1934), Heft 1, S. 39-41.

MARTINI, Beiträge: Adolph MARTINI, Beiträge zur Kenntniß der Bibliothek des Klosters St. Michaelis in Lüneburg, Lüneburg 1827.

MASSAD u.a., The Eyam Plague: E. MASSAD u.a., The Eyam Plague Revisited: Did the Village Isolation Change Transmission from Fleas to Pulmonary?, in: Medical Hypotheses 63 (2004), S. 911-915.

MATRIKELN: Die älteren Matrikeln der Lüneburger Ritterschaft, in: Archiv für Geschichte und Verfassung des Fürstenthums Lüneburg 6 (1858), S. 337-374.

MATTMÜLLER, Bevölkerungsgeschichte: Markus MATTMÜLLER, Bevölkerungsgeschichte der Schweiz, Teil I, (Basler Beiträge zur Geschichtswissenschaft, Bde. 154 und 154a), 2 Bde. Basel/Frankfurt (Main) 1987.

MAUELSHAGEN, Klimageschichte: Franz MAUELSHAGEN, Klimageschichte der Neuzeit 1500-1900 (Geschichte Kompakt), Darmstadt 2010.

MAYER, Pest: Johannes Gottfried MAYER, Gegen Pest und Laienmedizin. Der niederrheinische Pesttraktat »Regimen de epidemia« von 1490, in: Editionen und Studien zur lateinischen und deutschen Fachprosa des Mittelalters. Festgabe für Gundolf Keil, hrsg. v. Konrad Goehl und Johannes Gottfried Mayer (Texte und Wissen 3), Würzburg 2000, S. 167-192.

MAYER, Universität Freiburg: Hermann MAYER, Die Matrikel der Universität Freiburg i. Br. von 1460-1656, Bd. 1: Einleitung und Text, Freiburg (Breisgau) 1907.

McDOWELL, Plague Text: Niel McDOWELL, The Sixteenth-Century German Plague Text and its Role in Early Modern Medical Discourse (maschinenschr. Diss. University of Pennsylvania), Pennsylvania 1998.

MEDICK, Dreißigjährige Krieg: Hans MEDICK, Der Dreißigjährige Krieg. Zeugnisse vom Leben mit Gewalt, Göttingen [3]2019.

MEDICK/SABEAN, Emotionen: Hans MEDICK/David SABEAN, Emotionen und materielle Interessen in Familie und Verwandtschaft: Überlegungen zu neuen Wegen und Bereichen einer historischen und sozialanthropologischen Familienforschung, in: Emotionen und materielle Interessen. Sozialanthropologische und historische Beiträge zur Familienforschung, hrsg. v. dens., Göttingen 1984, S. 27-54.

MEIER (Hrsg.), Pest: Mischa MEIER (Hrsg.), Pest. Die Geschichte eines Menschheitstraumas, Stuttgart 2005.

MELANCHTHONS BRIEFWECHSEL: Melanchthons Briefwechsel, bearb. v. Heinz Scheible und Walter Thüringer, Bde. 4-8: Regesten 3421-9301 (1544-1560), Stuttgart/Bad Cannstatt 1983-1995.

MENNECKE-HAUSTEIN, Trostbriefe: Ute MENNECKE-HAUSTEIN, Luthers Trostbriefe (Quellen und Forschungen zur Reformationsgeschichte 56), Heidelberg 1989.

MENOLFI, Geschichte: Ernest MENOLFI, Geschichte von Sulgen, Sulgen 1984.

MENOLFI, Untertanen: Ernest MENOLFI, Sanktgallische Untertanen im Thurgau. Eine sozialgeschichtliche Untersuchung über die Herrschaft Bürglen (TG) im 17. und 18. Jahrhundert (St. Galler Kultur und Geschichte 9), St. Gallen 1980.

MERIAN, Lehrjahren: Samuel MERIAN, Aus den Lehrjahren Nicolaus Bischoffs des Jüngeren, in: Basler Jahrbuch 1927, S. 26-73.

MILT, Beitrag: Bernhard MILT, Beitrag zur Kenntnis der mittelalterlichen Heilkunde am Bodensee und Oberrhein, in: Vierteljahrsschrift der Naturforschenden Gesellschaft in Zürich 85/3-4 (1940), S. 263-321.

MITTELHÄUSSER, Natur: Käthe MITTELHÄUSSER, Die Natur des Landes, in: Geschichte Niedersachsens, Bd. 1: Grundlagen und frühes Mittelalter, hrsg. v. Hans Patze (Veröffentlichungen der historischen Kommission für Niedersachsen und Bremen, Reihe 36, 1), Hildesheim [2]1985, S. 97-166.

MONTAGNE, Médecine: Véronique MONTAGNE, Médecine et rhétorique à la Renaissance. Le cas du traité de peste en langue vernaculaire (Bibliothèque de la renaissance 17), Paris 2017.

MÜLLER, Pestepidemien: Paul MÜLLER, Die Pestepidemien des 17. Jahrhunderts im Stande Solothurn, in: Jahrbuch für Solothurnische Geschichte 57 (1984), S. 13-194.

MÜLLER, Schwarze Kunst: Manuel MÜLLER, Die Schwarze Kunst im Eichsfeld. Aus der Geschichte der Druckereien in vier Jahrhunderten. Mit einem vorangestellten Reprint des Duderstädter Pestbuches, des ersten im Eichsfeld gedruckten Buches, hrsg. v. Helmut Mecke, Duderstadt 2008.

MÜLLER, Stadtärzte: Friedrich MÜLLER, Lüneburger beamtete Stadtärzte in den letzten 600 Jahren, in: Zeitschrift für Niedersächsische Familienkunde 16 (1934), Sonderdruck.

NAPHY/SPICER, Schwarze Tod: William NAPHY/Andrew SPICER, Der Schwarze Tod. Die Pest in Europa, Essen 2003.

NAUMANN, Grundzüge: Hans NAUMANN, Grundzüge der deutschen Volkskunde (Wissenschaft und Bildung 181), Leipzig 1922.

NIEMANN, Anleitung: Johann Friedrich NIEMANN, Anleitung zur Visitation der Apotheken und der übrigen Arznei-Vorräthe so wie der chirurgischen Apparate, welche medicinische Polizei-Aufsicht erfordern, Leipzig [3]1831.

NN, VISCHER: NN, VISCHER, Christoph, in: Allgemeine Deutsche Biographie, Bd. 40, Leipzig 1896, S. 30-31.

NOBLE, Plague: Malcolm NOBLE, Plague in Bleasby. A Nottinghamshire Village Survives its Summer of Death, Market Harborough 2018.

NOCKELS FABBRI, Continuity: Christiane NOCKELS FABBRI, Continuity and Change in Late Medieval Plague Medicine: A Survey of 152 Plague Tracts from 1348 to 1599 (maschinenschr. Diss. Yale University), Yale 2006.

NOORDEGRAAF/VALK, Gave Gods: Leo NOORDEGRAAF/Gerrit VALK, De Gave Gods. De pest in Holland vanaf de late Middeleeuwen, Amsterdam 2020.

NORDEN, Bevölkerung: Wilhelm NORDEN, Eine Bevölkerung in der Krise. Historisch-demographische Untersuchungen zur Biographie einer norddeutschen Küstenregion (Butjadingen 1600-1850) (Veröffentlichungen der historischen Kommission für Niedersachsen und Bremen 11), Hildesheim 1984.

OBERDIECK, Geschichte: Karl Adolf Dietrich OBERDIECK, Aus der Geschichte Suderburgs, Uelzen 1910.

OFFNER/SINDILARIU (Hrsg.), Schwarzer Tod: Robert OFFNER/Thomas SINDILARIU (Hrsg.), Schwarzer Tod und Pestabwehr im frühneuzeitlichen Hermannstadt. Pestordnungen der Stadtärzte Johann Salzmann (1510, 1521), Sebastian Pauschner (1530) und Johann Stubing (1561) (Quellen zur Geschichte der Stadt Hermannstadt 6), Hermannstadt/Bonn 2020.

OHAINSKI, Mellinger: Uwe OHAINSKI, Johannes Mellinger (um 1538-1603). Biographische Skizze und Werkverzeichnis, in: Johannes Mellinger, Atlas des Fürstentums Lüneburg um 1600, hrsg. v. Peter Aufgebauer u.a. (Veröffentlichungen des Instituts für Historische Landesforschung der Universität Göttingen 41), Bielefeld 2001, S. 11-18.

OHE, Zentral- und Hofverwaltung: Hans Joachim von der OHE, Die Zentral- und Hofverwaltung des Fürstentums Lüneburg (Celle) und ihre Beamten 1520-1648, Celle 1955.

PARACELSUS, De Pestilitate: Theophrastus PARACELSUS, DE PESTILITATE, Das ist/ vom Vrsprung vnnd Herkommen Pestis, vnd hernach von derselbigen kranckheit eigentlichen vnd gründlichen Cur, in: Ders., Bücher und Schriften I, hrsg. v. Johannes Huser, Hildesheim/New York 1971, S. 24-107.

PARACELSUS, Pestilentz: Theophrastus PARACELSUS, Von der Pestilentz/ ein Büchlein: Geschrieben An die Statt Stertzingen, in: Ders., Bücher und Schriften I, hrsg. v. Johannes Huser, Hildesheim/New York 1971, S. 108-123.

PARACELSUS, Zwey Bücher: Theophrastus PARACELSUS, Zwey Bücher Von der Pestilentz Vnnd Ihren Zufellen, in: Ders., Bücher und Schriften I, hrsg. v. Johannes Huser, Hildesheim/New York 1971, S. 124-195.

PARKER, Global Crisis: Geoffrey PARKER, Global Crisis. War, Climate Change and the Catastrophe in the Seventeenth Century, New Haven/London 2014.

PARKER, Krieg: Geoffrey PARKER, Der Dreißigjährige Krieg, Zürich 1988.

PARKER/SMITH (Hrsg.), General Crisis: Geoffrey PARKER/Lesley M. SMITH, The General Crisis of the Seventeenth Century, London/New York ²1997 (Nd. v. London 1965).

PARKER/SMITH, Introduction: Geoffrey PARKER/Lesley M. SMITH, Introduction, in: → PARKER/SMITH (Hrsg.), General Crisis, S. 1-31.

PASTOREN: Die Pastoren der Landeskirchen Hannovers und Schaumburg-Lippes seit der Reformation, hrsg. v. Philipp Meyer, Bd. 1: Abbensen bis Junker-Wehningen, Göttingen 1941.

PÉREZ FUENTES, Scriptum: Jorge Adrián PÉREZ FUENTES, Scriptum Pestilentis. Un análisis comparativo entre lo real y lo imaginario de siete tratados loimológicos hispanos (1347-1506), Murcia 2018.

PERRENOUD, Méchanismes: Alfred PERRENOUD, Les méchanismes de récuperation d'une population frappée par la peste. L'épidémie de 1636-1640 a Genève, in: Schweizerische Zeitschrift für Geschichte 28 (1978), S. 265-288.

PERSSON, Boy: Bodil E.B. PERSSON, The boy with the rake and the girl with the broom. Pestilences in Early Eighteenth Century Southern Sweden, in: → KROLL/KRÜGER (Hrsg.), Städtesystem, S. 172-204.

PERSSON, Pestens gåta: Bodil E.B. PERSSON, Pestens gåta. Farsoter i det tidiga 1700-talets Skåne (Studia Historica Lundensia), Lund 2001.

PEST!: Pest! Eine Spurensuche, hrsg. v. LWL-Museum für Archäologie, Westfälisches Landesmuseum Herne, Darmstadt 2019.

PFISTER, Bevölkerungsgeschichte: Christian PFISTER, Bevölkerungsgeschichte und Historische Demographie 1500-1800 (Enzyklopädie Deutscher Geschichte 28), München 1994.

PFISTER, Klimageschichte: Christian PFISTER, Klimageschichte der Schweiz 1525-1860. Das Klima der Schweiz von 1525-1860 und sein Bedeutung in der Geschichte von Bevölkerung und Landwirtschaft (Academica helvetica 6), 2 Bde. Bern/Stuttgart 1984.

PIARROUX u.a., Plague Epidemics: Renaud PIARROUX u.a., Plague Epidemics and Lice, Democratic Republic of the Congo, in: Emerging Infectious Diseases 19 (2013), S. 505-506.

PINTSCHOVIUS, Leute: Hans-Joska PINTSCHOVIUS, Die »Kleinen Leute«. Häuslinge – Handwerker – Tagelöhner, in: Harburger Jahrbuch 14 (1973/74), S. 100-112.

PLOETZ, Überlandfernverkehr: Bruno PLOETZ, Überlandfernverkehr im Gebiet des Fürstentums Lüneburg, in: Lüneburger Blätter 11/12 (1961), S. 67-147.

POLLITZER, Plague: R. POLLITZER, Plague, Genf 1954.

PORTH/BOE, Familien: Heinrich PORTH/Dieter BOE, Die Familien und Einwohner des Kirchspiels Ebstorf. Ortsfamilienbuch 1627-1875 (Quellen und Darstellungen zur Geschichte von Stadt und Kreis Uelzen 4), Uelzen 2005.

PORZELT, Pest: Carolin PORZELT, Die Pest in Nürnberg. Leben und Herrschen in Pestzeiten in der Reichsstadt Nürnberg (1562-1713), St. Ottilien 2000.

POST, Food Shortage: John D. POST, Food Shortage, Climatic Variability, and Epidemic Disease in Preindustrial Europe. The Mortality Peak in the Early 1740s, Ithaca/London1985.

PRENTICE u.a., Black Death: Michael B. PRENTICE u.a., Was the Black Death caused by Yersinia pestis?, in: The Lancet Infectious Diseases 2004, S. 72.

PRESSEL, Chyträus: Theodor PRESSEL, David Chyträus. Nach gleichzeitigen Quellen, Elberfeld 1862.

PRÖVE, Dorf: Heinrich PRÖVE, Dorf und Gut im alten Herzogtum Lüneburg (Studien und Vorarbeiten zum Historischen Atlas von Niedersachsen 11), Göttingen 1929.

PSCHYREMBEL: Pschyrembel Klinisches Wörterbuch, Berlin/New York [259]2002.

PUSCH u.a., Yersinial F1: Carsten M. PUSCH u.a., Yersinial F1 antigen and the cause of Black Death, in: The Lancet Infectious Diseases 2004, S. 484-485.

RABB, Struggle: RABB, Theodore K., The Struggle for Stability in Early Modern Europe, New York 1975.

RACE, Consideration: Philip RACE, Some Further Consideration of the Plague in Eyam, 1665/6, in: Local Population Studies 54 (1995), S. 56-65.

RAGGETT, Modelling: G.F. RAGGETT, Modelling the Eyam Plague, in: Bulletin of the Institute of Mathematics and its Applications 18 (1982), S. 221-226.

RAGGETT, Stochastic Model: G.F. RAGGETT, A Stochastic Model of the Eyam Plague, in: Journal of Applied Statistics 9 (1982), S. 212-225.

RAOULT u.a., Molecular identification: Didier RAOULT u.a., Molecular identification by »suicide PCR« of Yersinia pestis as the agent of Medieval Black Death, in: Proceedings of the National Academy of Sciences of the United States of America 97 (2000), S. 12800-12803.

RAOULT/DRANCOURT, Cause: Didier RAOULT/Michel DRANCOURT, Cause of Black Death, in: The Lancet Infectious Diseases 2002, S. 459.

REINECKE, Geschichte: Wilhelm REINECKE, Geschichte der Stadt Lüneburg, 2 Bde. Lüneburg 1977 (Nd. v. Lüneburg 1933).

REINHARDT, Macht: Volker REINHARDT, Die Macht der Seuche. Wie die Große Pest die Welt veränderte 1347-1353, München 2021.

REITEMEIER, Reformation: Arnd REITEMEIER, Reformation in Norddeutschland. Gottvertrauen zwischen Fürstenherrschaft und Teufelsfurcht, Göttingen 2017.

RETTINGER, Umgebung: Elmar RETTINGER, Die Umgebung der Stadt Mainz und ihre Bevölkerung vom 17. bis 19. Jahrhundert. Ein historisch-demographischer Beitrag zur Sozialgeschichte ländlicher Regionen (Geschichtliche Landeskunde 53), Stuttgart 2002.

RIBBENTROP, Pest: Sonja RIBBENTROP, Pest und Policey im norddeutschen Raum. Die Entwicklung der Pest im Kontext von Wirtschaft, Administration und Policey, Hamburg 2014.

RIESENER, Arbeiter: Dirk RIESENER, Arbeiter auf dem Lande. Ein Beitrag zur Sozialgeschichte des ländlichen Gesindes, der Häuslinge und Tagelöhner in der Lüneburger Heide vom 17. bis 20. Jahrhundert (Materialien des Landwirtschaftsmuseums Hösseringen 13), Uelzen 1991.

RIPPERGER, Influenza: Adam RIPPERGER, Die Influenza. Ihre Geschichte, Epidemiologie, Aetiologie, Symptomatologie und Therapie sowie ihre Complicationen und Nachkrankheiten, München 1892.

ROTERMUND, Hannover: Heinrich Wilhelm ROTERMUND, Das gelehrte Hannover oder Lexikon von Schriftstellern und Schriftstellerinnen, gelehrten Geschäftsmännern und Künstlern die seit der Reformation in und außerhalb den sämtlichen zum jetzigen Königreich Hannover gehörigen Provinzen gelebt haben und noch leben, Bd. 1, Bremen 1823.

ROTHSCHUH, Iatromagie: Karl Eduard ROTHSCHUH, Iatromagie. Begriff, Merkmale,

Motive, Systematik (Rheinisch-Westfälische Akademie der Wissenschaften, Geisteswissenschaften, Vorträge G 225), Opladen 1978.

ROTHSCHUH, Konzepte: Karl Eduard ROTHSCHUH, Konzepte der Medizin in Vergangenheit und Gegenwart, Stuttgart 1978.

RUBI, Grindelwald: Christian RUBI, Grindelwald in den Pestmonaten des Jahres 1669 (Schriften der Heimatvereinigung Grindelwald 3), Grindelwald 1969.

RUTZ, Übersetzungen: A. RUTZ, Altdeutsche Übersetzungen des Prager »Sendbriefs« (»Missum Imperatori«) (Untersuchungen zur mittelalterlichen Pestliteratur 1), (maschinenschr. Diss. Universität Bonn), Bonn 1972.

SAALFELD, Bauernwirtschaft: Diedrich SAALFELD, Bauernwirtschaft und Gutsbetrieb in der vorindustriellen Zeit (Quellen und Forschungen zur Agrargeschichte 6), Stuttgart 1960.

SAALFELD, Sozialgeschichte: Diedrich SAALFELD, Ländliche Wirtschafts- und Sozialgeschichte vom Beginn des 16. bis zur Mitte des 17. Jahrhunderts, in: → GESCHICHTE NIEDERSACHSENS, Bd. 3,1, S. 635-688.

SANCTA CLARA, Mercks Wienn: Abraham a SANCTA CLARA, Mercks Wienn, in: ders., Reimb dich oder Ich Liß dich. Vom Verfasser zusammengestellte Anthologie seiner frühen Predigten und Traktate, hrsg. und kommentiert v. Inga Pohlmann (Bibliotheca Suevica 23), Konstanz 2007.

SANDERS, Sachsensprachen: Willy SANDERS, Sachsensprachen, Hansesprache, Plattdeutsch. Sprachgeschichtliche Grundzüge des Niederdeutschen, Göttingen 1982.

SCHÄFER, Chronik: Heinrich SCHÄFER, Chronik des Kneipp-Kurortes Bodenteich. Burg – Amt – Flecken, Uelzen o.J. (1986).

SCHAUERMANN, Pest: Günther SCHAUERMANN, Die Pest in der Lüneburger Heide (maschinenschr. Diss. Universität Frankfurt (Main)), Frankfurt (Main) 1949.

SCHELBERT, Bevölkerungsgeschichte: Urspeter SCHELBERT, Bevölkerungsgeschichte der Schwyzer Pfarreien Freienbach und Wollerau im 18. Jahrhundert (Diss. Universität Basel), Zürich 1989.

SCHIKORSKY, Schriftlichkeit: Isa SCHIKORSKY, Private Schriftlichkeit im 19. Jahrhundert. Untersuchungen zur Geschichte des alltäglichen Sprachverhaltens »kleiner Leute« (Reihe Germanistische Linguistik 107), Tübingen 1990.

SCHIMITSCHEK/WERNER, Malaria: Erwin SCHIMITSCHEK/Günther T. WERNER, Malaria, Fleckfieber, Pest. Auswirkungen auf Kultur und Geschichte – Medizinische Fortschritte, Stuttgart 1985.

SCHIPPERGES, Medizin: Heinrich SCHIPPERGES, Moderne Medizin im Spiegel der Geschichte (dtv wissenschaftliche Reihe 4044), Stuttgart 1970.

SCHLENKRICH, Gevatter: Elke SCHLENKRICH, Gevatter Tod. Pestzeiten im 17. und 18. Jahrhundert im sächsisch-schlesisch-böhmischen Vergleich (Quellen und Forschungen zur sächsischen Geschichte 36), Leipzig 2013.

SCHLIEPER, Kirchenbuch: Edith SCHLIEPER, Das früheste Kirchenbuch der Altstadt Kassel 1565-1598 (Hessische Forschungen zur geschichtlichen Landes- und Volkskunde 16), Kassel 1988.

SCHLUCHTMANN, Medizin: Axinia SCHLUCHTMANN, Akademische Medizin und Pest. Das Beispiel Johannes Bacmeister 1623/24, in: → ULBRICHT (Hrsg.), Seuche, S. 217-257.

SCHLUMBOHM, Gesetze: Jürgen SCHLUMBOHM, Gesetze, die nicht durchgesetzt werden – ein Strukturmerkmal des frühneuzeitlichen Staates?, in: Geschichte und Gesellschaft 23 (1997), S. 647-663.

SCHLUMBOHM, Lebensläufe: Jürgen SCHLUMBOHM, Lebensläufe, Familien, Höfe. Die Bauern und Heuerleute des Osnabrückischen Kirchspiels Belm in proto-industrieller Zeit, 1650-1860 (Veröffentlichungen des Max-Planck-Instituts für Geschichte 110), Göttingen 1994.

SCHMIDT, Gemeinde: Heinrich Richard SCHMIDT, Gemeinde und Sittenzucht im protestantischen Europa der Frühen Neuzeit, in: Peter Blickle/Elisabeth Müller-Luckner (Hrsg.), Theorien kommunaler Ordnung in Europa (Schriften des Historischen Kollegs 36), München 1996, S. 181-214.

SCHMITZ, Geschichte: Rudolf SCHMITZ, Geschichte der Pharmazie, 2 Bde. Eschborn 1998-2005.

SCHNATH u.a., Geschichte: Georg SCHNATH u.a., Geschichte des Landes Niedersachsen (Territorien-Ploetz, Sonderausgaben), Freiburg/Würzburg ^{6}1994.

SCHNEIDER, Arndt: Hans SCHNEIDER, Der fremde Arndt. Studien zu Leben, Werk und Wirkung Johann Arndts (1555-1621) (Arbeiten zur Geschichte des Pietismus 48), Göttingen 2006.

SCHOFIELD, Anatomy: Roger SCHOFIELD, An Anatomy of an Epidemic: Colyton, November 1645 to November 1646, in: The Plague Reconsidered. A new look at its origins and effects in 16th and 17th Century England (A Local Population Studies Supplement), Matlock 1977, S. 95-126.

SCHOFIELD, Microdemography: Roger SCHOFIELD, Microdemography and Epidemic Mortality: Two Case Studies, in: Time, Space and Man. Essays on Microdemography. Reports from the Symposium in Umeå, Sweden June 1977, hrsg. v. Jan Sundin und Erik Söderlund, Stockholm 1979, S. 53-67.

SCHOLZ, Schott: Michael SCHOLZ, »Vom Schott bey Hösering«. Die Lüneburger Landstände und ihr Landtagsplatz (Landwirtschaftsmuseum Lüneburger Heide, Materialien 18), Uelzen 1993.

SCHREIBER, Geschichte: Johann Heinrich SCHREIBER, Geschichte der Stadt und Universität Freiburg im Breisgau, 2. Teil: Von der Kirchenreformation bis zur Aufhebung der Jesuiten, Freiburg 1859.

SCHRETTER, Pest: Bernhard SCHRETTER, Die Pest in Tirol 1611-1612. Ein Beitrag zur Medizin-, Kultur- und Wirtschaftsgeschichte der Stadt Innsbruck und der übrigen Gerichte Tirols (Veröffentlichungen des Innsbrucker Stadtarchivs, Neue Folge 12/13), Innsbruck 1982.

SCHUBERT, Einführung: Ernst SCHUBERT, Einführung in die Grundprobleme der deutschen Geschichte im Spätmittelalter (Grundprobleme der deutschen Geschichte), Darmstadt 1992.

SCHULZE, Amt: Albert SCHULZE, Das Amt Bodenteich im Dreißigjährigen Krieg, in: Der Heidewanderer 53 (1978), S. 61-62, 65-66, 69-70, 77-78, 81-82, 85-86.

SCHWARZ, Pest: Klaus SCHWARZ, Die Pest in Bremen. Epidemie und freier Handel in einer deutschen Hafenstadt 1350-1713 (Veröffentlichungen aus dem Staatsarchiv der freien Hansestadt Bremen 60), Bremen 1996.

SCHWARZWÄLDER/SCHWARZWÄLDER, Reisen: Herbert SCHWARZWÄLDER/Inge SCHWARZWÄLDER, Reisen und Reisende in Nordwestdeutschland. Beschreibungen, Tagebücher und Briefe. Itinerare und Kostenrechungen, Bd. 1: bis 1620 (Veröffentlichungen der Historischen Kommission für Niedersachsen und Bremen XXXV, 7), Hildesheim 1987.

SCHWERZ, Arzt: F. SCHWERZ, Der Schaffhauser Arzt Heinrich Skreta von Schotnau und

Zavorziz und sein Werk »Die Lagersucht«. Eine medizin-historische Studie, in: Mitteilungen der Naturforschenden Gesellschaft Schaffhausen 12 (1934-1935), S. 71-142.

SCOTT/DUNCAN, Biology: Susan SCOTT/Christopher J. DUNCAN, Biology of Plagues: Evidence from Historical Populations, Cambridge 2005.

SCOTT/DUNCAN, Return: Susan SCOTT/Christopher J. DUNCAN, Return of the Black Death. The World's Greatest Serial Killer, Chichester 2004.

SEEL, Pest: Karl-August SEEL, Die Pest und die Landkroner Pestregel von 1597, in: Heimatjahrbuch Kreis Ahrweiler 1985, S. 33-36.

SEELBACH, Zeit: Kirsten Renate SEELBACH, In dieser harten und sterbenden Zeit. Maßnahmen gegen die Pest 1620-1750, Marburg 2007.

SHREWSBURY, History: J.F.D. SHREWSBURY, A History of Bubonic Plague in the British Isles, Cambridge 1970.

SIGG, Pestzüge: Otto SIGG, Die drei Pestzüge in Ossingen, 1611/12, 1629/30 und 1636, in: Zürcher Taschenbuch, N.F. 99 (1979), S. 106-113.

SIGNOLI u.a. (Hrsg.), Peste: Michel SIGNOLI u.a. (Hrsg.), Peste: entre Épidémies et Sociétés. Plague: Epidemics and Societies, Florenz 2007.

SLACK, Impact: Paul SLACK, The Impact of Plague in Tudor and Stuart England, Oxford 2003.

SLACK, Plague: Paul SLACK, Plague. A very Short Introduction, Oxford 2012.

SONTAG, Krankheit: Susan Sontag, Krankheit als Metapher. Aids und seine Metaphern, Frankfurt (Main) 2003.

SOURNIA, Discipline: Jean-Charles SOURNIA, Discipline du diagnostic rétrospectif, in: Maladies et société (XIIe-XVIIIe siècles). Actes du colloque de Bielefeld, hrsg. v. Neithard Bulst/Robert Delort, Paris 1989, S. 57-64.

SPIEGLER, Geschichte: Hanni SPIEGLER, Die Geschichte der Pest in Erfurt von den Anfängen bis zum Beginn des 17. Jhdts. (maschinenschr. Diss. Universität Erfurt), Erfurt 1962.

STALMANN, Geschichte: Joachim STALMANN, Zur Geschichte der Cellisch-Lüneburgischen Gesangbücher im 17. bis 19. Jahrhundert, in: Reformation vor 450 Jahren. Eine Lüneburgische Gedenkschrift hrsg. v. Museumsverein für das Fürstentum Lüneburg, Lüneburg 1980, S. 185-196.

STEGMANN, Arznei: Andreas STEGMANN, Zweierlei Arznei gegen die Pest. Zum Umgang mit Seuchen im Zeitalter der Reformation am Beispiel der Mark Brandenburg, Tübingen 2023.

STICKER, Abhandlungen: Georg STICKER, Abhandlungen aus der Seuchengeschichte und Seuchenlehre, 2 Bde. Gießen 1908-1912.

STÖCKLIN, Pest: Peter STÖCKLIN, Die Pest von 1628/29 und 1634-36 in der Kirchgemeinde Rümlingen, in: Baselbieter Heimatbuch 15 (1986), S. 89-111.

STOLBERG, Harnschau: Michael STOLBERG, Die Harnschau. Eine Kultur- und Alltagsgeschichte, Köln u.a. 2009.

STURM, Leben: Patrick STURM, Leben mit dem Tod in den Reichstädten Esslingen, Nördlingen und Schwäbisch Hall. Epidemien und deren Auswirkungen vom frühen 15. bis zum frühen 17. Jahrhundert (Esslinger Studien 23), Ostfildern 2014.

SUDHOFF, Handbuch: Karl SUDHOFF, Kurzes Handbuch der Geschichte der Medizin, Holzminden o.J. (Nd. v. Berlin 1922).

SUDHOFF, Pestschriften: Karl SUDHOFF, Pestschriften aus den ersten 150 Jahren nach der Epidemie des »Schwarzen Todes« 1348, in: Sudhoffs Archiv 2 (1909)-17 (1925).

TADDEY, Pestepidemie: Gerhard TADDEY, Eine Pestepidemie in der Herrschaft Hohenlohe-Langenburg, in: Schwäbische Heimat 31 (1980), S. 185-187.

TALIB-BENZ, Pestschriften: Ursula TALIB-BENZ, Schweizerische Pestschriften aus der Zentralbibliothek Zürich, in deutscher & französischer Sprache vor 1700 gedruckt (Diss. Universität Zürich), Zürich 1984.

THÜRINGER, Brief: Walter THÜRINGER, Melanchthons Brief an Sigmund Eisen. Eine Neuerwerbung der Heidelberger Universitätsbibliothek, in: Heidelberger Jahrbücher 28 (1984), S. 21-40.

TOEPKE, Matrikel: Gustav TOEPKE, Die Matrikel der Universität Heidelberg von 1386 bis 1662, 1. Theil von 1386 bis 1553, Heidelberg 1884.

TRIEBS, Fakultät: Michaela TRIEBS, Die Medizinische Fakultät der Universität Helmstedt (1576-1810). Eine Studie zu ihrer Geschichte unter besonderer Berücksichtigung der Promotions- und Übungsdisputationen (Repertorien zur Erforschung der frühen Neuzeit 14), Wiesbaden 1995.

TROSTLE, Epidemiology: James A. TROSTLE, Epidemiology and Culture (Cambridge Studies in Medical Anthropology 13), Cambridge 2005.

TSCHIRNER, Museum: Ulfert TSCHIRNER, Das Museum der Lüneburger Ritterakademie. Eine Geschichte des Sammelns um 1800, Regensburg 2020.

TSCHIRNER, Museum und Musealisierung: Ulfert TSCHIRNER, Das Museum der Ritterakademie und die Musealisierung von St. Michaelis, in: Hansjörg Rümelin (Hrsg.): Das Benediktinerkloster St. Michaelis in Lüneburg. Bau – Kunst – Geschichte. Festschrift anlässlich der 600. Wiederkehr der Weihe des Langhauses am 11. Juli 1418, Berlin 2018, S. 436-455.

TSIAMIS, Plague: Costas TSIAMIS, Plague in Byzantine Times. A Medico-historical Study (Medicine in the Medieval Mediterranean 9), Berlin/Boston 2023.

TWIGG: Black Death: Graham TWIGG, The Black Death: a Biological Reappraisal, London 1984.

ULBRICHT, Einleitung: Otto ULBRICHT, Einleitung. Die Allgegenwärtigkeit der Pest in der Frühen Neuzeit und ihre Vernachlässigung in der Geschichtswissenschaft, in: → ULBRICHT (Hrsg.), Seuche, S. 1-63.

ULBRICHT, Pest: Otto ULBRICHT, Die Pest – medizinisch/medizinhistorisch, in: → ULBRICHT (Hrsg.), Seuche, S. 326-332.

ULBRICHT, Seuche: Otto ULBRICHT (Hrsg.), Die leidige Seuche. Pest-Fälle in der Frühen Neuzeit, Köln u.a. 2004.

UNIVERSITÄTS-MATRIKELN: Aeltere Universitäts-Matrikeln I. Universität Frankfurt a.O. Aus der Originalhandschrift hrsg. v. Ernst Friedlaender, Bd. 1 (1506-1648) (Publicationen aus den K. Preußischen Staatsarchiven 32), Leipzig 1887.

VASOLD, Ausbreitung: Manfred VASOLD, Die Ausbreitung des Schwarzen Todes in Deutschland nach 1348. Zugleich ein Beitrag zur deutschen Bevölkerungsgeschichte, in: Historische Zeitschrift 277 (2003), S. 281-308.

VASOLD, Bevölkerungsverluste: Manfred VASOLD, Die deutschen Bevölkerungsverluste während des Dreißigjährigen Krieges, in: Zeitschrift für bayerische Landesgeschichte 56 (1993), S. 147-160.

VASOLD, Grippe: Manfred VASOLD, Grippe, Pest und Cholera. Eine Geschichte der Seuchen in Europa, Stuttgart 2008.

VASOLD, Pest: Manfred VASOLD, Die Pest. Ende eines Mythos, Stuttgart 2003.

VASOLD, Pest, Not: Manfred VASOLD, Pest, Not und schwere Plagen. Seuchen und Epidemien vom Mittelalter bis heute, München 1991.

VOGTHERR, Buchdrucker: Thomas VOGTHERR, Der Buchdrucker Michael Kröner in Uelzen (1575-1609) im Dienste der Konfessionalisierung, in: Hans-Jürgen Vogtherr (Hrsg.): Uelzen im 16. Jahrhundert. Beiträge zu einer Tagung über »Tile Hagemanns Uelzen« am 19. September 2009, Uelzen 2014, S. 49-72.

VOGTHERR, Geschichte: Hans-Jürgen VOGTHERR, Die Geschichte des Brümmerhofes. Untersuchungen zur bäuerlichen Geschichte in der Lüneburger Heide (Veröffentlichungen des Landwirtschaftsmuseums Hösseringen 4), (Diss. Universität Göttingen), Uelzen 1986.

VOGTHERR, Uelzen: Hans-Jürgen VOGTHERR, Tile Hagemanns Uelzen. Eine norddeutsche Kleinstadt am Ende des 16. Jahrhunderts (Veröffentlichungen der Historischen Kommission für Niedersachsen und Bremen 251), Hannover 2009.

WAHRMANN, Kommunikation: Carl Christian WAHRMANN, Kommunikation der Pest. Seestädte des Ostseeraums und die Bedrohung durch die Seuche 1708-1713 (Historische Forschungen 98), Berlin 2012.

WALLIS, Heritage: Patrick WALLIS, A Dreadful Heritage: Interpreting Epidemic Disease at Eyam, 1666-2000, in: History Workshop Journal 61 (2006), S. 31-56.

WALLMANN, Frömmigkeit: Johannes WALLMANN, Frömmigkeit und Gebet, in: Geschichte des Pietismus, Bd. 4: Glaubenswelt und Lebenswelt, hrsg. v. Hartmut Lehmann, Göttingen 2004, S. 83-101.

WEBER-KELLERMANN/BIMMER, Einführung: Ingeborg WEBER-KELLERMANN/Andreas C. BIMMER, Einführung in die Volkskunde/Europäische Ethnologie. Eine Wissenschaftsgeschichte (Sammlung Metzler. Realien zur Literatur 79), Stuttgart [2]1985.

WEDGWOOD, Dreißigjährige Krieg: Cicely Veronica WEDGWOOD, Der Dreißigjährige Krieg. Mit einer bibliographischen Note von Professor Dr. Dieter Albrecht, Frankfurt (Main) u.a. 1972.

WEHLER, Gesellschaftsgeschichte: Hans Ulrich WEHLER, Deutsche Gesellschaftsgeschichte, Bd. 1: Vom Feudalismus des Alten Reiches bis zur Defensiven Modernisierung der Reformära 1700-1815, München [2]1989.

WEIGL, Bevölkerungsgeschichte: Andreas WEIGL, Bevölkerungsgeschichte Europas. Von den Anfängen bis in die Gegenwart, Wien u.a. 2012.

WEIGLE, Deutsche Studenten: Fritz WEIGLE, Deutsche Studenten in Pisa – Deutsche Studenten in Italien IV, in: Quellen und Forschungen aus italienischen Archiven und Bibliotheken 39 (1959), S. 173-221.

WEINHOLD, Feldpost: Günter WEINHOLD, Die »Schwedische Feldpost« während des Dreißigjährigen Krieges auf der Route zwischen Frankfurt am Main und Hamburg, in: Postgeschichtliche Blätter Hannover/Braunschweig 7 (1984), S. 3-42.

WEINHOLD, Verlegung: Günter WEINHOLD, Die Verlegung der Braunschweig-Hamburger Postroute von Suderburg auf Uelzen – anno 1700/1701, in: Postgeschichtliche Blätter Hannover/Braunschweig 5 (1981), S. 15-33.

WEIßER, Pestschrift: Christoph WEIßER, Die Pestschrift des Hofer Stadtarztes Lazarus Meyenschein aus dem Jahr 1599. Text und Kommentar, in: Miscellanea curiensia 2 (1999), S. 6-21.

WELFORD/BOSSAK, Validation: Mark WELFORD/Brian BOSSAK, Validation of Inverse Seasonal Peak Mortality in Medieval Plagus, Including the Black Death, in Comparison to Modern Yersinia pestis-Variant Diseases, in: PLoS ONE 4 (2009), Issue 12, December, S. 1-6.

WENDLAND CHRONIK: Die Wendland Chronik des Dorfschulzen Johann Parum Schultze aus Süthen, geschrieben in der ersten Hälfte des 18. Jahrhunderts, hrsg. v. Karl Kowalewski, Lüchow 1991.

WENDLER, Bökel: Ulf WENDLER, Johann Bökel (1535-1605) – Leibarzt, Professor und Kämpfer gegen die Pest, in: Marina Hilber/Elena Taddei (Hrsg.), In fürstlicher Nähe – Ärzte bei Hof (1450-1800) (Innsbrucker Historische Studien 33), Innsbruck 2021, S. 149-169.

WENDLER, Geschichte: Ulf WENDLER, Geschichte, Wirtschaft und Bevölkerung der Lüneburger Heide, in: Horst Brockhoff u.a. (Hrsg.): Ja, grün ist die Heide … Aspekte einer besonderen Landschaft (Schriften des Freilichtmuseums am Kiekeberg 33), Ehestorf 1998.

WENDLER, Gesellschaft: Ulf WENDLER, Ländliche Gesellschaft zwischen Kirche und Staat. Das Kirchspiel Suderburg in der Lüneburger Heide 1600-1830 (Veröffentlichungen des Landwirtschaftsmuseums Lüneburger Heide 8), (Diss. Universität Hamburg), Suderburg 1999.

WENDLER, Kohabitation: Ulf WENDLER, Kohabitation als Problem – Haustiere als Gefahrenquelle in Pestzeiten, in: Tierstudien 22 (2022), S. 45-55.

WENDLER, Leben: Ulf WENDLER, Leben und Sterben im Kirchspiel Suderburg um 1800, in: Heimatkalender für Stadt und Kreis Uelzen 1994, Uelzen o.J., S. 169-175.

WENDLER, Pest: Ulf WENDLER, Die »Pest« in den Dörfern: Das Hamburger Umland 1663/64, in: Kreiskalender Landkreis Harburg 2009, S. 83-96.

WENDLER, Pest und Pocken: Ulf WENDLER, Nicht nur Pest und Pocken – Zur Bevölkerungsgeschichte der Lüneburger Heide, des Wendlandes und der Marschen des Fürstentums Lüneburg 1550-1850 (Quellen und Darstellungen zur Geschichte Niedersachsens 128), Hannover 2008.

Wendler, Pestilentz: Ulf WENDLER, Pestilentz im Norden. Seuchen in der nördlichen Lüneburger Heide und im Süden Hamburgs 1657-1716 (Schriften des Freilichtmuseums am Kiekeberg 75), Ehestorf 2012.

WENDLER, Pestschriften: Ulf WENDLER, Pestschriften in der frühen Neuzeit – der »Kurtze Bericht« von Johann Bökel (1535-1605) als Beispiel, in: → PEST!, S. 212-229.

WENDLER, Pestzug: Ulf WENDLER, Der letzte Pestzug in Kurhannover, in: Heimatkalender für Stadt und Kreis Uelzen 1995, S. 115-122.

WENDLER, Seuchenschriften: Ulf WENDLER, Die frühesten gedruckten Seuchenschriften aus Uelzen 1576 und 1577, in: Heimatkalender für Stadt und Kreis Uelzen 2018, S. 77-81.

WENDLER, Stadtarzt: Ulf WENDLER, Der Stadtarzt und die Seuchen – Tobias Dornkreil ab Eberherz (1571-1605), in: Heimatkalender für Stadt und Kreis Uelzen 89 (2021), Uelzen o.J., S. 85-94.

WENDLER, Tiere: Ulf WENDLER, Tiere, Menschen und Iatromagie in deutschsprachigen Seuchenschriften 1565-1713, in: Forum Stadt 48 (2021), Heft 1, S. 39-53.

WENDLER, Toppius: Ulf WENDLER, Philipp Julius Toppius (1649-1727). Selbstzeugnisse eines Pastors und die Disziplinierung der ländlichen Gesellschaft (Uelzener Beiträge 22), Uelzen 2017.

WERFRING, Ursprung: Johann WERFRING, Der Ursprung der Pestilenz. Zur Ätiologie der Pest im loimographischen Diskurs der frühen Neuzeit (Medizin, Kultur und Gesellschaft 2), Wien [2]1999.

WERTHMANN-HAAS, Übersetzungen: Gloria WERTHMANN-HAAS, Altdeutsche Übersetzungen des Prager »Sendbriefs« (»Missum imperatori«). Auf Grund der Ausgabe von Andreas Rutz neu bearb. (Würzburger medizinhistorische Forschungen 27), (Diss. Universität Bonn), Pattensen (Han.) 1983.

WIDMANN, Schriften: Johannes WIDMANN, Schriften zur Medizin: Die Syphilis (1497) – Die Pest (1519), bearb. v. Norbert Flörken, Norderstedt 2017.

WIEGELMANN, Konzepte: Günter WIEGELMANN, Theoretische Konzepte der europäischen Ethnologie. Diskussionen um Regeln und Modelle (Grundlagen der europäischen Ethnologie 1), Münster 1991.

WIEGELMANN, Volkskunde: Günter WIEGELMANN u.a., Volkskunde. Eine Einführung (Grundlagen der Germanistik 12), Berlin 1977.

WILHELM-SCHAFFER, Gottes Beamter: Irmgard WILHELM-SCHAFFER, Gottes Beamter und Spielmann des Teufels. Der Tod in Spätmittelalter und Früher Neuzeit, Köln u.a. 1999.

WILLOH, Pest: K. WILLOH, Die Pest in Langförden im Jahre 1667, in: Jahrbuch für die Geschichte des Herzogtums Oldenburg 15 (1906), S. 268-272.

WILSON, Dreißigjährige Krieg: Peter H. WILSON, Der Dreißigjährige Krieg. Eine europäische Tragödie, Darmstadt 2020.

WINKLE, Geißeln: Stefan WINKLE, Geißeln der Menschheit. Kulturgeschichte der Seuchen, Düsseldorf/Zürich 1997.

WITTICH, Grundherrschaft: Werner WITTICH, Die Grundherrschaft in Nordwestdeutschland, Leipzig 1896.

WOEHLKENS, Kröner: Erich WOEHLKENS, Michael Kröner – Buchdrucker in Uelzen (1575-1609), in: Lüneburger Blätter 6 (1955), S. 134-144.

WOEHLKENS, Kröner Nachtrag: Erich WOEHLKENS, Michael Kröner – Buchdrucker in Uelzen 1575-1609. Ein Nachtrag, in: Lüneburger Blätter 7/8 (1957), S. 151-153.

WOEHLKENS, Pest: Erich WOEHLKENS, Pest und Ruhr im 16. und 17. Jahrhundert. Grundlagen einer statistisch-topographischen Beschreibung der großen Seuchen, insbesondere in der Stadt Uelzen (Veröffentlichungen des Niedersächsischen Amtes für Landesplanung und Statistik, Reihe A II, 26; Schriften des niedersächsischen Heimatbundes e.V., N.F., 26), Uelzen 1954.

WOHLWILL, Hamburg: Adolf WOHLWILL, Hamburg während der Pestjahre 1712-1714, Sonderdruck aus dem Jahrbuch der Hamburgischen Wissenschaftlichen Anstalten X,2, Hamburg 1893.

WOLFF, Theorie: Katharina WOLFF, Die Theorie der Seuche. Krankheitskonzepte und Pestbewältigung im Mittelalter, Stuttgart 2021.

WOOD, History: William WOOD, The History and Antiquities of Eyam; with a full and particular Account of the Great Plague, which desolated that Village. A.D. 1666, London 1842.

WOOD/DEWITTE-AVINA, Black Death: James WOOD/Sharon DEWITTE-AVINA, Was the Black Death yersinial plague?, in: The Lancet Infectious Diseases 2003, S. 327.

WOZNIAK, Quedlinburg: Thomas WOZNIAK, Quedlinburg im 14. und 16. Jahrhundert. Ein sozialtopographischer Vergleich (Hallische Beiträge zur Geschichte des Mittelalters und der Frühen Neuzeit 11), Berlin 2013.

WRASE, Anfänge: Siegfried WRASE, Die Anfänge der Verkoppelungen im Gebiet des ehemaligen Königreichs Hannover (Veröffentlichungen des Instituts für historische Landesforschung der Universität Göttingen 5), Hildesheim 1973.

WRIGLEY, Family Reconstitution: E.A. WRIGLEY, Family Reconstitution, in: An Introduction to English Historical Demography from the Sixteenth to the Nineteenth Century, hrsg. v. D. E.C. Eversley u.a., London 1966, S. 96-159.

WRIGLEY u.a., Population History: E.A. WRIGLEY u.a., English Population History from Family Reconstitution 1580-1837 (Cambridge Studies in Population, Economy and Society in Past Time 32), Cambridge 1997.

WUNDER, Überlegungen: Heide WUNDER, Überlegungen zum Wandel der Geschlechterbeziehungen im 15. und 16. Jahrhundert aus sozialgeschichtlicher Sicht, in: Dies./ Christina Vanja, Wandel der Geschlechterbeziehungen zu Beginn der Neuzeit (suhrkamp taschenbuch wissenschaft 913), Frankfurt (Main) [2]1993, S. 12-26.

ZAPNIK, Pest: Jörg ZAPNIK, Pest und Krieg im Ostseeraum. Der »Schwarze Tod« in Stralsund während des Großen Nordischen Krieges (1700-1721) (Greifswalder Historische Studien 7), (Diss. Universität Greifswald), Hamburg 2007.

ZINSSER, Mikroben: Hans ZINSSER, Mikroben machen Geschichte, Stuttgart u.a. o.J.

ZORN, Sozialgeschichte: Wolfgang ZORN, Sozialgeschichte 1648-1800, in: Hermann Aubin/Wolfgang Zorn (Hrsg.), Handbuch der deutschen Wirtschafts- und Sozialgeschichte, Bd. 1, Stuttgart 1971, S. 574-607.

ZURFLUH, Peste: Anselm ZURFLUH, A Propos De La Peste Dans Les Alpes: Le Canton D'Uri En 1629, in: Annales de Démographie Historique 1983, S. 353-368.

ZURFLUH, Population: Anselm ZURFLUH, Une Population Alpine Dans La Confédération. Uri aux XVIIe – XVIIIe – XIXe siècles, Paris 1988.

12.3 Register

12.3.1 Ausgewählte Namen

12.3.2 Tiere und Tierprodukte

12.3.3 Orte und Landschaften

Deutsche Ortschaften werden ohne erklärende Ergänzungen genannt, doch wird bei Dörfern und kleineren Städten der Landkreis angegeben. Landschaften, Territorien und Verwaltungsregionen werden entsprechend spezifiziert. Bei ausländischen Ortschaften wird der Staat, zu dem sie gehören, entsprechend der ISO-Kodierliste (Ländercodeliste) angegeben.

12.3.4 Sachen